国家卫生健康委员会"十四五"规划教材

全国高等学校教材

供预防医学类专业用

环境卫生学

Environmental Hygiene

第 **9** 版

主　编　邬堂春　张志勇

副主编　屈卫东　王守林　张志红

数字主编　邬堂春　张志勇

数字副主编　屈卫东　王守林　张志红

人民卫生出版社

·北京·

图书在版编目（CIP）数据

环境卫生学 / 邬堂春，张志勇主编. -- 9 版.
北京：人民卫生出版社，2025. 6. --（全国高等学校预
防医学专业第九轮规划教材）. -- ISBN 978-7-117
-37798-0

Ⅰ. R12

中国国家版本馆 CIP 数据核字第 2025M866F1 号

人卫智网	www.ipmph.com	医学教育、学术、考试、健康， 购书智慧智能综合服务平台
人卫官网	www.pmph.com	人卫官方资讯发布平台

环境卫生学
Huanjing Weishengxue
第 9 版

主　　编：邬堂春　　张志勇
出版发行：人民卫生出版社（中继线 010-59780011）
地　　址：北京市朝阳区潘家园南里 19 号
邮　　编：100021
E - mail：pmph @ pmph.com
购书热线：010-59787592　　010-59787584　　010-65264830
印　　刷：人卫印务（北京）有限公司
经　　销：新华书店
开　　本：850×1168　1/16　　印张：26
字　　数：681 千字
版　　次：1981 年 5 月第 1 版　　2025 年 6 月第 9 版
印　　次：2025 年 6 月第 1 次印刷
标准书号：ISBN 978-7-117-37798-0
定　　价：86.00 元
打击盗版举报电话：010-59787491　E-mail：WQ @ pmph.com
质量问题联系电话：010-59787234　E-mail：zhiliang @ pmph.com
数字融合服务电话：4001118166　　E-mail：zengzhi @ pmph.com

编委名单

编　委（以姓氏笔画为序）

马　艳	新疆医科大学	陈仁杰	复旦大学
王百齐	天津医科大学	陈承志	重庆医科大学
王守林	南京医科大学	周　舟	重庆大学
韦　霄	广西医科大学	周　雪	华中科技大学
尹立红	东南大学	周丽婷	吉林大学
巴　月	郑州大学	周承藩	安徽医科大学
邓芙蓉	北京大学	周紫垣	陆军军医大学
邬堂春	华中科技大学	屈卫东	复旦大学
许正平	浙江大学	孟晓静	南方医科大学
李晓波	首都医科大学	孟繁宇	哈尔滨医科大学
杨　飞	南华大学	赵　琦	山东大学
杨巧媛	广州医科大学	施小明	中国疾病预防控制中心
吴少伟	西安交通大学	晋小婷	青岛大学
沈学锋	空军军医大学	徐苑苑	中国医科大学
张　玲	武汉科技大学	黄存瑞	清华大学
张志红	山西医科大学	董光辉	中山大学
张志勇	桂林医科大学	曾　强	华中科技大学

编写秘书

曾　强（兼）

数字编委

新形态教材使用说明

　　新形态教材是充分利用多种形式的数字资源及现代信息技术，通过二维码将纸书内容与数字资源进行深度融合的教材。本套教材全部以新形态教材形式出版，每本教材均配有特色的数字资源和电子教材，读者阅读纸书时可以扫描二维码，获取数字资源和电子教材。

　　电子教材是纸质教材的电子阅读版本，支持手机、平板及电脑等多终端浏览，具有目录导航、全文检索等功能，方便与纸质教材配合使用，随时随地进行阅读。

获取数字资源与电子教材的步骤

❶ 扫描封底红标二维码，获取图书"使用说明"。

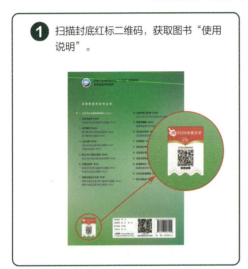

❷ 揭开红标，扫描绿标激活码，注册/登录人卫账号获取数字资源与电子教材。

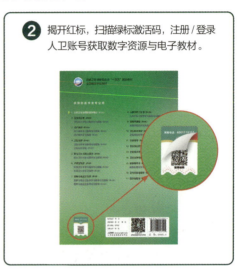

❸ 扫描书内二维码或封底绿标激活码随时查看数字资源和电子教材。

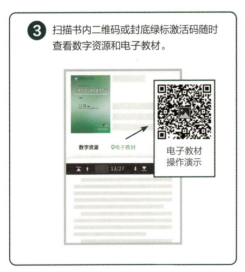

❹ 登录 zengzhi.ipmph.com 或下载应用体验更多功能和服务。

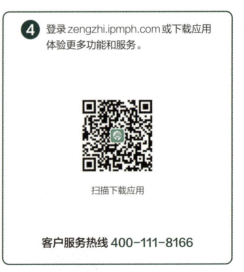

扫描下载应用

客户服务热线 400-111-8166

读者信息反馈方式

人卫e教
medu.pmph.com

　　欢迎登录"人卫e教"平台官网"medu.pmph.com"，在首页注册登录后，即可通过输入书名、书号或主编姓名等关键字，查询我社已出版教材，并可对该教材进行读者反馈、图书纠错、撰写书评以及分享资源等。

修订说明

公共卫生与预防医学教育是现代医学教育的重要组成部分，在应对全球健康挑战、建设健康中国、提高国民健康素养、促进人群健康过程中，始终发挥着重要作用、承担着重大使命。在人类应对各种突发、新发传染病威胁过程中，公共卫生更是作用重大，不可或缺，都说明公共卫生学科专业的重要性与必要性。公共卫生不仅关系着公众的健康水平、公共安全和社会稳定，还影响着社会经济的发展和国际关系与世界格局的改变，是事关大国计、大民生的大学科、大专业。在我国公共卫生40余年的教学实践中也逐步形成了我国公共卫生与预防医学教育的一些特点。比如，我国的公共卫生教育是以强医学背景为主的公共卫生与预防医学教育，既体现了国家战略需求，也结合了本土化实践。现代公共卫生与预防医学教育强调"干中学"（learning by doing）这一主动学习、在实践中学习和终身学习的教育理念，因此公共卫生与预防医学教材建设和发展也必须始终坚持和围绕这一理念。

1978年，在卫生部的指导下，人民卫生出版社启动了我国本科预防医学专业第一轮规划教材，组织了全国高等院校的知名专家和教师共同编写，于1981年全部出版。首轮教材共有7个品种，包括《卫生统计学》《流行病学》《分析化学》《劳动卫生与职业病学》《环境卫生学》《营养与食品卫生学》《儿童少年卫生学》，奠定了我国本科预防医学专业教育的规范化模式。此后，随着预防医学专业的发展和人才培养需求的变化，进行了多轮教材的修订、完善与出版工作，并于1990年成立了全国高等学校预防医学专业第一届教材评审委员会，至今已经是第五届。为了满足各院校教学的实际需求，规划教材的品种也在不断丰富。第二轮增加《卫生毒理学基础》《卫生微生物学》，第四轮增加《社会医学》，第五轮增加《卫生事业管理学》《卫生经济学》《卫生法规与监督学》《健康教育学》《卫生信息管理学》《社会医疗保险学》，第八轮增加《公共卫生与预防医学导论》。由此，经过40余年的不断完善和补充，逐渐形成了一套具有中国本土特色的、完整的、科学的预防医学教材体系。

党的二十大报告提出"创新医防协同、医防融合机制，健全公共卫生体系"，我国新时代卫生健康工作方针明确坚持"预防为主""将健康融入所有政策"，把公共卫生在国家建设发展中的基础性、全局性、战略性地位提到了空前高度。为贯彻落实党的二十大及二十届二中、三中全会精神，促进教育、科技、人才一体化发展，适应我国公共卫生体系重塑和高水平公共卫生学院建设的需要，经研究决定，于2023年启动了全国高等学校预防医学专业第九轮规划教材的修订工作。

预防医学专业第九轮规划教材的修订和编写特点如下：

1. 强化国家战略导向，坚持教材立德树人　教材修订编写工作认真贯彻落实教育部《高等学校课程思政建设指导纲要》，落实立德树人根本任务，以为党育人、为国育才为根本目标。在专业内容中融入思政元素，固本铸魂，阐释"人民至上、生命至上"的理念，引导学生热爱、专注、执着、奉献于公共卫生事业，打造政治过硬、心怀人民、专业能力强，既对国情有深刻理解，又对国际形势有充分认知，关键时刻能够靠得住、顶得上的公共卫生与预防医学专业人才队伍。

2. 培养公卫紧缺人才，坚持教材顶层设计　教材修订编写工作是在教育部、国家卫生健康委员会、国家疾病预防控制局的领导和支持下，由全国高等学校预防医学专业教材评审委员会审定，专家、教授把关，全国各医学院校知名专家教授和疾控专家共同编写，人民卫生出版社高质量出版。坚持顶层设计，按照教育部培养目标、国家公共卫生与疾控事业高质量发展的要求和社会用人需求，在全国进行科学调研的基础上，借鉴国内外公共卫生人才培养模式和教材建设经验，充分研究论证专业人才素质要求、学科体系构成、课程体系设置和教材体系规划。

3. 细化自强卓越目标，坚持教材编写原则　教材修订编写遵循教育模式的改革、教学方式的优化和教材体系的建设，立足中国本土，突出中国特色，夯实人才根基。在全国高等院校教材使用效果的调研、评价基础上，总结和汲取前八轮教材的编写经验和成果，对院校反馈意见比较集中的教材内容进行修改和完善。教材编写立足预防医学专业五年制本科教育，始终坚持教材"三基"（基础理论、基本知识、基本技能）、"五性"（思想性、科学性、先进性、启发性、适用性）和"三特定"（特定对象、特定要求、特定限制）的编写原则。

4. 深化数字科技赋能，坚持教材创新发展　为进一步满足预防医学专业教育数字化需求，更好地实现理论与实践结合，本轮教材采用纸质教材和数字资源融合的新形态教材出版形式。数字资源包括教学课件、拓展阅读、案例分析、实践操作、微课、视频、动画等，根据教学实际需求，突出公共卫生与预防医学学科特色资源建设，支持教学深度应用，有效服务线上教学、混合式教学等教学模式。

5. 全面服务教学育人，坚持教材立体建设　从第五轮教材修订开始，尝试编写和出版服务于教学与考核的配套教材，之后每轮教材修订时根据需要不断扩充和完善。本轮教材仍有 10 种理论教材配有学习指导与习题集、实习指导、实验指导类配套教材，供教师授课、学生学习和复习参考。

全国高等学校预防医学专业第九轮规划教材共 17 种，均为国家卫生健康委员会"十四五"规划教材。全套教材将于 2025 年出版发行，数字内容和电子教材也将同步上线。其他配套教材将于 2026 年陆续出版完成。另外，教育部公共卫生与预防医学"101 计划"核心教材首轮共 10 种，也将同步出版，供全国广大院校师生选用参考。

希望全国广大院校在使用过程中能够多提宝贵意见，反馈使用信息，以便进一步修改和完善教材内容，提高教材质量，为第十轮教材的修订工作建言献策。

主编简介

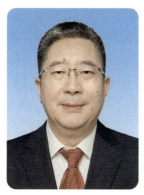

邬堂春

男，1965年7月出生于四川简阳。华中科技大学教授，中国工程院院士，华中科技大学同济医学院院长，国家重点学科劳动卫生与环境卫生学学术带头人，环境与健康教育部重点实验室主任。曾任国际细胞应激学会主席，现为中国医师协会副会长兼公共卫生医师分会会长、中国生物物理学会表型组学分会会长等，是国家杰出青年科学基金项目获得者、教育部"长江学者奖励计划"特聘教授、"973计划"和国家重点研发计划首席科学家、国家自然科学基金委员会创新研究群体项目负责人等。

针对环境健康领域长期存在的重大科学难题，运用多中心、大样本、长时间、高质量的前瞻性队列研究等方法，取得如下成绩：①揭示并解答生产环境中矽尘暴露致使肺癌高发和冠心病死亡增加的世界难题，为国际相关职业卫生标准的修订提供了关键证据；②首次揭示固体燃料所产生的室内空气污染是居民重大死因，针对性制定有效干预对策，为延长居民预期寿命做出重要贡献；③着力深入研究空气污染导致心肺损害的主要成分和作用机制，为制定环境质量标准和高效精准预防提供新证据；④领衔研判新型冠状病毒感染防控效果和疫情趋势，证实了联防联控、医疗卫生学科协同作战的有效性，揭示新型冠状病毒传播的高传染和高隐蔽特性，为我国疫情防控提供了科技支撑。总之，在揭示环境病因、阐明发病机制和制定预防对策等方面做出突出贡献，在中国乃至世界预防医学实践中具有引领和示范作用。在 *JAMA*（2篇）、*Nature*、*J Clin Oncol*、*Circulation* 等发表论文402篇，许多著名期刊（*Ca Cancer J Clin*、*JAMA*）等高度评价其研究工作；获国家自然科学奖二等奖、科学技术进步奖二等奖各1项，国家教学成果奖二等奖2项。

主编简介

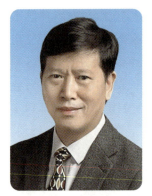

张志勇

男，1963年10月生于广西桂林。医学博士、二级教授、享受国务院政府特殊津贴专家，曾任广西医科大学公共卫生学院院长、广西医科大学副校长、桂林医学院院长、党委书记等职，兼任教育部高等学校公共卫生与预防医学类专业教学指导委员会委员、中华预防医学会公共卫生教育分会常务委员、中国高等教育学会医学教育专业委员会常务理事等社会职务。

从事预防医学及环境卫生学教学工作40年。曾主持国家级和省部级本科教改质量工程项目6项，发表教学改革论文30余篇，其中《柳叶刀》1篇（共同作者），获省部级教学成果奖9项，是国家级精品视频公开课"空气污染与健康"、国家级一流本科专业"预防医学"的负责人，担任人民卫生出版社出版的《现代环境卫生学》（第3版）及《环境卫生学》（第8版）副主编，获全国优秀教师等荣誉称号。科研主要研究方向是环境流行病学，主持各级科研课题20余项，其中国家自然科学基金7项，在国内外学术期刊发表论文200多篇，其中SCI收录70多篇，获省部级科技奖励7项，软件著作权4项。

副主编简介

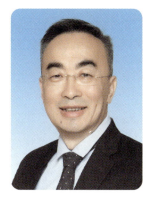

屈卫东

男，1968年1月生于新疆乌鲁木齐。复旦大学公共卫生学院教授，研究方向为饮水与健康。受聘国家环境与健康咨询委员会委员，国家卫生健康标准委员会环境健康标准专业委员会副主任委员，中华预防医学会卫生毒理分会主任委员、环境卫生分会副主任委员，中国环境诱变剂学会暴露组学与暴露科学专委会主任委员。

长期从事环境污染物的有害效应和淮河水污染对健康影响研究。曾获国家杰出青年科学基金项目、教育部"长江学者奖励计划"特聘教授。主持完成了国家"863计划"和科技支撑计划、国家自然科学基金重点项目和科技部重点专项课题。曾负责国家生活饮用水消毒副产物卫生标准研制修订工作。

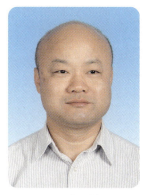

王守林

男，1967年12月生于江苏扬州。现任南京医科大学公共卫生学院教授（二级）、博士生导师，兼任中国毒理学会理事兼生殖毒理学专业委员会副主任委员、中华预防医学会环境卫生分会常务委员、江苏省毒理学会理事长等。

从事环境卫生与毒理学教学和科研工作30余年，先后主持国家"973计划"课题、国家自然科学基金重点和面上项目等30余项，以通信作者在环境与健康领域重要期刊发表学术论文100篇（SCI收录50余篇），获国家发明专利7项，以主要完成人获江苏省、教育部科学技术进步奖一、二等奖等5项。曾获江苏省高等学校优秀共产党员、江苏省有突出贡献的中青年专家等荣誉称号。

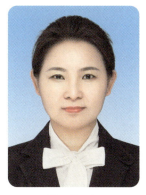

张志红

女，1973年8月生于山西晋中。二级教授，博士生导师，博士后合作导师，现为山西医科大学公共卫生学院党委书记，中国环境科学学会环境医学与健康分会常务委员，中华预防医学会环境卫生分会委员，中国环境诱变剂学会环境流行病学专委会、生物标志物专委会常务委员，中国毒理学会表观遗传毒理专业委员会、呼吸毒理专业委员会常务委员，研究方向为环境污染、气候变化与健康。

从事教学工作至今26年，主持4项国家自然科学基金，以第一或通信作者发表国内外论文90余篇，主编、副主编8部著作和教材。在环境卫生学领域有较大的影响力，获省级及以上教学、科技奖励7项。

前　言

　　环境是人类生存和发展的基本条件。环境因素种类繁多、成分复杂,影响人类全生命周期健康。随着我国发展进入新阶段和国民疾病谱改变,民众对美好生活的需求和追求日益增加。为了满足人民群众对美好生活的需求和追求,国家实施了健康中国与美丽中国战略,强调把以治病为中心转变为以人民健康为中心,树立"大健康、大卫生"理念,提出新时代卫生与健康工作方针。面对新形势和新发展,人民卫生出版社于 2023 年 9 月启动了预防医学专业第九轮规划教材的修订编写工作。环境卫生学作为预防医学专业的一门主干学科,以研究环境与健康关系并提升人群健康水平为目的,系统学习和掌握环境卫生学的学科体系和预防对策,对促进人群健康具有重要意义。

　　《环境卫生学》已经历经 8 次修订,本次修订主编根据新形势和新发展拟定了以下编写原则:①强调大环境与大健康,注重同国家需求如慢性非传染性疾病防控紧密联系,重点关注居民暴露程度和危害程度高的环境因素,突出环境因素与健康之间的剂量 - 效应关系、环境因素复合暴露以及室内外环境对健康影响等方面的重要性,体现教材的思想性和科学性;②根据环境与健康研究领域最新进展、多学科交叉特点并结合我国环境卫生工作的实际需求,更新充实环境卫生学基本理论和基本知识,体现教材的先进性和适用性;③注重环境与健康问题解决对策和方法,培养学生发现问题、分析问题和解决问题的能力,体现教材的启发性和实用性,使学生深刻认识环境卫生工作的重要性,激发学生学习的积极性。

　　根据以上修订原则,《环境卫生学》第 9 版分别于 2024 年 5 月和 9 月在武汉市与桂林市召开了编写会议和定稿会,对本次教材进行了以下重点修订:①绪论新增了环境卫生学在健康中国、美丽中国建设中的作用与地位,将环境与健康研究新理念、新方法、新技术以及我国在环境与健康研究领域取得的优秀成果引入教材;②第二章增加了人类环境的变化,强调了环境因素的暴露特征和健康效应,更新充实了环境与健康关系的研究方法;③将第 8 版"第三章大气卫生"修订为"室外空气环境与健康",新增了第四章室内环境与健康,并将第 8 版中住宅与公共场所卫生和家用化学品卫生合并至第四章;④新增了第八章环境相关疾病,主要阐述了环境污染与心血管疾病、呼吸系统疾病、肿瘤、代谢性疾病、生殖发育和神经系统疾病等主要慢性非传染性疾病之间的关系；⑤删减了第 8 版中生物地球化学性疾病和环境污染性疾病章节，相关内容编入第八章环境相关疾病以及其他章节；⑥大部分章节增加了环境与健康问题预防对策内容，涉及法律、标准、卫生调查、监测和监督等；⑦本版教材借助数字化技术编写了融合教材，读者通过扫描书中二维码可获得更多信息。此外，本版教材配套编写了《环境卫生学实习指导》及《环境卫生学学习指导与习题集》，供学生课间实习和自主学习参考。

全体编者为本版教材的编写付出了辛勤的汗水；编委兼秘书曾强教授为本书的编写、联络、校对和编排做了大量细致工作；编委周雪教授以及华中科技大学研究生柳阿雪、李杨捐、李秀婷和张宁为本书的校对也做了细致工作；复旦大学郑唯韡教授、华中科技大学喻快副研究员、中国医科大学贺淼教授、重庆医科大学周莉教授也为本版教材的编写付出了很多精力和心思；华中科技大学同济医学院公共卫生学院和桂林医科大学公共卫生学院的同仁为本版教材的编写启动会和定稿会的顺利召开做了大量工作。在此一并致以衷心的感谢。

限于作者水平，本版教材的疏漏甚至错误在所难免，恳请各院校的同仁、同学提出宝贵意见。

邬堂春　张志勇

2025 年 3 月

目 录

附录

第一章
绪 论

环境是人类生存和发展的基本条件。广义的环境是指围绕人群活动的空间和可以直接或间接影响人类健康的各种因素的统称，主要包括自然环境、生活环境、工作环境和社会环境中的物理因素、化学因素、生物因素、经济因素、文化因素和生活方式等（如吸烟、饮酒、锻炼与休闲、睡眠和饮食习惯），也称为大环境，影响着人类全生命周期健康。良好的环境有益于人类全生命周期健康，而不良的环境则危害人类全生命周期健康。尽管不同学科的任务与目标不同，但是，坚持大环境与大健康的理念，系统学习和掌握环境卫生学的学科体系与预防对策是十分重要的。伴随我国发展进入新阶段和国民疾病谱的改变，民众对美好生活的需求和追求日益增加，保护和改善环境、倡导健康的生活方式，对保障公众健康和追求美好生活具有重要意义。

一、环境卫生学的定义、研究对象和研究内容

（一）环境卫生学的定义

环境卫生学（environmental health/environmental hygiene）是研究自然环境（natural environment）和生活环境（living environment）与人群健康的关系，揭示环境因素对人群健康影响的发生、发展规律，为充分利用环境有益因素和控制环境有害因素提出卫生要求和预防对策，促进人体健康，维护和不断提高人群健康水平的学科。环境卫生学是预防医学专业的一门主干学科，也是环境科学不可或缺的重要组成部分，是一门实践性很强的应用学科。

（二）环境卫生学的研究对象

环境卫生学以人类健康和周围的环境为研究对象，阐明人类赖以生存的环境对人体健康的影响和人体接触环境因素所产生的系列反应，即环境与机体相互作用（environment-organism interaction），这是环境卫生学的基本任务。就人类而言，环境是指围绕人群的空间和能直接或间接影响人类生存、发展和健康的各种因素的总体，是一个复杂的庞大系统，由多种环境介质和环境因素组成。

环境介质（environmental media）是人类赖以生存的物质环境条件，是指环境中所具有的物质，通常以气态、液态和固态三种物质形态存在，能够容纳和运载各种环境因素。具体来说，环境介质是指空气、水、土壤（岩石）与包括人体在内的所有生物体。环境介质的三种物质形态（气、液、固）在地球表面环境中通常不会以完全单一介质形式存在。例如，水中可含有空气和固态悬浮物，大气中含有水分和固态颗粒物，土壤中含有空气和水分。在一定条件下，环境介质的三种物质形态可以相互转化，其承载的物质也可以相互转移。例如，水中的酚和氰可挥发到大气中，土壤中的氰化物既可通过渗漏进入地下水，也可通过挥发释放到大气中。环境介质的运动可携带污染物向远方扩散。例如，土壤和水体中的持久性有机污染物（persistent organic pollutants, POPs）可挥发到大气中，随空气流动从温暖地区向寒冷地区迁移。由此可见，人体暴露环境因素是多种环境介质综合作用的结果（图1-1）。此外，环境介质还具有维持自身稳定的特性。虽然长期以来环境曾遭受无数次自然突发事件如地震、火山爆发、洪水等和人类活动的严重干扰，但环境介质的整体结构和基本组成仍能保持相对稳定，表明环境介质对外来的干扰具有相当的缓冲和修复能力；但当外来的干扰作用超出了环境介质本身固有的缓冲修复能力时，可使环境介质的结构、组成甚至功能发生难以恢复的改变。

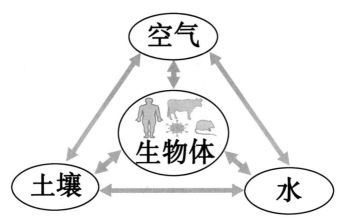

图 1-1　环境介质之间的关系

环境因素（environmental factors）是被环境介质容纳和运载的成分或介质中各种无机和有机的组成成分。广义的环境因素还包括生活环境、工作环境和社会环境中的物理因素、化学因素、生物因素、经济因素、文化因素和生活方式等。环境因素通过环境介质的载体作用或参与环境介质的组成，直接或间接对人体起作用，人体暴露环境因素是多种环境介质综合作用的结果，是复合暴露。需要特别指出的是，各种环境因素中既有对人体健康有益的因素，也有有害因素，其是否有害，取决于人体暴露的强度或浓度与暴露时间，其剂量-效应关系是环境与健康研究的最重要内容。

环境卫生学研究的环境通常包括自然环境和生活环境，前者如大气圈（atmosphere）、水圈（hydrosphere）、土壤岩石圈（lithosphere）和生物圈（biosphere）；后者主要指人类为更好地生活而建立起来的居住、工作和娱乐环境。人群在生活环境停留时间长，暴露机会多，其环境因素种类繁杂，应特别重视。这些因素包括气温、气湿、气压、声音、照明和辐射等物理因素；装修、烹饪、取暖和室外环境等产生的化学因素；细菌、真菌、病毒等生物因素。自然环境和生活环境是人类生存的必要条件，是由各种环境要素构成的综合体，其综合环境质量的优劣与人体健康的关系非常密切。人类既可发挥主观能动性改善环境，避免或减轻恶劣环境条件对人类的影响，也可破坏环境，给人类带来巨大灾难。因此，人类与环境在历史进程中必须协调发展，构建环境友好型社会。

人与环境之间存在辩证统一关系，主要体现在：①人与环境在物质上的统一性，如机体通过新陈代谢与环境不断进行着物质、能量和信息的交换和转移，使机体与周围环境之间保持着动态平衡。②机体与环境的相互作用，机体生存于环境之中，受环境因素的影响，同时也能对环境产生适应性反应，即机体随外界环境条件的改变而改变自身的特性或生活方式。③环境因素对人体健康影响的双重性，在人类的生存环境中，许多环境因素对机体健康的影响可发生质的变化，有益因素可转变为有害因素。人与环境之间的辩证统一关系是环境卫生学的基本理论，为开展环境与健康关系的研究提供重要的理论基础。

人类赖以生存的自然环境和生活环境中的各种因素，按其属性可分为物理性、化学性和生物性三类。人类在环境中往往同时暴露于多种因素，其对健康的影响也是复合环境因素暴露综合作用的结果。但是，根据人群特征不同，其暴露的主要有害因素是可以判断的。其中，化学性因素由于种类繁多、成分复杂、数量巨大和污染范围广，其对人类健康的危害也较复杂。

物理因素主要包括微小气候（microclimate）、噪声、振动、非电离辐射和电离辐射等。微小气候是指生活环境中空气的温度、湿度、气流和热辐射等因素，这些因素对于机体的热平衡和健康产生明显影响。在高海拔地区，气压对人体健康也产生重要影响，特别是对从平原地区进入高原地区的人。环境噪声不仅会影响正常的工作、学习和睡眠,还能对听觉系统和非听觉系统如神经系统、心血管系统等产生明显影响。非电离辐射是指波长较长、频率较低、能量低的射线或电磁波,包括紫外线、可见光、红外线、工频和射频电磁波等,不能导致物质电离。紫外线具有杀菌、抗佝偻病和增强机体免疫功能等作用,但过量紫外线暴露则对机体健康有害。红外线的生物学效应主要是致热作用,但强烈的红外辐射可致灼伤。微波辐射可对神经、心血管和生殖等多系统产生影响。环境中的电离辐射除某些地区的放射性本底较高外,主要是由于人为活动排放的放射性废弃物引起的。此外,某些建筑材料中含有的较高的放射性物质通常是室内放射性污染的主要来源,也可给居民的健康造成危害。

环境中的化学因素成分复杂、种类繁多。大气、水和土壤中含有各种无机和有机化学物质,其中许多成分的含量适宜是人类生存和维持身体健康必不可少的。但是,人类的生产生活活动可将大量的化学物质排放到环境中而造成严重的环境污染。世界上已知有数以千万计合成的或已鉴定出的化学物质,常用的有 6.5 万~8.5 万种之多,每年有上千种新化学物质投放市场。截至 2024 年,在美国化学文摘社(Chemical Abstracts Service, CAS)登记注册的化学物质超过 2.79 亿种。根据第四届联合国环境大会发布的《全球化学品展望》第二期报告,2017 年全球化学品的生产能力为 23 亿吨,预计到 2030 年将翻一番。2022 年,我国排放源统计调查范围内废水中化学需氧量排放量为 2 595.8 万吨,氨氮排放量为 82.0 万吨;废气中二氧化硫排放量为 243.5 万吨,氮氧化物排放量为 895.7 万吨,颗粒物排放量为 493.4 万吨,挥发性有机物排放量为 566.1 万吨;一般工业固体废物产生量为 41.1 亿吨,工业危险废物产生量为 9 514.8 万吨。许多化学物质具有多种健康危害,包括致癌性。2024 年,国际癌症研究机构(International Agency for Research on Cancer, IARC)对 1 047 种因素的致癌性评价结果进行分类:对人类有致癌性(Ⅰ类)132 种,对人类很可能有致癌性(ⅡA 类)96 种,对人类可能有致癌性(ⅡB 类)320 种,对人类致癌性尚不能分类(Ⅲ类)499 种。IARC 估计,2022 年全球有 970 万癌症死亡病例,2 000 万新增癌症病例,其中肺癌是全球最常见的癌症,也是癌症死亡的主要原因。斯德哥尔摩公约(Stockholm Convention)规定的优先控制或消除的 POPs 总数已达 28 种,我国已于 2004 年 11 月 11 日正式履行该公约。POPs 具有持久性、生物蓄积性、迁移性和高毒性等特点,可对人类健康和生态环境造成严重危害。近年来,陆续发现许多环境化学污染物(如有机氯化合物、二噁英、烷基酚和邻苯二甲酸酯等)对维持机体内环境稳态和调节发育过程的体内天然激素的生成、释放、转运、代谢结合和效应造成严重的影响,被称为内分泌干扰物(endocrine disrupting chemicals, EDCs)。环境中的化学污染物有的是燃料燃烧和不完全燃烧产物,有的存在于废水、废气和废渣中,可通过多种途径在环境介质中迁移转化。根据化学污染物进入环境后其理化性质是否改变,可将污染物分为一次污染物(primary pollutant)和二次污染物(secondary pollutant)。前者是指从污染源直接排入环境未发生变化的污染物;后者是指某些一次污染物进入环境后在物理、化学或生物学作用下,或与其他物质发生反应形成与初始污染物的理化性质和毒性完全不同的新的污染物。例如,光化学烟雾主要是由于汽车尾气中的氮氧化物(NO_x)和挥发性有机物在强烈的太阳紫外线照射下经过一系列化学反应而形成的,其成分复杂,包括臭氧、过氧酰基硝酸酯(peroxyacyl nitrates, PANs)和醛类等多种成分。环境化学物可通过消化道、呼吸道等多种途径影响人体健康,但由于污染物的理化特性、生物学效应、接触途径、暴露频率和浓度或强度及人体的自身状况等不同,所产生的危害类型和程度也有所不同。许多环境污染物既可引起急性毒性,也可造成慢性危害,甚至成为公害病的祸根。有些污染物不仅可引起急性、慢性中毒或死亡,而且还具有致癌、致畸和致突变等远期效应,危害当代和后代的健康。即使暴露在相同条件下,不同个体对污染物的反应也会有较大差别,这主要受个体自身状况如年龄、性别、营养、遗传特征、健康状况等方面的影响,其中遗传特征即基因多态性起重要作用。

生物因素主要包括细菌、真菌、病毒、寄生虫和生物性变应原如植物花粉、真菌孢子等。在正常情况下,空气、水和土壤中均存在着大量微生物,对维持生态系统平衡具有重要作用。但当环境中的生物种群发生异常变化或环境受到生物性污染时,可对人体健康造成直接、间接或潜在的危害。生物性污染引起相关疾病的暴发流行仍对人类健康造成重要挑战。2010 年 1 月海地发生里氏7.0 级地震,除造成 50 余万人死伤外,还发生了传染病暴发流行,共有 17 万人感染霍乱,其中 3 600多人死亡。2014 年 2 月非洲暴发埃博拉病毒(Ebola virus)出血热疫情,波及几内亚、利比里亚等 4个国家,至 2014 年 12 月,埃博拉病毒已导致 6 388 人丧生,确诊或疑似感染病例 17 942 人。截至2023 年 8 月,由新型冠状病毒(SARS-CoV-2)引起的新型冠状病毒感染疫情影响全球 200 多个国家和地区,导致超过 7.6 亿人患病和 690 万人死亡,全球出生时预期寿命(global life expectancy at birth)在 2019—2021 年下降了 1.6 岁。据世界卫生组织(World Health Organization, WHO)估计,2022 年全球至少有 17 亿人使用的饮用水水源遭受粪便污染,由粪便污染引起的微生物污染是威胁饮用水安全的重要因素。被微生物污染的饮用水可以传播腹泻、霍乱、痢疾、伤寒和脊髓灰质炎等介水传染病(water-borne communicable diseases),全球每年估计因腹泻引起的死亡人数高达 50.5 万。因此,对生物性污染引起的疾病及其防治措施的研究仍然是环境卫生学领域中重要的研究内容之一。

在环境因素范围越来越广的情况下,全球性环境问题也日益突出,主要有:①空气污染,空气污染已成全球面临的共同环境问题,包括室外空气污染和室内空气污染。世界上绝大部分人每天都在呼吸着含有大量污染物的空气,对人类健康产生了巨大损害。据 2024 年 WHO 报道,全球每年有673 万人因空气污染死亡,其中 327 万人因使用固体燃料烹饪造成的室内空气污染而过早死亡;在我国每年约 169 万人因空气污染死亡,其中使用固体燃料烹饪造成的室内空气污染导致 68 万人死亡。②气候变化(climate change),气候变化是指温度和气候模式的长期变化。气候变化对人类健康构成了潜在的根本性威胁,通过日益频繁的极端天气事件(如极端高温、洪水、干旱、野火和风暴)、对粮食系统的干扰、人畜共患病和食源性、水源性以及病媒传播疾病的增加等多种方式影响健康。根据世界气象组织(World Meteorological Organization, WMO)报告,2023 年全球平均气温比工业化前(1850—1900 年)高出 1.45℃,而由人类活动排放大量温室气体(如二氧化碳、氟利昂)是造成全球气候变暖的主要原因。气候变暖可造成冰川积雪融化和海平面升高等生态环境破坏,还可使酷热天数增加而严重威胁人类健康。全球疾病负担(Global Burden of Disease, GBD)研究表明,2021 年,全球约有 44 万人的死亡与高温有关,而仅在欧洲就发生了 13 073 例与高温有关的归因死亡。③水污染,伴随工业化和城镇化进程,大量污染物被直接或间接地排放入各种水体,超过水体的自净能力,造成水污染,严重影响经济社会可持续发展和人类健康。联合国水机制(United Nations-Water)2021年报告显示,全球被调查的河流、湖泊和地下水中超过 40% 受到严重污染,超 30 亿人缺乏良好水质的水源,20 亿人不能获得安全管理的饮用水服务。水质不良与多种人类疾病密切相关,包括受微生物污染的饮用水可导致介水传染病传播和流行。GBD 研究数据显示,2021 年,全球约有 80 万人因接触不安全水源死亡,其中约 77 万人来自中等偏下及低收入国家。④生物多样性锐减(reduction of biodiversity),生物多样性是指地球上所有的生物如动物、植物和微生物等有规律地结合所构成的稳定生态综合体。它由生物的遗传(基因)多样性、物种多样性和生态系统多样性三部分组成。生物多样性是地球生命经过几十亿年发展进化的结果,是人类赖以生存和持续发展的物质基础。由于人类活动范围日益扩大,对生物施加的影响也逐渐加剧,特别是不合理的滥采滥伐、掠夺性开采、植被破坏、过度捕捞狩猎等使物种灭绝的速度不断加快,加速了大量遗传基因丢失及不同类型的生态系统面积锐减。当前全球生物多样性普遍受威胁的形势还在持续恶化,我国生物多样性保护也同样面临严峻挑战。综上所述,尽管人类在科学技术、社会发展、经济建设等诸多方面取得了巨大成就,但同时也引发了全球性环境污染问题,对人类健康构成了严重威胁。

（三）环境卫生学的研究内容

根据环境卫生学的定义、研究对象和上述各种环境因素,可将环境卫生学的主要研究内容概括为以下几方面:

1. 环境与健康关系的基础理论研究 这是解决环境与健康问题的基石,是环境卫生学的前沿领域。人在全生命周期中暴露于各种复杂的环境因素,人群暴露是环境因素产生健康效应的决定因素。人群暴露测量包括外暴露剂量测量、内暴露剂量测量和生物有效剂量测量。2005 年,美国学者 Christopher Wild 首次提出了暴露组（exposome）概念,即指一个人从受精卵开始至生命终点全过程各种暴露的总和。暴露组考虑了人体总的环境暴露,使人体暴露科学的内涵和延伸得到了拓展,有助于从真正意义上探讨环境暴露、人体健康和疾病发生的内在本质。近年来,得益于高灵敏和高通量检测分析技术的发展,人们可以从既往仅对有限种类的环境因素测量发展到可以对多种环境因素进行同时测量,从而建立个体暴露组学特征,使暴露组关联研究（exposome-wide association study, EWAS）成为可能。此外,机体与环境相互作用的关键位点包括基因组、表观遗传组、转录组、蛋白质组、代谢组等。人类基因组计划（human genome project, HGP）完成了人类 23 对染色体约 60亿个核苷酸排列顺序的测定,不断发现人类基因组中所包含的约 3 万个基因中与人的重要生命功能和重要疾病相关的基因。在人类基因组中,某些基因对环境因素的作用会产生特定的反应,称为环境应答基因（environmental response gene）。环境基因组（environmental genome）是指基因组中环境应答基因的总和。环境基因组计划（environmental genome project, EGP）的主要目标是推进有重要功能的环境应答基因多态性研究,确定其引起环境暴露致病危险性差异的遗传因素,并以开展和推动环境 - 基因相互作用对疾病发生的人群流行病学研究为最终目的。国际人类基因组单体型图（International Haplotype Map, HapMap）计划是继人类基因组计划之后又一重大研究计划,其主要目的是构建不同人群的高密度单核苷酸多态性（single nucleotide polymorphism, SNP）图谱,揭示影响人类健康、疾病以及对药物和环境因素的反应的遗传变异。随着人类基因组计划的完成以及表观基因组、转录组、蛋白质组和代谢组等新技术与新方法的发展,将多组学大数据与临床医学、环境因素等有机整合的“精准医学计划”（precision medicine initiative）被提出,这一计划将有助于从基因、分子、细胞、个体等不同水平揭示复杂疾病的发生、发展规律,从而实现对疾病的精准分类和诊断,同时制订个性化的预防和治疗方案。这些成就有助于揭示环境相关疾病的发病原因和多种环境因素的致病机制及人群易感性或耐受性的差异,极大地丰富环境卫生学的基础理论知识,对环境卫生学的发展将会起到不可估量的推动作用。

2. 环境因素与健康的关联性研究 在人类的生存环境中,环境因素的种类繁多,作用复杂,其对人体健康影响的效应也各不相同,表现为从健康、心理生理生化反应（如氧化应激、炎症反应和免疫应答）、早期健康损害（如高血压前期、高血糖、高脂血症和心肺功能下降等）、疾病至死亡（图1-2）。当前,环境相关疾病如心脑血管疾病、肿瘤、慢性呼吸系统疾病、糖尿病等已成为严重威胁居民健康的重大公共卫生问题。因此,明确环境因素与健康之间的剂量-效应关系是环境与健康研究最重要的内容,也是制定国家政策和卫生标准的关键依据。不同环境与健康效应研究方法获得的研究证据等级在制定国家政策和卫生标准方面发挥的作用是不同的,由高至低分别是系统综述

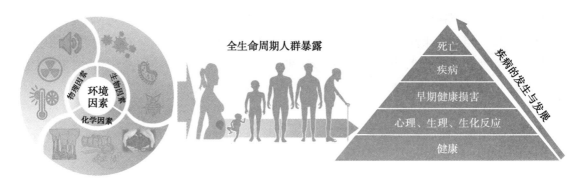

图 1-2　环境因素对人体健康的影响

或荟萃分析、随机对照研究、前瞻性队列研究、病例对照研究、横断面或生态学研究、细胞或动物实验（图 1-3）。其中，细胞或动物实验结果可为污染物的毒性筛查、作用机制揭示和干预靶点寻找提供参考依据，而人群环境流行病学调查，尤其是大样本、多中心前瞻性队列研究和随机对照研究结果，甚至是基于前瞻性队列和干预试验的系统综述和荟萃分析，将为制定环境相关疾病的防治对策和健康行动（科普）提供高级别的科学证据。环境因素与健康之间的剂量-效应关系有多种表现类型，包括直线形、抛物线形、U 形、倒 U 形、J 形、倒 J 形、S 形等。例如，气温与人群健康之间存在 U 形的剂量-效应关系，适宜的气温对人类生存是必不可少的，但极端气象条件如高温热浪可使居民死亡率显著增加，而严寒天气也可使居民心血管疾病的发生风险明显增高。由于环境污染物对人体健康影响最显著的特点是长期、低剂量、反复作用，应高度关注低剂量环境污染物的生物学效应问题。有人提出了"hormesis"的概念，即某些物质在低剂量时对生物系统有刺激作用，而在高剂量时具有抑制作用，典型的环境污染物如镉、铅、汞、二噁英等都具有类似的生物学效应模式。由于环境中的污染物种类繁多，对人体健康的影响极其复杂且涉及面广，其与人体健康之间的关系远未阐明。在研究污染物对人体健康的影响时，既要重视污染物的急性作用，又要重视其慢性影响；既要揭示污染物的早期效应，又要揭示其远期效应，既要考虑单一环境因素的作用，也要考虑多因素的联合或交互作用。此外，对病原体与其他有害因素之间的相互作用也应给予足够的重视。例如，乙型肝炎病毒和黄曲霉毒素均可增加肝癌的风险，但同时接触这两种因素所增加的风险远远超过两个独立危险因素的预期影响。再如，人乳头瘤病毒（human papilloma virus）感染是子宫颈癌发生的必要条件，而吸烟作为协同因素，可增加病毒感染者发生癌症的风险。越来越多的证据表明，生命早期（从受精卵形成、宫内胚胎和胎儿发育以及出生后的早期阶段）暴露环境有害因素与成年期糖

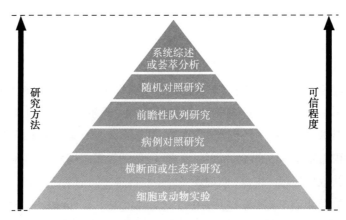

图 1-3　环境因素与健康效应的研究方法与证据等级

尿病、心血管疾病、哮喘等慢性非传染性疾病的发生发展有密切关系,从而提出了"健康和疾病的发育起源"理论(Developmental Origins of Health and Disease, DOHaD)。在开展环境因素与健康关系研究时,还应及时发现反映机体接触环境因素的暴露生物标志(biomarker of exposure)、反映环境因素对机体影响的效应生物标志(biomarker of effect)和反映机体对环境因素反应差异的易感生物标志(biomarker of susceptibility)。这些生物标志对于早期发现和预防环境因素的健康危害、保护敏感人群具有重要的科学价值。因此,努力探索和及时确认极其复杂的环境因素对机体健康的影响、作用模式、相互关系和影响因素等,对于阐明环境因素与健康的关系具有十分重要的意义。

3. 环境与健康问题的预防对策研究　随着经济社会的快速发展,环境与健康问题日益突出。WHO认为病因预防是最经济、最有效的防控策略。因此,采取针对性的预防对策,从控制有害环境因素源、减少接触机会和保护易感人群等方面保障公众健康是环境卫生学的重要研究内容。完善的环境与健康相关政策、法律、法规、标准和指南,是提高环境质量与保障公众健康的重要保障。开展环境因素与健康剂量-效应关系的高质量研究,将为政策、法律、法规、标准和指南制定提供高级别证据(见图1-3)。2015年1月1日起实施的新修订《中华人民共和国环境保护法》总则中提出了"保障公众健康",并新增加了环境与健康监测、调查等条款。新修订的《中华人民共和国环境保护法》对环境与健康工作提出了明确要求,第一次把环境与健康关系研究工作在法律上进行明确,为今后环境与健康工作的全面展开、促进环保工作更加注重保障公众健康,提供了充分的法律依据。2016年8月召开的全国卫生与健康大会,习近平总书记强调要按照绿色发展理念,实行最严格的生态环境保护制度,建立健全环境与健康监测、调查、风险评估制度,切实解决影响人民群众健康的突出环境问题。环境卫生监督属于公共卫生行政执法的范畴,由依法委托授权单位的执法人员按照国家的法律、法规、条例、规定、办法、标准等,对辖区内的企业和事业单位、生产经营单位或个人及服务行业等贯彻执行国家环境卫生有关法规、条例、办法、标准等情况进行监督和管理,对违反环境卫生法规、危害公众健康的行为依法进行监督管理或行政处罚。尽管环境卫生监督属于行政管理和执法工作,但也要求监督执法人员懂得环境与健康相关知识,而环境卫生学则必须为其提供科学的理论依据,如环境与健康法规、环境卫生标准的制定和实施都需要环境卫生学提出具体的卫生要求和环境卫生基准作为监督工作中技术规范的依据,使环境卫生监督工作人员真正做到执法有据、判断准确。此外,针对生产生活环境、生活行为方式等健康影响因素,广泛动员企业、社区、家庭和个人共同参与,落实预防为主,倡导绿色健康理念和生活方式,减少疾病发生,强化早诊断、早治疗、早康复,实现健康中国战略目标。

环境与健康问题的复杂性决定了环境卫生学需要与其他学科密切联系、交叉融合。随着分析科学、环境科学、地理信息科学、生命科学、临床医学、管理学和经济学等学科的不断发展,极大地丰富和拓展了环境与健康问题的有效解决。例如,分析科学、环境科学、地理信息科学等学科的发展为环境暴露测量拓展了方法学领域。得益于仪器分析技术的不断发展和进步,新型高通量、高灵敏检测技术推动了环境因素的精细和全面评估。遥感技术、地理信息技术等具有强大的空间数据管理、整合、分析和可视化能力,为较大范围的环境暴露如空气污染对人群健康影响的研究提供了强有力的技术支撑和辅助研究工具。环境卫生学与生命科学、临床医学等学科交叉融合,基于大样本人群队列、临床症状、临床检测指标等数据,结合多组学技术如基因组学、表观基因组学、转录组学、蛋白质组学和代谢组学,可对环境相关疾病及其早期健康损害的发生、发展机制做出更全面、更完整的阐释。随着循证医学模式的引入,对环境流行病学和环境毒理学既往研究结果进行系统总结,可为环境卫生相关法律法规和健康管理决策提供高质量的循证医学证据。经济学在环境健康管理决策方面发挥支持作用。通过卫生经济学和健康管理的效果评价，科学定量评估环境改善所带来的经济效益和环境效益，为政策制定者提供了量化依据，帮助优化资源分配和政策调整，有利于促进经济社会的可持续发展。

二、环境卫生学发展简史和我国环境卫生工作的主要成就

(一) 环境卫生学的发展简史

国际上环境卫生学的发展经历了古代起源、工业觉醒、现代环境卫生学等阶段。古希腊时期，医学家希波克拉底（Hippocrates，约前460—前370年）著有《论空气、水和土壤》一书，阐述了空气、水和土壤等外环境因素对人类健康的影响和与疾病的关系。中世纪时期，欧洲的封建统治阻碍了科学发展，当时环境卫生条件恶劣，霍乱和鼠疫等烈性传染病时有暴发，夺走了成千上万欧洲人的性命。18世纪末至19世纪初，欧洲工业革命兴起，工人的劳动环境和生活条件十分恶劣，车间和矿井毒气弥漫，粉尘飞扬，居住拥挤，饮食低劣，疾病蔓延，对工人健康有很大危害。而环境卫生问题主要是工业化带来的人口聚集、生活条件恶劣、饮水安全无保障而造成传染病流行。1804年英国用砂滤法净化自来水，1905年将加氯消毒作为饮水消毒的常规方法。从此水质得到保证，介水传染病发生率大大减少。1854年，英国著名内科医生John Snow对伦敦宽街的霍乱流行和不同供水区居民的死亡率进行了调查分析，首次提出霍乱经水传播的科学论断，并采取了积极有效的干预措施成功控制了霍乱的进一步流行。19世纪末20世纪初，由于社会的发展和科学技术的进步，扩大了原料和能源的利用范围，也增加了废气、废水、废渣的排放量，造成明显的环境污染，使环境卫生问题趋于复杂化。20世纪中期，人们对化学物的危害认识日益加深。1962年由美国科普作家蕾切尔·卡逊（Rachel Carson）创作的《寂静的春天》（Silent Spring）一书出版是现代环境卫生学开始的重要标志。该书揭露了有机氯农药双对氯苯基三氯乙烷（DDT）等化学物对人类生存环境的危害，致使环境致癌物成为环境卫生学的研究热点，并促进了环境卫生学科的发展。

我国环境卫生学思想萌芽最早可追溯至四千多年前，当时人们就已认识到水源清洁与否、水质好坏与人体健康关系十分密切，并开凿水井而饮用净水，而两千多年前已有定期淘井和清洁净水的措施。《管子》里明确记载"当春三月，……抒井易水，所以去兹毒也"。《吕氏春秋》对水质成分与健康的关系有更深刻的阐述，"轻水所，多秃与瘿人；重水所，多尰与躄人；甘水所，多好与美人；辛水所，多疽与痤人；苦水所，多尪与伛人。"祖国医学上的瘿病主要是指甲状腺肿，现代医学证明，饮水和食物中缺碘可引起单纯性甲状腺肿。所谓尰，即脚肿的疾患，躄是腿瘫，在长期饮用含有某种过量化学物质或不正常的水后，引发身体畸形、骨骼和关节病变，这种疾病状况与当今的大骨节病症状十分相似。饮用开水是中华民族的传统习俗，古已有之，人们利用煮沸消毒法可有效杀灭水中的病原微生物，从而预防介水传染病发生。宋代庄绰在《鸡肋篇》中指出，"纵细民在道路，亦必饮煎水"，意指普通百姓出门行路时也一定要饮用煮沸过的水。两千多年前，人们也已认识到人与环境之间的辩证统一关系。在《黄帝内经》中提出"人与天地相参、与日月相应"的观点，认为自然界是人类生命的源泉，人与自然界有着密不可分的联系，后人进一步提出强调"顺四时而适寒暑，服天气而通神明，节阴阳而调刚柔"。古代人民对城市规划布局、住宅与健康的关系也有较深刻的认识。《左传》载有"土薄水浅，其恶易觏，……土厚水深，居之不疾。"西晋《博物志》指出"居无近绝溪、群冢、狐蛊之所，近此则死气阴匿之处也。"

中华人民共和国成立前，我国的环境卫生十分落后，城乡卫生状况差，瘟疫盛行，从事相关研究工作的研究机构和科研人员极少，人均预期寿命仅35岁左右。中华人民共和国成立后不久，在

全国 6 所医学院校率先设立公共卫生专业,环境卫生学才成为一门独立的学科。在"预防为主"卫生工作方针指引下,全国环境卫生工作蓬勃发展,促使环境卫生学的理论、内容和研究方法不断充实、深化和发展。自 1979 年至今,先后多次召开全国环境卫生学学术会议,及时总结我国环境卫生工作的经验和成果,不断充实环境卫生学的理论知识,扩展环境卫生事业的领域,使我国环境与健康工作水平不断提高。2007 年 11 月《国家环境与健康行动计划(2007—2015)》正式启动,该行动计划是由卫生部、国家环保总局等 18 个国务院部委局共同制定的我国环境与健康领域的第一个纲领性文件,随后在"十二五"至"十四五"期间颁布了《环境与健康工作规划》,其目标是控制有害环境因素及其健康影响,减少环境相关性疾病发生,维护公众健康。针对《国家环境与健康行动计划(2007—2015)》设定的主要目标,国家投入巨额资金,由生态环境部、国家卫生健康委员会、水利部等部门组织实施了环境与健康相关的重大科技专项、公益项目、科技支撑计划等研究项目,获得大量空气污染、水污染、土壤污染等方面基础数据和重要成果,基本达到了预期目标,显著提高了人民健康水平,如人均预期寿命由新中国成立初期的 35 岁提高到 2023 年的 78 岁,婴幼儿死亡率从新中国成立初期的 200‰ 左右下降到 2023 年的 4.5‰。

（二）我国环境卫生工作的主要成就

中华人民共和国成立以来,始终坚持贯彻"预防为主"的卫生工作方针,全国城乡面貌发生了巨大变化,一些严重危害人民健康的传染病、地方病得到有效控制或消灭。目前,我国已具备了一支素质较高的环境卫生工作队伍,建立了较完善的环境卫生监督、监测体系,使环境卫生工作更加全面深入,取得不少世人瞩目的成就。迄今,全国有百余所高等院校设置了公共卫生学院(系)并开办预防医学专业,而环境卫生学是该专业的重要组成部分和主干课程。不少学校还有环境卫生学的硕士、博士学位授权点,培养出大批环境卫生专业的高级专门人才。总之,70 多年来我国在环境卫生领域取得了可喜成就,简要归纳如下。

1. **城乡环境卫生面貌显著改善**　通过大力开展爱国卫生运动、创建国家卫生城市和农村改水、改厕、改灶等活动,使我国城乡环境卫生面貌显著改善。迄今,我国数百个城市和县级城镇、市区被命名为国家卫生城市(镇、区)。城市全部实现集中式供水,生活饮用水四项指标(浑浊度、细菌总数、大肠菌群和余氯)合格率达 95% 以上,农村改水累计受益人口占农村总人口的 95%,痢疾、伤寒或副伤寒、霍乱等介水传染病长期维持在极低的流行水平,农村地区卫生厕所普及率超过 70%。全国城乡居民的生活环境条件、室内卫生设施和卫生状况有了很大改善,特别是在煤烟污染型地方性氟中毒和砷中毒的流行区,家庭炉灶的改建显著降低了室内空气污染的程度,饮水型氟超标和苦咸水改水问题也得到了妥善解决,告别了饮用高氟水、苦咸水的历史。在全面推进美丽中国建设中持续深入推进蓝天、碧水、净土三大保卫战,我国大气环境质量、水环境质量和土壤环境质量持续改善。

2. **环境与健康研究取得丰硕成果**　近几十年来,我国环境卫生工作者对环境因素的健康效应问题进行了大量调查研究。我国曾对全国 50 万以上人口的 26 个城市进行了大气污染与人群健康关系的大规模调查研究,发现大气污染与城市居民肺癌和慢性阻塞性肺疾病(chronic obstructive pulmonary disease, COPD)具有相关性。在环境相关疾病的病因学研究方面也取得了重大成果。例如,20 世纪 70 年代,我国云南省宣威县(现宣威市)肺癌标化死亡率高达 26.23/10 万,是同期全国男女肺癌死亡率的 4.1 倍和 7.9 倍。经人群调查和实验室研究发现,当地居民生活燃用烟煤导致室内空气中苯并[a]芘等致癌物浓度高,造成肺癌高发。我国南方一些地区流行的煤烟污染型地方性氟中毒和地方性砷中毒的发病类型与发病原因是我国环境卫生工作者首先发现的。后经改良炉灶等措施降低室内空气中污染物的浓度,使当地居民肺癌、地方性氟中毒和砷中毒的发生率都明显下降。饮水中碘含量与甲状腺肿发病关系的 U 形曲线也是我国研究人员最早提出的,经过环境卫生工作者的不懈努力,我国已基本达到消除碘缺乏病的目标。我国环境卫生工作者围绕水中健康危害较大的 EDCs、消毒副产物等典型污染物的健康风险和相应识别技术进行近 20 年的系统研究,推动了湖北省实施"湖改江"工程,保障了居民饮用水安全。基于中国慢性病前瞻性研究(China Kadoorie Biobank,CKB)项目对 10 个省(区)市/地区(5 个农村和 5 个城市)总计 51 万余居民的长期随访调查发现,固体燃料使用显著增加了居民心血管疾病死亡和全死因死亡风险,揭示了改用清洁能源为根本方法和加强有效通风是经济有效的预防对策。我国环境卫生工作者领衔的国际研究团队在全球 24 个国家和地区的 652 个城市开展环境流行病学研究,首次在全球水平建立了大气颗粒物污染与居民死亡的剂量-效应关系,揭示了空气污染与人群健康损害之间可能不存在"安全阈值",为 WHO 下调全球空气质量基准值作出了重要贡献。这些研究成果既丰富了环境卫生学的理论知识,也为相关疾病防治策略的制定提供了科学依据。

3. 环境监测工作卓有成效　20 世纪 50 年代后期,我国一些大城市如北京、上海、天津、沈阳等率先开展了大气污染调查监测。20 世纪 60 年代以来,各地卫生防疫机构与有关部门合作,对全国 200 多个水体包括河流、湖泊、水库进行了监测,并对长江、黄河、珠江、松花江等水系和渤海、黄海、南海等海域及主要湖泊、水库的污染状况进行了连续 5 年的调查监测。自 1979 年起,我国还参加了联合国环境规划署和 WHO 主办的全球监测系统的大气监测和水质监测,监测结果为掌握我国环境污染状况积累了丰富的资料。"十一五"以来,环境保护部门通过监测和调查,初步掌握了我国重点地区、重点流域和重点行业主要环境问题,筛选出了一些具有高环境健康风险的有毒有害污染物。近些年来,各地相关机构也加大了对化妆品、室内空气污染和公共场所的卫生监测和监督的力度。截至 2023 年,我国已建立了全国覆盖面最大的环境健康监测网络,如覆盖全国地市、县区和乡镇的全国城乡饮用水水质监测,覆盖 31 个省(区、市)87 个城市 167 个区县的空气质量监测,覆盖 31 个省(区、市)128 个城市的公共场所危害因素监测,覆盖 31 个省(区、市)152 个区县的国家人体生物监测等,定期发布监测数据和环境质量报告。

4. 环境与健康法律法规标准体系逐步建立和完善　我国从 2007 年启动《国家环境与健康行动计划(2007—2015)》,先后出台了《大气污染防治行动计划》《水污染防治行动计划》《土壤污染防治行动计划》《"健康中国 2030"规划纲要》和《新污染物治理行动方案》等多个环境与健康相关政策性文件。我国 2015 年实施的新修订的《中华人民共和国环境保护法》中增添了保障公众健康的相关内容,更加关注环境质量对公众健康的影响,在强调保护环境的同时更加重视预防和控制与环境相关疾病的发生。此外,《中华人民共和国传染病防治法》《中华人民共和国食品卫生法》和《突发公共卫生事件应急条例》等法律法规也涉及环境与人体健康。这些法规和政策文件为我国环境与健康工作提供了重要的法律保障。此外,我国环境与健康标准体系也日臻完善,主要包括①环境质量标准体系:是以保护人的健康和生存环境,防止生态环境遭受破坏、保证环境资源多方面利用为目的,对污染物或有害因素容许含量或要求而制定的一系列具有法律约束力的技术标准。②环境卫生标准体系:是以保护人群身体健康为直接目的,运用环境毒理学和环境流行病学的手段,对环境中与人群健康有关的有害因素以法律形式所规定的限量要求和为实现这些要求所提出的相应措施的技术规定。此外,原国家质检局(现国家市场监督管理总局)和原建设部(现住房和城乡建设部)针对室内环境污染对人体健康的危害,制定了民用建筑工程室内环境污染控制规范及装饰装修材料中有害物质的限量要求等。原建设部为保障供水质量和安全,还制定了《管道直饮水系统技术规程》和《二次供水技术规程》等。我国环境与健康标准体系的建立和完善，为改善人民的生活环境及保证对相关卫生产品的执法监督提供科学和法律的技术依据。

三、环境卫生学在健康中国、美丽中国建设中的作用与地位

随着经济社会的不断发展，我国社会主要矛盾已经转化为人民日益增长的美好生活需要和不平衡不充分的发展之间的矛盾。为了满足人民对美好生活的需求，国家实施了健康中国与美丽中国建设，习近平总书记指出了"没有全民健康，就没有全面小康，要把健康摆在优先发展的战略地位"和"绿水青山就是金山银山"等理念，提出了新时代卫生与健康工作方针："以基层为重点，以改革创新为动力，预防为主，中西医并重，把健康融入所有政策，人民共建共享。"作为国家发展战略，健康中国与美丽中国建设是全面建成小康社会的重要基础，也是全面建成社会主义现代化强国的重要标志。环境卫生学作为一门研究环境与健康关系并以提高人群健康水平为目的的学科，在健康中国与美丽中国建设中具有重要的作用与地位。

随着工业化、城镇化、人口老龄化的发展，我国生态环境、居民生活方式和疾病谱发生了新的变化。当前，我国生态环境保护结构性、根源性、趋势性压力尚未根本缓解，重点区域、重点行业污染问题仍然突出，环境污染呈现出传统污染与新污染物并存、常量污染与痕量污染共存和复合污染问题突出等特点；居民不健康生活方式如吸烟、过量饮酒、缺乏锻炼、不合理膳食等比较普遍，由此引起的健康危害与疾病问题日益突出。心脑血管疾病、肿瘤、呼吸系统疾病、糖尿病等慢性非传染性疾病已成为造成我国居民死亡的主要原因，导致的疾病负担日益增加。针对慢性非传染性疾病目前还缺乏有效的治愈手段，而控制危险因素如不良的环境因素、生活方式等预防其发生是最行之有效的策略，也是从源头上减少疾病发生的根本举措。因此，环境卫生工作方针应逐步由"以疾病为中心"向"以健康为中心"转变，坚持大环境、大卫生和大健康理念，立足全人群和全生命周期两个着力点，明确环境与健康关系并提出预防对策保障居民健康，助力人与自然和谐共生的健康中国与美丽中国建设。

良好的环境是人类健康生存和发展的基础。在美丽中国建设过程中，需要持续贯彻"创新、协调、绿色、开放、共享"的新发展理念，健全生态环境治理体系，全面深入推进蓝天、碧水、净土保卫战，持续开展城乡环境卫生整洁行动，加大农村人居环境治理力度，建设健康、宜居和美丽家园，促进社会经济全面绿色低碳转型。《"健康中国 2030"规划纲要》提出了"共建共享、全民健康"的战略主题，明确了建设健康环境和普及健康生活的任务：在建设健康环境方面，加强城乡环境卫生综合整治，建设健康城市和健康村镇，深入开展大气、水、土壤等污染防治，实施工业污染源全面达标排放计划，建立健全环境与健康监测、调查和风险评估制度；在普及健康生活方面，加强健康教育和塑造自主自律的健康行为。围绕这些关键建设任务，环境卫生学可充分发挥学科特色，整合多学科交叉融合优势，促进大气、水和土壤污染防治攻坚战，积极应对气候变化，推动城乡环境卫生整洁行动，持续推进生态环境质量改善；明确影响健康的主要因素（自然环境因素、生活环境因素、社会因素、生活方式等），倡导绿色健康理念和生活方式，促进全生命周期人群健康。此外，加强环境与健康人才队伍培养和建设，提高环境健康宣教、科普的能力和水平，协同推进健康中国和美丽中国建设。

四、环境卫生工作和环境卫生学今后的任务

环境卫生学是预防医学的二级学科和主干课程。作为一门独立的学科，它具有完整的理论体

系和具体的研究内容。因此,在教材中应坚持本学科的系统性和完整性,全面阐述环境卫生学的基本理论和基本内容,突出重点兼顾一般,并随着社会的发展和进步,不断扩充新的理论知识和内容。环境卫生工作是环境卫生学理论知识体系指导下的环境卫生实践,其目的是控制环境有害因素、预防疾病、提高人群的健康水平,其内容随社会发展和卫生服务需求而有所变化,因此环境卫生工作具有一定的阶段性和时效性。可见,环境卫生学和环境卫生工作既相互联系不可分割,又有所区别。环境卫生工作能丰富环境卫生学的内容,是环境卫生学理论的实践体现;而环境卫生学是基于环境卫生工作实践对环境与健康理论体系的全面阐释和环境卫生主要工作内容的高度概括,因而环境卫生学对环境卫生工作实践具有指导作用。尽管我国环境与健康工作取得很大成就,但当前所面临的形势仍十分严峻,环境有害因素引发人群疾病的威胁日益严重,传统环境有害因素的危害尚未完全消除,新的环境问题已经显现,环境相关疾病已成为危害人群健康的重要问题,据 WHO 估计,环境有害因素贡献了 60% 左右。为此,近年来国家又先后发布大气、水和土壤污染防治行动计划与《"健康中国 2030" 规划纲要》,提出加强城乡环境卫生综合整治,深入开展大气、水和土壤等污染防治等为主要内容的健康环境建设目标,为深入开展环境污染防治、保护民众健康指明了研究方向,给我国环境与健康事业的发展增添了新的活力,也给环境卫生学提出了新的任务和希望。主要包括:

（一）加强环境因素与健康的剂量-效应关系研究

当前,由于工业化、城镇化、人口老龄化,以及疾病谱、生态环境、生活方式不断变化,我国仍然面临多重疾病威胁并存、多种健康影响因素交织的复杂局面。从环境因素暴露到疾病的发生往往是多阶段、长期的过程,不仅包括复杂的环境暴露,也包括更为复杂的人对环境的反应。因此,在全面开展环境因素监测的同时,应着力研究环境因素对机体健康的影响。面对环境中存在的对健康产生影响的各种复杂的化学、物理、生物因素,准确的环境暴露测量是揭示环境因素与健康之间的剂量-效应关系和阐明环境相关疾病发生发展机制的重要前提。采用高通量、高灵敏的分析技术有助于提高个体环境外暴露和内暴露测量的准确性。由于外界环境因素本身变化、个体生活方式、遗传特征以及心理因素等方面的影响,分析环境暴露测量的可靠性或一致性对客观评估个体环境暴露水平显得尤为重要。环境因素通常以低剂量长期形式作用于机体,进而在多个水平引起复杂的生物学效应,包括心理变化、生理生化指标改变、早期健康损害、疾病,甚至死亡等健康效应或结局,由此需要将传统的研究方法与现代多组学技术相结合,从环境与机体相互作用的关键位点如基因组、表观基因组、转录组、蛋白质组和代谢组等多角度,更全面和更完整地揭示环境因素对健康的影响和分子机制,评估环境因素与健康之间的剂量-效应关系,寻找特异、敏感、简便易行的生物标志,进而构建环境相关疾病及其早期健康损害的防治对策。此外,人在真实世界中往往同时暴露多种环境因素,因此也应加强环境因素复合暴露作用研究。

（二）新理念、新方法、新技术在环境卫生工作中的应用

环境卫生学是一门应用性很强的交叉学科。在环境卫生工作实践中,要善于借鉴相关学科的理论知识,创建和引进新的研究技术与方法,其对于提高环境卫生工作质量和研究水平具有极为重要的意义。受经济全球化、生活城市化、人口老龄化和全球气候变暖等因素的影响,疾病谱和疾病传播途径变得更加多元化,从而加剧了健康问题的复杂性和疾病防控的难度,也让人们认识到任何单一学科已无法独自、有效地解决现阶段这样复杂的公共卫生问题。全健康理念（One health）是国际社会当前大力倡导的应对全球公共卫生问题的新型思维范式。该理念以"人-动物-环境"交界面的整体思维为指导,旨在通过跨学科、跨部门、跨地区协作促进人与动物、自然和谐共生,实现个体健康、群体健康和生态健康。该理念与环境卫生学是相互联系的,强调了运用多学科交叉、系统性

思维和视角才能有效解决日益突出的环境与健康问题。随着多组学技术、医疗大数据、人工智能的不断发展，以及多学科理论与研究方法交叉融合，精准医学、精准健康、精准预防等新理念被提出，系统流行病学、系统毒理学等新的研究方法被不断发展，赋予了环境卫生学新的内涵，推动传统环境卫生逐步向现代环境健康发展，为全面提高人群健康水平提供有力支撑。充分利用多组学技术的研究策略和方法，可快速、准确地收集与分析海量数据和相关信息，为揭示环境有害因素的毒性作用机制及环境相关疾病的发生机制提供强有力的技术手段。基于系统生物学、流行病学、计算数学等方法将健康大数据与系统生物学相结合发展起来的系统流行病学，可在人群层面从基因、分子、细胞、组织、个人、群体等多个维度揭示环境与健康之间极其复杂的作用关系。整合传统毒理学研究参数和多组学数据信息，借助于分子对接、数学建模和机器学习等计算毒理学与生物信息学手段发展起来的系统毒理学，则可系统解析外源化学物与机体的相互作用，为建立新的危害识别和风险评估方法提供技术支撑。此外，可穿戴式的个体暴露评价装置可实时、在线监测个体暴露状况，推动暴露评价技术向个体化和精细化方向发展；引进分析化学、仪器分析技术有利于快速检测有害物质，可提高对新污染物的识别能力，增强处理环境污染突发事件的应急能力；应用新的微生物检测技术可快速检测环境中的致病性微生物等。

（三）认真落实环境与健康法律法规要求，广泛动员企业和居民参与美丽和健康中国建设

环境与健康的相关法律、法规和标准是从保护人群健康和提高人类生活质量出发，对与人群健康有关的环境因素水平及其管理作出了具有法律效力的规定，是政府实施环境与健康执法监督和环境相关疾病控制、企业自律、民众维护自身权益的法定依据。虽然我国新修订的《中华人民共和国环境保护法》中已有"保障公众健康"的论述，并增加了相关条款，提出了开展环境健康研究工作的基本框架，《"健康中国2030"规划纲要》也提出了"把健康融入所有政策"，但公众对环境污染导致的健康危害问题的认识仍有待提高。与发达国家相比，我国在管理体制、法律法规、标准体系、技术支撑等方面仍有不小差距，更缺乏环境健康损害案件的受理、裁决、赔偿等方面的法律法规。在环境与健康管理方面，环保部门主要侧重于对环境有害因素的监测，而对这些监测数据与人群健康影响的联系重视不够；而卫生部门更多侧重于人群健康损害的环境有害因素识别，未能将环境与健康作为一个有机整体进行管理。为有效遏制环境有害因素，保护民众免受这些因素的健康危害，促使环境与健康工作逐步驶入法治化的轨道，国家采取了一系列措施：如2016年1月1日实施了新修订的《环境空气质量标准》（GB 3095—2012），增加了细颗粒物（$PM_{2.5}$）、臭氧等检测指标；2023年2月1日实施了新修订的《室内空气质量标准》（GB/T 18883—2022）；2023年4月1日实施了新修订的《生活饮用水卫生标准》（GB 5749—2022）；国家于2013年9月、2015年4月、2016年5月和10月先后发布了《大气污染防治行动计划》（大气十条）、《水污染防治行动计划》（水十条）、《土壤污染防治行动计划》（土十条）和《"健康中国2030"规划纲要》。这些文件都是以保护民众健康为出发点，大力推进生态文明建设，改善生态环境条件，促进社会经济健康发展。这些污染防治行动计划和规划纲要是继《国家环境与健康行动计划（2007—2015）》实施之后，又明确提出的开展环境污染防治、保护人民群众健康的又一重大举措，为深入开展环境与健康调查、监测、健康风险评估及环境相关疾病的深入研究提供了重要的法律支撑。同时，要以环境卫生学的理论知识及相关科学研究所得数据为基础，加快与这些法律法规相配套的环境健康标准体系建设，切实保障各项环境健康的法律法规得到认真贯彻执行。此外，要广泛动员企业和居民积极参与环境与健康建设，推动人人参与、人人尽力、人人享有。倡导企业在保护环境和维护公众健康方面发挥更加重要的作用，倡导居民推行绿色健康的生活方式。

（四）加强农村环境卫生工作

30多年来，我国农村环境卫生面貌发生了巨大变化，环境卫生质量明显改善。但由于大量乡镇企业的兴起、污染企业由城市转移和农药化肥过度施用等造成的污染，给农村环境卫生工作带来诸多新的问题。2015年全国爱国卫生运动委员会印发的《全国城乡环境卫生整洁行动方案（2015—2020年）》指出，保障饮水安全、普及农村无害化卫生厕所、加强生活垃圾和污水处理设施建设等是该行动方案的重点工作内容。我国由于地域广阔，各地经济发展不平衡，边远、贫困地区的生活条件和饮水安全问题仍不能满足居民的美好生活需求。在我国农村，仍有4.5亿居民使用煤、木材、秸秆等固体燃料烹饪和取暖，其产生的室内空气污染引起大量居民的过早死亡；一些农村地区由于卫生厕所覆盖率低，设施简陋或新建厕所的技术措施落实不到位，达不到粪便无害化的要求。家庭分散化畜禽养殖造成的环境污染也逐渐成为农村环境卫生的突出问题。因此，大力开展宣传教育，提高广大农民的卫生和健康意识，普及卫生知识，全面推广转用家用清洁能源烹饪取暖、有效通风措施和卫生厕所的建造，改变农村环境卫生面貌，是农村环境卫生工作的重要任务。制定农村环境卫生管理法规，加大环境卫生监督管理力度是有效遏制农村环境污染和实现乡村振兴的重要手段，也是保障广大居民健康的法律保障。国家应尽早制定农村环境卫生管理的法规、条例等，保障农村居民的合法权益。乡镇政府部门也要牢固树立"创新、协调、绿色、开放、共享"的新发展理念，实施可持续发展战略，建设资源节约型和环境友好型社会。

（五）开拓环境卫生工作的新领域

在社会经济发展中，有些传统的环境有害因素依然存在，新的环境与健康问题又不断出现，给环境卫生工作和环境卫生学提出新的任务和要求，如POPs、EDCs、抗生素、微塑料等新污染物由于其具有危害严重性、环境持久性、生物累积性、来源广泛性、治理复杂性等特征，正逐步受到国内外广泛关注。这些新污染物大多尚未纳入管理，或者现有管理措施不足以有效防控其风险；更重要的是，其对生态环境或者人群健康存在的风险仍未阐明。因此，针对新污染物对生态环境安全和居民健康造成的潜在风险尤其值得高度关注。当前快速发展的生物技术实验产生了前所未有的特殊废弃物，且大多未经任何处理就排入环境。例如，细胞和病毒的DNA片段、分子生物实验废弃物中的DNA片段、微生物的质粒等，对生态环境特别是水生态和土壤生态环境中生物的负面作用有待阐明，其对生态系统中生物的作用可能产生不利于人类健康的影响，通过转染可能对人体健康构成威胁。例如，致病株、抗药株微生物的DNA片段和质粒可造就新的病原体，如果对其没有足够重视，可能会带来严重后果。此外，传染性疾病的发生及传播与环境因素密切相关。例如，新型冠状病毒的生存能力与温度、湿度等环境因素有着密切联系，而其可通过呼吸道飞沫传播、气溶胶传播，甚至冷链传播等造成人体感染。因此，深入认识和理解病原微生物的环境影响因素，揭示环境暴露途径与传染性疾病暴发的内在关联机制，将对有效防控传染性疾病，确保人类健康与经济社会可持续发展起到重要作用。面对日益复杂的全球公共卫生问题，全健康理念的提出为此类问题的解决提供了很好的新范式。环境健康作为全健康的重要组成部分，在促进人类健康和动物健康方面起到了重要作用。因此，环境卫生工作者需要运用全健康思维和方法应对日益突出的环境与健康问题，进而促进人类-动物-环境系统的可持续发展和人与自然的和谐共生。总之，这些都需要环境卫生工作者不断学习新知识，掌握新技术，发现新问题，面对新挑战，解决新问题，为助力美丽中国和健康中国建设、人类命运共同体构建作出新贡献。

（邬堂春）

案例

居民在家里停留的时间最长,其环境质量对居民健康尤为重要。WHO 资料表明全球仍使用煤、木材和秸秆等固体燃料的人群高达 27 亿人,在我国农村,仍有 4.5 亿居民使用,即使在欧美发达国家也有 0.5 亿人在使用;许多居民使用电、天然气等清洁能源烹饪和取暖,但是天然气的不完全燃烧和烹饪产生的油烟等也会造成室内空气污染。家用不同燃料造成的室内空气污染对居民有多大危害?是否可以预防?在包括中国 5 个农村和 5 个城市地区的 51 万多居民(迄今世界最大)进行了长期的追踪随访(中国慢性病前瞻性队列),主要发现如下:与用电和燃气等清洁能源者相比,使用固体燃料烹饪者的总死亡风险和心血管病死亡风险分别增加 11%[风险比(95% 置信区间):1.11(1.03~1.20)]和 20%[风险比(95% 置信区间):1.20(1.02~1.41)];用固体燃料取暖者,死亡更多,均呈剂量 - 效应关系,表明此类污染是急需预防的重大病因;与现用固体燃料相比,改用清洁燃料烹饪和取暖者,总死亡风险分别减少了13%[风险比(95% 置信区间):0.87(0.79~0.95)]和 33%[风险比(95% 置信区间):0.67(0.57~0.79)],而且是随着停止使用固体燃料时间延长,居民死亡风险逐渐下降;更重要的是,烹饪时,价廉的有效通风能减少使用固体燃料和清洁能源烹饪产生的室内空气污染所致的多种疾病死亡,指出使用清洁燃料烹饪和采用更有效的通风是未来清洁和健康烹饪的发展方向,将保障居民美好而健康的生活。在干预实践中,发现安装通风设施能将室内细颗粒物浓度和有害化学成分显著降低(70% 以上),极大提升居民的心肺功能。这些研究结果不仅为中国乃至世界加快推广清洁能源、实施改灶通风策略、有效降低疾病负担提供了重要科学证据,还进行了多民族语言的科普宣传:改灶通风,促进健康长寿。

思考题

1. 为什么室内环境质量研究非常重要?
2. 居民使用不同燃料产生的室内空气污染对健康危害如何?
3. 室内空气污染的预防对策有哪些?

第二章
环境与健康的关系

人类通过演化和自然选择而生存于地球，与环境存在着天然的统一性；但是，为了生存和发展，人类又必须向环境索取各种生活要素和生产资料，出现了对立。资源的不合理开采破坏了环境，资源的使用则可能造成环境污染；被污染的环境又通过各种方式影响人类的活动和健康；形成恶性循环后，进一步加剧了人与环境之间的对立和矛盾。"绿水青山就是金山银山"可以完美解决人与环境这种对立和矛盾，环境不仅决定人的健康和生活质量，而且深刻影响着经济与社会发展。为更好地保护环境、维护人民健康，我国正在加快推进人与自然和谐共生的现代化。

当前，环境污染和生态环境破坏已是全球性问题，需要我们在全面阐释环境与健康关系的基础上，协调世界各国主动作为，在科学理论指导下实现系统治理。为此，一方面需要创新方法和研究范式，系统解析环境因素对健康的影响及机制，揭示复杂环境中个体和群体的健康规律；另一方面要积极应用人工智能、空间计算、数字孪生等技术，发展生态系统、生物圈等层面的全球气候变化和环境治理模式，为贯彻新时代中国特色社会主义生态文明思想、建设人类命运共同体提供科技支撑。

第一节　人类的环境

人类周围既有作为客观存在的自然环境，也有通过劳动创造的生活环境。自然环境和生活环境中的物理、化学和生物因素可以直接或间接地作用于人体，从而影响人的心理、生理和生化，严重时可危害健康。

一、人类环境的构成

（一）自然环境

自然环境指自然条件和自然资源，包括水、土壤和空气，阳光、温度、气候，微生物、动物、植物，太阳、地球、月球，等等，是人类赖以生存和发展的基础。在地球的形成、演变过程中，逐渐产生了大气圈、水圈和土壤岩石圈三个基本圈带。随后，在海洋、大气和陆地之间的交界面出现了生物；生物的演化、繁衍形成了物种多样的生物圈。大气圈、水圈、土壤岩石圈和生物圈共同组成了人类的自然环境，相互间存在密切的物质流动和能量交换。由于地球的公转和自转，不仅产生了昼夜和四季的变化更替，而且产生了大气环流和洋流，进一步促进了不同圈带间的物质与能量交流，也使得区域环境问题可以全球化。

1. 大气圈　大气圈（atmosphere）主要由氮气、氧气、二氧化碳、水汽等组成，从里向外可分为对流层、平流层（同温层）、中间层、增温层和逸散层，其中悬浮有水、气溶胶和颗粒物。与人类关系最为密切的对流层平均厚度仅约 12km，约占整个大气层厚度的 1%，但却集中了大气总质量的 75%；因人类活动而排放的污染物主要集中在对流层。

2. 水圈　水圈（hydrosphere）包括大气水、海水、陆地水（如河流、湖泊、地下的水和冰雪水）。水圈中各类水的总量大约是 14 亿 km^3，其中 97.5% 是咸水，只有 2.5% 是淡水。淡水中，只有 0.3%

是便于取用的河水、湖水和浅层地下水。水中含有空气和固态悬浮物。

3. 土壤岩石圈　地壳岩石经长期风化作用形成母质,母质经微生物和植物的作用形成了土壤。土壤为覆盖于地表、具有肥力的疏松层,是岩石经长期风化及微生物和植物的共同作用而形成的,含有矿物质、有机质、微生物、水和空气等成分,能为生物的生存和发展提供重要的物质基础,称为土壤岩石圈(lithosphere)。

4. 生物圈　生物圈(biosphere)是指地球上所有生态系的统合整体,其范围为海平面以下深约12km 至海平面以上高约 10km,涵盖了大气圈底部、水圈大部和土壤岩石圈上部。当然,绝大多数生物通常生存于海平面之下和陆地地面之上 100m 的范围内。生物圈内的生物种类多,数量庞大,结构多样。生物多样性是生物圈最重要的特征。

(1)生物多样性(biodiversity):指地球上所有的生物如动物、植物和微生物等有规律地结合所构成的稳定生态综合体,包括遗传多样性、物种多样性和生态系统多样性,对于人类健康有正面影响。目前,地球上估计的物种数量为 1 000 万～1 400 万种,其中约 120 万种已被人类记录,但超过86% 的物种则尚未被描述。大部分曾经在地球上存活过的物种(总计超过 50 亿种)在经历奥陶纪末、泥盆纪晚期、二叠纪末、三叠纪末和白垩纪末等 5 次生物集群灭绝事件后基本灭绝。环境变化是生物灭绝的主要原因;人类出现以后,全球生物多样性持续减少。

(2)生态系统(ecosystem):或称生态系,是指在一个特定环境内相互作用的所有生物及其生存环境的统称;生物圈是地球上最大的生态系统。生态系统中的物种与物种间、物种与环境间存在着广泛的物质、能量、信息等的交流,形成一个相互影响、相互制约的生态学功能单位,处于相对稳定的动态平衡状态。①生态系统的特征:具有整体性、开放性、自调控和可持续性等特征;其中,可持续性是良好生态系统的根本特征。生态系统由非生物物质、生产者、多级消费者和分解者组成,每一组成部分均在物质循环和能量流中扮演着重要的、不可替代的角色。②生态系统的服务功能:指对人类生存与生活质量有贡献的所有生态系统产品和服务,包括人类从生态系统获得的所有惠益,如供给服务(提供食物、水和氧气等)、调节服务(控制疾病和调节气候等)、文化服务(精神、娱乐和文化收益)以及支持服务(维持地球生命生存环境的养分循环)。自然生态系统还具有净化污染、涵养水源、保持水土、防风固沙、减轻灾害、保护生物多样性等功能。包括人类在内的地球上所有的生命都依赖于生态系统提供的资源和服务。③生态系统健康:通常把具有活力、结构稳定和自调节能力的生态系统看作是健康的生态系统。活力指生态系统的功能性,包括维持系统本身复杂特性的功能和为人类服务的功能;结构稳定指具有平衡、完整的生物群落和多样的生物种群;自调节功能指系统通过正、负反馈相互作用和转化,在受胁迫时能维护自身的正常结构和功能,不仅维持稳态,而且抵御"疾病"。

(3)生态环境(ecological environment):指生物或种群周围的生物和非生物成分的总和。虽然其内涵与生态系统非常类似,但一般是指从人的角度描述的自然环境。生态环境直接影响着人类的生活和生产活动,关系到人类的生存和发展。据 2020 年世界经济论坛(World Economic Forum,WEF)的估计,全球一半的国内生产总值依赖于生态环境。一般而言,社会越发展,对生态环境保护的意识越强烈。我国已明确要求聚焦建设美丽中国,加快经济社会发展全面绿色转型,健全生态环境治理体系,推进生态优先、节约集约,推动绿色发展,促进人与自然和谐共生。

(二)生活环境

生活环境是指与人类生活密切相关的各种自然条件和社会条件的总体,既包括人类周边的自然环境,也包括人类为更美好生活而创造的人工环境,如建筑物、公园、绿地等,与工作/劳动环境相对应。除自然环境的物理、化学、生物因素可以天然进入外,生活环境中还存在因人的活动而产生的环境因素,如装修过程中产生的甲醛、烹饪过程中产生的空气污染物。当代人类一天24小时都生活在这个环境中,自觉或不自觉地接受了相关环境因素的暴露,是环境卫生学关注的重点。

按尺度大小,生活环境可分为居室环境、院落环境、社区环境、城市环境等;按功能用途,又可分为居住环境、学习环境、休闲环境、娱乐环境等。下面重点介绍与人类关系最密切的几种生活环境。

1. 城乡环境

(1)城市环境:指以高密度住宅和商业建筑、铺装路面以及其他与城市有关因素构成的环境,包括各种生活、休闲、娱乐空间,有通信、公共交通、地下管网等基础设施,图书馆、体育馆、博物馆等公共设施,农贸市场、宾馆、饭店等公共服务设施,以及公园、湖泊等绿色空间,能更好地满足人民对美好生活的向往。我国正处于城市化进程中,2023年末城镇常住人口约为9.33亿人,城镇化率达到66.16%。城市环境最显著的特点是人工化程度高,自然环境要素相对较少,其环境质量不仅影响人的心理和生理健康,而且与城市的创新活力相关。

(2)乡村环境:非城市的、有人居住的环境可通称为乡村环境,指以农村居民为中心的乡村区域范围内各种天然的和经过人工改造的自然和社会环境条件。与城市环境相比,乡村环境的自然环境要素相对较多,生活于其中的人群也更易受到恶劣自然环境的危害。农业农村农民(即"三农")问题是关系国计民生的根本性问题。由于我国的特殊国情和发展的不平衡,当前乡村环境污染形势严峻,包括农业和非农业生产过程中产生的污染、生活过程中产生的污染(如生活垃圾和固体燃料相关的空气污染)以及工业"三废"向乡村的转移等。为此,我们应该特别关注乡村环境及其可能引起的问题。

2. 社区环境　社区(community)是城乡居民生活的基本单元。相应地,社区环境一般指居民点范围内的生活空间,如小区、村落等,直接关系到居民的日常起居、邻里关系和户外活动。在健康中国的新时代,需要统筹考虑社区居民的居住、出行、就医、教育、购物、娱乐等各项需求,合理配置绿地空间、室外活动设施和小型商业网点等生活服务设施,一方面提供安全、便利、宜居、环境友好的硬件,另一方面促进居民运动和邻里交往。

3. 室内环境　是人类生活的建筑物内部空间的泛称,如住宅、办公室、商场等,是人们日常活动最频繁的场所。室内环境的特点是相对封闭,空间尺度小,人员密度高,不仅室外环境因素可以进入,而且其环境参数易受人为活动的影响。需要强调的是,虽然室内污染因素不易自发消退,但更容易被人为干预和优化。良好的室内环境应具备适宜的温湿度、充足的采光通风、清洁的空气、安全的水质等条件,同时还要控制噪声、光污染、辐射等对人体的不利影响。目前认为,室内空气污染是人类健康的主要威胁之一,危害较大的污染物有氡、甲醛、苯、氨以及酯和三氯乙烯等;同时,室内温暖和潮湿的环境也有利于霉菌和螨虫等微生物孳生,进一步影响了室内空气质量(indoor air quality, IAQ)。在经济不发达或偏远地区,因使用柴木、煤等固体燃料而产生的室内空气污染是威胁当地居民健康的主要环境因素;通风是改善室内环境质量的最经济、有效办法。

(三)生活环境与自然环境的关系

生活环境与自然环境间存在密切的物质和能量交流。自然环境的各类环境因素可以自然地进入生活环境,生活环境中因人类活动而产生的各类环境因素也可以通过不同介质的转移而进入自然环境。现代人类主要生活在自己通过劳动创造的生活环境中,通常接受的是生活环境中各类环境因素的暴露。

二、人类环境的变化

自人类出现在地球上以后,就在适应环境、改造环境、受环境报复、重新适应与改造环境中螺旋式前进。相应地,环境也随着人类的生产生活活动而不断演变。人口增长、过度消费、过度开发、森林砍伐等人类行为造成了环境污染、水土流失/沙漠化、生境破碎化等问题。全球环境变化(global environmental change)就是指由人类活动和自然过程相互交织的系统驱动所造成的一系列陆地、海洋与大气的生物物理变化,一般涵盖十大问题:全球气候变暖、臭氧层耗损与破坏、酸雨蔓延、生物多样性减少、森林锐减、土地荒漠化、大气污染、水污染、海洋污染和危险性废物越境转移(图2-1)。当前,世界总人口已经超过80亿,人类正生活在一个自然环境受到破坏、科技高度发达、文化多元、文明冲突迭起的百年未有之复杂环境中。

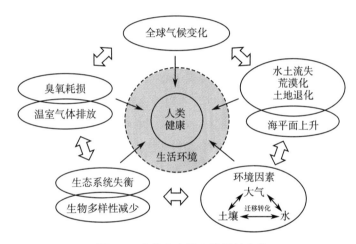

图2-1 人类生存的环境及其变化

(一)物理因素及变化

环境中存在的物理因素包括光、声、振动,温度、湿度、气压,水汽、气溶胶、颗粒物,电磁波、电离辐射、宇宙射线,森林、沙漠、大海等。这些因素一方面与地球的演变和生物的演化密不可分,另一方面也与人类的发展休戚与共。

从宏观的角度看,当今世界面临着森林覆盖率下降、水土流失和沙漠化、冰川消融和海平面上升、全球气候变化等挑战。例如,冰川的加速消融不仅造成海平面以每年4mm的速度上升,还会引发洪水,并导致人类、农业和水电的长期可用水量减少;同时,冰川被水体或陆地取代后,地表的反射率降低、太阳辐射吸收增加,进一步加剧了气候变暖。具体到生活环境中,如果物理因素的强度/浓度超过人体能够适应和调节的范围,就会形成物理性污染,如光污染、声污染、放射性污染、电磁污染等,并可导致微小气候的改变。这里重点介绍三类与当代人类关系密切的物理因素及其变化:

1. **气候变化** 气候变化指温度和天气模式的长期变化,可全球性地影响人类健康、粮食生产、日常生活和生态环境,因而一般被称为"全球气候变化"。近百年来,地球正经历着一次以变暖为主要特征的显著变化,即所谓的"温室效应"。2023年,地球表面的平均温度比19世纪末(工业革命前)升高了1.45℃,是有记录以来最热的一年;2011—2020年是有记录以来最温暖的十年;据欧盟气候监测机构哥白尼气候变化服务局的初步数据,2024年7月22日是全球有史以来最热的一天。如果继续按当前的气候变化应对政策实施,预计21世纪末的气温将上升2.8℃,从而导致一系列严重的环境问题。

2. **光污染** 有资料显示,地球表面的照明面积和夜空中的人造光强度以2.2%的速度逐年增长;全球超过80%的人口生活在被光污染笼罩的天空之下。夜间人造光可以改变生物的生物钟,并抑制褪黑素的合成,不仅影响人的健康,也影响其他生物和整个生态系统。

3. **电磁污染** 电磁污染泛指突然增加的天然和人为的各种电磁波,特别是因使用电子产品而泄漏的电磁能量。第四次工业革命以数字化、智能化为特征,电子产品越来越多地出现在生活和工作环境中,导致电磁辐射成为环境中增长最快的物理性污染因素。例如,2021年的数据显示全球大约有86亿移动电话用户,54%的人口(约43亿人)使用智能手机。虽然各类电磁波与人体作用的机制不明,但体内的一些关键生命活动是通过电、磁进行的,故电磁污染的潜在健康影响不容忽视。

（二）化学因素及变化

环境中的化学因素泛指存在于水、土、大气中的无机物和有机物。其中,有机物是含碳化合物(但不包含一氧化碳、二氧化碳、碳酸、碳酸盐、碳酸氢盐、金属碳化物、氰化物和硫氰化物等)或碳氢化合物及其衍生物的总称,而无机物则是指除有机物以外的一切元素及其化合物。这些化学因素,有些是天然的,但更多的是人类在生产生活活动中引入的,特别是在化学品的生产、运输、存放、使用和废弃等过程中产生。根据有机物的性质,可以分为挥发性有机物(volatile organic compounds,VOCs)、半挥发性有机物(semi-volatile organic compounds,SVOCs)和非挥发性有机物(non volatile organic compounds,NVOCs);对于有机污染物,则一般分为持久性有机污染物(POPs)和非持久性有机污染物。

随着科技的发展和社会的进步,传统意义上的污染性化学因素已得到各国政府和国际组织的重视,如早在1997年就签署了《联合国气候变化框架公约》(即《京都议定书》),开始控制碳排放(包括二氧化碳、甲烷、氧化亚氮、氢氟碳化物、全氟碳化物和六氟化硫等温室气体)。《斯德哥尔摩公约》是专门关于控制和消除POPs的国际公约,我国已于2004年11月11日正式履行该公约。本书绪论比较全面地介绍了环境中化学因素的变化;这里重点介绍对当代人类构成挑战的重金属、POPs和抗生素。这些污染物具有持久性、生物累积性等特征,危害严重且难以清除,其中不少属于内分泌干扰物(EDCs)。

1. **重金属** 环境中重金属水平的增加与人类活动密切相关。自工业革命以来,随着冶炼、化工、电镀等重工业的蓬勃发展,重金属排放量急剧增加。20世纪后半叶,含铅汽油广泛使用、农药化肥施用量剧增、电子垃圾量激增,使土壤和水体中铅、镉、汞、砷等非必需重金属含量持续升高。与此同时,铜、锌等必需重金属也因使用量增加而在局部地区超标。进入21世纪以来,各国政府越来越重视重金属污染的治理,不仅相继禁止含铅汽油的生产和使用,而且全方位控制重金属的排放;一些发达国家开始实施土壤修复和水体治理工程。当前,土壤重金属污染仍是我国面临的严峻问题。

2. **POPs** POPs泛指能持久存在于环境中,半衰期长,能通过食物链积聚,并对人类健康及环境造成不利影响的有机化学物质。国际上公布的首批POPs包括杀虫剂(如DDT、毒杀芬)、工业化学品[包括多氯联苯(polychlorinated biphenyls,PCBs)和六氯苯(HCB)]和非故意生产的副产物(如二噁英和呋喃)。随着科学的进展和社会的发展,该名单在不断扩大中,如《斯德哥尔摩公约》在2009年新增了9种POPs:α-六氯环己烷、β-六氯环己烷、十氯酮、六溴联苯、六溴二苯醚和七溴二苯醚、林丹、五氯苯、全氟辛基磺酸及其盐类和全氟辛基磺酰氟、四溴二苯醚和五溴二苯醚。为有效管控 POPs,我国制定了"《关于持久性有机污染物的斯德哥尔摩公约》国家实施计划";2024 年 5 月,发布了《中国持久性有机污染物控制(2004—2024 年)》,为全球环境治理和全球可持续发展贡献了中国力量。

3. 抗生素　抗生素的发现被认为是 20 世纪最重要的科学成就之一;然而,由于抗生素的不合理使用以及其转化和生物累积特性,导致环境中的种类和浓度越来越高,已被认为是一类新兴环境污染物。2000—2015 年,人类抗生素使用量增加了 65%,预计 2030 年将增加到 200%。抗生素已进入地表水、地下水,甚至饮用水;在水环境中的检出浓度一般在 ng/L 至 μg/L 之间。尽管该浓度远低于临床治疗剂量,但长期、低剂量的抗生素暴露仍可能对水生生物产生毒性效应,包括生长抑制、繁殖力下降等。更值得警惕的是,残留抗生素可能诱导环境中细菌产生耐药性,加剧耐药基因在细菌中的传播,最终可能造成多重耐药菌株的出现;一旦携带耐药基因的致病菌通过食物链传递或人畜共患而进入人体,将可能导致严重的公共卫生问题。为此,WHO 发布了其更新的《2024 年细菌类重点病原体目录》,及时应对环境中耐药细菌的变化。

4. 微塑料污染　目前,人类每年产生约 4 亿吨塑料垃圾,这些垃圾正成为地球化石记录的一部分,已被看作"人类世"(我们当前的地质时代)的标志。大多数塑料制品永远不会完全消失,只会分解成越来越小的碎片,即微塑料(microplastic)。微塑料是指直径<5mm 的塑料颗粒,包括"初级微塑料"(指进入环境之前已是比 5mm 小的颗粒)和"二次微塑料"(经降解而产生)。微塑料可通过呼吸道、消化道和皮肤等进入人体,并在器官中富集。人类的血液、肺、肝、脾、肾和新生儿的胎盘中都发现了微塑料。据估算,从 2005 年到 2019 年微塑料颗粒数量和总质量都增长了约 10 倍。此外,微塑料还可以是环境其他污染物的载体。

(三)生物因素及变化

环境中的生物因素指生物圈中的各种生物,既包括动物、植物,也包括细菌、真菌、病毒、寄生虫,以及这些生物产生的生物性变应原(如植物花粉、真菌孢子等),一般通过空气、水、土壤和食物等对人体健康产生影响。当前,人类面临的生物因素变化首先是生态环境破坏导致的生物多样性下降。生物多样性丧失的主要原因是对生物栖息地的破坏,包括位于陆地、小溪、河流、湖泊和海洋的栖息地。其次,是生态环境的破坏和生物多样性降低带来的传染病的重发、突发和新发风险。据统计,60% 的人类传染病病原体,例如疟疾和新型冠状病毒,都是人畜共患的;50% 的动物传染病可传染给人类。更为严峻的挑战是,病毒在传播过程中不断突变,导致其传染性、致病性、抗体应答等临床特征发生改变,给相关疾病的预防、阻断、治疗带来了挑战。最典型的例子是引发新冠病毒感染疫情的新型冠状病毒(SARS-CoV-2),在暴发、蔓延的过程中产生了多种变异株,甚至出现超级变体 Deltacron(AY.4/BA.1)。

全球报告的新发传染病中约有 60% 来自野生动物和家养动物;在过去 30 年里,已发现 30 多种新的人类病原体,其中 75% 源自动物。为此,WHO 在 2022 年 11 月 21 日宣布启动更新最初于 2017 年制定的《重点病原体目录》项目,用于鉴别出更多可能在未来引起疫情暴发或大流行的病原体,为全球在疫苗、检测和治疗方面的投资与研发提供指导;特别将"X 疾病"与埃博拉病毒、寨卡病毒和严重急性呼吸综合征(SARS)病毒等并列,代表了有可能引发严重全球疫情、但尚且未知的病原体。美国霍华德·休斯医学研究所(HHMI)也于 2023 年 1 月 26 日宣布投入 1 亿美元,启动"新兴病原体计划"(Emerging Pathogens Initiative,EPI),以加速针对可能威胁人类健康的新兴病原体的起源、进化和致病机制等基础研究,防范未来新兴病原体对人类健康的威胁。

(许正平)

第二节　人与环境的辩证统一关系

人类既是环境的产物,也是环境的改变者。人与环境之间存在着既相互对立、相互制约又相互依存、相互转化的辩证统一关系。为了更美好的生活,人类应该成为健康环境的塑造者。

一、人与环境关系的演变

远古时期,人类是自然界中的弱者,既无法理解自然界的奥秘,也没有办法抗拒强大的自然力,只有顺应、依附自然才能从自然界获得生活必需品,维持自身的生存与发展。进入原始社会后,人类逐步掌握取火、制衣、穴居等技术,然而能力有限,人类的努力目标还是适应环境、利用环境,很少有意识地改变环境。在这个时期,人类信奉"天人合一""人与日月相应,与天地相参"的观点。事实上,此时人类是生态系统的一个有机组成,大自然处于主导地位,而人只是处于一种顺从、被动状态,靠自然界的恩赐而生活,人与环境的关系基本和谐。

随着人类活动能力的增强,人类开始懂得改变环境,学会了农耕、养殖、织布、建房,人口得以大幅增加。特别是进入农业文明时代,人们将大片的荒山、草地辟为良田;水利事业的发展,又为农业的丰收提供了保证。然而,在其发展的背后,人类与环境的矛盾逐渐凸显出来。由于不加节制地毁林垦荒,引起严重的水土流失,草原和森林的毁灭又招致荒漠的扩张。这些矛盾的激化,使曾繁荣一时的巴比伦文明古国沦为一片沙荒,也使玛雅人经受不住干旱、洪水、风沙的侵袭,而不得不丢弃亲手创造的文明,离开了故乡。遗憾的是,这些早期环境问题并没有引起人类的警觉,并未认识到这是大自然的报复。当然,当时人类生产力尚不发达,对环境的破坏尚不明显,环境问题尚未达到危及人类生存和发展的地步。

到了现代工业时代,人类社会的生产力、人口数量、生活范围等发生了根本性的变化。人类在改造环境的同时,也破坏了环境;当破坏超过生态系统的平衡和自我修复能力后,环境问题凸显。例如,现代工业使大量埋藏在地下的矿产资源被开采出来,进入生活环境之中;随着产品的生产与消费,又把废气、废水、废渣排放入环境,其中许多废弃物难以处理、同化;随着有害物质的不断累加,环境质量逐步恶化,生态平衡遭到了破坏。特别是高度发达的现代工业改变了人类的衣食住行:衣,从以前的纯天然制品,到现在的各类化纤、皮草,其中包含越来越多的化学品;食,从向自然索取、为食物担忧到现在的工业化饲养和食品的极大丰富,以及预制菜、外卖的流行,不仅仅是营养问题,还伴随着食品安全和微塑料等问题;住,从以前的因地制宜、随遇而安到现在可以改造自然环境,高楼林立、城市繁荣,空调、洗衣机等家用电器普及,不仅侵占、毁坏了农田山林,而且加剧了环境污染;行,从走/跑,到自行车,再到汽车,让人越来越缺乏运动。可见,人类在发挥其主观能动性、创造高度物质文明的同时,也给环境带来了消极影响,并改变了自己的生活方式。从20世纪的伦敦煤烟型烟雾事件、洛杉矶光化学型烟雾事件,到当今全球面临的荒漠化、臭氧空洞、温室效应、酸雨等一系列的环境问题,都是大自然对人类的报复。这些都是人类与环境对立关系的具体体现。

随着科技的发展和社会的进步,人类已经认识到自己是自然界的一员,必须维护好环境的生态平衡才能保障自己的生存和发展;不仅要控制外部的自然环境,更要控制内在的人类自我;当人类的利益与环境发展的整体利益发生冲突时,必须控制人类自身的利益,以维护生态系统的整体利益。只有这样,才能推动环境和社会的协调与持续发展。由此,我国提出了人与自然的和谐共生观。

二、人与环境的辩证统一关系

人的社会性决定了人与环境之间必然存在着矛盾。人作用于环境,环境也反作用于人;人类活动可以破坏环境,环境改变也可给人类带来灾难;人改变着环境,环境也改变着人。其实,人类一切活动的初衷并非破坏环境;人类其实一直在寻求与环境的和谐共生。

(一)人与环境在物质上的统一性

人的生存首先得依靠环境。俗语说"一方水土养一方人""靠山吃山,靠水吃水",人类从环境中获取营养成分,并通过新陈代谢与环境进行物质和能量交换,使得机体的结构组分与环境的物质成分保持着动态平衡。研究显示,人体血液中存在的60多种元素与海水、地壳岩石中这些元素含量之间存在着明显的丰度相关(图2-2)。也正因为不同地区地壳元素的分布差异,导致长期生活在该地区的人群缺乏或过多摄入某些微量元素,引起生物地球化学性疾病,如碘缺乏病、地方性氟中毒、地方性砷中毒等。这些都表明机体与环境之间存在物质上的统一性。随着现代检测技术的不断发展,可以通过构建特定地区人体和环境的元素指纹谱,进一步证实人体与环境在物质上的统一性。

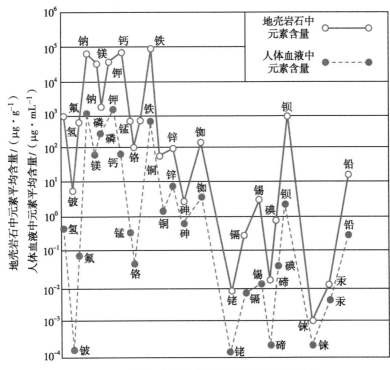

图2-2　地壳和人体血液中化学元素丰度相关图

(二)人对环境的适应性

人需要适应环境,才能在环境中生存与发展。在人类演化过程中,其周围的环境条件是经常变动的,需要必要的机能调节才能"适者生存";在长期与环境相互作用的过程中,逐渐形成了独特的遗传和表观遗传特征,从而为适应性性状的遗传提供了物质基础,可以遗传给下一代。例如,在高原环境下,由于大气中氧含量稀少,人体通过增加吸气量、加快血液循环、增加红细胞数量或血红蛋白含量以提高机体的携氧能力,以在缺氧环境下维持机体正常的生理活动。当然,人体对环境变化的这种适应能力是有一定限度的,如果环境条件发生剧烈的异常变化(如气象条件的剧变、突发性的自然灾害或人为的严重污染等),超越了人类正常的生理调节范围,就会导致人体某些功能、结构发生异常,引发疾病甚至个体死亡。

(三)环境因素对人体影响的双重性

许多环境因素对机体健康的影响具有有益和有害两方面的特性,主要取决于暴露的时间、剂量/强度和反应的类型。一个典型的例子是微量元素,其对人体健康影响的双重性已成共识,过高或过低对人体的健康都是不利的,可引起微量元素中毒或缺乏症。值得注意的是,有些环境因素呈现兴奋效应(hormesis),即低剂量时对人体具有刺激或有益作用,而高剂量时则具有抑制作用或毒效应,其剂量-效应关系表现为倒 U 形或 J 形曲线。因此,对客观事物的认识包括环境因素对机体的影响,都不能绝对化,要用辩证统一的思维方法去理解、分析和判别。

三、人与环境的相互作用及其生物学基础

人体是一个基于 400 多种不同类型细胞,由组织、器官、系统组成的分工协作的有机整体;其中,眼、耳、鼻、舌、皮肤等是人体的感觉器官,能直接感知多种环境刺激;神经系统、内分泌系统和免疫系统是人体主要的机能调节系统,且免疫系统还承担机体的免疫监视、防御功能,可以在感知环境变化后做出相应的反应。同时,人体与外环境直接接触的部位,如皮肤、眼睑、呼吸道、胃肠道和泌尿生殖道的表面以及肺部都存在微生物,组成了多个微生态系统,不仅容易受环境因素的影响,而且与人体组织、器官、系统间有直接或间接的交流。目前认为,环境的物理、化学、生物因素作用到人后,既可以改变人的心理状态,也可以改变人的生理和/或病理状态:有益环境因素使人身心愉悦,从积极的角度改善生理或病理过程,促进了健康;有害/不良环境因素既可能引发消极情绪,从内分泌、免疫等角度间接损害健康,也可以直接扰乱生理生化过程而导致健康问题,或加剧原有的病理进程,产生更大的健康危害。需要特别注意的是,现实环境中往往是多种环境因素共存,以联合作用的方式影响健康。

(一)环境影响健康的生物学基础

环境因素作用到人后,首先是感觉器官感受到刺激,影响情绪和心理,其次是作用到人体细胞及其微环境中的生物分子、信号转导、代谢过程、微生态等,产生系列生理生化反应。如果人体可以通过调节或代偿(compensation)应对环境变化,则表现为适应;如果出现失代偿(decompensation),则根据效应的强弱,可表现出心理变化、生理生化指标改变、早期健康损害、疾病甚至死亡等健康效应或结局。

1. **心理反应**　"心由境造",自然和生活环境既可从正面、积极的角度促进人的心理健康,也可以消极、负面方式损害心理健康。环境心理学(environmental psychology)就是专门研究环境与人的心理和行为之间关系的一门学科。一般认为,环境因素可以通过视觉、听觉、嗅觉、触觉等多种方式将信号投射到情绪调节相关脑区,直接影响情绪和心理;也可以通过影响内分泌系统(如肾上腺、松果腺)、自主神经系统、免疫系统等,改变激素、神经递质、神经肽、神经甾体的分泌,改变生理节律、睡眠和心理状态。其中,杏仁核、额叶和基底神经节对情绪的加工、控制具有重要作用;前额叶皮质、杏仁核、海马、前部扣带回、腹侧纹状体等脑结构之间功能的整合加工与负性情绪的关系尤为密切。

2. **生理反应**　生理即机体的机能。环境因素作用到人体后,会影响甚至改变身体的生理状态。人体具有自我调节能力,一定范围内的扰动不影响人体健康,甚至可以有利于健康;只有当生理过程的改变超过人体的调节能力后,才会产生病理变化。下面简要介绍环境对人体机能调节系统和微生态系统的影响:

（1）神经活动的改变：神经系统是人体最重要的联络和控制系统，能感知环境的变化，并决定如何应对这些变化，指示机体做出适当的反应。人体内、外环境的各种信息由各类感受器接收后，通过周围神经传递到脑和脊髓的各级中枢进行整合，再经周围神经控制和调节机体各系统器官的活动，以维持机体与内、外界环境的相对平衡。环境因素还可以通过调节神经免疫而影响神经发生及其功能。

（2）内分泌的改变：作为机体的另一大机能控制系统，内分泌系统通过分泌激素来调节靶器官的功能，不仅影响机体的生长和发育，而且决定人体适应环境和应激的能力。内分泌系统不仅受神经系统的控制（下丘脑和垂体是命令及控制中心），而且与免疫系统之间有频繁的双向交互作用。EDCs就是因为环境污染物干扰了机体正常激素的功能或水平而得名。

（3）机体免疫能力的改变：人体免疫力指机体自身的防御能力，是人体识别和消除外来有害刺激（如病原体、化学或物理性污染）影响，以及清除衰老、损伤、死亡、变异的自身细胞的能力。环境因素、营养状况、精神状态等均可影响免疫力。研究显示，生命早期暴露于自然环境对免疫力的形成至关重要。

（4）人体微生态的改变：人体微生态指身体上的微生物生态群落，是存在于人体组织和体液中的微生物的总和，包括细菌、古细菌、原生生物、真菌和病毒等，其数量超过100万亿。微生物组成的多样性和特异性与遗传、饮食习惯等密切相关，极易受环境因素的影响，并进一步影响人体的消化吸收、免疫反应、物质能量代谢等。这些影响可以是直接的，也可以是间接的，进而产生整体的健康效应。

3. 生化反应　生化反应是人体最基本的生命活动。首先，组成人体的60多种元素中，钙、钠、钾、镁、碳、氢、氧、硫、氮、磷和氯等11种为必需常量元素，而铁、铜、锌、锰、钴、钒、铬、钼、硒和碘等为必需微量元素。如前所述，这些元素与环境组成元素存在明显的丰度相关性，且易受环境水平变化的影响。其次，这些元素构成了核酸、蛋白质等生物大分子和氨基酸、核苷酸、代谢中间物等生物小分子，进一步组成人体的各种细胞和体液，并存在活跃的新陈代谢。从生物学角度看，任何类型的环境因素都是通过影响人体的生化反应而产生健康影响的；对心理健康的影响也是外周器官和脑交互作用后，导致脑功能在分子、细胞和/或神经环路上的改变。

（1）生物分子结构和功能的改变：基因组DNA是机体最主要的遗传物质，位于细胞核中，其中的基因（包括蛋白质基因和RNA基因）可通过转录生产出各类RNA；mRNA出核进入细胞质后，可在核糖体中指导蛋白质的翻译。环境中的某些因素可以以直接或间接的方式损伤这些生物分子，从而引发健康效应。例如，电离辐射可直接打断DNA、RNA和蛋白质等生物大分子的化学键；非电离辐射则可通过诱导活性氧（reactive oxygen species，ROS）的产生而间接损伤生物大分子。

（2）表观遗传的改变：表观遗传指的是细胞中不涉及DNA序列改变的可遗传性变化，包括组蛋白修饰、核酸（DNA和RNA）甲基化、染色质重塑、非编码RNA等。环境因素可通过影响表观遗传而影响基因表达和生物大分子的功能，进而影响人体的机能。例如，拥有相同遗传物质的同卵双胞胎，可以因为生活环境的不同而发育出不同的外貌、体态，背后的分子机制就是表观遗传的改变。

（3）细胞信号转导的改变：细胞膜或细胞内存在各类能感受物理、化学和生物因素的受体。这些受体被激活后，可以将信号传递给细胞质/核或邻近细胞中的其他分子，从而协调细胞内和/或细胞间的生命活动。生物学上将细胞信号转导定义为由机械信号（例如机械压力）或化学信号（例如激素、生长因子和神经递质）驱动的一系列生物化学反应及分子间相互作用过程，可影响基因转录、蛋白质翻译、生物大分子功能、分子机器组装、自噬等基本生物学过程。环境因素通过激活/抑制受体、干扰分子间的相互作用(包括受体和配体的结合)或信号传递,从而改变信号转导过程,引发生物学效应。

(4)代谢的改变:代谢(或称新陈代谢)是生物体维持生命的化学反应总称。这些反应使得生物体能够生长、繁殖、保持它们的结构和功能稳定,并对环境作出适宜反应。环境因素的变化,可以直接影响代谢过程。例如,高温环境导致体温上升,后者引起机体基础代谢率增高、耗氧量加大、热能消耗增加;同时,人体为调节和维持体温的相对恒定,会大量出汗以蒸发散热,从而引起水和无机盐的丢失,严重者可导致体内水与电解质的紊乱。又如,夜间光暴露过多会显著增加人类患糖代谢相关疾病(如肥胖和糖尿病)的风险,其机制在于光直接通过激活视网膜上特殊的感光细胞,经视神经至下丘脑和延髓的系列神经核团传递信号,最终通过交感神经作用于外周的棕色脂肪组织,直接抑制了机体的血糖代谢能力。

(二)人体适应环境的生物学基础

当然,在生物演化的过程中,机体也通过复杂的生物学机制不断进行调整,以更加适应环境,从而维持自身的生存。特别是人类,在演化过程中发展出了一套适应不断变化的外环境的动态平衡机制:首先是通过生理和行为的调整来努力维持机体稳态(homeostasis),以保障内环境的相对稳定和生理功能的正常实现;当外环境变化过于剧烈、机体无法维持稳态时,会导致基因突变和/或表观遗传的变化;这些变化经过自然选择而适者生存,适应新环境的性状(适应性性状)得以留存,成为可遗传的性状而传承给下一代。

1. **群体适应**　是指通过基因/表观遗传的改变而实现的适应,能代际遗传。在长期的生物演化过程中,机体通过基因突变和自然选择来增加对不断变化环境的适应性。在人类的演化过程中,环境因素可导致基因组 DNA 发生突变;突变是双向的,既可能有利于个体生存,也可能损害个体的生存能力;经过长期的自然选择,那些适应环境、有利于群体发展的突变得以保留,成为可遗传的性状,保障子代能在环境中更好地生存。另外,表观遗传的适应性改变也是机体适应环境的生物学基础。研究发现,经历饥荒的孕妇的孩子多患有糖尿病、肥胖症、心血管疾病、肾功能障碍等疾病,其原因是长期饥饿导致了表观遗传变化,并遗传给了后代。目前有观点认为,表观遗传修饰可以使机体快速适应环境的变化。

2. **个体适应**　指个体对特殊环境的适应,不一定涉及遗传物质的改变。人体内部的组成分子、生物化学过程、微生态均允许一定范围的波动,并通过自我调节达到新的平衡(也称之为"适稳态,allostasis"),从而维持了机体的稳态。前面提及的个体对高温、高原的适应,就是人体通过自我调节适应环境的典型例子。首先,生物分子的结构、组成、功能和生物分子间的相互作用可响应环境变化,通过适当的调整而使人体适应环境。最新观点认为,不仅环境中的物质可以发生相变(即从一个物态转换成另一个物态),细胞中的生物分子也可发生相变,被称为相分离,可能是人体适应环境变化的一种新机制。其次,生物化学过程可以随环境而发生波动,达到适稳态后就产生了适应。例如,人体的生物节律就是人体适应光照等自然因素变化的最好例子;同时,生物节律也会随环境的改变而达成新的模式。一般认为,这样的适应会伴随表观遗传的改变。肠道菌群也在环境适应中发挥作用,如有研究发现布劳特氏菌属(*Blautia*)参与对高原低氧环境的适应。

(三)环境与机体的交互作用

不同于环境与人的相互作用,环境与机体的交互作用也就是遗传与环境交互作用,指遗传因素和环境因素之间相互影响、相互作用的现象。其包含两层含义:首先,人群中存在不同的基因型,其对同一环境暴露的健康风险可以不一样,即存在特定环境因素的易感人群(susceptible population),相应的基因被称为环境应答基因;其次,即使是具有相同基因型的人群,由于年龄、性别、健康状况、生活方式等的不同,相同环境因素暴露的健康风险也可以不一样,即存在特定环境因素的脆弱人群(vulnerable population)。许多疾病,尤其是复杂性疾病(如代谢相关疾病、骨质疏松症、肿瘤、自身免疫性疾病以及神经精神类疾病),一般是多种遗传与环境因素相互作用的结果;即使是病因明确的环境相关疾病,如慢性苯中毒,也存在遗传易感性;甚至是所谓的单基因病,实际上也是由于遗传因素和环境因素交互作用的结果。例如,苯丙酮尿症起因于一个遗传变异,导致苯丙氨酸代谢障碍,其特征是在正常的蛋白质摄取后,苯丙氨酸累积并导致中枢神经系统的损伤。然而,只有当遗传变异(导致苯丙氨酸羟化酶功能障碍)和环境的暴露(饮食中的苯丙氨酸)同时存在时,苯丙酮尿症才会发生。因此,正确分析和评价遗传与环境的交互作用对健康的影响,有助于更好地认识和消除致病因素,对疾病的预防、诊断和治疗具有重要意义。

(许正平)

第三节　环境因素的暴露特征

研究环境与健康的关系,首先需要了解环境因素的暴露特征。暴露特征一般包括环境因素的来源及存在状态、在环境中的过程及转归、人群接触机会、暴露方式或途径、暴露剂量或强度、暴露时间和频率、体内过程及分布等方面,这些特征对健康效应的影响很大。不同的环境因素(包括物理因素、化学因素和生物因素)有其各自特点,对人体的作用方式也存在很大差异。在真实世界中,多种环境因素通常共同存在,人群的暴露往往表现为复合暴露。

一、物理因素的暴露特征

物理因素包括气候和微小气候、光、噪声、振动、非电离辐射和电离辐射,这些因素有的来自自然环境,有的则来自日常生产生活,直接或间接作用于人体,引起健康效应。物理因素的暴露往往具有时效性,除放射性物质外,人群暴露机会或强度随物理因素的消失而消失或明显减弱,一般不具有累积性。除强度外,有些参数如射线和紫外线的波长、噪声和振动的频率有时更为重要。

（一）气候因素

气候因素包括气温、气湿、气流和热辐射等,其变化具有显著的季节性和区域特征,不同季节、不同纬度、不同海拔高度地区的气候条件明显不同,但有一定的规律。气温是气候变化中最重要的因素。"温室效应"带来的全球气温的不断升高,直接或间接对生态环境和人类健康产生深远影响。而极端的气候变化则是气候因素的另一个特征,这些变化往往具有突发性、强度大,对区域环境和人群健康产生短暂的或持续的、直接的或间接的破坏。此外,太阳光的强度随季节和纬度的变化而变化,赤道附近区域、中午时段的日照强度最大。不同季节和区域的紫外线强度与波段差异显著,短波和中波紫外线的影响较大。

（二）微小气候和室内光线

微小气候是由围护结构形成的特定小气候。除了受周围气候条件的影响外,更受人工条件、生活习惯的影响,往往相对稳定。但诸如夏季不合理使用空调导致室内温度过低、室内湿度过高等会对健康产生很大影响。室内光线的影响也不可忽视,特别是娱乐场所中不同波段、不同颜色光线的反复变换对视觉及其他系统都会产生显著影响,对从业人员的影响比较持久。

（三）噪声

环境噪声主要来自生活、交通、建筑等方面。娱乐场所的噪声强度大、频率高、持续时间长，对从业人员和接受娱乐服务的人群影响较大。噪声随距离增加而不断衰减，交通、建筑等来源的噪声往往对邻近噪声源的人群产生一定影响。日常的生活噪声尽管强度小，但受众范围广，对人群的睡眠、心理、情绪等方面可产生持续影响，尤其是敏感人群。

（四）非电离辐射和电离辐射

环境的非电离辐射特别是电磁辐射广泛、持续存在于环境中，人群普遍暴露，国际上称之为继水、空气和噪声之后的第四大类污染。除了室外来源外，移动电话产生的电磁辐射更值得关注，但个体差异较大，与使用时间、与身体的距离等因素密切相关。电离辐射主要来自环境中天然放射性辐射和医学、生活用品以及工业生产等使用的放射性物质。医学检查的直接照射往往具有一定的剂量，但皆为一过性的，而放射性物质产生的辐射往往是持续、持久的，如建筑材料中的放射性物质氡-222。环境中来自放射性物质所形成的电离辐射，其基本特征与一般的化学因素类似，只是进入人体后形成的内照射，虽然强度小，但危害可能更大。

二、化学因素的暴露特征

天然的环境化学物一般存在于特定的环境介质中，以相对稳定的方式进入人体；人为排放的环境化学物进入环境后，会在空间位置、形态特征或化学性质等方面发生一系列复杂的变化。这些变化可归结为两种：一种是通过环境自净作用，逐渐恢复到污染前的状态；另一种是增加化学物的毒性及人群暴露的机会。由于自然或人为的原因，进入环境的化学物数量超过环境的自净能力，造成环境质量下降和恶化，直接或间接影响人体健康，称为环境污染（environmental pollution）。相应的化学物则称为环境污染物（environmental pollutant）。

（一）化学物在环境中的变化

1. 在环境介质中的迁移　环境污染物的迁移是指污染物在环境中发生的空间位移过程。污染物一经排放，可进入多种环境介质；首先是在其进入的单一介质（空气、水或土壤）内迁移，然后可进入包括生物（尤其是食物）在内的其他环境介质。

（1）单一介质内的迁移：大气污染物的迁移主要是靠扩散和对流两种方式，其扩散速度约比水体的快100倍。空气对流的迁移作用最强，但逆温不利于空气对流，会降低污染物的扩散，常常是导致烟雾事件的重要原因。水体污染物的迁移是通过扩散、弥散和水流实现的，主要是靠水的湍流和平流而迁移。土壤污染物的迁移是靠其在液体内的扩散，或水通过土壤颗粒间空隙的运动实现的。扩散的方向总是从浓度高的区域向浓度低的区域。

（2）不同介质间的迁移：污染物可在不同介质间迁移。大气污染物可通过降水进入水体和土壤；水体污染物可通过蒸发进入空气，也可经灌溉吸附于土壤，或沉积于水体底泥；土壤中的污染物可通过土壤表层的"呼吸"进入空气（特别是地下空间），也可经雨水冲刷进入水体。因此，进入环境中的污染物可以在不同环境介质中相互迁移，并通过呼吸道、消化道、皮肤等途径进入人体。

（3）生物性迁移：某些生物不断地从环境中摄取浓度极低的污染物，在体内逐渐聚集，使该物质在生物体内达到相当高，甚至引起生物（或人）中毒的浓度，这种现象称为生物富集（bioaccumulation）作用。污染物进入生物体内后，可通过食物链和食物网在不同营养级的生物间迁移。这种污染物浓度随营养级的提高而逐步增大的现象称为生物放大（biomagnification）作用。这种作用不仅改变了人体暴露污染物的剂量,也使污染物对生态系统和人体的危害变得更为复杂而隐蔽,在环境与健康关系的研究中要特别注意。

2. 在环境介质中的转化　从污染源排放的化学物在环境中可通过化学或生物学作用,转变成另一物质。通常把在环境中通过转化作用形成的与原来理化性状不同的新污染物称为二次污染物(secondary pollutant),而由污染源直接排入环境的污染物称为一次污染物(primary pollutant)。

(1)化学转化:指污染物通过各种化学反应过程发生的转化。在大气中,污染物的转化以光化学氧化和催化氧化为主。大气中的挥发性有机物、氮氧化物等污染物通过光化学氧化作用生成臭氧、过氧乙酰硝酸酯及醛、酮等其他氧化性物质,统称为光化学氧化剂(photochemical oxidant)。20世纪40—60年代发生在美国的"洛杉矶光化学型烟雾事件"就是典型的由光化学反应所引发的大气污染公害事件。

(2)生物转化:生物转化(biotransformation)指污染物通过生物体中酶系统的催化作用而发生的变化,包括其化学结构和化学性质的改变。生物转化的结果,一方面可使大部分物质降解或毒性降低,另一方面也可以使一部分物质的毒性增强,或形成更难降解的分子结构或更容易被生物吸收和蓄积的物质。例如,河流底质内的无机汞在微生物的参与下能转化成高毒的甲基汞;苯并芘(BaP)可经人体内的细胞色素 P450 酶(CYP450)代谢而形成终致癌物。

污染物在环境中的迁移和转化,往往是相互影响的复杂过程。迁移为转化提供了环境条件,而转化赋予了污染物新的理化特征,又为新的迁移提供了基础。这些过程对环境污染物产生了显著影响,包括扩大暴露范围、增加暴露途径、影响暴露剂量、改变污染物性质和毒性等。因此,理清污染物在环境中的迁移、转化过程,对于准确、客观的暴露评价至关重要。

(二)人群暴露条件

环境暴露(environmental exposure)指的是人体处于某种特定环境中(如化学污染、噪声污染等),最终可能出现了身体或心理的不良影响,常与工作环境、居住环境有关。暴露是环境因素产生健康效应的决定因素,暴露的途径、剂量/强度和时间与健康效应密切相关。

1. 暴露途径　人体的暴露途径与污染物及其迁移和转化的环境介质有关,除了常见的经呼吸道、消化道、皮肤暴露外,人体中的一些感觉器官(如眼、耳、舌、鼻、皮肤等)也是重要的暴露途径,可引起感觉、听觉、味觉、触觉等方面的异常。当然,人群常常是多种途径同时暴露,产生复杂的健康效应。除直接暴露外,不少污染物则是间接暴露。

2. 污染物在体内的变化过程　污染物在体内的转归可分为四个阶段:吸收(absorption)、分布(distribution)、代谢(metabolism;也称生物转化)和排泄(excretion),即 ADME 过程。吸收、分布和排泄过程也被称为生物转运,这四个过程在体内可同时发生并可受多种因素的影响,对于阐述其毒性效应具有十分重要的意义。

(1)污染物的穿膜转运:污染物在体内的动力学过程通常需穿过各种生物膜,这些生物膜主要由磷脂和蛋白质组成。生物膜最重要的特征是具有选择通透性,这取决于其特定的理化特性如脂溶性和极性/荷电性。环境污染物通常以被动扩散、易化扩散、主动转运或内吞作用通过各种生物膜,每种方式均有其一定的条件和特点。其中,主动转运是一种由促使分子跨膜载体参与的特殊膜转运方式,对于清除已吸收的毒物更为重要。

(2)污染物的吸收:污染物从暴露部位穿过皮肤或黏膜进入体循环的过程称为吸收。环境污染物的吸收途径主要有胃肠道、肺和皮肤,吸收的部位和吸收速度均可成为影响化学物健康效应的重要因素。

（3）污染物的体内分布：分布就是污染物从血液转运到组织的过程，最终分布主要取决于器官/组织的血流量以及化学物对各种组织/细胞的相对亲和力。污染物通常以可逆性的、可饱和的方式与一些特异组织（如血浆蛋白、肝脏、肾脏、脂肪组织和骨骼）相结合。环境污染物在那些可能是其作用部位的组织器官（潜在的靶器官）的分布具有特别重要的生物学意义。污染物聚集的组织器官可被认为是贮存库，易贮存的化学物的生物半衰期可以大大延长。机体还存在生物屏障，是机体阻止或减少外源化学物由血液进入重要器官组织的生物保护机制，包括血脑屏障、胎盘屏障、血睾屏障等。

（4）污染物在体内的生物转化：生物转化是指内源性和外源性化合物代谢转化为水溶性更强的化合物的过程。一般来说，是将亲脂性化合物代谢为亲水性化合物，从而有利于经尿液和粪便排出体外。肝脏是多数环境化学物的代谢场所，化学物在肝脏中经历 1 个或 2 个代谢过程，即 I 相反应和 II 相反应，两者都是由相关代谢酶介导的。I 相反应包括氧化、还原、水解 3 种反应，由细胞色素 P450 酶等介导。II 相反应为结合反应，由葡糖醛酸糖苷酶、乙酰基转移酶等介导。污染物在体内的持续时间及对机体的毒性效应往往取决于其可被代谢和排泄的程度。一般来说，I 相反应更易生成具有亲电性的活性中间产物，其毒性比其母体更强，通常理解为是一个增毒过程；而 II 相反应可增加环境化学物的水溶性，使其在生物体内的半衰期缩短，通常被理解为是一个解毒过程。增毒与解毒的平衡是环境化学物毒性的决定因素，也是器官和物种毒性差异的基础。

（5）污染物的排泄：污染物经吸收、分布后可或快或慢地以原形、代谢产物和/或其结合物形式被排泄。经肾脏通过尿液排泄是最重要的途径，其他的还有经胆汁排泄，经呼出气排出，经乳汁、汗液和其他体液排泄等。

3. 暴露剂量　暴露剂量是环境化学物产生健康效应的决定因素，包括外暴露剂量、内暴露剂量、生物有效剂量等（具体内容见本章第五节　环境与健康关系的研究方法），反映了环境化学物进入机体及与机体相互作用的主要过程。影响人体暴露剂量的因素很多，如污染物的理化特性、环境浓度、暴露途径、暴露频率和时间等，而生活行为和习惯（如吸烟、饮食）也不可忽视。需要特别指出的是，稳定性好、脂溶性强的物质容易在体内蓄积，导致暴露剂量不断增加，最终对机体产生损害效应。

暴露剂量与暴露频率和时间密切相关。污染物暴露可以是一次的、短时间的，也可以是多次的、长期的、持续的；往往表现为低剂量长期重复暴露。重复暴露的时间包括暴露频度和暴露持续期两个要素。对不同生物半衰期（biological half-life，$t_{1/2}$，化学物在体内含量减少一半所需的时间）的污染物，暴露频度和暴露期与靶部位浓度间的关系见图 2-3。

由图 2-3 可见，体内靶部位化合物浓度处于动态变化中。经过多次暴露，靶部位的浓度可蓄积到有害水平。暴露频度越高（即间隔期短），靶部位的浓度

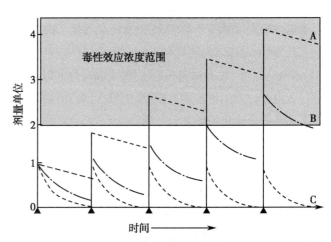

图 2-3　不同 $t_{1/2}$ 化合物暴露频度和暴露期与靶部位浓度
▲：一次暴露时间点。
A：$t_{1/2}$ 较长（如 1 年）；B：$t_{1/2}$ 中等（如 1～3 天）；C：$t_{1/2}$ 较短（如 5 小时）。

蓄积到有害水平的时间越短,反之亦然。理论上,污染物进入机体经历6个生物半衰期后,在体内的最大可能蓄积量趋于稳定;此后,摄入量与排出量趋于平衡。

三、生物因素的暴露特征

生物因素包括细菌、病毒、真菌、寄生虫等病原生物、生物性变应原、动植物的天然毒素以及生物毒素污染等。不同来源、不同类型的生物因素,其环境暴露特征及对人群的影响存在显著差异。空气中的病原微生物随吸入进入人体,水体和食品中的随饮食进入人体,而土壤中的则多由食物进入人体。传染源排出的病原微生物会通过环境和人体进行传播,但受环境条件的影响较大,尤其是气温,呼吸道传染病多发生在春冬季,而消化道传染病则主要在夏秋季流行。采取消毒和隔离措施可以大大降低人群感染和传播的机会。有的病原生物与特定地区的媒介有关,具有区域性,如血吸虫病多发生在长江沿线,与钉螺的生长繁殖及分布有关,接触疫水的人群容易感染。人群接触真菌多与职业有关,多发生在食品的贮存、加工、运输和存储等环节,通风不良的室内种植(如大棚种植)往往是人群频繁接触并导致真菌感染的主要途径。

生物性变应原,特别是植物花粉具有明显的季节性和区域性,一般多发生在春秋季。尘螨多聚集在家庭室内环境,人群普遍接触,特别是夏季。天然的植物毒素往往与误食有关,过量食用可造成健康危害。生物性毒素的暴露特征基本与化学因素类似,但有季节性和区域性,如水体富营养化引起的藻类毒素污染。

四、环境因素的复合暴露

复合暴露(composite exposure)是指个体在相同或相近时间段内暴露于多种环境因素,是人群暴露的常见方式。这种暴露可以通过多种来源和多种途径发生,如空气、食品、饮用水、居住环境等。复合暴露常常表现为以下几种形式:①多种环境因素(包括社会心理行为因素)共同暴露,往往会产生联合作用;②有些污染物本身就是复合物,如大气细颗粒物、香烟烟雾、光化学氧化剂等,往往同时产生、共同作用;③有些污染物在环境中经转化而形成新的物质,称之为二次污染物,造成其原形与转化产物的共同暴露;④有些污染物在不同环境介质中相互迁移,导致一种污染物的多途径暴露。就环境混合物暴露而言,各单体化学物之间常常通过影响吸收、分布、代谢、蓄积、排泄等过程而影响暴露剂量或生物有效剂量,从而改变效应结局。因此,在环境与健康关系的研究中,首先要弄清楚人体的暴露特征,才能进行全面、准确的暴露评价,为环境与健康关系的研究提供科学依据。

(王守林)

第四节　环境因素的健康效应

人体对环境因素变化的反应是动态的,其反应程度(如心理生理生化反应)及效应(如疾病)不仅取决于环境因素和暴露状况,也与个体特征密切相关。其中,暴露剂量和强度(也包括暴露时间和频率)是决定因素,而环境因素类型及特性(如化学物的理化特性、噪声和振动的频率、病原微生物的种类及变异等)、暴露方式(直接、间接)、暴露途径(呼吸道、消化道、皮肤和眼、耳、鼻等)、复合暴露等的影响也很大。机体因素,如性别、年龄、生理状态、身体状况、生活习惯、职业等对环境暴露的健康效应也会产生显著影响,个体出现的效应呈现明显差异和多样性。总之,阐明环境暴露和健康效应的剂量-效应关系是关键,有助于环境与健康关系的因果推断和相应预防对策的制订。

一、健康效应与人群易感性

（一）人体反应和效应

人体对环境因素的反应主要包括感官、心理、生理和生化反应等（详见本章第二节 人与环境的辩证统一关系）。在一定程度范围内，个体反应的过程一般则是接受刺激、出现应答、机体生理生化调节，这个阶段机体的代偿和修复能力足以对抗环境因素的损害，机体维持正常状态；随着环境因素的持续作用或剂量/强度的不断增加，机体出现失代偿，表现为反应失调、紊乱，开始出现早期损伤并不断发展（量变），直至产生疾病（质变）。如果短时间内的环境刺激强度或暴露剂量过大，机体将无法及时做出反应而直接出现损伤甚至死亡。一般认为，反应是指人体在一定程度环境因素作用下的代偿状态，此时尚处于正常状态，而效应则是人体在环境因素超剂量（强度）或长时间持续作用下的失代偿状态，并出现了早期健康损害、疾病甚至死亡。

人体对环境因素的反应或效应的速度、强度、类型、能否恢复等主要取决于环境因素及其类型、暴露剂量和时间等，但不同个体对于环境的反应和效应结局存在差异，这种差异与个体年龄、性别、遗传、基础体征、营养、免疫状态等相关。遗传变异是个体间差异的主要原因之一，其原因不仅在于遗传与环境交互作用会随着个体的基因组成和环境暴露的性质而变化，也在于个体表观遗传修饰状态可以被外在因素（如环境化学物）和内在因素（如个体特征）所改变。

（二）人群健康效应谱

环境因素可引起不同程度的健康效应，从弱到强可分为 5 级：①环境因素在体内负荷增加，但不引起生理功能和生化代谢的变化；②出现某些生理功能和生化代谢变化，但这种变化多为生理代偿性的，非病理学改变（如氧化应激、炎症反应、免疫应答等）；③出现某些具有病理学意义的生化代谢或生理功能的异常改变，但机体处于病理性的代偿和调节状态，尚无明显临床症状，可视为早期健康损害（如高血压前期、高血糖、高血脂、心肺功能下降等）；④机体功能失调，出现临床症状，成为疾病；⑤损伤继续加重，出现死亡。在环境因素作用的人群中，由于个体暴露剂量水平、暴露时间存在着差异，在年龄、性别、生理状态以及对该环境因素的遗传易感性不同，会出现不同级别的效应，其在人群中的分布称为健康效应谱（spectrum of health effect），类似于金字塔形，如图 2-4 所示。

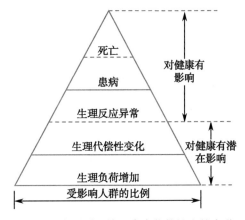

图 2-4 人群对环境异常变化的健康效应谱

临床所见的疾病患者和死亡者只是"冰山之巅"，而不是冰山之全貌；只有了解人群反应和效应的全貌，才可为制定预防对策提供可靠依据。此外，有不少损害效应具有可逆性，因此采取公共卫生措施保护健康越早越好。

（三）易感人群

从健康效应谱可以看出，环境因素对人群的健康效应存在着差异。尽管多数人在一定程度的环境因素作用下仅有生理负荷增加或出现生理性变化，但仍有少数人产生机体功能严重失调、疾病，甚至死亡。通常把这类对环境因素反应更为敏感和强烈的人群称为易感人群（susceptible population）。与正常人群相比，易感人群会在更低的暴露剂量、更短的时间下出现健康损害效应；或者在相同环境因素变化条件下,易感人群中出现某种不良效应的反应更快、程度更重,其阳性率也明显增高,如图2-5所示。

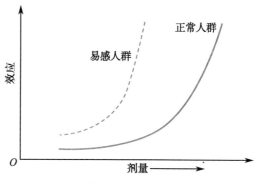

图 2-5 易感人群和正常人群的剂量-效应关系比较

（四）影响人群易感性的因素

1. 可改变因素 主要包括年龄、健康状况、营养状态、生活习惯、心理状态、社会因素等。不同年龄段的人群易感性差异较大,婴幼儿和老人对环境有害因素的作用往往有更高的易感性。不良生活习惯和饮食方式也是导致易感性增高的重要方面,吸烟、过量饮酒、生活无规律、熬夜、不健康饮食等既是危险因素,也是环境因素所致健康危害的易感因素。长期的焦虑、心理紧张、受教育程度、经济条件等心理和社会因素都会影响机体对环境因素作用的易感性。因此,在公共卫生干预时,需要优先考虑具有上述易感因素的人群。

2. 不可改变因素 主要包括性别、种族以及遗传缺陷和环境应答基因的多态性（gene polymorphism）等遗传因素,它们也是导致人群易感性差异的重要方面。不同性别对有些环境因素的敏感性存在差异,女性在妊娠期、生理期可能更为敏感。不同种族的人群对环境因素的易感性也存在显著差异。有研究发现,欧洲的吸烟人群比中国的吸烟人群更容易发生肺癌。遗传缺陷是某些个体对特定的环境因素易感的原因。如DNA损伤修复缺陷的个体,对紫外线、烷化剂和某些致癌物敏感性会增高。对环境因素的作用产生应答反应的基因称为环境应答基因（environmental response gene）,这些基因的多态性是造成人群易感性差异的重要原因。一种疾病的易感性往往与多种基因的多态性有关,而目前只对与少数疾病有关的部分基因多态性进行了研究。因此,1997年美国提出的环境基因组计划（environmental genome project, EGP）引起了世界各国科学家的极大关注,有助于提高人们对环境相关疾病易感性的认识。此外,全基因组关联研究（genome-wide association study, GWAS）从全基因组学的角度解析个体的遗传变异特征,极大地推动了人群遗传易感性的研究。这些研究对深入认识环境暴露与健康效应的关系,开展高危人群筛查和精准预防具有十分重要的意义。

二、剂量-效应关系

环境因素作用于机体后,可引起生化代谢改变、生理功能障碍、疾病甚至死亡等多种健康效应。剂量通常指作用于机体的环境因素的量或强度,是机体出现健康损害效应程度的决定因素。物理因素强度的测量相对简单,但化学物剂量,特别是在靶器官和靶组织中剂量的测量则较困难。因此,在环境卫生工作中常用外暴露剂量来反映人体的接触剂量,也会通过测定血液、尿液等生物样本中化学物的原形和/或代谢产物的含量（也称为内暴露剂量）来评价。

（一）量效应和质效应

根据所测定的健康效应的生物学和统计学的特点,将效应终点分为量效应和质效应两类。量效应（gradual effect）表示暴露一定剂量或强度环境因素后所引起的生物个体、器官或组织的生物学改变,其变化程度用计量单位来表示。例如,气温降低引起的血压上升、某些有机磷化合物引起的血液中胆碱酯酶活力降低等。质效应（quantal effect）指某一环境因素暴露群体中出现某种效应的个体在群体中所占的比率,一般以百分率或比值表示,如死亡率、肿瘤发生率等。其观察结果只能以"有"或"无"及"异常"或"正常"等计数资料来表示。如苯并芘污染引起的人群肺癌发生率增加、黄曲霉毒素污染地区肝癌发病率增加等。

（二）剂量-效应关系的概念

剂量-效应关系（dose-effect relationship）指的是随着环境暴露剂量或强度增加,对机体的损害程度也增加（量效应）,或出现某种效应的个体在群体中所占比例增加（质效应）,是环境与健康关系研究中非常重要的概念。以剂量或强度为横坐标,以量效应或质效应程度为纵坐标,可得出剂量-量效应曲线（即一般所指的剂量-效应关系）和剂量-质效应关系曲线（即一般所指的剂量-反应关系）。合理应用剂量-效应关系,须有四个前提:①所研究的效应是由环境暴露引起的;②效应的程度与剂量有关;③要有定量测定效应的方法;④排除各种影响因素的干扰。在人群研究中建立剂量-效应关系往往非常困难,可利用毒理学实验来弥补。

剂量-效应关系可表示为剂量-量效应关系和剂量-质效应关系,两者的曲线都可能表现为S形,但所表达的含义有所不同:剂量-量效应曲线提示环境因素作用的最大效能,而剂量-质效应曲线提示群体对环境因素反应的易感性差异。在环境与健康关系的研究中,有时也可将量效应转化为质效应。例如,四氯化碳可引起肝脏谷丙转氨酶（ALT）增高,可以按照相应剂量下的人群 ALT 平均值建立剂量-量效应关系;而当按照正常参考值将人群分为 ALT 正常和异常时,则可计算异常率,建立剂量-质效应关系。

（三）剂量-效应关系曲线的类型

剂量-效应关系曲线一般可呈现抛物线形、S形、U形、倒U形、J形和倒J形曲线等形状,S形最多见,而直线形则多见于毒理学研究中（图 2-6）。对于大多数环境因素而言,其剂量-效应曲线多表现为S形或抛物线形,曲线的斜率在低剂量和高剂量时都比较平坦,而在中间剂量则比较陡峭,毒理学上也因此采用半数致死剂量或半数有效剂量来反映有毒化学物的毒性强度。但是,对于必需微量元素和某些营养素而言,过低和过高都会引起健康损害,其剂量-效应曲线则表现为U形或J形。如氟元素缺乏时引起儿童龋齿发生率增加,过高时则会引发氟斑牙、氟骨症等中毒症状。环境温度、紫外线、声和光等的作用,也多表现为U形或J形曲线。有些化学物具有 hormesis 效应,即低剂量兴奋、高剂量抑制,其剂量-效应曲线表现为倒U形或倒J形,如三氧化二砷等。因此,需要依据环境因素及其效应类型和特征客观认识剂量-效应关系。

剂量-效应关系常是推断环境因素安全剂量（或阈值）的依据。产生某一效应的临界剂量值称为该效应的阈值。一般认为,物理因素、化学物的普通毒性（器官毒性）和致畸作用的剂量-效应关系是有阈值的（非零阈值）,而遗传毒性致癌物和生殖细胞致突变物的剂量-效应关系是否存在阈值仍有争论,通常认为是无阈值（零阈值）。据此,剂量-效应曲线可分为无阈值和有阈值两种类型,其环境毒理学特征不同。

（1）无阈值化学物:无阈值化学物是指在大于零的剂量暴露下,均可能发生损害效应的化学物,其剂量-效应曲线的延长线不通过坐标的原点（图 2-6 的曲线 B）。在健康风险评估中,这类化学物被认为无安全剂量;具有遗传毒性的致癌物均视为无阈值化合物。

（2）有阈值化学物:不少环境化学物对机体的作用都存在阈值,仅在达到或大于某剂量（阈剂量）才产生其效应,低于阈剂量则不产生其效应的物质属于单阈值化学物,其剂量-效应曲线多呈S形或抛物线形（图 2-6 的曲线 C 和曲线 D）。有些化学物还有两个阈值,如必需微量元素的剂量-效应曲线在整个剂量范围内呈U形（图 2-6 的曲线 E）。气温、紫外线等物理因素等也是如此。

阈值理论是制定环境卫生标准的重要理论基础。对单阈值化学物,允许浓度应低于其阈剂量;对两个阈值的化学物,应考虑"适宜浓度"范围,即不得低于较低的一个阈值和不超过另一个较高的阈值。

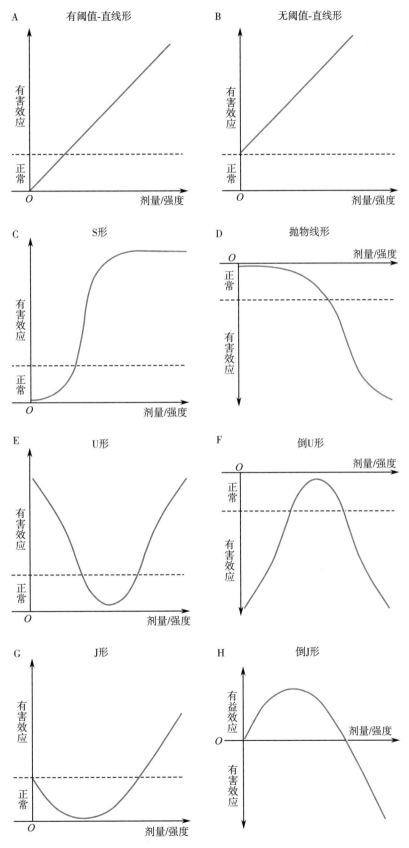

图 2-6 环境因素的剂量-效应关系曲线示意图

（四）剂量-效应关系的意义

剂量-效应关系研究在阐明环境与健康关系中具有重要意义：①确认该效应是环境因素的作用结果，是推断环境与效应因果关系的有力证据。②定量的剂量-质效应关系可确定平均（中位数）效应，给出所研究群体的易感性范围，并预计易感人群产生效应的剂量。③剂量-效应曲线的斜率给出了有效剂量范围的信息和剂量的增加对受影响的群体比例差别。④剂量-效应曲线左侧的形状可能表示人群中存在一定比例极易感的亚人群，提示对所研究的环境因素存在遗传易感性的增加。⑤从毒理学实验的剂量-效应数据可能得到未观察到效应的水平（no observed effect level, NOEL）或未观察到有害效应的水平（no observed adverse effect level, NOAEL），也可得到基准剂量。这些参数可用于安全性评价、安全限值制订和健康风险评估。

三、复合暴露的联合作用

真实世界的暴露状况是复杂多样的，除了物理、化学和生物因素外，还有社会、心理、行为等因素。一种环境因素引起的健康效应是多样的，而一个效应表型又可能与多种环境因素的作用有关，相互间存在广泛联系。从这个角度来说，环境与健康关系的复杂性主要归功于环境因素的多样性。事实上，人体暴露的环境因素并非单一，而是多种因素共存、彼此影响，使机体的健康效应往往呈现复杂的联合作用模式。

环境因素，特别是环境化学物质，在机体中往往呈现十分复杂的相互作用，或彼此影响代谢动力学过程，或引起毒性效应变化，最终影响各自的毒效应或综合毒效应。凡两种或两种以上化合物同时或短期内先后作用于机体所产生的综合毒性作用，称为化合物的联合作用（joint effect 或 combined effect）。随着环境污染日益增多，联合作用的健康效应已引起高度关注。根据多种化合物同时作用于机体时所产生的毒性反应性质，可将化合物的联合作用分为下列几类：

（一）独立作用

两种或两种以上化合物作用于机体，由于其各自作用的受体、部位、靶细胞或靶器官等不同，所引发的生物效应无相互干扰，从而其联合作用表现为化合物各自的毒性效应，称为独立作用（independent effect）。当化合物的联合作用表现为独立作用时，如以半数致死剂量（LD_{50}）为观察指标，则往往不易与相加作用相区别，必须深入探讨才能确定其独立作用。

（二）相加作用

联合作用的各种化合物在化学结构上如为同系物，或其毒作用的靶器官相同，则其对机体产生的总效应等于各化合物成分单独效应的总和，这种现象即是化合物的相加作用（additive effect）。已知有些化合物的联合作用呈相加作用，如大部分刺激性气体的刺激作用、多种有机磷农药对胆碱酯酶的抑制作用常常是相加作用。

（三）协同作用

化合物联合作用结果引起毒性增强，即其联合作用所发生的总效应大于各化合物单独效应的总和，这种现象即为化合物的协同作用（synergistic effect）。例如，高温和污染物可协同降低变温动物的热休克防御机制，提示气候变化与污染物相互作用对生物的影响，将有助于预测全球气候变化和污染物暴露带来的影响；大气污染物之间也可能存在协同危害作用。

（四）增强作用

一种化合物对某器官或系统并无毒性，但与另一种化合物同时或先后暴露时使其毒性效应增强，称为增强作用（potentiation）。例如，异丙醇对肝脏无毒，但当其与四氯化碳同时进入机体时，则可使四氯化碳的毒性大大高于其单独作用。

（五）拮抗作用

各化合物在体内联合作用的总效应低于各化合物单独效应的总和,这一现象称为拮抗作用（antagonism）。化合物在体内产生拮抗作用可能有几种形式,一种是化合物之间的竞争作用,如肟类化合物和有机磷化合物竞争与胆碱酯酶结合,致使有机磷化合物毒性效应减弱。一种是化合物间引起体内代谢过程的变化,如1,2,4-三溴苯、1,2,4-三氯苯等卤代苯类化合物能引起某些有机磷化合物的代谢诱导,使其毒性减弱;还有一种是功能性或效应性拮抗,一些中毒治疗药物（如阿托品）可对抗有机磷化合物引起的毒蕈碱症状等。

大量环境中共存的因素之间存在联合作用,其类型和机制的复杂性可能远远超过人类的认识,极大地影响了环境暴露与健康效应的因果判断。某些环境污染物长时间作用所致的健康效应或疾病,其病因学及联合作用的特征长期不能阐明。因此,无论是阐明环境因素的健康效应,还是制定环境化学物的卫生标准,开展健康风险评估,以及采取预防对策等方面,都亟待在环境因素或环境化学物联合作用的研究方面取得突破。随着多组学技术、机器学习、定量构效关系（quantitative structure-activity relationship, QSAR）等方法相结合,可以系统分析环境化学物的毒性、活性、性质与结构、理化特征及毒效应,从而更好地明确化学物及其共存因素在人类或环境相关水平上的混合效应,揭示其对人类健康造成的影响。

四、环境因素与健康效应

自然的或人为的原因常常引起环境污染,由此引发的健康问题日趋严重。环境暴露与健康效应的关系十分复杂,具有广泛性、多样性、复杂性、长期性等特征。不同环境因素所引起的健康效应也不同,阐明它们的关系是环境卫生学的基本任务之一。

（一）物理因素与健康

1. 自然环境中的物理因素与健康　自然环境中存在许多对人体健康有益的物理因素,如温暖的阳光、适度的紫外线、舒适的微小气候等都是身体健康所必需的,而优美的环境、秀丽的风光则使人精神爽朗、心旷神怡。但过度的紫外线、过高或过低的气温、潮湿污浊的环境则危害健康。这些因素的剂量-效应曲线一般呈现U形或J形,过多或过少都有害健康。

2. 物理性污染与健康　环境噪声主要来源于交通、建筑及日常活动等,虽然强度低,但因其持续作用会对人群,特别是心理脆弱、精神紧张、身体较弱的人群造成严重危害,并因长期失眠而引发全身功能障碍。环境中的电离辐射主要来源于人工放射性物质,包括医疗照射、大气核试验、核能生产、工业和家庭应用等,不仅会造成机体多系统损伤,更与发育异常、肿瘤等相关。非电离辐射与日常生活密切相关,其健康效应越来越受到世界各国的普遍重视,亟待系统研究。

（二）化学因素与健康

1. 地球化学因素与健康　自然环境中存在多种必需微量元素,它们是维持正常生理生化功能、生长发育和生殖繁衍所必不可缺的元素,且必须从外界摄取。机体摄入不足或缺乏、摄入过量都可引起健康危害,具有两重性,尤其是那些安全范围较窄的微量元素,易出现摄入过量中毒。由于地壳表面化学元素分布的不均匀性,使某些地区的水和/或土壤中某些元素过多或过少,从而导致当地居民因饮水、食物等途径摄入过多或过少而引起的某些特异性疾病,称为生物地球化学性疾病（biogeochemical disease）,属于地方病（endemic disease）,如碘缺乏病、地方性氟中毒和地方性砷中毒等（详见第八章　环境相关疾病）。

2. **化学性污染与健康**　环境污染物主要来源于人类活动,种类多种多样,分布在空气(如颗粒物、二氧化硫、氮氧化物、臭氧等)、水(如化肥、农药、重金属、有机污染物、消毒副产物等)、土壤(如重金属、农药、放射性物质等)以及动植物等环境介质中,以多种形式通过呼吸道、消化道和皮肤等途径进入人体,对生态环境和人体健康造成不同程度的危害。有些污染物的化学性质十分稳定,难以降解,在环境中持久存在;这类污染物的毒性也比较大,且容易在环境生物和人体中蓄积,对人体会造成持久的慢性损害,是环境与健康关系研究中特别需要关注的污染物。这类典型的环境污染物包括传统的EDCs和POPs以及近些年关注较多的新污染物。这三类污染物在化学性质和毒性方面有共同特点,相互间有一定关联,但各有特点,对生态环境和人体健康的影响也不尽相同。

(1)EDCs:以环境雌激素(environmental estrogens,EEs)居多,占EDCs的80%以上。EDCs主要来源于环境中天然或人工合成的化合物,如邻苯二甲酸酯类、PCBs、有机氯杀虫剂、烷基酚类、双酚化合物类、植物和真菌激素、重金属类等。目前大部分仍被广泛生产和使用,总量持续增加。EDCs可以影响内分泌系统、神经系统、免疫系统,且胎儿、婴幼儿对其反应比成人更敏感。目前认为EDCs与生殖障碍、出生缺陷、发育异常、代谢紊乱以及某些癌症(如乳腺癌、睾丸癌、卵巢癌等)的发生发展有关。美国环境保护署(Environmental Protection Agency,EPA)、经济合作与发展组织(Organization for Economic Co-operation and Development,OECD)等在EDCs评价方法建立及标准化、EDCs识别与筛选、监测、风险评估及管控等方面开展了大量工作,我国政府在EDCs研究和管控方面的进展很快。

(2)国际上公认POPs同时具有持久性、生物蓄积性、迁移性和高毒性等四方面的重要特性,有的已被证明是EDCs。具体内容详见本章"第一节　人类的环境"。

(3)新污染物(emerging pollutants):一般指的是由人类活动造成的、目前已在环境中明确存在、危害人体健康和生态环境的,但因其生产使用历史相对较短或发现危害较晚,尚无法律法规和标准予以规定或规定不完善的所有在生产建设或者其他活动中产生的污染物。新污染物一般包括环境激素、抗生素等新化学物质和微/纳塑料等细颗粒物。随着认识不断深入以及环境监测技术的不断发展,新污染物的类型和数量也会不断发生变化。新污染物具有危害比较严重、风险比较隐蔽、环境持久性、来源广泛、治理复杂等显著特征。此外,新污染物涉及行业众多,产业链长,替代品和替代技术研发较难,需多部门跨领域协同治理,实施全生命周期环境风险管控。

我国正面临新污染物和传统污染物污染并存的突出问题。2021年11月公布的《中共中央 国务院关于深入打好污染防治攻坚战的意见》,对新污染物治理做出明确部署,要求制定实施新污染物治理行动方案。从2022年起,新污染物治理连续三年被写入我国政府工作报告。2022年5月,国务院办公厅印发《新污染物治理行动方案》(下称《行动方案》)。总体上,《行动方案》设计了筛、评和控"三步走"治理工作路径。随着美丽中国建设的深入推进,我国生态环境保护工作正在从"雾霾""黑臭"等感官指标治理,向具有长期性、隐蔽性危害的新污染物治理阶段发展。

(三)生物因素与健康

1. **自然疫源性疾病**　某些病原体可感染人类和其他动物包括家养畜禽、野生动物等而引起人兽共患病。动物源性传染病经常存在于某地区,是由于该地区存在该病的动物传染源、传播媒介及病原体在动物间传播的自然条件,当人类进入该地区时可被感染得病,这些疾病称为自然疫源性疾病(natural focal disease),这些地区称为自然疫源地(natural epidemic focus)。20世纪70年代以来,先后发现了30多种新的传染病,目前全球一些严重的传染病几乎均属于自然疫源性疾病,如艾滋病、SARS、SARS-CoV-2可能来源于动物。

2. **生物性毒素与健康**　自然环境中的许多生物(动物和植物)具有通过接触产生毒害效应的能力,其毒害效应多因这些生物产生和分泌的某种有毒物质所致。一些具有急性毒性,另一些可能产生致癌、致畸等远期危害。生物性有毒有害物质的种类很多,迄今被人类认识的可能只占少数。①动物毒素:如蛇毒、蜂毒、河豚毒、扇贝毒素等。许多动物毒素的毒性很强,但有的也有一定药用价值,是农药开发的潜在资源。②植物毒素:主要有生物碱、糖苷、毒蛋白、真菌毒素等。某些藻类含有天然毒素,如软骨藻酸具有神经毒性;微囊藻毒素具有致癌性。③植物变应原:某些植物(包括观赏性植物)可引起变应性接触性皮炎,许多植物的花粉可引起过敏症。

3. **生物性污染与健康**　不同的环境介质对病原微生物的影响不同,其本身还可与病原微生物产生共同作用,影响人类健康。此外,水体富营养化产生的藻类毒素、真菌繁殖及产生的真菌毒素(俗称霉菌毒素)等也是环境生物性污染的重要方面。空气生物性污染所致的疾病种类繁多,随悬浮颗粒物的形式存在,以呼吸系统疾病最为常见。水体生物性污染有可能引起介水传染病的暴发流行,如霍乱弧菌、肝炎病毒、诺如病毒等。藻类和水体富营养化也是水体生物性污染的一个重要方面。大量氮、磷等营养物质进入水体,引起蓝细菌、微小藻类和其他浮游生物恶性增殖,最终导致水质急剧下降,这种现象被称为水体富营养化(eutrophication)。人为排放含营养物质的工业废水和生活污水是主要原因,可在短时期内引发水体富营养化,特别是夏季。土壤微生物污染主要是用未经处理的人畜粪便、城市生活污水和污泥、饲养场和屠宰场的污水和污物进行灌溉或施肥等,其中危险性最大的是医院未经消毒处理的污水和污物,它们往往带有致病性细菌、病毒、放线菌、真菌、寄生虫卵等。

五、特殊环境和极端环境变化与健康

(一)高原特殊地理环境与健康

自然环境中,大气压或氧分压会受温度、湿度、风速和海拔高度等因素的影响而改变,其中以海拔高度的影响最为显著。海拔每升高100m,大气压就下降约5mmHg(0.67kPa),氧分压亦随之下降1mmHg(0.14kPa)。享有"世界屋脊"之称的青藏高原,平均海拔高度在4 000m左右,是典型的低气压、低氧分压区。长期生活在平原的高原移居者,可因高原低氧引起高原反应、高原肺水肿、红细胞增多症和高原性心脏病等。

(二)地质灾害与健康

我国是地质灾害多发的国家。地震、火山爆发、滑坡、崩塌、泥石流等地质灾害以自然态的物理形式存在,常造成严重的生命、财产损失和健康影响。

1. **地震**　由于地面强烈的震动引起的地面断裂、变形、建筑损坏和倒塌直接造成人畜的伤亡。1976年我国的唐山大地震是世界地震史上较严重的灾难,2008年5月12日的汶川大地震,是中华人民共和国成立以来破坏性最强、波及范围最广、灾害损失最重、救灾难度最大的一次地震。地震引发的核设施的破坏,带来的危害可能更持久。例如,2011年3月发生于日本福岛县附近海底的大地震导致核泄漏事故,致使数万居民直接或间接遭受核辐射,且危害至今仍在持续。

2. **火山爆发**　火山喷发物包括固态、液态和气态三相。据统计,全球每年有50~60座火山喷发。火山喷发不仅直接威胁附近居民的生命,而且喷出的有害气体和有害化学物质也可作为环境污染危害人群健康。例如,瑞典和新西兰某火山地区,因火山喷发致土壤砷含量高达10 000mg/kg,造成砷污染。

(三)气象灾害和极端天气与健康

1. **气象灾害**　我国常见的气象灾害有暴雨洪涝、台风、干旱、沙尘暴、寒潮等,各类自然灾害

中约 70% 是气象灾害。我国也是世界上洪涝灾害多发频发的国家之一，地域分布呈东多西少特点。1991—2020 年，我国因洪涝灾害死亡逾 6 万人。2022 年世界气象组织指出，在过去的 50 年里，全球共报告了 11 000 多次与天气、气候和水有关的灾害，造成 200 多万人死亡。其中，热带气旋和洪水是重要原因。此外，长期干旱还会引发森林大火，对区域环境和人群健康造成严重影响。

2. **极端天气**　极端天气主要指超常的高温、寒冷等天气。在高温环境下，人体感到不适，工作效率降低，中暑、胃肠道疾病、"空调病"、心血管病的患病人数急剧增加。2024 年夏季全球超 40℃ 高温频繁出现，多地出现超 50℃ 高温，创历史新高，成为有史以来最热一年，全球变暖趋势愈加严峻。寒潮主要是由于聚积在高纬度地区的强冷空气迅速入侵，造成大范围剧烈降温，并伴有大风、雨雪、冻害等现象。

六、环境污染的主要健康危害

（一）环境污染与急性危害

急性危害（acute hazard）是指环境污染物在短时间内大量进入环境，使暴露人群在较短时间内出现不良反应、急性中毒甚至死亡。环境污染的短期暴露引起的急性危害主要包括以下类型：

1. **大气污染烟雾事件**　20 世纪，由于工业生产的快速发展，大气污染烟雾事件的发生频率增高，如英国伦敦煤烟型烟雾事件、美国洛杉矶光化学型烟雾事件、日本四日市哮喘事件等。煤烟型烟雾事件主要表现为肺和心血管系统疾病的患者病情急剧加重、死亡；光化学型烟雾事件可引起大量居民眼和上呼吸道的刺激症状、呼吸功能障碍。大气污染烟雾事件的发生除存在大气严重污染外，还同时存在不利于污染物在环境中扩散的气象条件或特殊的地形条件。此外，光化学烟雾的产生还需要强烈日照等天气条件。

2. **过量排放和事故性排放引起的急性危害**　由于工业设计不合理、生产负荷过重、管理疏漏或任何意外原因，使有害工业废气、废水或事故性泄漏的有毒有害物质大量进入环境，这些污染物可在环境介质中，特别是在大气和河流中迅速扩散和迁移，导致排放源附近及整个污染区的居民发生急性中毒。常见于以下几方面①废气、废水大量排放：由于工厂违章超标排放，使氯气（Cl_2）、氨气（NH_3）、硫化氢（H_2S）、氟化氢（HF）、一氧化碳（CO）等有毒物质进入大气，或废水中的农药、氟化物、铬化物、砷化物等污染地表水或地下水而发生人、畜急性中毒事件屡见不鲜。②事故引发的污染事件：有毒有害的化工原料、产品等在生产、储存、运输过程中由于意外事故而大量进入环境造成污染事件。如 1984 年印度博帕尔农药厂发生的异氰酸甲酯（CH_2NCO）泄漏事件。③核泄漏事故：1979 年美国三哩岛的核泄漏、1986 年苏联切尔诺贝利核电站爆炸和 2011 年日本福岛核事故号称人类历史上最严重的三大核泄漏事故，给当地居民带来了深重灾难。放射性核素还因半衰期长，可扩散到很远的区域并长期存在，可增加癌症、出生缺陷、遗传性疾病的发生风险，影响深远。

3. **生物性污染引起的急性传染病**　水体受到病原微生物污染时，会使接触者发生急性传染性疾病，是夏秋季消化道传染病流行的主要原因。空气中引起呼吸道感染的病毒就多达 200 余种，常见的经空气传播的传染病有甲型 H_1N_1 流感、流行性感冒、麻疹、白喉，以及新型冠状病毒（SARS-CoV-2）等。在人员拥挤、通风不良、阴暗潮湿的室内空气中，病原微生物可通过空气传播，更易使敏感人群发生感染。

（二）环境污染与慢性危害

环境中有害因素低浓度、长时间反复作用于机体所产生的危害，称为慢性危害（chronic hazard）。主要有如下类型：

（1）非特异性影响：往往不是以某种典型的临床表现方式出现，而是表现为生理功能、免疫功能、对环境有害因素作用的抵抗力明显减弱，对感染的敏感性增加，健康状况逐步下降，表现为人群患病率、死亡率增加，儿童生长发育受到影响。

（2）引起慢性疾患：如 COPD、代谢性疾病、慢性重金属中毒（如慢性砷中毒、慢性镉中毒等）、肿瘤等。

（3）持续性蓄积危害：有些污染物进入人体后能较长时间贮存在组织和器官中，使受污染的人群体内浓度明显增加。主要有两类，一类是铅、镉、汞等重金属及其化合物，其生物半衰期很长；另一类是脂溶性强、不易降解的有机化合物，如 POPs、有些 EDCs 和新污染物等。

环境污染所致的慢性危害往往是非特异性的弱效应，发展呈渐进性。因此，出现的有害效应不易被察觉或得不到应有的重视，一旦出现了较为明显的症状，往往已发展为不可逆损伤，造成了严重的健康问题。虽然环境污染与某些慢性疾病高发存在显著的相关性，但在时间尺度上存在着滞后性，在因果关系上存在高度不确定性。因此，环境污染与健康危害直接关联的因果关系仍然是世界性难题，也是目前环境与健康关系研究的瓶颈问题，如何评价环境污染对人群的早期危害并及时采取预防对策是环境卫生学始终面临的巨大挑战。以下简要列举几种与环境因素暴露相关的常见慢性疾病。

1. 心脑血管疾病　心脑血管疾病是心脏血管和脑血管疾病的统称，冠心病和脑卒中是最主要的疾病类型。心脑血管疾病是一种严重威胁人类，特别是 50 岁以上中老年人健康的常见病，具有发病率高、致残率高、死亡率高、复发率高，并发症多，即"四高一多"特点。全世界每年死于心脑血管疾病的人数高达 1 500 万人，居各种死因首位。高血压既是一种心脑血管疾病，更是其他疾病的重要危险因素，冠心病和脑卒中是心脑血管疾病中最常见，后果最严重的疾病类型。除了人口老龄化、生活方式改变（如饮食不健康、吸烟、缺乏运动等）以及高血压、糖尿病等慢性病的流行外，环境污染与心血管疾病的关系一直受到关注，包括空气污染，如 1952 年"伦敦烟雾事件"中大量的硫酸盐和碳粒子的短期高浓度暴露；重金属暴露，如铅和镉；极端气候事件，如热浪和寒潮。此外，生活方式与环境因素的联合作用，共同增加了心脑血管疾病的风险。

2. 恶性肿瘤　恶性肿瘤已经成为人类死亡构成的重要病因，位居许多国家和地区人群全死因的前三位。肺癌、肝癌、胃癌、结直肠癌、食管癌等位居中国的前列，是我国当前的重大公共卫生问题。据估计，80%～90% 的肿瘤发生与环境因素有关。主要的环境因素包括环境污染物、食物、职业、生活方式、物理和生物因素等。物理致癌因素包括紫外线照射（波长 100～400nm）、电离辐射、镭-224 及其衰变产物、氡-222 及其衰变产物；生物致癌因素包括幽门螺杆菌、乙型肝炎病毒、丙型肝炎病毒、真菌毒素、人乳头瘤病毒等；化学致癌因素包括烷化剂类、多环芳烃类、芳香胺类、金属和类金属类、亚硝胺类、食物的热解产物等，是环境中最常见的一类致癌物。

化学致癌物（chemical carcinogen）是指能引起恶性肿瘤发生增多的化学物，在某些情况下诱发良性肿瘤的化学物也可认为是化学致癌物。IARC 依据环境流行病学和环境毒理学研究结果，按照对人的致癌危险性将致癌物划分Ⅰ类（对人致癌）、ⅡA 类（对人很可能致癌，这类物质或混合物对人体致癌的可能性较高）、ⅡB 类（对人可能致癌）、Ⅲ类（不可分类）和Ⅳ类（对人很可能不致癌）。2019 年将原来的第Ⅲ类和第Ⅳ类合并，简化为三类四组（Ⅰ类、ⅡA 类、ⅡB 类和Ⅲ类），于 2020 年在《IARC 关于对人致癌危险性鉴定专题报告》中更新公布了 1 017 种致癌物，其中Ⅰ类 120 种、ⅡA 类 83 种、ⅡB 类 314 种、Ⅲ类 500 种。2024 年对 1 047 种因素的致癌性评价结果进行分类，其中Ⅰ类为 132 种。IARC 根据新提交的研究资料，不定期调整和更新致癌物清单。

3. 慢性呼吸系统疾病 呼吸系统疾病是危害健康的常见病和多发病,严重影响患者的生活质量。发达国家和发展中国家的疾病谱尽管有所不同,但都面临着呼吸系统疾病带来的日益加剧的社会负担和卫生资源压力。呼吸系统疾病包括呼吸系统急慢性炎症、支气管哮喘和慢性阻塞性肺疾病、肺癌等,这些都与环境污染密切相关,通过呼吸道吸入空气污染物而引起。①呼吸系统慢性炎症:环境因素作为外源因素,对机体呼吸系统的作用常常首先表现为炎症反应,长期的低剂量暴露可能与慢性炎症有关,进一步发展可能会引发肺组织纤维化、COPD 及肺气肿,以及通过炎癌转化路径等介导的呼吸系统肿瘤。②COPD:目前发病率、致残率和病死率仍在不断升高,已成为全球居民第三大死因。吸烟是 COPD 的最重要危险因素,超过 80% 的 COPD 病例发生与吸烟有关。长期暴露于室内外高浓度的颗粒物、一氧化碳等,其慢性支气管炎和 COPD 的患病率显著增高。③肺癌:肺癌是目前世界范围内最常见的癌症,我国的肺癌死亡率已占恶性肿瘤之首,以非小细胞肺癌为主,约占 80%。吸烟、室内空气污染(固体燃料燃烧产物、烹调油烟、室内空气中的氡暴露等)、大气污染(如 $PM_{2.5}$ 和 SO_2 污染等)是主要环境因素,吸烟与大气污染还可产生协同作用。

4. 代谢性疾病 主要包括高血压、糖尿病、高脂血症、肥胖、高尿酸血症以及非酒精性脂肪肝等。随着社会发展和生活方式的改变,代谢性疾病在全球呈增长趋势,我国尤为明显,已成为我国最大的疾病负担。代谢性疾病通常不只单独存在,往往与其上游疾病以及其他代谢性疾病交织在一起,共同导致心脑血管疾病、残疾、癌症和过早死亡。研究表明,环境因素与代谢性疾病的发生发展密切相关。暴露于环境 $PM_{2.5}$ 可能会增加胰岛素抵抗和 2 型糖尿病的风险;同时暴露于多种环境溴化阻燃剂与肥胖等代谢性疾病呈正相关,而 EDCs 则在非酒精性脂肪性肝病中发挥作用。此外,高血压和糖尿病等代谢性疾病在很大程度上取决于饮食习惯和身体活动等行为因素,而健康的生活方式如正常体重、不吸烟、改善饮食质量、中等强度的体育活动以及健康的睡眠模式等均可明显降低代谢性疾病的发病。

5. 神经、精神和心理疾病 与环境因素密切相关的神经系统疾病有两类。一类是由环境毒物直接引起的中毒性神经系统疾病,如铅、有机汞、铝及有机磷农药中毒等。这类疾病的发生,环境因素起了关键的作用。另一类是退行性神经系统疾病,包括阿尔茨海默病(Alzheimer's disease, AD)与帕金森病(Parkinson's disease, PD),至今病因还不十分清楚,但有证据表明其病因与环境因素参与有关。此外,环境因素与精神疾病和心理疾病也有关系。①阿尔茨海默病:是老年性痴呆最常见的一种类型,占 60%～80%。研究显示,与 AD 发生有关的常见环境因素包括铝的饮水暴露、环境铅暴露、病毒感染、电磁场等。此外,有机磷和有机氯农药、环境臭氧暴露等也都与 AD 的发病关系密切。②帕金森病:PD 是一种以静止性震颤、肌肉强直、运动迟缓和姿势步态异常为主要临床特征的神经退行性疾病,好发于 50 岁以上的中老年人,男性明显高于女性,可能与生活方式和激素水平有关。环境暴露如农药(如杀虫剂、除草剂等)、重金属、PCBs、有机溶剂(如三氯乙烯等)等可能在其中发挥了重要作用。③精神疾病:与环境因素相关的精神疾病主要包括抑郁症、精神分裂症等。物理因素如夜间人工光暴露、温度变化等,化学因素如空气污染、短期二氧化硫暴露等可能会增加精神疾病的发生和复发。此外,社会经济地位和教育程度与精神疾病及异常行为相关。④心理疾病:常见的心理疾病有抑郁症、焦虑症、双相情感障碍(躁郁症)、孤独症(自闭症)和创伤后应激障碍(post traumatic stress disorder, PTSD)等。环境因素,如空气污染、高温等是直接引起心理问题的外在客观因素,而自然灾害等极端事件则可间接引发包括 PTSD、重度抑郁症、睡眠障碍等。不良的家庭和学校因素、社会因素等都会加重人们的心理负担,影响心理健康,引发心理疾病,尤其是青少年。

6. 生殖与发育障碍 环境污染物暴露特别是 EDCs、环境致畸物等是造成不孕不育和出生缺陷的重要因素。此外,社会因素、生活方式和工作应激等在其中也发挥了重要作用。①生殖系统疾病:近几十年来,男性精子质量呈不断下降趋势,环境温度、吸烟、空气颗粒物、EDCs(如农药、邻苯二甲酸盐、铅、镉等)与男女性生殖机能低下和生殖肿瘤发生之间存在关联。此外,环境因素和不良生活方式(如烟草和肥胖)等会通过影响精子和卵子质量、精卵结合、着床、怀孕过程和胎儿发育等过程引发不孕不育。②出生缺陷:包括先天畸形、智力障碍、代谢性疾病等。我国的出生缺陷率约为 5.6%,接近中等发达国家的平均水平。先天性心脏病、多指(趾)、唇裂伴或不伴腭裂、神经管缺陷、先天性脑积水等 10 类疾病是中国围产儿前十位高发畸形,且先天性心脏病发病率逐年上升,已成为最高发的出生缺陷。一般认为,导致出生缺陷率增加的因素中,遗传因素(染色体异常及基因遗传病等)占 25%,环境因素(药物、环境化学物、物理因素、感染等)占 10%,遗传与环境因素相互作用及不明原因占 65%。③子代发育异常:环境因素与子代发育之间的关系和机制比较复杂,基因组 DNA 的遗传是绝大多数生物遗传的基础。环境因素引起的亲本精子或卵子发育异常、质量下降会导致子代的发育异常。还可引起亲本微生物组发生改变,从而传递给子代,导致后代生理学的稳定跨代改变,存在代际和跨代传递效应,通常与表观遗传机制相关。此外,孕期不良环境因素暴露(包括外源环境和母体环境)还可通过"母体-胎盘-胎儿"环节影响宫内胚胎(胎儿)发育,不仅造成宫内发育迟缓等不良妊娠结局,还导致成年后相关疾病易感等远期危害,称为胎源性疾病,包括代谢性疾病、神经精神性疾病、免疫相关疾病及肿瘤等。在此基础上,近年来提出了"健康和疾病的发育起源(DOHaD)"理论。

7. 免疫性疾病 指免疫系统对自身机体的成分发生免疫反应,造成损害而引发疾病,分为三类:①超敏反应疾病(过敏性疾病),多与短期暴露变应原有关,前面已述;②免疫缺陷病:指免疫系统发生过程中免疫细胞增殖发生的缺陷,主要包括原发性免疫缺陷病(PID)和继发性免疫缺陷病(主要为艾滋病);③自身免疫性疾病:指免疫系统对自身抗原发生免疫应答,产生自身抗体造成机体损伤的疾病。全球 7.6%~9.4% 的人口受到不同类型自身免疫性疾病的影响,包括系统性和组织特异性疾病,常见的有系统性红斑狼疮(systemic lupus erythematosus, SLE)、类风湿性关节炎(rheumatoid arthritis, RA)、炎症性肠病(inflammatory bowel disease, IBD)、多发性硬化症(multiple sclerosis, MS)和 1 型糖尿病(T1DM)等。与某些自身免疫性疾病发生密切相关的环境因素主要包括①生物感染:流感病毒感染与吉兰-巴雷综合征有关。②化学因素:苯胺类化合物与多发性硬化症有关;长期暴露于空气污染物(NO、$PM_{2.5}$ 等)与自身免疫性疾病间存在密切关联。③饮食习惯:超加工食品会促进肠道微生态失调,产生炎症从而引发异常的免疫反应而导致自身免疫性疾病,例如乳糜泻、SLE、RA、IBD 等。

(王守林)

第五节 环境与健康关系的研究方法

环境与健康关系是环境卫生学领域的核心研究内容,常常需要宏观研究和微观研究相结合,涉及暴露科学、环境流行病学、环境毒理学、临床医学、生物统计学等多学科研究方法的交叉应用。在真实世界中,环境与健康之间往往呈现多因多果的关系,且这种关系常常受到环境暴露的多样性、复杂性以及个体因素、社会因素等方面的影响。随着科技进步,特别是人工智能、高端分析仪器以及基于大规模人群研究获得的数据等,环境与健康的关系终将逐步被阐明,并服务于环境保护和健康促进。

一、环境暴露和健康效应的评价方法

在环境与健康关系研究过程中,环境暴露评价和人群健康效应评价是最基本,也是最重要的研究内容。只有在获得两者科学、准确、客观的数据资料后,才能够将环境暴露与健康效应联系起来进行分析、判断并作出正确结论。物理因素和生物因素的暴露评价相对简单,化学因素的评价相对复杂,下面以此为例进行阐述。

(一)暴露评价

人体接触一种或多种有害环境因素的过程称之为暴露(exposure)。环境暴露水平是指人群接触一种或多种环境因素的浓度或剂量。在暴露评价中,被检测的剂量通常分为3种:外暴露剂量、内暴露剂量和生物有效剂量。但由于环境暴露和体内过程的复杂性,往往多以低剂量、多种因素共存的方式呈现,有些本身就是混合物,这些都给环境暴露测量和评价带来了困难。

1. 外暴露剂量评价　环境暴露即外暴露剂量(external dose),通常通过测定人群接触的环境介质中的某种或多种环境因素的浓度或含量,并结合人体接触的特征(如接触时间、途径等)来估计个体的暴露水平。测量时,需在不同的环境暴露区域按照研究计划和要求在不同时间或空间进行抽样测量。根据实测结果计算出平均值,代表人群接触的平均水平,是研究该环境因素对人群健康影响的基础资料。由于个人活动、生活环境、工作环境的不同,这种抽样测量很难精确估计污染物进入不同个体的暴露剂量。另外,个体的暴露途径是多样的,应考虑到多种暴露途径,估计总暴露量。按照暴露途径,一般有经呼吸道暴露、经消化道暴露和经皮肤暴露。皮肤暴露是依据特定物质暴露而设计的,在环境暴露评价中一般较少使用。

(1)经呼吸道暴露评价:吸入暴露剂量可根据空气中污染物的含量和人体呼吸参数进行计算,通常有以下几种方法。①采用空气污染状况评价:一般采集并分析某区域或特定环境的空气样本,依据人体的呼吸参数等估计吸入暴露情况;②依据大气污染暴露评价模型估计一定空间范围内的暴露量;③根据环境因素的变化以及人群的流动性,将基于家庭的空气污染暴露评价推进到基于移动性的评估。将基于智能手机的瞬时位置跟踪与通过土地利用回归(LUR)获得的空气污染地图相结合,估算出个人的空气污染暴露情况。目前,有些研究还开发了可穿戴设备和生物传感器,用于辅助个体接触污染物的暴露评价。

(2)经消化道暴露评价:饮食暴露需要结合饮水和食品中污染物的含量和人群的饮食方式进行计算,一般采用食物频数表(food frequency questionnaire, FFQ)来估算,如估计每日摄入量(estimated daily intake, EDI)等。饮水暴露评价相对简单,而膳食暴露评价比较复杂,涉及两方面:一是各种食物中的目标物检测;二是膳食状况调查即各种食物摄入量的估算。传统的膳食评估方法多以自我报告为主而易产生误差;新型饮食评估工具的开发侧重于对传统方法的数字化改造,如在线24小时饮食记录、在线FFQ、食物记录应用程序等,其中食物份量测算的准确性一直是亟待解决的问题。图像辅助或基于图像的饮食评估(IBDA)目前已成为评估饮食摄入的主要方法,如Nutricam饮食评估方法(NuDAM)、Keenoa评估方法等。

2. 内暴露剂量评价　内暴露剂量(internal dose)是指在过去一段时间内已被吸收至人体内的污染物量。通过测定生物材料(血液、尿液、毛发、指甲等)中污染物或其代谢产物的含量来确定。不同样本反映机体暴露的状况不同,头发、指甲等非侵入性基质有助于筛查可能处于高暴露状态的特定人群,而血液和尿液更适合大的时空范围下提供关于身体负荷的有价值的信息,呼出气及其冷凝液可以评估机体吸入暴露及代谢状况。内暴露剂量不仅能反映多种途径暴露的总水平,与其产生的效应间的关系更密切。在内暴露剂量评价中,选择合适的生物样本、采样时间及频次、检测指标等非常重要。一般要依据研究目标、污染物性质、在环境介质的迁移和转化、人群暴露途径和污染物在体内的生物过程(特别是分布和代谢)等多方面进行综合考虑。高分辨率质谱技术的快速发展使同时检测生物样本中的数千种化学物成为可能。此外,用于化学暴露组注释的数据库,能够识别大量人类潜在的环境暴露物质。

3. **生物有效剂量评价**　生物有效剂量(biologically effective dose)指经吸收、代谢、转运,最终到达器官、组织、细胞、亚细胞或分子等靶部位或替代性靶部位的污染物量。主要有两类:

(1) DNA加合物(DNA adducts):一般是化学物经代谢并活化后的亲电活性产物与DNA分子特异位点结合形成的共价结合物。通常可用于暴露的生物有效剂量评价,如AFB_1-DNA加合物、PAH-DNA加合物等,可以通过ELISA或免疫组化来检测。

(2) 蛋白质加合物:主要指血红蛋白加合物或血清蛋白加合物。血红蛋白加合物在体内形成较多,可在体内长期存在,也易检出。当然,有些靶组织中的化学物或代谢产物的量也可当作生物有效剂量,也称靶剂量。生物有效剂量直接与产生的健康效应相关,不过在检测方法和样品采集上有更多困难。除了可以直接从组织中提取后进行测定外,也可以利用同位素、荧光探针等标记后进行检测,但目前的检测方法有限。

4. **全暴露组评价**　暴露组(exposome)是指个体从受精卵开始到死亡贯穿整个生命过程中接触到的所有环境暴露因素的总和。其可分为三大类:特定的外暴露组(如环境污染物、饮食和烟草使用等)、内暴露组(如化学代谢、炎症和氧化应激)和一般外暴露组(如社会心理成分、气候变化等),所有这些都会影响人类健康并可能导致疾病风险。暴露组学的研究方法包括收集和分析个体的环境暴露数据,可以通过各种手段获得,如佩戴特殊手环来收集空气中的化学物、使用手机应用程序记录环境暴露等。迄今为止,全球已开展了一系列暴露组研究,包括欧洲人类生命早期暴露组研究(HELIX)、基于大规模人群调查的健康与全环境关联研究(HEALS)和埃默里大学Hercules暴露组研究中心(HERCULES)。暴露组学在污染物和暴露标志物识别方面取得较好进展。①环境污染物识别:高分辨质谱法(high resolution mass spectrometry, HRMS)经常被认为是解决化学暴露评价复杂性最有前途和最具操作性的方法之一,能够广泛测量人类生物样本中存在的小分子(通常为50~1 200Da),已成为表征暴露水平和发现暴露相关生物途径变化或寻找生物标志的重要手段,是研究POPs、EDCs、农药、重金属和空气污染物及其效应的强大工具。②暴露标志物识别:暴露生物标志物能比较准确地反映机体的负荷或吸收的总剂量,包括可直接测量的化学物质(如血液中的污染物)或是通过生理机制(如生理药动学)以各种方式修饰过并仍能识别的化合物(如代谢产物或加合物),用于指示污染物类型和暴露量。目前正在开发新的技术和平台,如暴露组学信息处理及预测平台,以提高数据收集和分析的效率。

(二)健康效应评价

在进行环境与健康关系研究时,早期、敏感、特异的健康效应指标检测也十分重要。应根据研究的目的和需要、各项健康效应的可持续时间、受影响的范围、人数以及危害性大小等,选取适当的调查对象和健康效应指标进行测量。除测量疾病率外,还应当选择在个体中仅产生体内负荷增加或出现轻微生理、生化代谢改变的指标作为健康效应调查、测量和评价的依据。

1. **健康效应评价的对象**　调查人群的选择可采用两种方法:①依据环境因素暴露情况进行选择,如果能筛选出高危人群,可以用较小样本的特定人群来进行研究。②采用抽样调查,抽样调查要求样本能代表总体,遵循随机抽样原则。

2. **健康效应评价的内容** 主要包括疾病频率测量及心理、生理和生化功能测量。①疾病频率测量常用的指标有：发病率、患病率、死亡率，各种疾病的专率，各种症状或功能异常的发生率，以及各种人群的专率，主要通过流行病学调查问卷进行。目前多采用专门的电子问卷表在智能设备上进行在线调查，在调查对象身份识别、问卷现场控制及调查质量监督等方面有更多措施，已在国内很多人群研究中被广泛使用。②生理和生化功能测量：按类型可分为生理、生化、影像学、遗传学、分子生物学等的检测指标和方法；按人体器官系统分为呼吸系统、消化系统、神经系统等的功能检测。总之，任何临床检测指标在健康效应评价中都可以借鉴。③心理健康测量：包括情绪体验、自我认识、人际交往、认知效能、适应能力共五个测量维度。常用的工具有：心理健康临床症状自评量表（SCL-90）、明尼苏达多相人格测验（MMPI）、SF-36 健康状况调查简表、一般健康问卷（GHQ）等。实际工作中，还需要利用环境毒理学、基础和临床学科的研究成果，解决其健康效应的测量问题，丰富和发展健康效应评价。

（三）生物标志评价

从环境暴露到机体中毒和疾病发生之间的内在变化，是一个连续、渐进的过程。以往对这一过程中的变化知之甚少。现代分子生物学及生命科学的飞速发展，使得有可能从细胞和分子水平上认识疾病，揭示疾病发生和发展过程中一系列与发病机制有关联的"关键事件"，从而解读从暴露到疾病的"黑匣子"，为解析环境暴露与健康效应的关系提供了重要保证。生物标志（biomarker）是生物体内发生的与发病机制有关联的关键事件的指示物，是机体由于接触各种环境因素所引起器官、细胞、亚细胞的生化、生理、免疫和遗传等任何可测定的改变。分子生物标志（molecular biomarkers）侧重研究环境因素与生物大分子（核酸和蛋白质）相互作用所引起的一切分子水平上的改变。

1. **生物标志种类** 可分为暴露生物标志、效应生物标志和易感生物标志。暴露生物标志（biomarker of exposure）包括内暴露剂量和生物有效剂量生物标志，生物有效剂量标志比内暴露剂量标志更具有生物效应意义。效应生物标志（biomarker of effect）指机体内可测定的生理、生化或其他方面的改变。易感生物标志（biomarker of susceptibility）是能够指示机体接触某种特定环境因子时的反应能力差异的一类生物标志。常见的生物标志示例见表 2-1。

2. **生物标志检测方法** ①暴露生物标志：化学物及其代谢产物常采用气相色谱-串联质谱（GC-MS/MS）、液相色谱-串联质谱（LC-MS/MS）等质谱检测技术，如血液中的苯乙烯、尿液中多环芳烃（polycyclic aromatic hydrocarbons，PAHs）代谢物等；DNA 加合物主要采用免疫分析法、^{32}P 后标记法、LC-MS/MS 等，如 BPDE-DNA 加合物。②效应生物标志：主要有实时荧光定量 PCR（qPCR）、酶联免疫分析（ELISA）、流式细胞术（FCM）等，如载脂蛋白 B（ApoB）、脂蛋白 a［Lp（a）］、高敏 C 反应蛋白（hs-CRP）等。③易感生物标志：基因多态检测主要有限制性片段长度多态性（RFLP）、单链构象多态性（SSCP）、PCR-ASO 探针法、DNA 微探针阵列和高通量测序技术等。

3. **生物标志评价的意义** 生物标志的运用能加强暴露、效应和易感性的测量，为病因推断提供更有说服力的证据。因此，生物标志在环境与健康关系研究中的应用，特别在暴露的精确测量、早期生物效应发现、宿主易感性判定等方面具有广阔前景。理论上，生物标志需要满足敏感、特异、简便、易行等条件，但目前符合这些条件的生物标志还很少，有些环境因素尚无法在体内找到暴露生物标志，如物理因素中的噪声、电磁辐射等。此外，许多生物标志尚缺乏稳定、可靠的检测手段，有的检测方法比较昂贵，对仪器和样本的要求很高，难以在实际中推广运用。大多数的样本采集都是有创的，若涉及靶组织的样本，更是难以获得。这些都需要在生物标志研究中予以充分考虑。

表2-1 从暴露到疾病前各阶段主要生物标志示例

生物标志	暴露因素	生物介质
内剂量（污染物及代谢物）标志		
1-羟基芘	多环芳烃	尿液
尼古丁、可替宁	香烟烟雾	血液、尿液
苯乙烯、铅、镉、砷	苯乙烯、铅、镉、砷	血液、尿液
多氯联苯、DDT、DDE、TCDD	多氯联苯、DDT、DDE、TCDD	脂肪组织、血液、尿液
反,反黏糠酸（t,t-MA）、呼出气苯	环境中的苯	尿液、呼出气
生物有效剂量标志		
DNA加合物	各种烷化剂、多环芳烃、芳香胺、黄曲霉毒素等	淋巴细胞、白细胞、红细胞、靶组织
蛋白质加合物（Hb）	环氧乙烷	红细胞
蛋白质加合物（血清白蛋白）	黄曲霉毒素	血清
DNA蛋白质交联物	紫外线、电离辐射、烷化剂等	血清
早期生物效应分子标志		
DNA链断裂、链内和链间交联等	各种诱变剂	细胞
癌基因激活与抑癌基因失活	化学致癌物	细胞
染色体畸变、SCE、微核	致突变物	淋巴细胞
点突变：HGPRT、胸苷激酶及其他靶基因突变等	致突变物	体细胞
细胞结构/功能改变标志		
生化酶活性改变	铅、有机磷、肝损害等	血清
细胞骨架、血清 α-胎球蛋白、EGF、TGF-β		
易感生物标志		
药物/毒物代谢酶多态：CYP450亚型酶、乙酰化酶、GSTs的基因多态性等	致突变、致癌化学物及其他毒物	体细胞、白细胞

注：TCDD，2,3,7,8-四氯二苯-*p*-二噁英；HGPRT，次黄嘌呤鸟嘌呤磷酸核糖基转移酶（hypoxanthine-guanine phosphoribosyl transferase）；EGF，上皮生长因子；TGF-β，肿瘤生长因子；DDT，双对氯苯基三氯乙烷；DDE，2,2-双（对氯苯基）-1,1-二氯乙烯；CYP450，细胞色素P450。

二、环境流行病学研究方法

环境流行病学（environmental epidemiology）是应用传统流行病学的方法，结合环境与人群健康关系的特点，从宏观上研究环境因素与人群健康关系的科学。其目的是揭示环境暴露与人群健康效应之间的相关性和因果关系。

（一）基本内容

环境流行病学是流行病学的一个分支，以"暴露为中心"而不是以"疾病为中心"，其基本内容主要包括：①研究已知环境暴露因素对人群的健康效应；②探索引起异常效应的环境因素；③评价针对环境危险因素的干预效果；④剂量-效应关系的研究。

（二）研究方法

人群健康效应通常包括短期效应（急性效应）和长期效应（慢性效应）。因此，需要依据人群健康效应进行设计。

1. **急性健康效应研究方法**　是环境流行病学中的重要组成部分，主要关注环境因素短期暴露与急性健康结局之间的关系。主要有以下几种设计类型：①时间序列研究（time series study），属于生态学研究的范畴，特别适用于分析短期内环境变化对急性健康事件的影响。通常基于群体数据，以日为单位的累积测量值为基础，如死亡数和入院数。②病例交叉研究（case-crossover study），属于一种自身对照研究方法。该方法通过比较研究对象在即将发生急性事件（或疾病）时的暴露情况与未发生该事件（或疾病）的特定时间段内的暴露，旨在评估暴露因素与急性事件发生之间的联系。理论上，如果某环境因素与急性事件相关，危险期内的暴露应比对照期内更频繁或更强烈，从而观察到这一趋势。③固定群组研究（panel study），是一种前瞻性研究方法，以探究环境因素在短期暴露下对亚临床健康指标的影响，也称为定群研究、面板研究或定组研究。该研究设计通常在多个时间点对一组研究对象（一般为数十至数百人）进行重复测量，以评估环境暴露水平与特定健康效应指标的关联。这种方法为基于人群的环境健康效应机制研究提供了有力的证据。

2. **慢性健康效应研究方法**

（1）横断面研究（cross-sectional study）：是一种在相对短时段内收集环境因素暴露与健康结局数据，并以此来评估暴露与健康之间关联的方法。特别是在先验知识有限、需要同时研究多个环境因素与特定健康结局（特别是慢性疾病）的潜在关联时，横断面研究被认为是首选研究设计，并能为后续研究提供线索。横断面研究通常需要先确定源人群，然后根据研究需求采取合适的抽样策略，以确保所选人群具有足够的代表性。在某一地区范围内，当暴露因素和健康结局都较为普遍时，可以采用完全随机抽样或普查的方式。国家普查数据库在环境相关研究中常被用作数据来源。此外，在研究设计阶段应充分了解环境因素暴露水平在受试人群中的分布情况，以避免削弱统计效能。

（2）生态学研究（ecological study）：在群体水平上研究环境暴露因素与疾病（或其他效应）之间的关系。以群体为单位进行观察、描述和分析是其最基本的特征。生态学研究主要应用于产生和探索病因学假说、描述和估计环境因素对健康影响的变化趋势、评价人群干预试验和现场试验效果等方面。生态学研究可以分为生态比较研究（ecological comparison study）与生态趋势研究（ecological trend study）。生态比较研究是通过比较分析不同人群中某种健康效应的发生率与环境因素相关性的差别，提示该环境因素与人群健康之间是否存在关联。生态趋势研究是长期连续观察某人群在某种环境因素作用下的健康效应变化趋势。

（3）病例对照研究（case-control study）：环境流行病学最基本的研究类型之一，是探索病因常用的一种流行病学方法。其原理是从某种疾病（健康结局）出发，探讨可能的病因，即从"果"到"因"，在时间顺序上是逆向的，因此又称为回顾性调查。由于病例对照研究需要调查的对象数目少，人力、物力都较节省，获得结果较快，对于罕见病的病因研究，病例对照研究常为唯一可用的方法。在环境流行病学中，病例对照设计中所谓的暴露，常常指环境暴露因素，如大气污染物、吸烟等。病例对照研究通常采用匹配设计和非匹配设计两种方法，匹配可分为频数匹配和个体匹配，目的是排除匹配因素对研究结果的混杂和干扰。病例对照研究又衍生出一些新的类型，如巢式病例对照研究、病例交叉研究、病例队列研究、单纯病例研究等，这些新方法一般都具有设计效率高、研究花费少、适用范围更广的特点，在环境与健康研究领域，往往是传统方法所无法替代的。

（4）队列研究（cohort study）：是通过对某一人群暴露和健康结局的随访观察，比较是否暴露或暴露的不同水平下健康结局测量值或其发生率的差异，从而判定暴露因素与健康结局之间有无因果关联和关联程度。队列也称群组，泛指共同暴露于某一类因素（如大气污染物、吸烟）或具有某种共同特征(如某种饮食习惯、生理学特征)的一组人群。可分为两类:一类称为固定队列,也称定群;另一类称为动态队列,可以随时增减成员的观察人数,但队列的样本量基本维持不变。根据研究时健康结局是否出现,又可分为前瞻性队列研究和回顾性队列研究两种类型,各有优缺点,有时将这两种类型结合起来,即先进行回顾性队列研究,再对同一队列随后进行前瞻性队列研究,综合了两种研究类型的优势,又称为双向性队列研究。队列研究主要应用于验证病因假说、描述疾病的自然史、研究暴露与健康的动态变化、评价干预措施的效果等方面。国际上著名的队列研究包括Framingham Heart Study、Nurses' Health Study(NHS)、UK Biobank(UKB)等;国内的包括中国慢性病前瞻性研究队列、东风-同济队列、中国健康与养老追踪调查(CHARLS)、中国国家出生队列等。

3. **随机对照试验**(randomized controlled trial,RCT) 是一种严谨的试验设计方法,旨在评估特定环境因素对健康的影响,其核心目标是通过随机分配参与者到干预组(接受特定环境因素的干预或暴露)和对照组(未接受干预或暴露),以确保两组在基线特征上的可比性,从而有效推断因果关系。通过比较干预组与对照组在健康结局上的差异,能够深入分析干预或暴露与健康的因果效应。研究设计方法包括平行组设计、交叉设计、集群随机化设计、分层随机化设计等。使用标准化工具(如问卷、临床评估、实验室测试等)对干预前后的健康结局进行系统评估,并持续跟踪评估干预效果。随机对照研究在阐明环境与健康关系,特别是预防对策的效果评估中往往具有不可替代的作用。在研究过程中,还可以结合系统流行病学方法、孟德尔随机化(MR)分析,以及转录组、表观遗传组、蛋白质组、代谢组等多组学手段进行研究,以获得更有说服力的证据。

4. **系统综述与荟萃分析** 系统综述与荟萃分析作为环境与健康关系研究的重要方法,通过整合大量相关研究,并结合丰富的大数据来源和合适的统计模型,可以更准确地评估环境与健康之间的关系,为制定科学合理的环境政策和公共卫生措施提供重要依据。

(1)系统综述(systematic review):是一种全面、严谨的研究方法,旨在系统地收集、筛选、评估和综合特定研究问题相关的所有研究文献。通过明确的研究问题和纳入/排除标准,广泛检索多个数据库及其他资源,尽可能全面地获取相关研究。系统综述有助于降低偏倚与随机误差,为临床实践、公共卫生、政府决策等提供可靠证据。系统综述主要包括确定研究问题、制定纳入/排除标准、文献检索、文献筛选与数据提取、文献质量评估、数据分析与综合、系统综述报告撰写等七个步骤。

(2)荟萃分析:一般指 meta 分析(meta analysis),是基于系统综述的定量统计分析方法,通过合并多个独立研究的效应量(如风险比、均数差等)并进行异质性检验,得出更具概括性和精确性的综合效应估计。它可提高统计功效,发现微小效应,并探究研究结局间的差异原因。荟萃分析的方法包括效应量的选择与计算、异质性检验、效应量的合并计算、敏感性分析、发表偏倚评估等。

系统综述与荟萃分析常用的大数据来源包括:①电子健康记录(electronic health records,EHRs),是医院和医疗机构中存储的患者信息。②环境监测数据,主要来源于环保部门和监测机构,涵盖空气质量监测、水质监测和土壤污染监测等。③流行病学调查数据。④社交媒体数据和移动健康数据,尽管这些数据较为复杂且分散,但可以通过合理的数据分析方法挖掘有价值的信息。

系统综述与荟萃分析常用的分析模型包括:①meta 回归模型,主要用于荟萃分析中探讨异质性来源的统计方法。②随机效应模型和固定效应模型,这两种模型在荟萃分析中用于合并效应量。③网络 meta 分析模型,是在传统 meta 分析基础上发展的,它将多个直接和间接比较的研究结果整合到一个分析框架中,构建证据网络,从而对不同干预措施或暴露因素进行比较。④贝叶斯模型,与传统频率学派方法相比,贝叶斯方法更灵活地处理不确定性,能够纳入更多相关信息。此外,贝叶斯 meta 分析还可进行模型比较和参数不确定性分析,为研究结果提供全面的解释和评估。

三、环境毒理学研究方法

在真实世界中，环境暴露和健康结局及其关系十分复杂。为此，在环境流行病学研究的基础上，可以通过环境毒理学等实验方法，对单个或有限多个环境因素在特定条件下进行关系确认和机制研究，有助于证实人群研究的结果。随着医学和生命科学的发展，环境毒理学也得到了蓬勃发展，为环境与健康研究提供了许多新的技术、模型和指标，包括基因芯片、蛋白芯片、组织芯片、细胞芯片、表型芯片、类器官芯片等生物芯片技术；蛋白质组技术平台、代谢组技术平台、发光技术、荧光(比色)和干细胞培养技术等；此外，各种模式动物和转基因动物模型也被不断地应用到环境毒理学的研究中。这些技术、方法、模型将为环境毒理学的应用提供更多手段，不断开辟新的研究领域，使复杂环境下的毒理学效应评估及其机制研究成为可能。近年来，基于体外、体内研究的有害结局路径(adverse outcome pathway, AOP)研究和应用进一步推动了环境与健康关系研究的不断深入和发展。

(一)基本内容

环境毒理学(environmental toxicology)是应用毒理学理论和方法研究环境因素对生物体的损害作用及其机制，为预防其危害提供依据的科学，是环境卫生学和毒理学的一个交叉学科。研究内容主要包括：①阐明未知有害因素的毒效应；②验证人群研究发现的危害效应；③建立剂量-效应关系；④揭示环境因素的毒作用机制；⑤发展新方法、新模型、新指标，为环境流行病学研究和环境生物监测提供新的手段。

(二)研究方法

1. 动物实验　包括普通毒性实验和特殊毒性实验(致癌、致畸和致突变)。近些年，各种基因编辑技术、组学技术，特别是计算机模型在毒理学研究中被广泛应用，它们在环境因素的毒作用及机制研究方面发挥了重要作用。

(1)普通毒性评价方法：急性毒性实验是环境毒理学研究中最基础的工作，通常是一次暴露或24小时内的反复暴露，反映的是短期高暴露所导致的健康危害。实验所获得的如半数致死剂量(LD_{50})或半数致死浓度(LC_{50})是评价环境化学物急性毒性的重要依据。慢性毒性实验是研究在较长时期内以小剂量反复染毒后所引起的毒性作用，其目的是评价环境因素在长期小剂量作用下对机体产生的损害及特点，并建立剂量-效应关系以获得NOAEL和LOAEL。以NOAEL作为外推到人体暴露安全剂量的基础，计算不同环境介质中的限制浓度作为环境有害物质的基准值，为制定该物质的环境卫生标准提供依据。

(2)遗传毒性评价方法：目前已有遗传毒理学实验200多种，可按其检测方法所涉及的终点分成3大类：第一类检测基因突变，如Ames实验、哺乳动物细胞突变实验、哺乳动物突变实验等；第二类检测染色体畸变，包括染色体结构和/或数目的异常改变；第三类测定DNA的损伤，如DNA损伤修复的激发、DNA加合物的形成、姐妹染色单体交换、体细胞重组以及DNA链断裂等。遗传毒性检测的主要用途之一是致癌性筛选。近代分子生物学、生物化学、免疫学技术应用于毒理学研究，形成了一些更加精确、灵敏的环境遗传毒性研究的新技术，并逐步发展成短平快的通量检测手段，可同时满足较大数量环境因素的遗传毒性评价。此外，表观遗传学改变(包括DNA和RNA甲基化、组蛋白修饰、非编码RNA等)检测结合芯片分析技术，也被广泛应用于环境化学物对遗传改变的评价中。

(3)致癌性评价方法：通过一组短期遗传毒理学实验的检测，可对化学因素进行致癌性的初筛,若在初筛实验中得到阳性结果,需要对其进行致癌性确认,则应进行动物致癌实验。动物致癌实验包括短期诱癌实验和长期动物致癌实验。长期动物致癌实验是目前鉴定致癌物最可靠、使用最广泛的一种经典方法,因为这种方法能满足癌发生有较长潜伏期、易于控制各种干扰因素及模拟人群暴露等要求。此外,还有细胞转化实验、促长剂测试实验、转基因动物和新生鼠致癌实验等。动物致癌实验和环境流行病学研究结果是 IARC 判定环境化学物是否致癌的重要依据。

(4)发育毒性评价方法:发育毒性包括胚胎毒性、胎儿毒性、致畸性和行为致畸作用。致畸性测试是发育毒性评价的重要手段,主要是实验动物三段实验及体外致畸实验。国内外应用"三段实验"确证和筛选环境化学物的致畸性。在我国,大多测试环境因素所致的结构畸形通常只进行第 Ⅱ 段实验。体外致畸实验种类很多,常见的主要有全胚胎培养、器官培养和细胞培养三个层次的实验。目前,为观察低剂量环境暴露对胚胎发育期中枢神经系统的影响而导致出生后行为功能异常和障碍,发展了行为致畸实验。

2. **体外实验** 研究方法从一般的细胞、组织培养延伸到基因组学、转录组学、表观遗传组学、蛋白质组学、代谢组学等多组学以及计算机模拟辅助评价系统。测序技术(包括转录组测序、染色质测序、甲基化测序及全基因组测序等),特别是基于纳米孔的单分子 DNA/RNA 测序具有先进的基因组和转录组学研究价值,是未来发展重点。这些技术必将促进环境流行病学和环境毒理学等学科的深度融合,推动环境与健康关系研究的快速发展。

(1)细胞实验:常用的细胞包括永生化细胞系和原代细胞。永生化细胞系是目前用于体外毒性研究中最常用到的体外模型,因缺失了体内细胞的一些功能及蛋白表达,具有局限性。原代细胞实验与永生化细胞相似,但能保留更多细胞特性。2D 模型在实验中受到限制比 3D 实验少,被广泛运用于毒性评价。常见的细胞毒性实验(CCK8)、细胞增殖检测(EDU)都是基于细胞实验模型进行的毒性评价方法。

(2)类器官/器官芯片:类器官和器官芯片技术开发的重大进展促进了体外接近生理 3D 组织和器官的构建。类器官是依靠发育生物学原理由干细胞自组织形成的三维(3D)多细胞组织,包括成体干细胞衍生的类器官及多能干细胞衍生的类器官。可以模拟天然器官在多细胞组成、结构和功能方面的关键特征。类器官概括了组织发育的许多生物学参数,例如异质细胞的组织以及细胞 - 细胞/细胞 - 基质相互作用。而器官芯片是体外微流控细胞培养装置,其中包含活细胞居住的微通道,由微加工技术和生物工程策略演变而来。它们可以重建各种器官的微型功能单元,如肺、肠或神经网络,能更好地反映物理及化学刺激对器官的影响。器官芯片和类器官已成为构建体外 3D 组织或器官模型以更好地模拟人类生理和功能的两项主要技术。目前正逐步运用到病毒感染对机体的作用、人类肠道 - 微生物相互作用以及环境化学物的毒性研究中。

(3)分子实验:至今已经开发了许多分子实验用于确定生物分子表达情况与分子间结合作用。例如,RT-qPCR 技术用于在 DNA 和 RNA 层面上评估基因表达,免疫印迹(Western blot)则在蛋白层面反映基因表达。RNA 免疫沉淀(RIP)则可用于观察 RNA 与蛋白的结合关系,染色质免疫沉淀法(ChIP)则可反映 DNA 与蛋白结合关系,免疫共沉淀(Co-IP)用于研究蛋白与蛋白之间的结合。此外,还开发了免疫荧光、免疫组化等方法用于直接观测蛋白之间的共定位关系。这些方法都逐步成为环境毒理学研究的重要手段。

3. **系统毒理学研究方法** 系统毒理学是建立在系统生物学基础上,综合多组学分析和传统毒理学方法,借助生物信息学和计算毒理学等模型化信息整合技术,对生物系统在环境因素扰动下保持稳定的能力进行评估,研究环境因素与生物系统相互作用机制的一门学科。系统毒理学的核心思想是细胞和有机体等个体水平的形态和功能变化是由基因组、转录组和蛋白质组等系统扰动共同引起的。要理解环境因素在系统层次造成的生物学影响,就必须研究细胞和有机体整体的结构、功能特性和动力学机制,而非孤立部分的特征。系统毒理学分析框架强调系统性,可以减少跨物种外推、高剂量外推和低剂量外推的不确定性,有助于理解环境因素对生命不同阶段的毒理作用以及遗传因素等对毒理作用的影响。当前,多种组学技术的进步与组合,包括高精度的分子测量手段、高通量和高内涵的表征方法以及不断增强的计算能力、数据存储能力和信息管理工具,赋予了系统毒理学新的发展动力。随着未来生物体不同维度网络模型的发展与整合,最终可能实现细胞或有机体整体的系统模型构建,进而实现对环境因素,特别是环境健康风险的快速、准确、综合的评估,助力化学品的风险管控。

4. 生态毒理学相关的生物监测方法　生物监测能够迅速反映污染物对生物体,特别是体内的遗传物质产生的影响。因此,环境理化监测结合生物监测是今后环境监测的趋势。环境生物监测主要通过对环境的植物、动物或微生物进行细胞遗传学或分子毒理学的直接监测,主要包括:①植物细胞遗传学监测,如利用紫露草四分体微核实验、蚕豆根尖细胞有丝分裂染色体畸变实验等;②水生物的分子生物学监测,如对鱼、贝等水生物的监测评价水体化学诱变/致癌污染,可采用 ^{32}P 后标法检测贝类鳃中 DNA 加合物的含量;③污染土壤微生物的分子生物学监测,可通过土壤微生物的反应(如微生物数量、细菌谱、对有机物代谢酶活性等)评价土壤污染。

四、环境与健康关系研究方法的应用

(一)在阐明环境健康因果关系中的应用

在研究环境因素的健康效应时,采用宏观的人群研究(环境流行病学)与微观的实验研究(环境毒理学)相结合的研究方法,能更全面地揭示环境因素对整体人群健康影响的真实情况。宏观研究为微观研究指明方向,而微观研究又可以为宏观研究阐明内在本质,宏观与微观研究相结合可以发挥相辅相成的作用。我国科研工作者在对云南省宣威地区居民肺癌高发原因研究中,应用环境毒理学研究方法对当地燃煤烟尘和燃柴烟尘进行了长时间(10余年)的系列研究,采用了一整套环境毒理学的实验方法,包括对当地燃煤和燃柴烟尘的致突变性实验、动物致癌实验以及小鼠肺组织 BaP-DNA 加合物等实验,明确了当地燃煤烟尘具有很强的致突变性和致癌性,为探寻宣威地区肺癌高发的病因提供了重要的实验证据。再结合环境流行病学研究和环境化学分析,最终阐明了宣威燃煤空气中 BaP 污染是当地居民肺癌高发的主要原因。

(二)在制定环境健康相关安全限值中的应用

环境毒理学实验是研制环境中有害物质卫生基准的基本方法之一。特别是对于一种尚未进入或新进入环境中的化学物(如新污染物),由于缺乏人群流行病学资料,毒理学研究资料就成为制定安全限值的主要参考依据。我国以往制定的环境卫生标准中,以毒理学研究资料作为主要依据的占有相当大比例。传统的毒理学研究对象主要针对生物个体,而环境基准的保护目标是整个生态系统,因此从研究污染物对单物种的毒理效应,上升到污染物对种群、群落乃至整个生态系统的毒理效应,是环境基准发展的必然要求。此外,随着对毒性机制认识的不断深入,一些现代技术方法如基因探针、分子生物标志物等将逐渐被采用,通过快速检测污染物与生物靶分子

DNA、RNA 以及细胞和器官的变异特征指标来研究污染物的毒性效应，将是毒理效应研究的必然手段。

（三）在环境健康风险评估中的应用

通过环境毒理学研究和毒性实验，结合环境流行病学调查资料，系统、科学地表征环境化学物暴露对人类和生态环境的潜在损害作用，并对产生这种损害作用的证据强度或充分性进行评定，对与风险评估相关的不确定性进行评价。风险评估已成为管理毒理学的重点和核心，其基本原理和方法已被许多国家和国际组织机构广泛采用，主要包括四个步骤：危害识别、剂量-效应评估、暴露评价和风险表征，其证据都需要利用环境流行病学和环境毒理学的研究方法来获得，两者缺一不可。此外，定量构效关系（QSAR）、大数据人工智能、高通量组学和高分辨的检测技术等都为环境健康风险评估、预测预警提供了重要支持。

（四）在环境健康干预效果评价中的应用

预防对策是应对环境与健康问题的最终手段，也是环境卫生学以及公共卫生领域的根本目的。环境流行病学和环境毒理学研究方法不仅可以探寻重要的预防措施和技术手段，也是预防对策的相关政策制定的重要依据。环境流行病学中的随机对照试验可以很清晰地明确干预效果，并不断指导和优化干预策略。而环境毒理学可以明确干预措施后机体的恢复过程及预防效果，为人群的效果评估提供更多依据。因此，无论在环境与健康的关系研究还是预防对策的效果评估，始终离不开环境流行病学和环境毒理学的研究策略与技术方法。

（王守林）

第六节　环境与健康问题的预防对策

环境问题是引起健康问题的根源。因此，消除和减少环境危险因素可以从源头上预防疾病的发生发展，而避免或减少人群接触机会、保护易感人群、提高自我防护能力则可有效减少环境危险因素对人群的危害，也是健康保护和健康促进的重要途径。实施环境与健康问题的预防对策，是贯彻落实新时代生态文明建设和新时代卫生与健康工作方针的重要举措，也是美丽中国和健康中国建设的根本要求，需要政府、社会、家庭和个人的共同参与，从法律、政策、组织、规划、技术、教育、科普等方面全面落实，牢固树立大环境、大卫生、大健康观念，实施全人群、全方位、全链条、全生命周期的预防、治疗（包括护理、康复）、管理一体化的预防对策，强化医防协同、医防融合和精准防控，助力实现中华民族伟大复兴的中国梦、健康梦。

在"绪论"对环境与健康问题的预防对策全面概述的基础上，本节将从预防对策的总体要求、主要原则、主要措施、具体对策等方面进行展开，巩固和加深对预防对策的理解。

一、总体要求

以习近平生态文明思想为指引，全面推进新时代生态文明建设，牢固树立"绿水青山就是金山银山"的观念，实现人与自然和谐发展，建设美丽中国。同时，要坚持"以基层为重点，以改革创新为动力，预防为主，中西医并重，把健康融入所有政策，人民共建共享"的新时代卫生与健康工作方针，全面贯彻《"健康中国2030"规划纲要》，推进健康中国建设。具体实施过程中，要遵循"三级预防"原则，强化防、治、管相结合，保障和促进人群健康。

二、主要原则

(一)控制危险因素源

预防的基础是从根本上消除和减少威胁人群健康的各种环境危险因素的产生。为此,既要推进绿色发展、循环发展、低碳发展,减少工业、农业、交通运输等生产、流通、使用、处理等环节产生的各类有害因素,也要倡导绿色生活、低碳生活,减少室内污染、生活污染,构建清洁、卫生、良好、舒适的生产生活环境。

(二)减少人群接触(暴露)机会

科学、合理规划城乡环境,加强生物多样性保护和生态环境建设,增强环境的自净和修复能力,降低群体暴露机会;开展爱国卫生运动,消除和减少环境中的不良因素,降低人群的暴露水平;加强室内通风、空气净化等措施,降低室内污染水平。此外,倡导必要时在公共场所佩戴口罩等措施,降低接触(暴露)机会和程度,有效减缓环境危险因素的危害。

(三)保护易感人群

基于人群的性别、年龄、职业、家庭、身体状况、特殊生理时期等特征,筛选高危(敏感或脆弱)人群,应对突发性污染或严重污染事件。此外,还要通过体检、普查或筛查,及时发现具有遗传缺陷或遗传易感的人群,开展保护措施,降低人群的发病风险。

(四)提升自我防护能力

通过健康教育、科普等手段,普及人群对环境保护和疾病防控的知识,知、信、行一体化发展,增强自我防护意识和能力。提倡健康生活、安全饮食、合理营养,保持良好心态;大力推行全民健身运动,提高身体素质,增强抵抗不良因素的能力,促进健康。

三、主要措施

为保证环境与健康问题相关预防对策的全面落实,需要针对预防对策的全过程实现全方位、全链条管理,改善环境,保障健康。主要有以下几种措施:

(一)组织措施

一方面,通过建立健全相关的法律法规制度,保障各项预防对策的落实;另一方面,通过建立内部管理制度和程序,有效控制污染源、减少排放,降低有害因素的产生。这些都要求政府、组织、部门的协作配合,保证各项措施、政策、技术、资源等合理配置和利用。此外,还要强化预防性和经常性卫生监督,保证预防对策的具体落实并取得实效。

(二)规划措施

主要涉及城乡建设和改造规划、合理安排工业布局和城市功能分区、加强居住区内局部污染物管理、完善城市绿化系统等。科学的规划不仅有利于污染控制,也是杜绝和降低环境污染事件、减少人群暴露的有效措施,有利于营造方便、舒适、健康的生产生活环境。

(三)技术措施

通过技术创新、学科交叉以及新兴信息技术与环保、卫生与健康行业的创新融合,改革工艺、综合利用、化害为利;通过技术创新,提升环境和健康监测、监管和控制能力,强化数据信息管理,提高基层卫生服务能力;强化基础和人群研究,完善环境和健康相关标准、指南、规范和导则的制定;此外,加强生物标志研究,助力早期危害发现、高危人群识别,提升环境保护和健康防护能力。

(四)教育措施

强化专业教育和继续教育,打造高水平专业技术队伍,提升应对和处置环境与健康问题的能力;通过健康教育,普及环境保护、健康防护和健康促进相关知识,提升人群自我防护能力。

四、具体对策

（一）控制环境污染,建设安全的室外环境

我国在大气、水和土壤等环境污染方面采取了许多防控策略,主要涉及治理工业三废、控制农业性污染、降低交通性污染、预防生活性污染、减少燃料污染、开发清洁能源等具体措施,产生了较大的群体健康效益。

通过政府发布的常态化的环境污染治理政策,聚焦蓝天、碧水、净土保卫战,从源头上控制环境污染对人群健康的影响。具体包括《大气污染防治行动计划》(简称"气十条")、《水污染防治行动计划》(简称"水十条")和《土壤污染防治行动计划》(简称"土十条")。特别是土壤污染,往往具有隐蔽性和滞后性,不少污染物在土壤中难以降解。因此,要坚持"预防为主、风险管控、切断来源、协同治理"的原则,推动我国环境质量的提升,保障人民健康。2024年9月,由国家疾病预防控制局等13部委联合印发了《国家气候变化健康适应行动方案(2024—2030年)》,有效防范气候变化对健康的不利影响。

（二）控制室内污染,建设清洁的室内环境

包括改良炉灶、减少固体燃料、改变烹饪方式等,降低室内空气污染,进而改善城市空气质量;使用安全、环保的建筑材料和装饰材料,避免过度装饰等带来的长期污染。当然,加强通风、净化室内空气是降低室内空气污染的最有效措施。

（三）控制环境噪声,建设宁静的和谐环境

2023年我国颁布了《"十四五"噪声污染防治行动计划》(简称"声十条"),结合工业噪声、建筑施工噪声、交通运输噪声和社会生活噪声特点,严格责任制度落实,细化重点领域监管,提高噪声污染治理的科学性、合理性、实效性,逐步满足人民群众对安宁和谐生活环境的需求。

（四）贯彻卫生健康方针,提高全民健康水平

以《"健康中国2030"规划纲要》为指导,全面落实《健康中国行动(2019—2030年)》,针对重大疾病和一些突出问题,聚焦重点人群,实施一系列重大专项行动,政府、社会、个人协同推进,建立健全健康教育体系,促进以治病为中心向以健康为中心转变,努力使群众少生病、晚生病甚至不生病,健康水平明显提高。

1. 合理制订疾病防控和健康促进方案　包括全方位干预健康影响因素、专项全生命周期健康和防控重大疾病等三方面,推进环境相关疾病的"防、筛、诊、治、康,知、行、管、保、控"全链条管理。

2. 重点解决重要的人群健康问题　针对不同的人群建立覆盖生命全周期的疾病监测干预与管理系统;重点强调"三减三健",包括减盐、减油、减糖,健康口腔、健康体重、健康骨骼。

3. 创新预防干预策略新模式　探索以传统体检为中心向以健康管理为中心转变的创新融合发展模式,实现可落地、可持续、可推广的健康中国行动示范样板。

4. 全面落实重大专项行动　围绕疾病预防和健康促进两大核心,开展预防疾病、紧急救援、合理用药等健康知识普及行动;合理膳食、全民健身、控烟、心理健康等健康促进行动;妇幼、中小学学生和老年人等特殊人群促进行动;心脑血管疾病、癌症、慢性呼吸系统疾病、糖尿病等重大疾病防治行动;以及艾滋病、病毒性肝炎、结核病、流行性感冒、寄生虫病等传染病和地方病防控行动等一系列重大专项行动。

（五）实施个体防控策略,主动增强防病能力

个体防控策略是指为了减少个体的环境污染暴露及相应的健康危害,所采取的针对个体的预

防干预措施。个体防控策略能精准有效地保护人体健康，实现高危人群重点防护。

1. **使用个体防护用品**　包括防护服、遮阳伞、口罩、眼罩、耳塞，以及防晒霜、抗过敏霜、护肤霜等，可有效阻挡紫外线、噪声等对机体的损害。需要指出的是，与空气净化设备不同，佩戴口罩可以减轻个体对室内外任意位置的空气污染暴露，是降低空气污染相关心血管和呼吸系统疾病风险的非常有效的个体干预手段。

2. **改善个人卫生习惯**　正确的个人卫生习惯可显著降低包括水传播疾病（如血吸虫病和伤寒等）在内的发病。在无法获得安全供水的情况下，在家中煮沸、消毒和过滤水可以改善饮用水的质量，降低疾病发生和传播。

3. **养成良好的生活习惯和饮食习惯**　坚持有规律的作息制度，减少过度使用手机、避免熬夜；不吸烟或戒烟、限酒；减少垃圾食品、过度加工食品等摄入，规律进食，合理营养；加强锻炼，增强体质。此外，要尽量避免长时间待在污染的环境，保持乐观、宽容、积极向上的生活态度和健康的心理状态。

4. **个人低碳生活**　提高环保意识，增强道德法治观念；提倡低碳生活，减少个人排污；积极学习和使用低碳技术；积极参与环保宣传，并带动周围的人加入环保团体。

在环境与健康问题相关预防对策实施过程中，还要针对实施过程、实施效果进行定期评估，不断调整和优化干预策略和措施，提高干预的效率和针对性，逐步解决环境生态和人民健康问题，实现美丽中国与健康中国的建设目标（图2-7）。

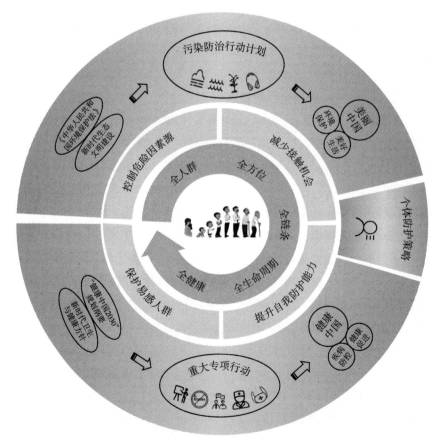

图2-7　环境与健康问题的预防对策模式图

（王守林）

第七节　环境与健康标准体系

环境与健康标准体系是保障人类健康、维护生态平衡、提高社会福祉和实现可持续发展的重要基础。当前,我国的环境与健康标准体系包括由中华人民共和国生态环境部主导的环境保护标准体系和由国家卫生健康委负责制定的环境卫生标准体系。环境与健康标准体系构成了环境污染控制、生态环境保护和维护人群健康的坚实防线。国家环境保护标准体系由环境保护技术法规和相关环境保护标准共同构成,是一个相互衔接、密切配合、协调运转、不可分割的有机整体。它以保护人的健康和生存环境,确保环境资源利用中防止生态环境破坏,对污染物或有害因素容许含量或要求而制定的一系列具有法律约束力的技术标准。环境卫生标准体系以人群健康为核心,运用环境毒理学和环境流行病学的手段,对环境中的有害因素进行严格的限量要求和规范,确保人类免受环境有害风险的威胁。两大标准体系的有机结合,为环境保护和公共卫生提供了明确的技术指导和法律依据。而且,通过科学研究和实践检验,确保了标准的时效性和适宜性,为社会经济活动与自然环境之间的和谐共生提供了坚实的支撑。

一、基准与标准

基准(criteria)与标准(standard)是标准领域中两个核心概念。基准体系由一系列相关基准构成,为环境有害物质或因素设定了对特定对象不产生不良影响的最大剂量或浓度。基准是基于科学研究得出的剂量-效应关系,结合安全系数来确定,它们不涉及社会、经济和技术等条件,且不具有法律效力,但为标准制定提供了科学基础。随着科技的进步和认识的深化,基准内容也在不断演进。

标准体系则是以基准为依据,综合考量社会、经济和技术条件,通过国家管理机构颁布,通常具有法律的强制性。标准需适应基准的更新,同时响应国家政策、社会需求、经济发展、技术进步及生态环境保护和健康需求的变化而进行修订。基准和标准虽属不同概念,但它们之间存在密切联系。基准作为标准的科学基础,其数值直接影响标准的水平。标准会随着国家的社会、经济、技术、行业要求及生态环境保护和健康需求等不断修订。理论上,标准值应不超过基准值,但在特定情况下也可能更为严格。这种动态关系确保了环境保护和公共卫生标准的适应性与先进性。

二、环境保护标准体系

环境保护标准是对环境保护领域中各种需要规范的事物的技术属性所做的规定。我国通过环境保护立法确立了国家环境保护标准体系,《中华人民共和国环境保护法》《中华人民共和国大气污染防治法》《中华人民共和国水污染防治法》《中华人民共和国环境噪声污染防治法》《中华人民共和国海洋环境保护法》和《中华人民共和国放射性污染防治法》等法律对制定环境保护标准做出了规定。我国的环境保护标准包括两个级别,即国家级标准和地方级(省级)标准。国家级环境保护标准包括国家环境质量标准、国家污染物排放(控制)标准、国家环境标准样品和其他用于各方面环境保护执法和管理工作的国家环境保护标准。地方级环境保护标准包括地方环境质量标准和地方污染物排放标准。地方环境质量标准是对国家环境质量标准的补充或提高,其效力高于国家污染物排放标准。环境保护行业标准是环境保护标准的一种发布形式,因其在制定主体、发布方式和适用范围等方面具有的特征,应属于国家级环境保护标准。此外,按照效力可分为强制性环境标准和推荐性环境标准。推荐性环境标准仅具有行业指导意义，不具有法律强制力和执行力，常常导致环境标准在法律性质方面的模糊性。环境保护标准体系的核心内容是环境质量标准和污染物排放标准。

近年来，为加强生态环境标准管理工作，依据《中华人民共和国环境保护法》和《中华人民共和国标准化法》等法律法规制定了生态环境标准，它分为国家生态环境标准和地方生态环境标准。其中，国家生态环境标准包括国家生态环境质量标准、国家生态环境风险管控标准、国家污染物排放标准、国家生态环境监测标准、国家生态环境基础标准和国家生态环境管理技术规范。国家生态环境标准在全国范围或者标准指定区域范围执行。而地方生态环境标准包括地方生态环境质量标准、地方生态环境风险管控标准、地方污染物排放标准和地方其他生态环境标准。地方生态环境标准在发布该标准的省、自治区、直辖市行政区域范围或者标准指定区域范围执行。

（一）环境质量标准

环境质量标准（environmental quality standard）是为保障人体健康、维护生态环境、保证资源充分利用，并考虑社会、经济、技术等因素而对环境中有害物质和因素做出的限制性规定，是指在一定时间和空间范围内，对环境中有害物质或因素的容许浓度所做的规定。它是国家环境政策目标的具体体现，是制定污染物排放标准的依据，也是环保部门进行环境管理的重要手段。《中华人民共和国环境保护法》规定，环境保护行政主管部门制定国家环境质量标准，省级人民政府对国家环境质量标准中未作规定的项目可以制定地方环境质量标准，并报国务院环境保护行政部门备案。我国现有环境空气、地表水、地下水、土壤和噪声等多种环境质量标准。

现行的《环境空气质量标准》（GB 3095—2012）于 2016 年 1 月 1 日施行。新标准规定了环境空气功能区分类、标准分级、污染物项目、平均时间及浓度限值、监测方法、数据统计的有效性规定、实施与监督等内容，并指出各地方政府对标准中未作规定的污染物项目，可以制定地方环境空气质量标准。与旧标准 GB 3095—1996 相比，其变化主要体现在两方面：一是增加了臭氧（O_3）和细颗粒物（$PM_{2.5}$）两项污染物控制标准；二是提高了可吸入颗粒物（PM_{10}）、二氧化氮（NO_2）等污染物的限值要求。新标准中规定了评价不同污染物平均浓度的时间间隔，包括年平均浓度限值、24 小时平均浓度限值、8 小时平均浓度限值和 1 小时平均浓度限值，这主要是与不同污染物对健康的影响有关。此外，将环境空气功能区分为二类：一类区为自然保护区、风景名胜区和其他需要特殊保护的区域；二类区为居住区、商业交通居民混合区、文化区、工业区和农村地区。一类区适用一级浓度限值，二类区适用二级浓度限值。由于新标准规定的项目多、数据多，非专业人员难懂难记，所以还规定了专门用于向公众发布的空气质量评价方法——空气质量指数（air quality index，AQI）以判断空气质量等级，指标包括二氧化硫（SO_2）、二氧化氮（NO_2）、一氧化碳（CO）、臭氧（O_3）、可吸入颗粒物（PM_{10}）和细颗粒物（$PM_{2.5}$）共六项。AQI 将空气质量分为六级，用不同颜色表示，AQI 数值越大、级别越高、表征的颜色越深，说明空气污染状况越严重，对人体的健康危害也就越大。

《地表水环境质量标准》（GB 3838—2002）依据地表水水域环境使用功能和保护目标，按功能高低依次划分为五类功能区：Ⅰ类主要适用于源头水、国家自然保护区；Ⅱ类主要适用于集中式生活饮用水地表水源地一级保护区、珍稀水生生物栖息地、鱼虾类产卵场、仔稚幼鱼的索饵场等；Ⅲ类主要适用于集中式生活饮用水地表水源地二级保护区、鱼虾类越冬场、洄游通道、水产养殖区等渔业水域及游泳区；Ⅳ类主要适用于一般工业用水区及人体非直接接触的娱乐用水区；Ⅴ类主要适用于农业用水区及一般景观要求水域。按水资源划定的功能区包括自然保护区、饮用水水源保护区、渔业用水区、工农业用水区、景观娱乐用水区、混合区、过渡区等管理区。对应于上述五类水域功能，各类功能区有与其相应的用水水质标准。同时在标准中确定了高功能水域高标准保护、低功能水域低标准保护的原则，水域功能类别高的标准值严于水域功能类别低的标准值。同一水域兼有多类使用功能的，执行最高功能类别对应的标准值。水环境质量标准是大环境的水质标准，其作用是保障实现各种使用功能的水质标准和保护水生态系统的要求。各种专用水质标准仅限于各类取水点和专门规划确定的保护区水域。为贯彻《中华人民共和国环境保护法》和《中华人民共和国水污染防治法》，防治生态环境污染，改善生态环境质量，规范地表水环境质量监测工作，由生态环境部制定了《地表水环境质量监测技术规范》（HJ 91.2—2022）于 2022 年 4 月 15 日发布，2022 年 8 月 1 日起实施。

为贯彻落实《中华人民共和国环境保护法》，保护农用地土壤环境，管控农用地土壤污染风险，保障农产品质量安全、农作物正常生长和土壤生态环境，由生态环境部制定《土壤环境质量　农用地土壤污染风险管控标准（试行）》（GB 15618—2018）。该标准规定了农用地土壤污染风险筛选值和管制值，以及监测、实施与监督要求。规定了农用地土壤中镉、汞、砷、铅、铬、铜、镍和锌等基本项目，以及六氯环己烷（六六六）、双对氯苯基三氯乙烷（DDT）、苯并[a]芘等其他项目的风险筛选值，规定了农用地土壤中镉、汞、砷、铅、铬的风险管制值，更新了监测、实施与监督要求。该标准代替了实施多年的《土壤环境质量标准》（GB 15618—1995）。标准于 2018 年 5 月 17 日批准，自 2018 年 8 月 1 日起实施。

（二）污染物排放标准

污染物排放标准是根据国家环境质量标准，结合污染物控制技术，并考虑经济承受能力，对排入环境的有害物质和产生污染的各种因素所做的限制性规定，对污染源进行控制的标准。排放标准的制定，本质上是通过实行总量控制、质量控制和风险控制，保证环境质量达到一定要求；同时，以质量控制为核心，总量控制要符合质量控制。污染物排放标准可分为行业型排放标准和综合型排放标准：行业型排放标准适用于特定行业污染源或特定产品污染源；综合型污染物排放标准适用于所有行业型污染物排放标准适用范围以外的其他各行业的污染源。综合型排放标准和行业型排放标准不同时执行，有行业型排放标准的执行行业型排放标准，没有行业型排放标准的执行综合型排放标准。排放标准的制定及修订与国家重大环境保护和治理政策密切关联，例如：针对石油炼制、石油化学、合成树脂工业是挥发性有机物（VOCs）排放的重点行业，为保护和改善生态环境，促进相关行业技术进步和可持续发展，2015 年国家发布了《石油炼制工业污染物排放标准》（GB 31570—2015）、《石油化学工业污染物排放标准》（GB 31571—2015）、《合成树脂工业污染物排放标准》（GB 31572—2015）等 3 项国家污染物排放标准。3 项标准的发布实施有力削减了污染物排放，促进了行业生产工艺和污染防治技术进步，对于促进行业技术进步和环境质量改善、有效防控环境风险具有重要意义。2023 年 12 月 28 日，生态环境部审议并原则通过了《石油炼制工业污染物排放标准》等 3 项国家生态环境标准的修订。

（三）环境基础标准、监测方法标准及环境样品标准

为统一环境标准工作中的术语、符号和图形等，保障环境保护工作中监测分析数据的可靠性和可比性，制定了环境基础标准、监测方法标准及环境样品标准，如《环境管理体系要求及使用指南》《地下水环境监测技术规范》和《甲醇中溴苯溶液标准样品》等。监测方法标准、环境样品标准是为了使检测与监测工作更加准确和科学，能够准确揭示环境质量状况。

三、环境卫生标准体系

环境卫生标准体系包括环境卫生专业基础标准和环境卫生单项标准。各类环境卫生单项标准是直接为卫生监督和卫生管理服务的,它是环境卫生标准体系的核心和主体,也是法律法规实施的技术保证,而专业基础标准和方法标准是制定与实施环境卫生标准的技术支撑。

环境卫生标准(environmental health standard)中的最高容许浓度是指环境中的化学物质在短期或终身、直接或间接作用于人体时,不会引起身体上或精神上的疾患;或者以现有的检测方法在近期或远期、当代或后代检测不到超过生理适应性反应变化的浓度限量。按照最敏感人群、最敏感观察指标和采用最灵敏方法的原则,从一组阈剂量(或者浓度)或阈下剂量选出不会超越生理性或成瘾性反应范围的健康状况变化的一个数据,再考虑一定的安全系数而制定。由国家卫生健康委组织建立环境卫生标准专业委员会,从 20 世纪 80 年代起,为国家环境卫生标准的制定、补充、修订完善和进入标准先进国家行列作出了巨大贡献。例如,《生活饮用水卫生标准》(GB 5749—2022)经过十余年实施实践、历经数轮修订,于 2023 年 4 月 1 日正式实施,使我国饮用水卫生标准研制实施和修订迈入先进国家行列。目前,我国的环境卫生标准经过长期努力,取得了蓬勃发展,体系更为完善,涉及生活饮用水、室内环境、公共场所、农村环境、卫生防护距离、污染控制技术、环境污染健康危害和保健用品等方面的卫生安全要求和卫生标准。多年来,国家已加大支持力度,重点支持了符合我国国情、具有自主产权的国家环境卫生标准,为国家环境卫生标准研制修订走向国际舞台打下了坚实基础。

(一)环境卫生专业基础标准

它是制定各种环境卫生标准的基础,包括环境卫生学名词、专业术语和代号等的标准化规定;环境污染物毒理学评价程序(包括一般毒性、遗传毒性和毒物动力学等);制定环境介质中污染物卫生标准的原则与方法;环境污染物生物材料监测规范;快速估算环境中新的有害物质卫生标准的原则与方法;环境污染物所致健康危害判定标准的原则;环境医学影响评价的原则与方法等。

(二)环境卫生单项标准

它是以保障人群身体健康为直接目的,对环境中有害物质(因素)所做出的限制性规定。按照污染物在不同环境介质中的性状、转归和侵入人体途径的不同,环境卫生单项标准包括室内空气污染物卫生标准、生活饮用水卫生标准、公共场所卫生标准、化妆品卫生标准和卫生防护距离标准等。

1. **室内空气污染物卫生标准**　其目的是科学评价室内空气是否被污染、污染程度和评价各种防护措施的效果。我国现行室内空气污染物卫生标准包括室内空气中细菌总数、甲醛、二氧化碳含量、可吸入颗粒物、氮氧化物和二氧化硫等的卫生标准。

2. **生活饮用水卫生标准**　是保证水质适于直接饮用的标准,是开展饮用水卫生监督和评价水质净化消毒效果的依据。国家标准《生活饮用水卫生标准》(GB 5749—85)于 1985 年由卫生部颁布实施,20 年后首次修订为《生活饮用水卫生标准》(GB 5749—2006),该标准是我国的生活饮用水水质卫生标准首次与国际先进标准全面接轨,共有 106 项水质指标,于 2007 年颁布。与此同时,卫生部也出台了配套的检验方法标准《生活饮用水卫生标准检验方法》(GB/T 5750—2006)等。现行的生活饮用水国家标准在充分分析我国国情和科学技术发展的基础上,于 2018 年开始修订,于 2022年 3 月 15 日颁布《生活饮用水卫生标准》(GB 5749—2022),并于 2023 年 4 月 1 日正式实施。新标准在标准数量上水质指标由 106 项调整为 97 项,包括常规指标 43 项和扩展指标 54 项。虽然数量有所降低,但提升了标准质量,尤其是在附录 A 增加了若干新污染物。

3. 公共场所卫生标准　现行的《公共场所卫生指标及限制要求》（GB 37488—2019）于 2019 年 11 月 1 日起正式实施。这项标准部分代替了 1996 版（GB 9663～9673—1996，GB 16153—1996）系列标准，成为我国各类公共场所卫生指标限值的统一国家标准，它是保证公共场所的各功能部位符合卫生学要求、不对环境增加污染负荷、减少或防止疾病传播和保护人群健康的技术标准，是评价公共场所卫生质量的依据。公共场所系列卫生标准由《公共场所卫生检验方法　第 1 部分：物理因素》（GB/T 18204.1—2013）、《公共场所卫生管理规范》（GB 37487—2019）、《公共场所卫生指标及限值要求》（GB 37488—2019）、《公共场所设计卫生规范　第 1 部分：总则》（GB 37489.1—2019）和《公共场所卫生学评价规范》（GB/T 37678—2019）5 项标准组成。

4.《大气有害物质无组织排放卫生防护距离推导技术导则》（GB/T 39499—2020）　代替了原《石油加工业卫生防护距离》（GB/T 8195—2011）、《造纸及纸制品业卫生防护距离第 1 部分：纸浆制造业》（GB/T 11654.1—2012）、《合成材料制造业卫生防护距离　第 1 部分：聚氯乙烯制造业》（GB/T 11655.1—2012）、《合成材料制造业卫生防护距离　第 6 部分：氯丁橡胶制造业》（GB/T 11655.6—2012）、《铜冶炼厂（密闭鼓风炉型）卫生防护距离标准》（GB/T 11657—1989）、《炼铁厂卫生防护距离标准》（GB/T 11660—1989）、《炼焦业卫生防护距离》（GB/T 11661—2012）、《烧结业卫生防护距离》（GB/T 11662—2012）和《肥料制造业卫生防护距离　第 1 部分：氮肥制造业 》（GB/T 11666.1—2012）等系列卫生防护距离标准，涉及化工、冶炼、纺织、食品加工、电磁/电离辐射等类企业。

5. 其他标准　除上述外，还有土壤卫生标准、《医疗废物焚烧环境卫生标准》（GB/T 18773—2008）、化妆品卫生标准、村镇规划卫生标准、环境污染物所致健康危害判定标准、环境射频辐射卫生标准和环境医学评价技术规范等。

四、环境卫生标准的制定

（一）制定原则

制定环境卫生标准是以剂量 - 效应关系为依据，通常以"最高容许浓度"表示。鉴于环境污染对人体健康的危害是多方面的，应根据污染物对机体健康影响的性质和程度，确定其最高容许浓度。在考虑卫生上安全可靠的同时，要兼顾技术上的可行性和经济上的合理性。

1. 保障居民不发生急性中毒或慢性危害　空气、饮用水的卫生标准，应保证居民不发生急性中毒和慢性危害或潜在性的远期危害（包括致突变、致畸和致癌作用），并应包括老、幼、病、弱和孕等脆弱人群和居民昼夜呼吸空气与长期饮用等暴露特点。

2. 对主观感觉无不良影响　最高容许浓度的限值应低于引起眼、口腔和上呼吸道黏膜刺激作用的浓度值。在此种浓度下，人们感觉不到明显的异臭、异味、异色和刺激性，以免长期不良气味的刺激引起人体生理机能的改变。

3. 对人体健康无间接影响　有害物质能使生活环境恶化而对机体产生间接危害。如：灰尘能降低大气透明度，减弱照度和紫外线强度，从而削弱人体的抗病力；危害植物生长，影响绿化和植物对大气的自净作用；污染环境，影响开窗换气、晾晒衣物；腐蚀建筑物；降低水域自净能力，损害其经济使用价值等。因此，从保护环境、维持生态平衡出发，最高容许浓度数值应低于发生这些有害影响的阈浓度。

4. 选用最敏感指标　制定标准时，应考虑有害物质对机体多方面的有害作用，并选择对人群最敏感的指标或特异性的指标作为限制指标，根据剂量 - 效应关系确定的阈浓度，以阈下浓度作为最高容许浓度。

5. 经济合理和技术可行 环境卫生标准作为限量标准,容许限量规定越严格,对人群健康的保护水平越高;但过于严格的标准将增加技术难度和经济成本,而降低了标准的可操作性和适用性。因此,制定标准既要充分考虑健康保障的需求,又要适当考虑经济技术水平,即成本-效益关系和技术发展水平及合理性。

(二)制定方法

制定环境卫生标准要研究污染物对机体作用的性质和程度。污染物按其理化形态有:气体(包括蒸气)、液体(雾)和固体(粉尘、烟)三种。WHO按其毒理作用及反应速度将有害物质分为:刺激性、过敏性或急性中毒、蓄积性和有直接致癌作用三类。研究这些有害物质对机体的影响,常采用毒理学实验、感官性状检查、一般卫生状况研究和现场卫生学调查等方法,从多方面选取最敏感的观察指标,求出对人体的阈剂量,按照"最敏感"的原则,得出阈浓度或阈下浓度,作为提出最高容许浓度的依据。

1. 环境毒理学方法 环境毒理学方法是制定环境卫生标准的重要手段。环境污染物对机体的直接危害,可表现在一般毒性、致畸、致突变和致癌作用等极端效应终点及对感官性状的影响。为阐明环境污染物对上述健康效应终点的影响,须通过相应的毒理学测试方法检测,以确定其作用的性质、特点及作用的阈剂量和阈下剂量,为制定该污染物在环境中的最高容许浓度提供毒理学依据。毒理学实验根据处理和观察时间可分为急性毒性实验、重复剂量暴露毒性实验、亚慢性毒性实验和慢性毒性实验。对疑有致突变、致畸、致癌和内分泌干扰效应的污染物,可根据相应毒理学测试程序进行测试。

由于人与动物存在着种属差异,将动物实验的结果外推到人时,须考虑一定的安全系数。安全系数充分考虑了动物与人之间存在的种属差异、人群中个体易感性差异、实验研究中高剂量、短时间处理与人群实际长期低剂量暴露,以及小样本动物实验结果外推至人群时所存在的不确定性问题。安全系数的确定通常应考虑:①毒作用类型;②实验动物与人群观察资料的完整性;③确定无作用剂量或阈剂量的基础及其依据;④剂量-效应曲线的斜率,如曲线斜率大,则安全系数也大;⑤如有人体资料时,特别是以完整的流行病学调查资料作为依据时,可采用很小的安全系数,例如,对大气和饮用水,采用人的感官阈浓度时,则不需要安全系数。

2. 感官机能影响的测定 为防止有害物质对感官的刺激作用,需要确定这些物质对眼、口腔、上呼吸道的刺激作用阈和在大气、水中产生的异常颜色、气味阈浓度。在确保受试者安全的条件下,直接观察人体剂量-效应所获取的数据比动物实验结果的参考价值和可靠性更强。

3. 环境流行病学研究 由于人类与环境之间关系的复杂性,许多因素在实验条件下难以完全模拟。特别是低浓度物质的慢性影响,由于生物体在生命周期的不同阶段,其适应性、耐受性和代偿机制以及观察指标都会发生变化。因此,即便确定了某种物质的阈浓度,也需要通过环境流行病学研究来验证其剂量-效应关系。在研究策略上,首先应明确特定地区环境介质中有害物质的种类、空间和时间分布的实际浓度,及当地居民的健康状况、发病率、患病率和死亡率等在时间、空间和人群中分布的差异,分析污染与危害的相关性及其程度,进而理解总暴露量与健康效应之间的关系,评价最高容许浓度的安全程度,这对于审查或修订环境卫生标准至关重要。流行病学调查方法主要包括:观察性调查研究,其中又分为横断面调查方法、病例对照研究方法和定群调查方法;试验性研究以及数学模型研究等。

4. 其他研究方法 包括①人类受控试验(志愿者试验):主要从总体上了解大气污染等对人体生理和健康的影响,试图获得人群暴露于污染环境时所承受的危险水平,从而建立限制这些危险性的更为可靠的环境卫生标准。②人体负荷量测定：直接对人体的血液、尿液、痰液、粪便、呼气、毛发、指甲、乳汁和脂肪等生物材料中一种或多种有害物质或代谢产物的含量进行测定，并与该物质在环境中的含量进行相关分析，从而对环境卫生标准进行补充。③混合污染物质的容许水平研究：现行环境卫生标准主要针对单一物质制定，而环境污染常以复合暴露的方式作用于人体，不同污染物对人体作用表现为多样性，危害程度也各异。因此，需要考虑它们的联合作用。④数学计算方法：通过分析环境污染物的生物学活性与该物质的分子结构、理化参数、急性和亚急性毒性以及感官性状等之间的相关性，借以预测新化学物质的毒性和最高容许浓度的范围，以满足日常环境卫生工作的急切需要。

在制定环境卫生标准时，还应该充分借鉴国际组织和其他国家已有的环境卫生限值，特别是制定限值时所选用的关键健康效应终点、剂量-效应曲线以确定"安全剂量"，结合我国的环境和人群暴露特征，确定我国人群通过环境介质摄入该物质的比例，提出我国的环境卫生标准，不仅节约大量人力物力，也利于我国的环境卫生标准与国际接轨。

通过环境毒理学研究的有害物质的阈剂量（浓度）或阈下剂量（浓度）及环境流行病学调查获得的剂量-效应关系，结合社会、经济、技术等因素进行综合分析，最后提出有害物质的环境卫生标准。

（屈卫东）

第八节　健康风险评估

健康风险评估（health risk assessment，HRA）是一种系统、科学的方法，它根据既定的准则，利用毒理学研究和流行病学调查等资料，对有害环境因素对人类和生态系统可能造成的潜在损害进行表征。HRA 不仅评定了产生损害作用的证据强度或充分性，还评价了与危险性评估相关的不确定性。健康风险评估的主要特点包括：①健康保护观念的转变。安全被视为相对的概念，在实际应用中，追求绝对安全是不现实的。由于完全清除有害健康的污染物也不可行，我们的目标是通过逐步控制污染，将对健康的影响降至社会普遍可接受的危险水平。②把环境污染对人体健康的影响定量化。环境污染对人体健康的影响被定量化，意味着我们不再简单地以"有"或"无"来判断其危害，而是通过定量分析来阐明危害健康的程度。例如，已知某化学污染物具有致癌性，其在人类环境中的存在可能会增加癌症的发生频率和风险。通过致癌风险评估，我们可以预测由于该污染物暴露所增加的癌症发生频率和可能增加的患癌人数，这有助于在健康危害的经济代价与社会经济利益之间进行权衡，进而支持风险管理决策。

目前世界各国多以美国环境保护署提出的"风险评估和风险管理的基本组成"和"环境污染物健康风险评估指南"为基础开展环境健康风险评估。此外，WHO 和经济合作与发展组织（OECD）也根据有害物质对健康的影响和不同终点的效应提出了若干重要的指导，形成了多元化评价方法的指导性文件。

一、健康风险评估的基本内容和方法

健康风险评估作为跨学科的方法学手段，它综合运用了毒理学、流行病学、统计学及监测分析等学科领域的最新成果和技术，健康风险评估是系统化的科学过程，由危害鉴定、剂量-效应关系评定、暴露评价和风险特征分析等步骤有机组成。WHO 推荐的环境化学物风险评估基本流程，如图 2-8 所示，展示了这一系统方法的框架。

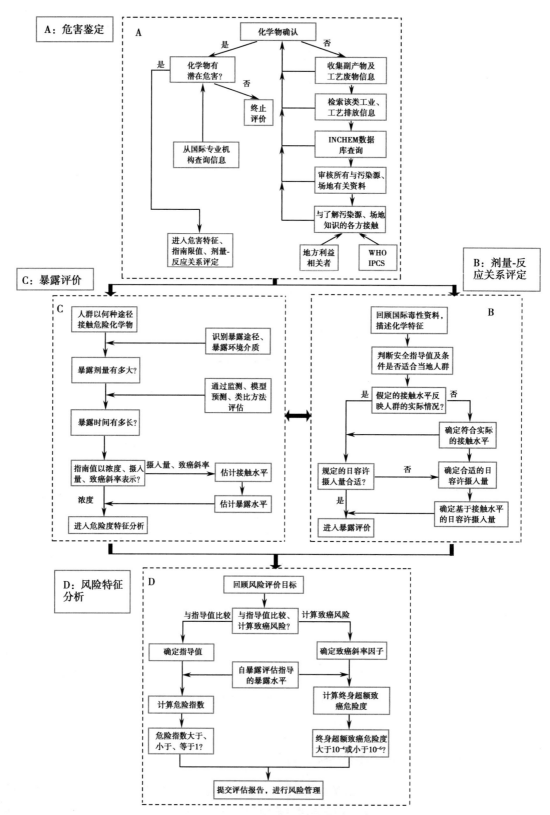

图 2-8 WHO 推荐的环境化学物风险评估基本过程

（一）危害鉴定

危害鉴定（hazard identification）是健康风险评估的首要步骤，属于定性评价阶段。其目的是确定在一定的接触条件下，被评价的化学物是否会产生健康危害及其有害效应的特征。

危害鉴定主要依靠流行病学和毒理学的研究资料。流行病学资料可直接反映人群暴露产生的有害影响及其特征，不存在种属差异问题，因而是危害鉴定中说服力最强的证据。应用于危害鉴定的流行病学研究应包括：①对照组与暴露组选择恰当；②混杂因素和其他各种偏倚的考虑与排除；③有害效应特异性；④观察人群应足够大，观察时间应超过潜伏期。然而，由于流行病学研究本身的一些局限性，使其资料在健康风险评估中的实际应用受到一定限制。首先，流行病学研究很难得到准确的暴露信息，如化学物质的种类和实际浓度等。在混合暴露时，很难从中确定原因物质。其次，流行病学研究一般需要在疾病发病率与对照或本底水平相比有 2 倍以上的增加时，统计学分析效能才强，对某些发病率很低的疾病，常需大样本人群调查，难度和成本均较大。而毒理学研究可在人为严格控制下获得相对准确的暴露和效应测定，因而其研究结果将是风险评估的重要依据。在进行毒理学研究时，应注意其暴露途径要尽可能地与人群实际的暴露方式和特征一致。同时，应考虑化学物质在不同剂量时会显示不同靶器官毒性及在同一剂量时可能产生不同类型的毒效应。此外，国际权威机构对致癌性已做出评价的化合物，可直接应用其结果。IARC 已列为 I 类、ⅡA 类和ⅡB 类的化合物，则不必经危害鉴定。若被评价的化学物在一定的暴露条件下不会产生健康危害，则其评价工作就此终止。否则，按评价程序继续逐步进行。用于危害鉴定的毒理学研究所用的程序和方法应遵照公认的程序、指南或毒理学原则。近年来，我国发布了一些环境影响评价技术导则。例如，由生态环境部发布的《生态环境健康风险评估技术指南 总纲》，并将其列为为国家环境保护标准予以发布。2019 年 8 月 26 日，由生态环境部和国家卫生健康委共同发布了《化学物质环境风险评估技术方法框架性指南（试行）》。

（二）剂量-反应关系评定

剂量-反应关系评定（dose-response assessment）是对环境化学物或污染物暴露与健康不良效应之间的定量评价，是健康风险评估的核心。通常通过人群研究或动物实验的资料，确定适合于人的剂量-反应曲线，并计算出评估危险人群在某种暴露剂量下风险的基准值。有阈化学物剂量-反应评定一般采用未观察到有害效应的水平（NOAEL）法或基准剂量（benchmark dose，BMD）法推导出参考剂量或可接受的日摄入量，而无阈化学物的剂量-反应评定的关键是通过一些数学模型外推低剂量范围内的剂量-反应关系，并由此推算出终身暴露于一个单位剂量的化学物质造成的超额风险。美国 EPA"致癌物风险评估指南"推荐使用线性外推法进行剂量-反应关系评定，常用致癌强度系数（carcinogenic potency factor，CPF）作为致癌物风险估计值。化学物常用剂量-反应关系评价指标见表 2-2。

（三）暴露评价

如果无暴露时，化学物质即使有毒也不会对人产生危害。因此，人群的暴露评价（exposure assessment）是健康风险评估中的关键步骤。通过暴露评价可以测量或估计人群对某一化学物质暴露的强度、频率和持续时间，也可以预测新型化学物质进入环境后可能造成的暴露水平（剂量）。

暴露剂量分为外暴露剂量和内暴露剂量。确定外暴露剂量时，首先应通过调查和检测明确暴露特征：有毒物质的理化特性及排放情况，在环境介质中的转移及分布规律，暴露途径、暴露浓度

表2-2　化学物常用评价指标指南

终点类型	指标（单位）	英文（缩写）	定义
非致癌效应（包括动物致癌物但未观察到人类致癌效应）	可耐受浓度/（mg/m³）	Tolerable concentration（TC）	个体单位体重终身每日、每周或每个月可摄入的空气、食物、土壤或饮用水中某化学物质而不会对健康造成显著风险的估计量。对于产品，这些值将是对某化学物质在特定时间内经皮肤、经口或吸入暴露而不会对健康造成显著风险的估计值。
	每日可耐受摄入量/[mg/（kg·d）]	Tolerable daily intake（TDI）	
	暂定每周可耐受摄入量/[mg/（kg·w）]	Provisional tolerable weekly intake（PTWI）	
	暂定每个月可耐受摄入量/[mg/（kg·m）]	Provisional tolerable monthly intake（PTMI）	
	每日容许摄入量/[mg/（kg·d）]	Acceptable daily intake（ADI）	
	急性参考剂量/[mg/（kg·d）]	Acute reference dose（ARfD）	在24小时或更短时间内，每单位体重可摄入的化学物质的量，通常存在于食物或饮用水中，而不会造成显著健康风险。
人类潜在致癌物	经口斜率因子/[mg/（kg·d）]	Slope factor（SF）	个体单位体重终身摄入或吸入某单位剂量化学物质相关的癌症风险的估计值。
	与空气中某化学物质浓度相关的斜率因子/[μg/m³]		空气或水中某单位浓度化学物质相关的癌症风险的估计值。
	与水中某化学物质浓度相关的斜率因子/[μg/L]		
确定人类致癌物	基准剂量/[mg/（kg·d）]	Benchmark dose（BMD）	依据动物实验剂量-反应关系的结果，用一定的统计学模型求得的受试物引起一定比例（定量资料为10%，定性资料为5%）动物出现阳性反应剂量的95%置信区间下限值。

引自：WHO human health risk assessment toolkit: chemical hazards, second edition. Geneva: World Health Organization; 2021（IPCS harmonization project document, no. 8）。

和暴露持续时间等。一种暴露途径的暴露剂量，可用相应途径的环境介质中的测定浓度估计；多种暴露途径的暴露剂量，应根据对多种环境介质的测定值计算总暴露剂量。内暴露剂量可通过测定内暴露剂量的生物标志来确定或根据外暴露剂量推算（内暴露剂量=摄入量×吸收率）。内暴露剂量比外暴露剂量更能反映人体暴露的真实性，提供更为科学的基础资料。暴露人群的特征包括人群的年龄、性别、职业、易感性等情况。

（四）风险特征分析

风险特征分析（risk characterization）是风险评定的最后步骤。它通过综合暴露评价和剂量-反应关系评定的结果，分析判断人群发生某种危害的可能性大小，并对其可信程度或不确定性加以阐述,最终以正规的文件形式提供给危险管理人员,作为管理决策的依据。

对有阈化学物,把参考剂量相对应的可接受风险定为 10^{-6}(指为社会公认为公众可接受的不良健康效应的概率,可因条件的变更而改变,波动为 $10^{-6}\sim10^{-3}$ 或 $10^{-7}\sim10^{-4}$)。可计算出:①人群终身超额风险;②人群年超额风险;③人群年超额病例数。

对无阈化学物可算出:①人群终身患癌超额风险;②人均患癌年超额风险;③人群超额患癌病例数。

二、健康风险评估的应用

健康风险评估已成为全球众多国家环保及卫生部门管理决策的核心组成部分。它在保护环境和人群健康、制定卫生标准、进行卫生监督以及确定防治对策等方面扮演着至关重要的角色。现行的健康风险评估主要应用于以下几个关键领域:

1. 预测与预警 评估在特定环境因素暴露条件下,暴露人群终身发病或死亡的概率,为及时采取预防措施提供科学依据。预测与预警是健康风险评估实际应用中的重要内容,它能对潜在健康风险进行早期识别和预警,以便在健康危害问题发生前采取必要的预防措施。这包括对环境污染物监测、评估和预测,以及对可能受影响人群进行风险沟通和教育。通过预测与预警,可减少环境污染对公众健康的有害影响,提高社会对环境风险的认识和准备。

2. 风险比较与优先级排序 对各种有害化学物或其他风险因素进行比较评价,确定治理的优先次序。这一过程对于新化学物的筛选至关重要,同时从公共卫生、经济、社会和政治等多个角度进行论证,进行经济效益和利弊分析,为环境管理决策提供坚实的科学基础。

3. 环境卫生标准的制定 研制有害物质及致癌物的环境卫生标准,提出环境中有害化学物及致癌物的可接受浓度。此外,还包括制定相关的法规和管理条例,为卫生监督工作提供重要的法规依据和操作指导。通过这些应用,健康风险评估不仅有助于科学地识别和量化环境健康风险,而且促进了风险管理措施的制定和实施,确保了环境政策和卫生措施的有效性与适应性。

健康风险评估(HRA)作为全球环境健康政策制定中不可或缺的工具,已在世界范围内得到广泛应用。我国也在化学物质、电离辐射、突发污染事故等领域进行了深入的健康风险评估研究与应用。尽管不同国家在风险管理法规上存在差异,导致健康风险评估的原则和方法学呈现多样性,但国际化学品安全规划署(International Programme on Chemical Safety, IPCS)通过召开会议,致力于推动评估方法的标准化。目前,环境健康风险评估体系正在逐步发展,但仍面临诸多挑战,如提高评估的确定性、优化外推模型以更接近真实情况,以及对 hormesis 化合物等特殊物质的剂量-效应关系进行准确认定,如何能有效地利用风险评估结果开展有效的预测与预警已成为发挥风险评估作用的重要内容。当前广为使用的"四步骤模式"作为风险评估实施的基本框架,为评估提供了结构化的方法,但在处理易感人群问题上仍需进一步研究和发展。这包括更准确地识别不同人群的敏感性差异,并在政策制定中予以充分考虑,以确保健康风险评估更加全面和精准。

(屈卫东)

案例

　　2011 年 3 月 11 日,日本发生里氏 9.0 级地震并引发海啸,导致福岛第一、第二核电站受到严重影响。次日,日本宣布福岛第一核电站的放射性物质泄漏到外部。4 月 12 日,日本原子能安全保安院(NISA)将福岛核事故等级定为核事故最高分级 7 级(特大事故),与切尔诺贝利核电站事故同级。

　　2021 年 4 月 13 日,日本政府正式决定将福岛第一核电站上百万吨核污染水排入大海。2022 年 7 月 22 日上午,日本原子能规制委员会正式批准了东京电力公司有关福岛第一核电站事故后的核污染水排海计划。预计整个排放期将持续 30 年左右。2023 年 8 月 24 日 13 时,日本福岛第一核电站启动核污染水排海。截至 2024 年 10 月 14 日第九轮核污染水排海结束,已有超 7 万吨核污染水流入太平洋。10 月 17 日,还火速启动了第十轮排海作业,排放量约为 7 800 吨。

　　核污水不等于核废水。2012 年 3 月,日本东京电力公司首次对福岛核污染水中所含放射性物质的成分和浓度进行测定,结果显示,浓度超标的放射性元素有 64 种之多,包括但不限于 ^{14}C、^{129}I、^{137}Cs、^{90}Sr、^{60}Co 和氚等。

思考题
1. 持续排入大海的核放射性物质可能会对海洋生态环境和人群健康造成哪些危害?
2. 这些核放射性物质会在海洋中发生哪些变化? 可能通过什么途径影响人群健康?
3. 如何评估这些核放射性物质对人群健康造成的潜在风险? 有哪些预防对策?

第三章
室外空气环境与健康

　　室外空气是人类赖以生存的基本条件,空气的清洁程度及其理化性状与人类健康的关系十分密切。伴随着工业化和城市化的快速推进,空气污染问题愈发严重,气候变化形势日益严峻,对公共健康构成了重大挑战。根据全球疾病负担研究结果,在所有环境相关危险因素中,室外空气环境因素导致的疾病负担位居首位。本章将聚焦室外空气环境中常见的危险因素以及气候变化,总结其基本特征、健康影响及其防治策略。为深入理解室外空气环境与健康问题的复杂性,本章首先介绍室外空气环境的物理、化学和生物特性及其相关卫生学意义;再详细探讨各类物理性、化学性和生物性污染以及气候变化的来源、特征和健康影响;最后针对性提出一系列调查、监测、评估与预防策略,以期最大程度地减少室外空气环境对人类健康的不良影响。

第一节　室外空气的特征和卫生学意义

　　随着距地面的高度变化,大气层的物理和化学性质有很大的差异。按气温的垂直变化特点,可将大气层自下而上分为对流层、平流层、中间层、热成层和逸散层。对流层平均厚度约12km,集中了大部分空气和水蒸气,人类活动排入大气的污染物绝大多数在对流层聚集,因此对人类生活影响最大。平流层有臭氧层,能吸收太阳的短波紫外线和宇宙射线,保护生物免受射线伤害。中间层存在空气垂直对流运动。热成层能反射无线电波。逸散层是外层大气,气体稀薄,分子运动快,可飞出地球引力场进入太空。室外空气环境与健康,又称为大气卫生(atmospheric hygiene),是指室外空气或大气的卫生状况及其评价,其主要内容是识别大气环境中的有害因素,评价大气环境与健康的关系,防治大气环境因素的有害健康影响。

一、室外空气的物理性状

大气的物理性状主要有太阳辐射、气象因素和空气离子等。

(一)太阳辐射

太阳辐射(solar radiation)是产生各种天气现象的根本原因,同时也是地表上光和热的源泉。

　　按其不同波长的生物效应,紫外线(ultraviolet ray, UV)可分为UV-A(320~400nm)、UV-B(290~320nm)和UV-C(200~290nm)。太阳辐射产生的UV-A可穿过大气层到达地表,而全部UV-C以及90%以上的UV-B可被大气平流层中的臭氧(ozone, O_3)所吸收。与UV-B相比,UV-A穿透皮肤的能力较强,但生物活性较弱。UV-B具有红斑和抗佝偻病作用,波长260nm左右的UV-C具有杀菌和免疫增强作用,300~200nm的紫外线具有色素沉着作用;过强的UV可致日光性皮炎和电光性眼炎,甚至皮肤癌等;UV还与大气中的某些二次污染物形成有关,例如光化学烟雾、硫酸雾等。

　　可见光(visible light)综合作用于机体的中枢神经系统,能提高视觉和代谢能力,平衡兴奋和镇静作用,提高情绪与工作效率,是生物生存的必需条件。

　　红外线(infrared ray)的生物学作用基础是热效应,适量的红外线可促进人体新陈代谢和细胞增殖,具有消炎和镇静作用;过强则可引起日射病、红外线白内障等。

（二）气象因素

气象因素(meteorological element)是指大气中的温度、湿度、气压、风速、风向和降水量等,能够与太阳辐射综合作用于机体,对机体的冷热感觉、体温调节、心血管功能、神经功能、免疫功能、新陈代谢等多种生理功能具有综合调节作用。如果气象条件变化过于剧烈,则容易造成极端天气事件,可导致机体代偿能力失调,对人体多种器官和系统的健康造成损害,增加居民的发病和死亡风险。

（三）空气离子

大气中带电荷的物质统称为空气离子(air ion)。根据空气离子的大小以及运动速度对其分类,近地表大气中存在的空气离子有轻离子(light ion)和重离子(heavy ion)两类(表3-1)。轻离子与空气中的悬浮颗粒或水滴结合,形成重离子。因此,新鲜的清洁空气中轻离子浓度高,而污染的空气中轻离子浓度低。空气中重离子数与轻离子数之比<50时,则空气较为清洁。

表3-1　轻离子和重离子的比较

	轻离子	重离子
直径/cm	4×10^{-8}	80×10^{-8}
运动速度/(cm·s⁻¹)	阳离子: 1.36	$0.01 \sim 0.000\,5$
	阴离子: 2.10	
空气中的浓度/(个·m⁻³)		
陆地	$(3 \sim 20) \times 10^{8}$	$(1 \sim 8) \times 10^{10}$
海洋	$(5 \sim 7) \times 10^{8}$	2×10^{8}

根据空气离子所带电荷的性质可分为阴离子和阳离子。研究发现,空气阴离子可以改善空气质量,对机体具有改善血液循环、缓解疲劳、改善睡眠、抗氧化、提高免疫力等促进健康的作用;而阳离子的作用则大致相反。海滨、森林和瀑布附近等大气环境中的阴离子含量较多。

二、室外空气的化学组成

自然状态下的大气是由混合气体、水汽和气溶胶(aerosol)组成。除去水汽和气溶胶的空气称为干洁空气。

（一）干洁空气

干洁空气的主要成分及其在空气中所占容积百分比见表3-2。

表3-2　干洁空气的组成

空气成分	容积百分比(20℃,1个大气压)
氮(N_2)	78.10
氧(O_2)	20.93
二氧化碳(CO_2)	0.03
氩(Ar)	0.93
氖(Ne)	0.001 8
氦(He)	0.000 5

（二）水汽

大气中的水汽比氮、氧等主要成分少得多,但其含量在大气中随时间、地域及气象条件的不同变化很大。干旱地区空气中的水汽含量可低到0.02%,而温湿地区可高达6%。

（三）气溶胶

大气气溶胶是液体或固体微粒均匀地分散在气体中形成的相对稳定的悬浮体系。自然状态下的大气气溶胶主要来源于岩石的风化、火山爆发、宇宙落物以及海水溅沫等,其含量、种类以及化学成分都是变化的。根据形成过程、对能见度的影响以及颜色的差异等,气溶胶可分为轻雾(mist)、浓雾(fog)、霾(haze)、粉尘(dust)、烟气(fume)、烟(smoke)、烟雾(smog)和烟炱(soot)等。

雾和霾是两个不同的概念。雾是由大量悬浮在近地面空气中的微小水滴或冰晶组成,影响能见度,是近地面的空气中水汽凝结(或凝华)的产物。霾是由于空气中悬浮着大量的颗粒物所导致的水平能见度降低到10km以下的一种浑浊现象。在气象学上,一般通过相对湿度来区分雾和霾,低能见度现象发生时相对湿度高于90%时称为雾,相对湿度低于80%时称为霾,相对湿度介于两者之间的是雾和霾共同作用的结果。雾和霾之间并不总存在一个截然分明的界限,很难简单地用某个相对湿度值将其区分开。即使一些相对湿度高于90%的大雾天气,也不能完全排除人为污染的因素。

三、室外空气的生物组成

大气中的生物成分通常以生物气溶胶的形式存在,直径0.001～100μm,主要包含微生物(真菌、细菌、病毒)、变应原(如花粉)和其他悬浮在空气中的生物质。水体、土壤、植物和人为活动是空气中生物成分的主要来源。大多数生物成分释放到空气中后会附着在不同粒径的颗粒物上。一般认为,这些生物成分倾向于附着在粒径较大的颗粒物上,然而,某些真菌孢子、花粉碎片和未团聚的细菌也可存在于粒径较小的颗粒物上。生物成分可随颗粒物进行短距离和长距离传输,引起多种健康隐患。监测空气中的生物组成有助于评估空气质量和疾病传播风险。

（一）微生物

空气中的微生物包括细菌、真菌和病毒。由于空气通常不为微生物提供生长所需的营养,因此它们大多仅将空气视为临时栖息地,空气中微生物的浓度和群落结构主要由它们的排放源决定。土壤是陆地上微生物气溶胶的主要自然来源,其中的丰富有机物为微生物生长提供了理想的介质。自然水体如海洋、河流和湖泊也含有多种微生物。当水中的泡沫或气泡破裂时,会在风力、水力等外力作用下,释放大量微生物进入空气中。与非植被区域相比,植被区的空气中通常含有更高浓度的细菌和真菌。某些动物如蝙蝠,可能携带并释放病毒。人体很多部位也是微生物的居住地,随着人们的日常活动(如呼吸、说话、打喷嚏等),这些微生物会被释放到空气中。此外,一些特定的工作环境,如农场、污水处理厂和垃圾填埋场附近,空气中亦可检测到多种致病菌。

同时,气象因素对微生物的沉降和传播有显著影响。温度、湿度和风速的变化会改变微生物的分布。季节性的气候特征导致微生物种群的变化。人类活动也会影响空气中微生物的组成。大气环境中的紫外线辐射、光氧化剂和颗粒物中的毒性物质也可能对微生物的生存产生影响。尽管微生物对于维持生态系统平衡起到了积极正面的作用,但仍有不少致病微生物在浓度过高时可能会对人体健康造成危害。

（二）变应原

空气中的花粉是一种常见的变应原,与呼吸过敏、哮喘和其他肺部疾病有着密切的关联。在春夏季植物繁殖期间,花粉的浓度达到高峰,而气候变化可能会导致花粉季节的延长和浓度的进一步增加。花粉本身的直径较大,通常为100μm左右,这意味着它无法被直接吸入小气道。然而,当花粉附着在颗粒物上时,其空气动力学和抗原特性会发生变化,使得它们能够渗透到呼吸道的更深区域。例如,细颗粒物中存在的花粉变应原便可进入肺部的小气道。因此,花粉与颗粒物的协同作用可能会加剧相关疾病的发展。真菌孢子、尘螨等也是常见的变应原。

(三)其他生物质

除了微生物和花粉之外,空气中还悬浮着许多来源于动植物的生物成分和微生物产物。例如,内毒素是一种源自革兰氏阴性菌细胞壁中的脂多糖,当细菌死亡时,内毒素会被释放到环境中,并随着空气颗粒扩散。此外,存在于多种生物细胞壁中的β-葡聚糖、微生物在空气中释放的有机化合物(挥发性有机物、酚类化合物、氨等),连同皮屑、植物碎片和昆虫碎屑等,当被吸入时,都有可能刺激呼吸道。

(陈仁杰)

第二节　室外空气污染的种类、来源和影响因素

一、室外空气污染的种类

当室外空气接纳污染物的量超过其自净能力,导致污染物水平升高,进而对人们的健康和生态环境造成直接的、间接的或潜在的不良影响时,称为室外空气污染(outdoor air pollution)或大气污染(atmosphere pollution)。引起室外空气污染的各种有害物质则称为室外空气污染物(outdoor air pollutant)或大气污染物(air pollutant)。室外空气污染物按其属性,分为物理性、化学性和生物性三大类,其中以化学性污染物种类最多、污染范围最广、危害最严重。

(一)物理性污染

由室外空气中的物理因素引起的环境污染,称为室外空气物理性污染,常见的种类主要包括:噪声污染、光污染、电磁辐射污染、热污染、振动污染、放射性污染等。物理性污染的特点是污染范围相对较小,且通常不会在环境中留下持久的残余物质(放射性物质除外)。

(二)化学性污染

由室外空气中的化学因素引起的环境污染,称为室外空气化学性污染,常见的种类主要包括有害金属、非金属、有机化合物、无机化合物等。这些化学性污染物不仅对人类健康构成威胁,还会破坏生态系统的平衡,甚至可能引起基因突变和遗传变异。

根据化学性污染物在室外空气中的存在状态,可将其分为气态和气溶胶。气溶胶体系中分散的各种微粒常常也被称作大气颗粒物(particulate matter)。

1. **气态污染物**　气态污染物包括气体和蒸气。气体是某些物质在常温、常压下所形成的气态形式。蒸气是某些固态或液态物质受热后,固体升华或液体蒸发而形成的气态物质,如汞蒸气等。气态污染物主要可分为以下5类:

(1)含硫化合物:主要有SO_2、SO_3和H_2S等,其中SO_2的浓度最高。

(2)含氮化合物:主要有NO、NO_2和NH_3等。

(3)碳氧化合物:主要是CO和CO_2。

(4)碳氢化合物:包括烃类、醇类、酮类、酯类以及胺类。

（5）卤素化合物：主要是含氯和含氟化合物，如 HCl、HF 和 SiF_4 等。

2. 大气颗粒物　大气颗粒物的来源多样，包括石油制品燃烧（如交通尾气）、煤炭燃烧、生物质燃烧、食品烹饪等。这些来源产生的颗粒物化学成分各异，主要包括有机碳、黑碳（black carbon，近似于"元素碳"）、无机盐、无机元素和金属氧化物等。大气颗粒物的形状多种多样，可能是球形、菱形、方形等，这取决于它们的生成过程和来源。粒径是颗粒物的一个关键特性，它决定了颗粒物的光散射能力和对气候的影响。通常采用空气动力学等效直径（aerodynamic equivalent diameter，AED）来表示颗粒物的大小。在气流中，若所研究的颗粒物与一个有单位密度的球形颗粒物的空气动力学效应相同，则这个球形颗粒物的直径就定义为该颗粒物的空气动力学等效直径。这种表示法可以暗含颗粒物在空气中的停留时间、沉降速度、进入呼吸道的可能性以及在呼吸道的沉积部位等信息。

按粒径大小，大气颗粒物一般可分为以下几类：

（1）总悬浮颗粒物（total suspended particulates，TSP）：是指 $AED \leqslant 100\mu m$ 的颗粒物，包括固体、液体或者固体和液体结合物，能悬浮于空气中的颗粒。

（2）可吸入颗粒物（inhalable particles，PM_{10}）：指 $AED \leqslant 10\mu m$ 的颗粒物，因其能进入人体呼吸道而命名之，又因其能够长期飘浮在空气中，也被称为飘尘（suspended dusts）。

（3）细颗粒物（fine particles，fine particulate matter，$PM_{2.5}$）：是指 $AED \leqslant 2.5\mu m$ 的颗粒物。它在空气中悬浮的时间更长，易于滞留在终末细支气管和肺泡中，其中某些较细的组分还可穿透肺泡进入血液。$PM_{2.5}$ 更易于吸附各种有毒的有机物和重金属元素，对健康的危害较大。

（4）超细颗粒物（ultrafine particle or ultrafine particulate matter，UFP 或 $PM_{0.1}$）：指 $AED \leqslant 0.1\mu m$ 的颗粒物。人为来源的 $PM_{0.1}$ 主要来自汽车尾气等燃烧源。$PM_{0.1}$ 有直接排放到大气的，也有经日光紫外线作用或其他化学反应转化后二次生成的。$PM_{0.1}$ 更易进入肺深部和血液循环，其健康影响受到日益广泛的关注。

（三）生物性污染

由室外空气中的生物因素引起的环境污染，称为室外空气生物性污染。空气中的生物组分，包括各种有害的微生物、变应原和其他生物质，达到一定浓度后均可构成相应的生物性污染。生物性污染的特点是难以预测其发生和传播，潜伏期可能较长，一旦暴发，其破坏性较大，可能导致大规模的疾病流行和环境破坏。

二、室外空气污染的来源

室外空气污染物来源多样，但大体可以分为自然源和人工源。

（一）物理性污染

1. 噪声污染　噪声有自然现象引起的，也有人为造成的。通常所说的噪声污染是指人造噪声。噪声污染主要来源于交通运输、车辆鸣笛、工业噪声、建筑施工、社会噪声（如音乐厅、高音喇叭、交易市场和人们大声说话）等。

2. 光污染　光污染是现代社会产生的过量的或不适当的光辐射对人类生活和生产环境造成不良影响的现象。一般包括白亮污染、人工白昼污染和彩光污染。有时人们按光的波长分为红外光污染、紫外光污染、激光污染和可见光污染等。白亮光污染主要来源于现代建筑物采用的大块镜面或铝合金装饰门面，这种镜面装潢有时甚至用于整个建筑物。一些建筑物采用的钢化玻璃、釉面砖墙、铝合金板、磨光花岗岩、大理石和高级涂料装饰也会造成白色光亮污染。

3. **电磁波污染** 影响人类生活环境的电磁污染源可分为天然和人为两大类。天然的电磁污染是由某些自然现象引起的,如雷电、火山喷发、地震、太阳黑子活动引起的磁暴等都会产生电磁干扰。人为的电磁波污染主要有:脉冲放电,如切断大功率电流电路产生的火花放电,会伴随产生很强的电磁波;工频交变电磁场,如大功率电机变压器以及输电线附近的电磁场;射频电磁辐射,如无线电广播、电视、微波通信等各种射频设备的辐射,它的特点是频率范围广,影响区域大,已成为电磁污染的主要因素。

4. **放射性污染** 放射性污染主要指人工和天然辐射源造成的污染。人工辐射如核武器试验时产生的放射性物质,生产和使用放射性物质的企业排出的核废料。另外,医用、工业用、科学部门用的 X 射线源及放射性物质(镭、钴、发光涂料、电视机显像管)等,会产生一定的放射性污染。氡及其子体是构成天然辐射的主要来源,占总辐射剂量的42%。

(二)化学性污染

1. **工农业生产** 各种工业企业是室外空气化学性污染的主要来源,也是室外空气卫生防护的重点。工业企业排放的污染物主要来源于燃料的燃烧和工业生产过程。农业生产中化肥的施用、农药的喷洒和秸秆的焚烧也会造成室外空气的污染。据统计,2022年我国 SO_2 排放总量为243.5万吨,氮氧化物(nitrogen oxides, NO_x)排放总量为895.7万吨。

(1)燃料的燃烧:是室外空气化学性污染的主要来源。目前我国的主要工业燃料是煤,其次是石油。燃料燃烧时产生的污染物种类和排放量除与燃料中所含杂质种类和含量有关外,还受燃料燃烧状态的影响。燃料燃烧完全时的主要污染物为 CO_2、SO_2、NO_2、水汽和灰分。燃烧不完全时,则会产生 CO、硫氧化物、氮氧化物、醛类、碳粒、多环芳烃(PAHs)等。表3-3为燃煤排放的主要有害物质。

表3-3 燃烧1吨煤排放的有害污染物质重量(kg)

有害物质	电厂锅炉	工业锅炉	取暖锅炉
二氧化硫(SO_2)	60	60	60
一氧化碳(CO)	0.23	1.4	22.7
二氧化氮(NO_2)	9.1	9.1	3.6
挥发性有机物(VOCs)	0.1	0.5	5
灰尘			
一般燃烧状况下	11	11	11
燃烧良好时	3	6	9

(2)工业生产过程的排放:从原材料到产品,工业生产的各环节都可能有污染物排放出来。污染物的种类与原料种类及其生产工艺有关。不同类型工业企业排放的主要污染物见表3-4。

2. **生活炉灶和采暖锅炉** 采暖锅炉以煤或石油产品为燃料,是采暖季节室外空气污染的重要原因。生活炉灶使用的燃料有煤、液化石油气、煤气和天然气等。如果燃烧设备效率低,燃烧不完全,烟囱低矮或无烟囱,可造成大量污染物低空排放。在采暖季节,各种燃煤小炉灶是居民区室外空气污染的重要来源。

3. **交通运输** 主要是指飞机、汽车、火车、轮船和摩托车等交通运输工具排放的污染物。目前这些交通工具的主要燃料是汽油、柴油等石油制品,燃烧后能产生大量的颗粒物、NO_x、CO、PAHs 和醛类。2022年,我国机动车保有量达到4.15亿辆,尾气排放 NO_x 526.7万吨,约占全国排放总量的59%,已成为我国室外空气污染的重要来源。近年来由于新能源车的推广,交通相关空气污染已有所减轻。

表 3-4　各种工业企业排放的主要大气污染物

工业部门	企业名称	排放的主要污染物
电力	火力发电厂	烟尘、二氧化硫、二氧化碳、二氧化氮、多环芳烃、五氧化二钒
冶金	钢铁厂	烟尘、二氧化硫、一氧化碳、氧化铁粉尘、氧化钙粉尘、锰
	焦化厂	烟尘、二氧化硫、一氧化碳、酚、苯、萘、硫化氢、烃类
	有色金属冶炼厂	烟尘(含有各种金属如铅、锌、镉、铜等)、二氧化硫、汞蒸气
	铝厂	氟化氢、氟尘、氧化铝
化工	石油化工厂	二氧化硫、硫化氢、氰化物、烃类、氮氧化物、氯化物
	氮肥厂	氮氧化物、一氧化碳、硫酸气溶胶、氨、烟尘
	磷肥厂	烟尘、氟化氢、硫酸气溶胶
	硫酸厂	二氧化硫、氮氧化物、砷、硫酸气溶胶
	氯碱工厂	氯化氢、氯气
	化学纤维厂	氯化氢、二氧化碳、甲醇、丙酮、氨、烟尘、二氯甲烷
	合成橡胶厂	丁二烯、苯乙烯、乙烯、异戊二烯、二氯乙烷、二氯乙醚、乙硫醇、氯代甲烷
	农药厂	砷、汞、氯
	冰晶石工厂	氟化氢
轻工	造纸厂	烟尘、硫醇、硫化氢、臭气
	仪器仪表厂	汞、氰化物、铬酸
	灯泡厂	汞、烟尘
机械	机械加工厂	烟尘
建材	水泥厂	水泥、烟尘
	砖瓦厂	氟化氢、二氧化硫
	玻璃厂	氟化氢、二氧化硅、硼
	沥青油毡厂	油烟、苯并[a]芘、石棉、一氧化碳

4. 其他　地面尘土飞扬或土壤及固体废弃物被大风刮起,均可将铅、农药等化学性污染物带入室外空气。水体和土壤中的挥发性化合物也易进入室外空气。车辆轮胎与沥青路面摩擦可以扬起 PAHs、石棉和轮胎磨损颗粒等。意外事件如工厂爆炸、火灾、毒气泄漏等均能严重污染室外空气,这类事件虽然少见,但危害严重。另外,火葬场、垃圾焚烧炉产生的废气也可影响室外空气环境。

（三）生物性污染

一般情况下,空气中的生物组分通常是生态系统的一部分,对环境有正面影响,主要来源于自然界的土壤、水体、植物、动物和微生物自身的释放。但当发生生态失衡或者不当的人类活动时,会导致空气中有害的生物物质(如病原微生物)浓度过高,形成生物性污染,从而对人类健康和环境造成不良影响。例如,气候变化背景下,高温、高湿环境有利于某些真菌和细菌的繁殖,使它们更容易进入空气中;暴发雾霾时,某些病原微生物或变应原更容易以气溶胶的形式长期存在于空气中,形成生物污染;农业、城市化和工业活动会增加生物性污染物的风险。畜禽养殖、园艺和废物处理等都可能导致大量微生物和变应原的释放;在一些人群密集的空间,病毒和细菌也可以通过气溶胶传播;当然,对于患有过敏性疾病的脆弱人群来说,植物、真菌和动物在自然生命周期中释放的花粉、孢子和微生物也是重要的生物性污染物。

三、室外空气污染物浓度的影响因素

（一）污染源的排放情况

1. 排放量　污染物的排放量是指单位时间内向室外环境中释放的污染物的量,是决定室外空气污染程度的最基本因素。污染物的浓度直接受到污染源排放量的影响,排放量越大,室外环境中污染物的浓度越高,对人体健康的危害也就越大。比如,噪声、放射性物质等物理性污染物;重金属、有机化合物等化学性污染物;病毒、细菌等生物性污染物。燃料燃烧产生的污染物排放量与燃料的种类、消耗量、燃烧方式、燃烧是否充分有关;工业企业排放污染物的量受企业的数量、生产性质、生产规模、工艺过程、净化设备及其效率的影响。

2. 与污染源的距离　有组织排放时,烟气自烟囱排出后,向下风侧逐渐扩散稀释,然后接触地面,接触地面的点被称为烟波着陆点。一般认为,化学性有害气体的烟波着陆点是烟囱有效排出高度的10～20倍,物理性颗粒物的着陆点更接近烟囱。近地面室外空气污染物的浓度以烟波着陆点最大,下风侧室外空气污染物的浓度随着距离的增加而下降,在烟波着陆点和烟囱之间的区域常没有明显的污染。无组织排放扩散的距离较短,距污染源越近,空气中污染物浓度越高。

3. 排出高度　排出高度指污染物通过烟囱等排放时烟囱的有效排出高度(effective height of emission),即烟囱本身的高度和烟气抬升高度之和,可以用烟波中心轴到地面的距离表示。在其他条件相同时,排出高度越高,烟波断面越大,污染物的稀释程度就越大,烟波着陆点的浓度就越低。一般认为,污染源下风侧的污染物最高浓度与烟波的有效排出高度的平方成反比,即有效排出高度每增加1倍,烟波着陆点处断面污染物的浓度可降至原来的1/4。

（二）气象因素

1. 风和湍流　一般将空气的水平运动称为风。风向是指风吹来的方向,在不同时刻有着相应的风向和风速。将一定时期内各风向出现的频率按比例标在罗盘坐标上,可以绘制成风向频率图(风玫瑰图,wind rose),见图3-1。风向频率图能够反映某地区一定时期内的主导风向,从而能够指示该地区受某一污染源影响的主要方位,全年污染以全年主导风向的下风向地区污染最严重,瞬时污染以排污当时的下风向地区受影响最大。风速决定了室外空气污染物稀释的程度和扩散范围。随着风速的增大,单位时间内从污染源排放出的污染物气团被很快地拉长,混入的空气量增多,污染物的浓度更低。在其他条件不变的情况下,污染物浓度与风速成反比。

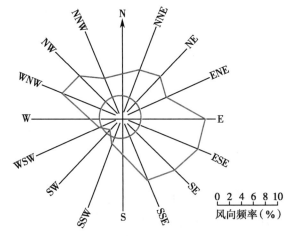

图 3-1　风向频率图

风速时大时小,并在主导风向的下风向上下、左右出现无规则的摆动,风的这种不规则运动称为大气湍流(atmospheric turbulence),其产生与垂直气温的变化和大气中气团间的摩擦作用引起的短暂性紊乱有关。因此,垂直温度递减率大、风速高、地面起伏程度大,则湍流运动就强。湍流运动使气体充分混合,有利于室外空气污染物的稀释和扩散。

2. 温度层结　即气温的垂直梯度,是影响大气稳定性和湍流活动的重要因素,进而影响物理

性和化学性污染物的稀释扩散与生物性污染物的分布。

（1）气温的垂直分布：标准大气条件下，对流层内气温随高度增加而降低，这一变化常用大气温度垂直递减率（γ）来表示，指高度每增加100m气温下降的度数，通常为0.65℃。然而，气温的垂直分布受多种气象条件影响，可分为3种情况：①气温随高度递减，常见于晴朗白天，此时地面受太阳辐射，近地空气增温，形成下高上低的气温分布，γ>0，有利于空气垂直对流。②气温随高度递增，形成逆温（temperature inversion）现象，即大气温度随着距地面高度的增加而增加的现象，常见于无风少云的夜晚，地面辐射冷却导致近地空气冷却，γ<0，抑制大气对流。③气温不随高度变化，常见于多云或阴天，风速较大时，云层反射减少地面辐射，风速加大上下气层交换，使气温变化不明显，γ=0。

（2）逆温的类型：根据逆温发生的原因可分为辐射逆温、下沉逆温、地形逆温等。辐射逆温发生在无风少云的夜晚，由地面辐射冷却导致近地空气冷却。下沉逆温是上层空气下沉压缩增温，使得空气的上层气温高于下层。地形逆温则是在山谷等地形中，冷空气聚集于谷底，上层为热空气，形成上温下冷的逆温层。这种逆温层在没有阳光直射或热风的情况下可维持一整天，在马斯河谷烟雾事件和多诺拉大气污染事件中起了重要作用。

3. **气压**　气压的高低与海拔、地理纬度和空气温度等有关。当地面受低压控制时，四周高压气团流向中心，中心的空气上升，形成上升的气流，此时多为大风和多云的天气，室外空气呈中性或不稳定状态，有利于室外空气污染物的扩散和稀释。反之，当地面受高压控制时，中心部位的空气向周围下降，呈顺时针方向旋转，形成反气旋。此时天气晴朗，风速小，出现逆温层，阻止室外空气污染物向上扩散。

4. **气湿**　即室外空气中含水的程度，通常用相对湿度（%）表示。室外空气中水分多，气湿大时，室外空气中的颗粒物质因吸收更多的水分使重量增加，运动速度减慢，气温低的时候还可以形成雾，降低室外空气污染物的扩散速度，使局部污染加重。湿度较高将促进酸雨的形成。

（三）地形

地形可以影响局部的气象条件，从而影响当地室外空气中污染物的稀释和扩散。山谷的地形特点容易形成上述地形逆温，不利于室外空气污染物的扩散。城市建筑物阻碍污染物扩散，可以阻碍近地面室外空气污染物的扩散；人口密集的城市热量散发远远大于郊区，结果造成城区气温较高，往郊外方向气温逐渐降低；如果在地图上绘制等温图，城区的高温部就像浮在海面上的岛屿，称为热岛（heat island）现象；城市活动产生的热量和建筑材料散热加剧热岛现象。陆地与水体温差产生的日间海风和夜间陆风，可能将岸边污染物带至居住区。

四、室外空气污染的转归

（一）自净

室外空气的自净是指室外空气中的污染物在物理、化学和生物学作用下，逐渐减少到无害程度或者消失的过程，主要有以下几种方式：

1. **扩散和沉降**　是化学性和生物性污染物净化的主要方式。扩散一方面能将污染物稀释，另一方面可以将部分污染物转移出去。污染物也可依靠自身重力，从空气中逐渐降落到水、土壤等环境介质中。

2. **发生氧化与中和反应**　例如，CO可以被氧化为CO_2，SO_2可以与氨或其他碱性灰尘发生中和反应。

3. **被植物吸附和吸收**　有些植物能吸收化学性和物理性污染物，从而净化空气。例如，每平方米的樱树叶片可吸收 180mg NO_2;樟树叶片对氟的富集可达 2 636mg/kg。凤梨科附生性常绿植物叶片可吸收放射性气体氡(^{222}Rn);植物能够通过叶和根吸收放射性物质铯。

（二）转移

1. **向下风侧更远的方向转移**　化学性和生物性污染物随着气流扩散,特别是在风速较大时,可以被带到远离污染源的地方,从而使污染物浓度在污染源附近降低。

2. **向平流层转移**　氯氟烃、甲烷、NO 和 CO_2 等气体可以垂直上升至平流层,还可以被超音速飞机直接带入平流层。放射性微粒可以随着爆炸烟云上升,穿过对流层到达平流层。

3. **向其他环境介质中转移**　例如,酸雨可以直接降落到土壤和地表水体。核事故发生后,放射性物质具有高度挥发性,并沉积在土壤和植物表面。

（三）形成二次污染

大气一次污染物(primary air pollutants)是指直接从污染源排放到室外空气环境中,且其物理和化学性质未发生变化的污染物。这些污染物包括从各种排放源释放的气体、蒸气和颗粒物,如 SO_2、CO、NO、颗粒物和碳氢化合物等。而大气二次污染物(secondary air pollutants)指排入室外空气的污染物在物理、化学等因素的作用下发生变化,或与环境中的其他物质发生反应所形成的理化性质不同于一次污染物的新污染物。例如,SO_2 和 NO_2 在室外空气中被氧化后遇水形成的硫酸盐和硝酸盐颗粒(或雾),以及光化学烟雾中的臭氧。

二次污染物通常对环境和人体的危害性大于一次污染物。有些空气污染物在转移到土壤、水体等其他环境介质后,在某些条件下仍可回到室外空气环境,造成二次污染。例如,汽车尾气中的铅可以沉积在道路两旁的土壤中,遇大风天气时,铅尘可被刮起,再次进入大气。因此,室外空气中的一次污染物不仅自身有害,还可能转化为更具危害性的二次污染物。

（晋小婷）

第三节　室外空气污染对健康的影响

一、室外空气污染的急性健康危害

室外空气污染物的浓度在短期内急剧升高,可使当地人群因吸入大量的污染物而引起急性中毒,按其形成的原因可以分为烟雾事件和生产事故。另外,室外空气污染物浓度在短期内升高可使得暴露人群出现亚临床改变或因病情急性加重而出现发病甚至死亡。

（一）烟雾事件

根据烟雾形成的原因,烟雾事件可以分为煤烟型烟雾事件(coal smog event)和光化学型烟雾事件(photochemical smog event)。

1. **煤烟型烟雾事件**　主要由燃煤产生的大量污染物排入大气,在不良气象条件下不能充分扩散所致。自 19 世纪末开始,世界各地曾经发生过多起烟雾事件,比较著名的烟雾事件如下。

比利时马斯河谷烟雾事件发生在 1930 年 12 月 1 日至 5 日。时值隆冬,马斯河谷处于高气压、逆温、无风的条件,马斯河谷工业区内的钢铁厂、炼锌厂、玻璃加工厂等 13 家工厂排放的大量烟雾弥漫在河谷上空无法扩散,主要成分为 SO_2 和其他几种有害气体以及粉尘。随即有上千人发生呼吸道疾病,症状表现为胸痛、咳嗽、流泪、呕吐、呼吸困难等,一周内就有 60 多人死亡,这是 20 世纪最早记录的大气污染事件。

伦敦烟雾事件发生在 1952 年 12 月 5 日至 9 日。当时的伦敦正值冬季燃煤取暖期,空气静止、呈逆温状态,浓雾不散。大量工厂生产和居民燃煤取暖排出的 SO_2、CO、烟尘等难以扩散,烟尘浓度最高达 4.46mg/m³,为平时的 10 倍;SO_2 最高浓度达到 3.8mg/m³,为平时的 6 倍。数千市民出现胸闷、咳嗽、咽痛、呕吐等症状。12 月 7 日之后的两周内,死亡人数猛增 7 841 人。在此后两个月内,还陆续有 8 000 人死亡。这次事件造成的超额死亡人数达 12 000 人。这是 20 世纪世界上最大的由燃煤引发的城市烟雾事件。

2. 光化学型烟雾事件 是由氮氧化物和挥发性有机物(VOCs)在日光紫外线的照射下,经过一系列光化学反应生成的刺激性很强的浅蓝色烟雾所致。汽车尾气是上述两类污染物的主要来源之一。其主要成分是臭氧、醛类和各种过氧酰基硝酸酯(peroxyacyl nitrates,PANs),这些通称为光化学氧化剂(photochemical oxidant)。其中,臭氧约占 90%,PANs 约占 10%,其他物质的比例很小。

光化学烟雾最早出现在美国洛杉矶,先后于 1943、1946、1954、1955 年在当地发生光化学型烟雾事件。特别是在 1955 年持续一周多的烟雾事件期间,气温高达 37.8℃,致使哮喘和支气管炎等疾病流行,65 岁及以上人群的死亡率升高,平均每日死亡 70~317 人。当时洛杉矶有 350 万辆汽车,每天消耗约 1 600 万升汽油,每天有 1 000 多吨 VOCs 排入大气。

光化学烟雾的形成过程极其复杂,目前认为可能有以下几个阶段和基本反应:

(1)起始阶段:NO_2 在日光的作用下吸收光能,产生臭氧和原子氧。如果缺乏 VOCs,产生的臭氧可与 NO 反应,再生成 NO_2,则反应不能继续进行。而在 VOCs 存在下,则启动自由基连锁反应。

(2)自由基生成阶段:即 VOCs 被臭氧和原子氧氧化产生 $RO_2·$ 和 HO· 自由基的过程。

(3)自由基传递阶段:在此阶段的反应过程中,每一种自由基都可以产生另外一种自由基,并可以产生醛类。例如,由 $RO_2·$ 可生成 $HO_2·$ 自由基。产生的醛类也可以吸收光能参与光化学反应,再生成自由基。

(4)自由基减少阶段:在此阶段自由基逐渐消失,产生更多的稳定产物如 HNO_3、HNO_2、PANs 等。

光化学型烟雾事件在世界许多大城市都曾经发生过,例如,美国的洛杉矶、纽约,日本的东京和大阪,澳大利亚的悉尼,印度的孟买以及我国的兰州等部分城市。

煤烟型烟雾事件与光化学型烟雾事件的发生,除与污染物的种类有关外,还受当时的气象条件等的影响。两类烟雾事件的比较见表 3-5。

表 3-5 煤烟型烟雾事件与光化学型烟雾事件发生条件的比较

	煤烟型烟雾事件	光化学型烟雾事件
污染来源	煤和石油制品燃烧	石油制品燃烧
主要污染物	颗粒物、SO_2、硫酸雾	VOCs、NO_x、O_3、SO_2、CO、PANs
发生季节	冬季	夏秋季
发生时间	早晨	中午或午后
气象条件	气温低、气压高、风速很低、湿度高、有雾	气温高、风速很低、湿度较低、天气晴朗、紫外线强烈
逆温类型	辐射逆温	下沉逆温
地理条件	河谷或盆地易发生	南北纬度 60° 以下地区易发生
症状	咳嗽、咽喉痛、胸痛、呼吸困难,伴有恶心、呕吐、发绀等,死亡原因多为支气管炎、肺炎和心脏病	眼睛红肿流泪、咽喉痛、咳嗽、喘息、呼吸困难、头痛、胸痛、疲劳感和皮肤潮红等,严重者可出现心肺功能障碍或呼吸衰竭
易感人群	老年人、婴幼儿以及心、肺疾病患者	心、肺疾病患者

十多年前,我国的大气污染形势比较严峻,严重的大气污染事件在各地时有发生。特别是 2013 年 12 月 2 日至 14 日,我国中东部地区出现大范围的雾霾天气,引起广泛关注。2013 年以来,随着《大气污染防治行动计划》《打赢蓝天保卫战三年行动计划》等政策的强力实施,我国空气质量已有大幅改善。2023 年,全国地级及以上城市 $PM_{2.5}$ 平均浓度已降至 $30\mu g/m^3$,全国优良天数比率升至 85.5%,全国重污染天数比率降至 1.6%。

(二)事故性排放引发的中毒事件

事故造成的室外空气污染急性中毒事件一旦发生,后果通常十分严重。20 世纪 80 年代以来具有代表性的事件如下。

1. **印度博帕尔毒气泄漏事件**　1984 年 12 月 2 日至 3 日,美国联合碳化物公司博帕尔农药厂的一个储料罐进水发生爆炸,41 吨异氰酸甲酯泄漏到居民区,酿成迄今世界最大的化学污染事件。超过 52 万人暴露毒气,2 500 人因急性中毒死亡。暴露者的急性中毒症状主要有咳嗽、呼吸困难、分泌物多等,严重者出现失明、肺水肿、窒息和死亡。事件后当地居民的流产和死产率明显增加。事件后 10 年的调查显示,当年暴露人群的慢性呼吸道疾病患病率高、呼吸功能降低、免疫功能降低。

2. **苏联切尔诺贝利核电站爆炸事件**　1986 年 4 月 26 日凌晨,苏联切尔诺贝利核电站发生爆炸,造成自 1945 年日本广岛、长崎遭原子弹袭击以来世界上最为严重的核污染。反应堆放出的核裂变产物主要有 ^{131}I、^{103}Ru、^{137}Cs 以及少量的 ^{60}Co。周围环境中的放射剂量达 $51.6mC/(kg\cdot h)$,为人体允许剂量的 2 万倍。此次核事故造成 13 万居民急性暴露,31 人死亡,233 人受伤,经济损失达 35 亿美元。这些放射性污染物随着当时的东南风飘向北欧上空,污染北欧各国。3 年后的调查发现,距核电站 80km 的地区,皮肤癌、舌癌、口腔癌及其他癌症患者增多,儿童甲状腺疾病患者剧增。

3. **日本福岛核事故**　2011 年 3 月 11 日,日本东北海域发生 9.0 级强烈地震、继发海啸,福岛第一核电站在震后发生爆炸与核泄漏事故,第一、第二核电站运转的 7 个反应堆在震后全部自动关闭。3 月 12 日,由于冷却水位下降,金属容器内产生氢气,随后引发了一系列爆炸。据测定,距离福岛核电站 30km 处的辐射值都超过正常范围的 300 倍。3 月 13 日确认 22 人遭到核辐射。此次事件后,有 21 万人紧急疏散至安全地带。

(三)短期暴露对人群健康的影响

室外空气污染短期暴露可引起一般人群出现亚临床指标变化,使得慢性病患者因病情急性加重出现发病或死亡。大量定组研究或随机对照试验发现,暴露于室外空气污染物数天或数小时后,即可观察到大量早期效应分子出现有意义的变化,肺功能、血压和心率变异性等多种人体功能指标出现显著性改变,揭示了室外空气污染短期暴露增加人群发病率和死亡率的生物学合理性。大量时间序列或病例交叉研究发现,室外空气污染短期暴露主要与心血管系统疾病、呼吸系统疾病、精神系统疾病等慢性病急性加重有关。例如,一项基于中国心血管健康联盟胸痛中心的病例交叉研究显示,短至数小时的空气污染物暴露,便可升高急性冠脉综合征的发作风险。一项基于美国 5 000 万医保人群的病例时间序列研究发现,当日和前一日的 $PM_{2.5}$ 平均浓度每升高 $10\mu g/m^3$,呼吸道疾病急诊人次将增加 1.34%。一项基于我国 184 个城市医保人群的时间序列分析显示,当日 $PM_{2.5}$ 平均浓度每升高 $10\mu g/m^3$,心血管疾病入院率将增加 0.26%,其中缺血性心脏病、心力衰竭、心律失常和脑梗死的入院率将分别增加 0.31%、0.27%、0.29% 和 0.29%。一项基于全球 24 个国家和地区的时间序列研究发现,当日和前一日的 $PM_{2.5}$ 平均浓度每升高 $10\mu g/m^3$,每日非意外总死亡率、心血管疾病死亡率和呼吸系统疾病死亡率将分别增加 0.68%、0.55% 和 0.74%。

二、室外空气污染的慢性健康危害

大气污染物长期暴露可对人体多系统和器官造成不良影响,引起或加速一系列慢性疾病的发生发展。

(一)呼吸系统疾病

大量队列研究已证实大气污染物长期暴露可导致呼吸系统的慢性损害,升高呼吸系统疾病的发病和死亡风险。大气污染物的长期刺激可导致 COPD、哮喘、肺炎、肺气肿、慢性支气管炎、下呼吸道感染、气道发育不良等呼吸系统疾病的发生,甚至造成死亡。例如,一项基于英国生物银行的前瞻性队列研究显示,$PM_{2.5}$、PM_{10}、NO_2 和 NO_x 的长期暴露浓度每增加 1 个四分位数间距,肺炎发病风险将分别增加 6%、10%、12% 和 6%。加拿大一项为期 15 年的前瞻性队列研究显示,$PM_{2.5}$、NO_2、O_3 浓度每增加 1 个四分位数间距,COPD 发病风险将分别增加 7%、4% 和 4%。一项基于前瞻性队列研究的 meta 分析显示,$PM_{2.5}$ 浓度每升高 $10\mu g/m^3$,呼吸系统疾病死亡率将增加 7%。

(二)心血管系统疾病

大量队列研究已证实长期暴露于大气污染物会危害人体心血管系统,导致人群多种心血管疾病的发病和死亡风险增加。主要受影响的心血管疾病包括动脉粥样硬化、高血压、缺血性心脏病、心律失常、脑卒中。例如,基于美国动脉粥样硬化的多种族队列研究显示,长期暴露 $PM_{2.5}$ 和 NO_x 可增加冠状动脉钙化程度、颈动脉内膜 - 中层厚度,降低血管内皮功能。基于我国慢性病和危险因素监测的前瞻性队列研究显示,$PM_{2.5}$ 浓度每增加 $10\mu g/m^3$,总体心血管疾病、缺血性心脏病、脑卒中的死亡风险将分别升高 2%、5% 和 3%;暖季 O_3 浓度每增加 $10\mu g/m^3$,这三种死亡率将分别升高 9%、18% 和 6%。基于中国动脉粥样硬化性心血管疾病风险预测研究的前瞻性队列研究显示,$PM_{2.5}$ 浓度每增加 $10\mu g/m^3$,心血管疾病的发病风险和死亡风险将分别增加 25% 和 16%,其中冠心病、脑卒中和高血压的发病风险将增加 43%、13% 和 11%。一项基于前瞻性队列研究的 meta 分析显示,$PM_{2.5}$ 浓度每升高 $10\mu g/m^3$,心血管系统疾病死亡率将增加 6%。

(三)癌症

由于大气污染物或其负载的某些成分具有致癌性,长期暴露于大气污染将会增加人群中癌症尤其是肺癌的发病和死亡风险。2013 年 10 月 17 日,WHO 下属的国际癌症研究机构(IARC)发布报告,首次将大气污染物确定为人类致癌物。报告指出,有充足证据显示大气污染与肺癌之间有因果关系。其中,下述两项研究提供了重要的证据。①欧洲空气污染健康效应队列研究:其数据来源于 9 个欧洲国家的 17 个队列研究,涉及 30 多万人群,平均随访时间 12.8 年;分析显示,$PM_{2.5}$ 浓度每升高 $10\mu g/m^3$,肺癌死亡率增加 40%。②美国癌症协会队列研究:对近 19 万名不吸烟者的 26 年随访结果也显示,大气污染与罹患肺癌的风险有关;$PM_{2.5}$ 浓度每升高 $10\mu g/m^3$,肺癌死亡率增加 15%~27%。一项基于前瞻性队列研究的 meta 分析显示,$PM_{2.5}$ 浓度每升高 $10\mu g/m^3$,肺癌死亡率将升高 12%。此外,也有研究提示大气污染可能与膀胱癌、乳腺癌、结直肠癌、前列腺癌等存在一定的关系。

(四)其他

大气污染物及其组分或代谢产物可以进入人体血液,并通过循环系统对全身多部位产生不良健康影响。例如,大气污染长期暴露会增加痴呆等神经退行性疾病、精神系统疾病、糖尿病、肾脏疾病、免疫系统疾病、消化系统疾病和生殖发育相关疾病的发生风险。

三、室外空气污染的间接健康危害

大气污染对健康的间接危害主要包括温室效应、臭氧层破坏、酸雨和大气棕色云团等。这些环境问题不仅影响生态系统的平衡,也对人类健康产生负面影响,可导致暑热相关疾病、过敏性疾病和癌症等的发病率增加,人体免疫系统功能降低,影响人类的健康状况和生活质量。

（一）温室效应

大气层中某些物质如 CO_2 能吸收地表发射的热辐射,使大气增温,称为温室效应（greenhouse effect）。能引起温室效应的气体称为温室气体（greenhouse gas）,包括 CO_2、甲烷（CH_4）、一氧化二氮（N_2O）和氯氟烃（CFC）等。燃烧、工业排放和交通排放等人类活动不仅产生了大量的颗粒物等大气污染物,还释放了大量的温室气体等。这些气体的排放加剧了温室效应,导致全球气温上升,进而引起气候变化。其中,CO_2 因排放量大、增温效应强、生命周期长,成为对气候变化影响最大的温室气体。此外,一些大气污染物如黑碳能够吸收和释放红外辐射,也可以导致大气变暖。气候变化可对人类造成广泛而深远的影响。

（二）臭氧层破坏

臭氧在平流层中的分布不均匀,低纬度处较少,高纬度处较多。人类生产生活中向大气排放的氯氟烃等化学物质在扩散至平流层后与臭氧发生化学反应,导致臭氧层反应区产生臭氧含量降低的现象称为臭氧空洞（ozone hole）。温室效应增强使地球表面变暖而平流层变冷,也是臭氧层减少和臭氧空洞形成的原因之一。消耗臭氧的物质主要有 N_2O、CCl_4、CH_4、溴氟烷烃类（哈龙类）和 CFC 等,其中破坏作用最大的是 CFC 和哈龙类物质。臭氧空洞可减少臭氧层对短波紫外线和其他宇宙射线的吸收和阻挡功能,造成人群皮肤癌和白内障等疾病的发病率增加,对地球上的其他动植物也有杀伤作用。

20 世纪 90 年代末期,由于《蒙特利尔议定书》的实施,极地平流层中能够消耗臭氧的卤化气体浓度停止上升,并且正在缓慢下降。联合国环境规划署和世界气象组织等共同发布的《臭氧层消耗科学评估报告》指出,假设继续遵守《蒙特利尔议定书》,臭氧空洞预计可能在 21 世纪下半叶恢复到 1980 年的水平。

（三）酸雨

当降水（包括雨、雪、雹、雾等）的 pH＜5.6 时称为酸雨（acid precipitation, acid rain）。《2023 中国生态环境状况公报》显示,我国的酸雨区面积约 44.3 万 km^2,占陆域国土面积的 4.6%。

酸雨的形成受多种因素影响,其主要前体物质是 SO_2 和 NO_x,其中 SO_2 对全球酸沉降的贡献率为 60%～70%。SO_2 和 NO_x 气体可被热形成的氧化剂或光化学产生的自由基氧化,与水蒸气结合后可转变为硫酸和硝酸。吸附在液态气溶胶中的 SO_2 和 NO_x 也可被溶液中的金属离子、强氧化剂所氧化,进而转变为硫酸和硝酸。2016—2023 年,我国降水中硫酸根离子当量浓度比例总体下降,硝酸根离子当量浓度比例总体上升。硝酸根与硫酸根离子的当量浓度比在总体上呈上升趋势,由 2016 年的 0.32 升至 2023 年的 0.52,表明近年来我国酸雨类型由以硫酸型为主逐渐向硫酸-硝酸复合型转变。

酸雨的危害主要表现为以下几方面:①对土壤和植物产生危害。在酸雨的作用下,土壤中的营养元素如钾、钠、钙、镁会被溶出,使土壤 pH 降低。受酸雨侵蚀的植物叶片叶绿素合成减少,出现萎缩和果实产量下降。酸雨还可抑制土壤微生物的繁殖,特别是对固氮菌的危害,使土壤肥力下降,农作物产量降低。②影响水生生态系统。酸化的水体微生物分解有机物的活性减弱,水生植物的叶绿素合成降低,浮游动物种类减少,鱼贝类死亡。③影响土壤和水体中重金属的转移。酸雨增加土壤中有害重金属的溶解度,加速其向水体、植物和农作物的转移。研究显示,在酸化水区内,水体和鱼肉中的汞含量明显增加。④酸雨可腐蚀建筑物、文物古迹,可造成地表水 pH 下降而使金属输水管材中的金属化合物易于溶出等。

（四）大气棕色云团

大气污染中的微粒与云交互作用后形成的大气褐云称为大气棕色云团(atmospheric brown clouds, ABCs),包括颗粒物、煤烟、硫酸盐、硝酸盐、飞灰等成分。ABCs 中的颗粒物可吸收太阳的直射或散射光,影响紫外线的生物学活性。因此,在大气污染严重的地区,儿童佝偻病的发病率较高,某些通过空气传播的疾病易于流行。大气污染还能降低大气能见度,使交通事故增加。另外,ABCs 会导致冰层融化、日照减少、增加极端天气事件发生的概率,影响世界的水资源、农业生产和生态系统,威胁人类的生存环境。

（五）其他

大气污染能影响居民的生活卫生条件,例如灰尘使环境污秽,严重雾霾影响交通出行,恶臭或刺激性气体可影响居民开窗换气等。

四、室外空气中常见物理性因素的健康影响

大气物理性污染,包括噪声污染、光污染、放射性辐射、电磁辐射等均可对健康造成广泛影响。

（一）噪声污染

噪声对人体的影响首先发生在听觉系统。噪声暴露最为显著的影响是对听觉造成潜在损害,主要表现为耳鸣、听阈移位、高频听力丧失,然后出现更加严重的不可逆听力损伤和耳聋。噪声性耳聋是噪声对机体的特异性危害,其发生和噪声的强度和频率密切相关,强度越大,频率越高,噪声性耳聋的发病率越高。噪声也可对神经系统产生损害作用,不仅会引发神经系统相关症状,而且会导致心理健康水平、认知能力和工作效率的下降。WHO 报道高强度噪声会使大脑皮质兴奋和抑制失调,对心理产生一种压抑作用,引起明显的情绪障碍。国内研究亦表明,噪声接触组与对照组相比较,其负性情感因素如紧张、烦恼、抑郁、愤怒、疲劳、困惑得分明显增高,具有明显的剂量-效应关系,尤其是对接触≥95dB 的高强度噪声者危害更为明显。噪声也可影响心血管系统,其机制主要为接触噪声后外周血管张力增大,压力感受器激活,反射性引起心率改变,心电图可出现 ST 段压低、T 波倒置等缺血性改变,异常改变的程度与接触噪声的时间有关。噪声暴露后,引起自主神经功能紊乱,导致心肌的兴奋性和传导性改变,在整体水平上表现为心电图异常。

（二）光污染

光污染对人体视觉系统有明显影响,比如汽车夜间行驶时照明用的车头灯,工厂车间里不合理的照明布置,会使人的视觉能力瞬间下降。电焊时产生的强光,如果没有适当的防护措施,也会伤害人的眼睛。长期在强光条件下工作的人,其眼睛会受到伤害。光污染会扰乱人体生物钟,抑制褪黑素生成,影响睡眠。褪黑素是促进睡眠的激素,也是体内一种重要的抗氧化剂。因此,长期夜间暴露在人造光下,可能增加心脑血管疾病、内分泌疾病、神经系统疾病、精神疾病和癌症的风险。

（三）放射性辐射污染

WHO 确认氡是 19 种最主要致癌物质之一,是仅次于吸烟的肺癌第二大诱因,3%～14% 的肺癌是由氡暴露引起的。环境中的放射性核素通过转移进入人体内蓄积,可能会破坏人体正常的组织细胞,对于需要经常进行放射性核素检查的患者,或者长期从事影像科工作的医生来说,机体长期受到放射性核素照射,可能会导致自身抵抗力及免疫力下降,进而可能诱发恶性疾病,甚至会导致

器官坏死。

（四）电磁辐射污染

电磁辐射污染可能产生下述不良影响：引起心血管疾病、糖尿病和癌变；对人体生殖系统、神经系统、免疫系统造成伤害；导致女性内分泌紊乱、月经失调，诱发孕妇流产、畸胎等不良结局事件；影响儿童的发育，导致视力下降、视网膜脱离、肝脏造血功能下降等。

五、室外空气中常见化学性因素的健康影响

室外空气中的化学性污染种类多、影响范围广泛，有关的健康效应研究也较为深入全面，尤其是颗粒物。

（一）颗粒物

据全球疾病负担（GBD）研究估计，室内外颗粒物空气污染是造成 2021 年疾病负担的首要环境危险因素，在总伤残调整寿命年的归因损失中占比为 8.0%，达 2.3 亿年。其中，1.2 亿年归因于大气颗粒物污染。

大气颗粒物污染是全球慢性呼吸系统疾病（主要为 COPD）死亡的首要环境危险因素。2021 年全球因慢性呼吸系统疾病死亡的人数有 19.1%（即 84 万）可归因于大气 $PM_{2.5}$ 污染，在我国这一比例为 29.1%（即 39 万）。2021 年大气颗粒物污染在全球男性和女性慢性呼吸系统疾病死亡的归因危险因素中分别排名第 2 和第 1 位。大量的颗粒物进入肺部对局部组织有堵塞作用，可使局部支气管的通气功能下降，细支气管和肺泡的换气功能丧失。吸附有害气体的颗粒物可以刺激或腐蚀肺泡壁，长期作用可使呼吸道防御功能受到损害，发生支气管炎、肺气肿和支气管哮喘等。颗粒物可通过直接或间接的方式激活肺巨噬细胞和上皮细胞内的氧化应激系统，刺激炎症因子的分泌以及中性粒细胞和淋巴细胞的浸润，引起肺组织发生脂质过氧化等。颗粒物还可以增加机体对病原微生物的敏感性，导致呼吸系统对感染的抵抗力下降。大气颗粒物浓度的升高可加重哮喘和 COPD 等呼吸道疾病患者的症状，增加呼吸系统疾病的发病率和死亡率。

大气颗粒物污染也是全球心血管疾病死亡的首要环境危险因素，主要为缺血性心脏病和脑卒中。2021 年全球因心血管疾病死亡的人数有 15.3%（即 296 万）可归因于大气 $PM_{2.5}$ 污染，在我国这一比例为 23.8%（即 121 万）。2021 年大气颗粒物污染在全球男性和女性心血管疾病死亡的危险因素中分别排名第 4 和第 3 位。目前认为，颗粒物或其有毒成分通过干扰中枢神经系统功能，或是直接进入循环系统诱发血栓的形成，抑或是刺激呼吸道产生炎症细胞因子进而入血后引起系统性炎症反应和氧化应激，以上均可引起广泛的心血管系统损伤，引起或促进心血管疾病的发生发展。

颗粒物的化学成分多达数百种，可分为有机和无机两大类，其毒性与化学成分密切相关。颗粒物的无机成分主要包括元素和其他无机化合物，如黑碳、金属、金属氧化物、无机离子等。铅等重金属对儿童神经系统发育有较大的影响，可能导致智力发育迟缓、行为异常等问题。颗粒物的有机成分包括碳氢化合物，羟基化合物，含氮、含氧、含硫有机物，有机金属化合物，有机卤素等。颗粒物的有机提取物有致突变性，且影响以移码突变为主，并可引起细胞的染色体畸变、姐妹染色单体交换以及微核率增高、诱发程序外 DNA 合成。颗粒物的有机提取物可引起细胞发生恶性转化，如诱发实验动物出现皮下肉瘤、皮肤癌以及肺癌等。IARC 已将颗粒物确定为人类致癌物。2021 年全球因肺癌死亡的人数有 14.8%（即 30 万）可归因于大气 $PM_{2.5}$ 污染，在我国这一比例为 22.0%（即 18 万）。

颗粒物可作为其他污染物如 SO_2、NO_2、酸雾和甲醛等的载体。这些有毒物质可以吸附在颗粒物

上，进入肺深部后可加重颗粒物的危害。颗粒物上的一些金属成分还有催化作用，可使大气中的其他污染物转化为毒性更大的二次污染物。例如，促使 SO_2 转化为 SO_3，亚硫酸盐转化为硫酸盐。此外，颗粒物上的多种化学成分还可发生联合毒性作用。

（二）臭氧

臭氧（O_3）是光化学烟雾主要成分，其刺激性强并有强氧化性，属于二次污染物。O_3 是一种淡蓝色气体，气味类似鱼腥味，水溶性较小，易进入呼吸道的深部。但是，由于它的高反应性，人吸入的 O_3 约有 40% 在鼻咽部被分解。O_3 进入人体后可快速与呼吸道黏膜发生反应，生成多种具有氧化性的产物，进一步发挥其生物学作用。人短期暴露于高浓度 O_3 可出现呼吸道症状、肺功能下降、气道反应性增高和呼吸道炎症反应，加剧呼吸系统疾病。健康成人在 $160\mu g/m^3$ 的 O_3 浓度下暴露 4～6 小时即可出现肺功能降低等呼吸系统损害，而儿童等敏感人群在 $120\mu g/m^3$ 的 O_3 下暴露 8 小时就可出现肺功能下降。有研究报道，当空气中的 O_3 超过 $210\mu g/m^3$ 时可引起哮喘发作，导致上呼吸道疾病恶化，并刺激眼睛，使视觉敏感度和视力下降；当高于 $2\,140\mu g/m^3$ 时可引起头痛、肺气肿和肺水肿等。2021 年全球因 COPD 死亡的人数中有 11.1%（即 49 万）可归因于大气 O_3 污染，在我国这一比例为 9.4%（即 13 万）。尽管有流行病学研究报道 O_3 暴露与心血管系统发病和死亡有关，但目前尚具有较大争议。

（三）二氧化硫

SO_2 是水溶性的刺激性气体，易被上呼吸道和支气管黏膜的富水性黏液所吸收。黏液中的 SO_2 转化为亚硫酸盐或亚硫酸氢盐后，可被吸收入血、迅速分布于全身。SO_2 可刺激呼吸道平滑肌内的末梢神经感受器，使气管或支气管收缩，气道阻力和分泌物增加。SO_2 进入人体后，经刺激产生的生物分子和代谢产物可产生一定的系统性健康影响。因此，人在暴露于较高浓度的 SO_2 后，很快会出现喘息、气短等症状以及肺功能指标的改变。但是，个体对 SO_2 的耐受性差异较大。一般来说，哮喘患者对 SO_2 比较敏感，吸附 SO_2 的颗粒物是变态反应原，能引发支气管哮喘。SO_2 可降低动物对感染的抵抗力，损害巨噬细胞参与的杀菌过程。SO_2 还可影响动物呼吸道对颗粒物的清除能力和呼吸道黏膜纤毛的运动。有研究报道，大气 SO_2 浓度短期暴露与人群中心肺疾病每日就诊人次和死亡率增加存在一定关联。

（四）氮氧化物

NO_2 的毒性比 NO 高 4～5 倍。NO_x 是光化学烟雾形成的重要前体物质，有刺激性，与 VOC 共存时，在强烈的日光照射下可形成光化学烟雾。有关 NO_x 健康影响的评价多来自对 NO_2 的研究结果。大气 NO_2 污染对机体的呼吸系统可产生急性或慢性的不良影响。NO_2 对上呼吸道和眼的刺激作用较小，主要作用于深部呼吸道、细支气管及肺泡。研究显示，健康成人暴露于 $4\,700\mu g/m^3$ 以上浓度的 NO_2 后，2 小时内就可出现显著的肺功能降低。患有呼吸系统疾病如哮喘患者对 NO_2 比较敏感。在 $560\mu g/m^3$ 的 NO_2 中暴露 30～110 分钟，哮喘患者就可出现肺功能的改变。长期暴露于较高浓度的 NO_2 下，儿童的呼吸系统症状会显著增加，肺功能也会受到一定程度的损害。NO_2 可损伤肺泡巨噬细胞和上皮细胞的功能，削弱机体对细菌、病毒感染的抵抗力。此外，NO_2 与大气中的 SO_2 和 O_3 有协同作用，共同造成呼吸道阻力增加以及对感染的抵抗力降低。尽管有流行病学研究报道大气 NO_2 暴露与人群心血管和呼吸等多系统疾病发病率及死亡率升高有关，但目前尚难以确定因果关联。

（五）一氧化碳

CO 很容易通过肺泡、毛细血管以及胎盘屏障。吸收入血以后，80%～90% 的 CO 与血红蛋白结合形成碳氧血红蛋白（carboxyhemoglobin，COHb）。CO 与血红蛋白的亲和力比氧气大 200～250 倍，形成 COHb 后其解离速度是氧合血红蛋白的 1/3 600,影响血液的携氧能力。此外,COHb 还会影响氧合血红蛋白的解离,阻碍氧气的释放,引起组织缺氧。暴露于高浓度 CO 时,吸收入血的 CO 还可与肌红蛋白、细胞色素氧化酶和细胞色素 P450 结合。血中 COHb 含量与空气中 CO 的浓度呈正相关,正常人 COHb 饱和度为 0.4%~2.0%,贫血者略高。尽管有流行病学研究报道大气 CO 短期暴露可增加人群心血管疾病发作风险,但目前尚难以确定因果关系。

(六)多环芳烃

多环芳烃(PAHs)中具强致癌性的多为四到六环的稠环化合物。由于苯并[a]芘(benzo[a] pyrene,BaP)是第一个被发现的环境化学致癌物,而且致癌性很强,故常以其作为 PAHs 的代表。BaP 占大气中致癌性 PAHs 的 1%~20%。常见 PAHs 的致癌活性依次为:BaP>二苯并(a,h)蒽>苯并(b)荧蒽>苯并(j)荧蒽>苯并(a)蒽。研究表明,一些 PAHs 还有免疫毒性、生殖和发育毒性。同时暴露于香烟烟雾、石棉、颗粒物、SO_2 等可增强 BaP 的致癌活性。BaP 需要在体内经代谢活化后才能产生致癌作用。目前认为,BaP 进入体内后,只有少部分以原形从尿液或经胆汁随粪便排出体外。大部分 BaP 被肝、肺细胞微粒体中的细胞色素 P450 酶(cytochrome P450,CYP450)氧化成环氧化物,其中 7,8-环氧 BaP 在环氧化物水化酶的作用下,水解成 7,8-二羟基-BaP,后者再由 CYP450 作用,进行二次环氧化生成 7,8-二羟基-9,10-环氧 BaP。其中,反式右旋 7,8-二羟基-9,10-环氧 BaP 的化学反应活性最高,可与细胞大分子 DNA 的亲核基团发生不可逆的共价结合,启动致癌过程。有流行病学调查显示,空气中 BaP 水平与肺癌死亡率呈显著的正相关关系。PAHs 可与大气中其他污染物反应形成二次污染物,例如,可与大气中 NO_2 或 HNO_3 形成硝基 PAHs。

六、室外空气中常见生物性因素的健康影响

(一)微生物

部分飘浮在空气中的细菌、真菌和病毒是人类呼吸道传染病的病原体,其导致的呼吸道传染病一年四季均可发生,主要集中在冬季和春季,具有传播速度快且涉及范围广的特点,在儿童、老年人等弱势群体中有着较高的发病率。常见的呼吸道传染病包括新型冠状病毒感染、流行性感冒、肺结核、严重急性呼吸综合征、麻疹、风疹、流行性腮腺炎、百日咳、水痘及带状疱疹等。

(二)变应原

空气变应原主要有花粉、真菌孢子、尘螨、毛虫的毒毛等。许多变应原是能引起人体变态反应的生物物质,可引发哮喘、过敏症状等。

(三)其他生物质

许多绿化植物生有带细毛的种子(如柳絮)和带绒毛的叶片(如梧桐叶)等,在种子成熟或秋季落叶时,会形成生物性尘埃。生物性尘埃可以诱发人体皮肤过敏、鼻炎、哮喘等症状,以及引起皮肤瘙痒。

(吴少伟　张志红)

第四节　气候变化的健康影响

一、气候变化概述

(一)气候变化的概念

气候是某一地区多年的大气平均状态,即地球大气各要素在相当长一段时间内的平均值以及

在此基础上以年为周期的振荡变化。气候系统是地球表层的大气圈、水圈、冰冻圈、生物圈和土壤岩石圈不同圈层相互作用的整体，任一圈层的变化都会对气候系统产生重要影响。例如，冰冻圈以其巨大冷储和相变潜热、高反照率和低导热率，通过与大气圈、土壤岩石圈表层、水圈和生物圈等相互作用，调节水汽、热量的循环，对全球的气候形成及演化具有重要作用。

气候变化是指气候平均状态随时间的变化，即气候平均值和离差值出现了统计学意义上的显著变化。平均值的升降表明气候平均状态发生了变化，离差值的变化表明气候状态不稳定性增加，离差值越大说明气候异常越明显。气候变化不仅涉及气候系统外强迫因子及其变化，也涉及气候系统内部的变化及其反馈机制。

（二）气候变化的原因

全球气候正经历以变暖为主要特征的显著变化，自 1850—1900 年以来，全球地表平均温度已上升约 1℃。气候变化的成因主要可以归结为两种因素。

一是人为原因。观测到的气候记录表明，工业革命以来的全球变暖主要是由人类活动导致的。人类通过对化石燃料的燃烧和土地利用（森林砍伐、农业扩张、城市化）等活动，显著增加了排放到大气中的温室气体，直接改变地球表面辐射收支并造成了全球增暖，成为气候变化的最主要驱动因素。

二是自然原因。气候变化可以在一定程度上归因于自然因素，如太阳辐射变化、太阳黑子周期、地球轨道参数变化、火山爆发等都会对气候变化产生一定的影响。此外，气候系统内部的大气、海洋、陆地冰雪和生物圈等组成部分之间相互作用，通过正反馈和负反馈机制放大或减缓气候变化的趋势。

（三）气候变化的影响

1. 气候变化对自然环境的影响　气候变化背景下，大气圈、水圈和冰冻圈等都发生了广泛而迅速的变化，而大气圈是受气候变化影响最明显、最直接的地球圈层之一。自工业革命以来，大气中温室气体的浓度急剧增加，导致全球气温快速上升，加之水汽蒸发加大改变了水循环过程，使得热浪、强降水等极端天气事件的发生频率增加。

水圈是地球系统最重要的圈层之一，全球水汽、降水、土壤湿度和径流的分布、陆地水和海水的质量都在一定程度上受到气候变化的影响。例如，2023 年中国地表水资源量较常年值偏少 5.7%；其中，西北诸河和东南诸河流域分别较常年值偏少 13.3% 和 10.8%。

冰冻圈是地球表层连续分布并具有一定厚度的负温圈层，它涵盖了山地冰川、极地冰盖、冻土、积雪、河冰、湖冰、海冰等。过去几十年来冰冻圈发生了巨大变化，包括冰冻圈面积缩小、冰川融化、冻土融化、积雪和北极海冰的范围和厚度减少，永久冻土层的温度上升等。在全球变暖背景下，1960—2023 年全球冰川整体处于消融退缩状态，北极海冰范围呈下降趋势。据卫星分析资料显示，截至 2024 年北冰洋海冰覆盖总面积达到 1 565 万 km^2，这比 1981—2010 年的平均最大冰覆盖面积小了 64 万 km^2。

2. 气候变化对生态系统的影响　气候变化对陆地和水生生态系统的影响是复杂且深远的。森林是陆地生态系统的重要组成，在全球碳储存与碳循环中发挥重要作用。气候变化对森林生态系统的影响具有空间分异性。一方面，气温上升能够促进幼龄林、中龄林增强光合作用，提升森林生产力；另一方面，气温上升引发森林火灾的风险将增大，从而导致突然碳氮大量损失，进而引发森林生产力下降。

海洋是水生生态系统的重要组成。气候变化能够引起海水温度变化，严重威胁海洋生态环境的稳定性,进而影响海洋生物的生存与繁殖,降低海洋生物多样性。研究表明,许多海洋生物对温度极其敏感,即使是温度变化幅度较小,它们的生物学过程和行为模式都会发生改变;同时,海水温度变化促发病原体与有害生物大量繁殖,进而干扰整个海洋生态系统食物链的平衡。

3. **气候变化对人类社会的影响** 气候变化会不同程度地影响到人类社会的方方面面,包括对农业生产和水安全、公共健康、基础设施和能源需求等方面的影响。

气候变化会使农业生产面临产量波动增大、布局与结构调整、成本与投资增加等问题。气候变化通过影响大气环流、水资源、热量和光能等农业气候资源,改变农作物生长发育所需的环境条件和物质能量基础。据估算,到2030年,全球变暖可能会导致我国种植业产量在总体上减少5%~10%。气候变化对人类用水资源与安全的影响也不容忽视。全球气温升高会使得径流减少、蒸发增大,进而加剧水资源的不稳定性和供需矛盾。同时,河水温度上升会促进水中污染物沉积、废弃物分解,进而导致水质下降。此外,高温热浪、海平面上升和极端天气事件都是影响基础设施系统功能和安全的因素。道路、桥梁和建筑等基础设施在设计上可以承受一定的环境条件,然而随着气候变化不断改变环境,这些结构的可靠性会降低,可能更容易受到破坏。

(四)气候变化对人类健康的影响

气候变化被认为是21世纪人类面临的最大健康威胁。气候变化导致极端天气事件频发,会通过直接或间接的路径对人类健康产生广泛而复杂的影响。

1. **直接影响** 气候变化可通过极端天气事件如热浪、洪涝、沙尘暴、野火等直接影响人类健康。随着全球变暖的加剧,发生热浪天气事件的频率和强度显著增加。高温可改变人体生理功能,继而增加中暑、热射病、急性肾衰竭等急性病的风险。洪涝与风暴潮可造成溺水和创伤,从而导致人群死亡率和伤残率的增加。野火燃烧和沙尘天气可通过携带大气颗粒物等污染物直接影响人类健康。

2. **间接影响** 气候变化也会以生态系统和人类社会为中介危害公众健康。就生态系统而言,气候变化主要通过改变昆虫的繁殖模式和病原体分布等方式加剧人群发生传染病的风险。温度的升高与降水模式的改变使昆虫传播媒介和病原体的地理分布范围扩大,繁殖季节延长。这导致病毒传播到纬度与海拔更高的地区,并增加了疾病传播的持续时间。就人类社会而言,干旱、洪涝、高温热浪等极端天气事件会导致农作物产量减少以及粮食营养成分下降。全球目前有超过8亿人处于慢性饥饿状态,而气候变化造成的全球粮食产量降低,会引发更严重的粮食安全问题。同时,气候变化还会造成水资源短缺,影响饮用水供应与水质。水资源短缺还会导致个人和社区的卫生条件恶化,影响厕所和污水处理系统等基本卫生设施的运作,进而引发肠道传染病等。以上影响还可能进一步引起社会冲突和移民等问题。

(五)气候变化的现状及未来趋势

目前,全球气候正经历着以变暖为主要特征的显著变化。联合国政府间气候变化专门委员会(Intergovernmental Panel on Climate Change,IPCC)第六次评估报告指出,最近50年全球变暖正以过去2000年以来前所未有的速度发生。2023年全球年均温度已超过工业革命前1.45℃,成为有记录以来最暖的一年。20世纪北半球温度的增幅,可能是过去1000年中最高的。全球冬季平均温度的增加最为明显,尤其在中高纬度的大陆地区出现连续暖冬的趋势非常明显。此外,温度变化引发了全球降水格局的变化。北半球大陆的大部分中高纬度地区在20世纪降水增加了5%~10%,热带增加了2%~3%,而副热带减少了2%~3%。

未来全球气候的变暖趋势仍在持续。世界气象组织(WMO)发布的《WMO全球年度至十年气候最新通报》指出，2024—2028 年，每年全球平均近地表温度将比 1850—1900 年基线高出 1.1～1.9℃。同时，全球持续升温将进一步加剧全球水循环，影响降水变率、季风降水以及干湿事件的强度。其中，亚洲大部分地区的平均降水量和强降水事件都将增加，部分地区的日极端降水量也将增加。

二、气象因素对健康的影响

气象因素作为气候系统的核心组成部分，其微小变动及长期趋势对气候变化具有决定性影响。同时，气候变化也可通过改变气象因素的分布与强度，如增加极端天气事件的频率与强度，进一步加剧气候系统的复杂性和预测难度。气象因素的变化，不仅影响人体的舒适度，还可能加剧疾病风险或促进病菌的传播，对公众健康构成潜在威胁。

（一）气温

气温是表示空气冷热程度的物理量，也称为空气温度，用于描述某一地区在某一时刻的大气温度状态。常见的评价指标有：平均气温、最高气温、最低气温、日较差等。除了温度本身的绝对值外，短时间内的温度变化对健康的影响也不容忽视。例如，通过日最高温度和日最低温度相减得到的温度日较差，反映了温度在一昼夜内的变化情况。

气温与人体舒适度和生理功能密切相关。在高温环境中，过度的热负荷会导致脱水、中暑甚至热射病，严重时可危及生命。随着气温的上升，心脑血管疾病的发病率也随之升高。高温环境下，人体为了散热会增加汗液的分泌，导致体内水分和电解质失衡，进而可能引发血液黏稠度增高。血液黏稠度的增加会促进血栓的形成，从而提高了急性心肌梗死和脑梗死的发生风险。此外，高温还会引起血管扩张和血压波动，进一步增加了脑血管破裂的风险。气温变化也会间接影响传染病的传播。例如，气温升高可以增加媒介昆虫的活动范围和频率，从而增加人们接触和感染媒介传染病的风险。在高温环境下，某些肠道病毒的活性可能增强，导致人群感染肠道疾病的风险增加。高温天气还可能使人感到烦躁、焦虑，从而影响心理健康，增加精神心理相关疾病的发生风险。

在低温环境中，人体需要消耗更多的能量来保持体温，可能导致能量供应不足，出现低温症、冻伤等健康问题。冷空气刺激会引起呼吸道黏膜的免疫反应，导致中性粒细胞等吞噬能力下降，使得病毒入侵，引起上呼吸道感染，从而诱发呼吸道相关疾病。冷暴露也与心脑血管疾病危险因素（如高血压、高血糖、高脂血症、心房颤动）密切相关，进而增加相关疾病加重的风险。此外，长期生活在低温环境可能导致情绪低落和抑郁症状增加。例如，低温会干扰人体的生物钟和睡眠模式，进而影响大脑中与情绪调节相关的神经递质水平。

（二）湿度

湿度是指空气中水蒸气的含量，反映了空气的潮湿程度。常见的评价指标有：绝对湿度、相对湿度等。相对湿度是空气中水蒸气含量与相同温度下空气所能容纳的最大水蒸气量的比值，用百分比表示。而绝对湿度则直接表示单位体积空气中水蒸气的质量或体积。

湿度过高或过低均可对人群健康造成直接影响。在低湿度环境中，人们容易感到皮肤干燥、喉咙不适，甚至可能引发皮肤干裂和呼吸道疾病。而在高湿度环境中，人体会感到闷热不透气，增加出汗量，容易导致脱水和电解质失衡。在冬季，我国北方气候干燥且寒冷，室内外温差较大，容易引发呼吸道传染病；而南方的气候湿润且寒冷，可能加剧关节疼痛、促进风湿性疾病的发生。此外，湿度变化还可能影响室内空气质量，增加变应原含量，尤其在湿度较高的环境中，霉菌和尘螨等变应原增长显著，可能加剧哮喘和其他过敏性疾病的症状。

（三）降水

降水是指大气中的水汽冷凝并降落到地表的现象，包括雨、雪、露、霜、霰、雹等多种形式。常见评价指标有降水量、降水时间、降水强度等。

降水量和降水时间可直接影响疾病的传播。气候变化造成的降水改变会引起地表水量、植被量及宿主数量等发生变化，影响媒介传播疾病的传播方式。降水量过多或过少都可能对饮用水安全产生影响。例如，暴雨过后的雨水冲刷还可能会导致垃圾、粪便等污染物扩散，使饮用水源受到污染，进而引发腹泻、痢疾等消化道传染病。此外，湿润的环境也利于蚊虫等病媒生物的孳生，从而增加疟疾、登革热等虫媒传染病的传播风险。而长期干旱则可能导致饮用水短缺，增加水源性疾病的风险，并可能引发营养不良和其他健康问题。

（四）其他气象要素

1. 风速 风速的评价指标包括平均风速、最大风速等。风速对空气质量有着直接影响。强风可以加速污染物的扩散和稀释，有助于改善空气质量。然而，风也可能携带大气污染物、尘埃、花粉和细菌等微粒，进而影响呼吸健康。特别是在沙尘暴或花粉季节，风速的增加可能会加剧这些微粒的传播，不仅导致呼吸系统的急性症状，如咳嗽和哮喘发作等，还可能长期影响肺部健康，增加慢性呼吸系统疾病的风险。

2. 气压 气压的高低与海拔、地理纬度和气温等因素有关。气压的评价指标包括海平面气压、站点气压和气压变化等。气压可影响天气的变化和气候的形成。低气压往往伴随着阴雨天气，容易使人感到压抑、不适。此外，气压变化还可能对人体健康产生影响。例如，低气压环境会加剧关节疼痛，对患有风湿性疾病的人来说尤其如此。低气压环境还可能导致空气中的含氧量相对降低，进而影响人体的氧气摄取，对心肺功能较弱的人群产生不良健康影响。

3. 日照 日照是指太阳辐射到地面的时间长度，通常用小时数来表示。日照的评价指标包括日照时数、日照百分率以及日照强度等。它是衡量太阳辐射能量多少的重要指标之一。适当的日照可以促进维生素 D 的合成和钙的吸收。而强烈的太阳辐射可导致皮肤恶性黑色素瘤、皮肤鳞状细胞癌和皮肤基底细胞癌。此外，流行病学研究表明，强烈的太阳辐射暴露与白内障、光结膜炎、黄斑翼状胬肉和视网膜变性有关。

三、极端天气事件对健康的影响

气候变化扰乱了各气象因素在一段时间内所达到的均衡状态，致使极端天气气候事件愈加频繁强烈，对人类和生态系统的影响远超预期。极端天气事件的定义在不同学科中有所差异，但通常指的是显著偏离正常气候状况，对人类社会和自然生态系统构成严重威胁的高强度、低频次天气现象。气象学领域关注事件的稀有性，根据阈值定义极端天气气候事件，当气候变量高于（或低于）变量观测值范围的上限（或下限）时，即可称为极端天气气候事件。生物学领域更加关注事件的生物学效应，无论事件的罕见性如何，当天气气候事件超出生物体的适应能力，且生物体随后的生理或发育反应与正常适应明显不同时，即被认为是极端天气事件。常见的极端天气事件类型包括暴雨、洪水、干旱、热浪、寒潮、暴雪、龙卷风、飓风（或台风）及冰雹等。这些极端天气不仅会导致人员伤亡和财产损失，还可能对农业、交通、能源供应、水资源管理等产生深远影响。

（一）热浪与寒潮

世界气象组织（WMO）建议将日最高气温高于 32℃且连续 3 天以上的高温天气过程定义为高温热浪。我国一般将连续 3 天以上的日最高气温达到或超过 35℃的高温天气过程定义为高温热浪。

目前,公共卫生领域对高温热浪没有明确的定义,主要依据高温对人体产生影响的程度而制定。高温热浪会导致人体体温调节系统失衡,增加中暑、热射病、热痉挛等热相关疾病和一些慢性病(如心脑血管疾病、肾脏疾病、精神心理疾病)加重的风险。《柳叶刀人群健康与气候变化倒计时:2023年度中国报告》显示,近30年我国热浪相关死亡人数呈波动上升趋势且增势明显,相比于20世纪90年代,现在受热浪影响的65岁以上老人死亡人数上升了85%。同时,我国研究发现热浪相关死亡人数具有快速增长、非线性和极端性的时间演变特征。

寒潮是指极地或高纬度地区的强冷空气大规模地向中、低纬度侵袭,造成大范围急剧降温和偏北大风的天气过程。在此过程中,还可能会伴有雨、雪和冰冻等灾害。当人体暴露于寒冷的天气中,体表血管收缩变窄,从而增加心血管疾病发作的风险。冬天干燥的空气会吸走皮肤和呼吸道黏膜上的水分,削弱皮肤和呼吸道黏膜作为免疫系统屏障的保护作用。寒冷、干燥的空气也会刺激肺部和心血管系统,尤其是对于慢性疾病的患者,诱发或加重多种心血管和呼吸系统疾病。

（二）强降水与洪涝

极端降水通常是指在短时间内大量的降水或连续多日的强降水,其强度达到或超过一定阈值。全球变暖导致的海洋和大气环流异常,以及某些地区的特殊地形结构,都可能加剧极端强降水的发生。极端强降水可能引发洪涝、泥石流等自然灾害,对人群健康造成直接或间接的负面影响。例如,极端降水事件及其引发的山洪、内涝等可直接造成人员意外伤亡,同时还可污染清洁水源、破坏消毒设施,导致各种病原微生物和媒介生物的快速孳生,进而造成传染性疾病的暴发和流行。有研究显示,暴雨还可以增加呼吸系统疾病死亡率。

洪涝是由暴雨、河水泛滥、海水倒灌等自然因素或人为活动导致的水体超出河道、湖泊或海岸线,淹没陆地的现象。降雨量大或持续性降雨引起河流水位上涨是引起洪涝的重要原因。洪涝会给人们带来巨大的心理压力,容易引发心理疾病(如抑郁、焦虑),也可能引发多种暴力行为。由于洪水淹没造成的水源污染和细菌(病毒)孳生(如霍乱、痢疾等)容易引发肠道感染、呼吸道感染等疾病。此外,洪涝灾害还会破坏公共设施、中断通信设备,造成救护车无法及时救治、医院停电延误救治等,从而间接影响脆弱人群慢性非传染性疾病的死亡风险,增加孕妇流产等风险。

（三）其他极端事件

随着全球气候变化的不断加剧,干旱、野火、沙尘暴、台风和强对流天气等极端事件的频率和强度均有所增加。这些极端天气事件对全球的自然生态系统、农业生产、社会经济活动和人类健康构成了严重威胁。

1. 干旱　干旱是指长期无雨或少雨,使空气及土壤水分不足、作物水分平衡遭到破坏而减产的气象灾害。全球气候变暖导致大气水分蒸发增加和降水量减少、气压和风向异常导致降水时间不规律。此外,干旱对农作物的生长和收成产生严重影响,导致粮食减产,给农民造成较大的心理负担。长期持续的干旱现象,日益与冲突频发和被迫移民问题密切相关。与此同时,干旱导致的粮食短缺和价格上涨,进一步增加了受灾人群营养不良和营养缺乏的风险。

2. 野火　野火是指在自然环境中发生的火灾,这类火灾常见于森林、草原、沼泽等区域。由于火势猛烈且蔓延迅速,野火常常难以控制,对自然环境和人类造成严重的损害。野火产生的烟雾中含有大量有害颗粒物和气体,这些污染物可以进入人体呼吸系统,引发或加剧哮喘、慢性阻塞性肺疾病等呼吸系统疾病,并增加心血管疾病的风险。

3. 沙尘暴　沙尘天气是影响我国北方地区的主要灾害性天气之一。全球变暖加剧导致荒漠化和沙尘暴频发,这些环境问题不仅会加重呼吸系统疾病,还会引起眼部刺激和结膜炎,增加过敏反应发生率,并可能对心血管健康构成威胁。研究发现2013—2018年,我国沙尘暴导致缺血性脑卒中、心肌梗死和慢性阻塞性肺疾病等慢性病的超额死亡风险呈现不同程度的上升趋势。

4. 台风　台风是一种热带气旋,是指在热带海洋上形成的一种强烈的风暴,主要由强风、暴雨和海浪等因素组成,其半径一般在几百到1 000km,可持续几天甚至数周。台风带来的强风和暴雨可能会威胁人们的生命安全,也会增加介水传染病和食源性传染病的风险。在台风灾害中,居民受到的伤害主要表现为机体损伤,这些外伤往往由台风引发的房屋倒塌、硬物撞击等事件直接导致,具体伤害类型包括软组织挫伤、颅脑损伤以及骨折等。台风还可增加慢性病恶化和暴力行为的风险。

5. 强对流天气　强对流天气是由大气强烈对流而产生的天气现象的总称,主要包括短时强降水、对流性大风、冰雹、龙卷风等。这类天气突发性强,常伴随雷电活动,而且变化迅速,又有强破坏力,易造成巨大灾害。强对流天气也增加了沙尘天气的发生频率,对人体的皮肤、耳鼻、呼吸道等均有不同程度损害,随着吸入尘粒的增加与积累,会导致支气管炎和肺炎等疾病的发生。

此外,在气候变化背景下,多种极端气候现象可能同时或相继出现,彼此相互影响,特征表现为强度高、影响范围广、持续时间长。联合国政府间气候变化专门委员会(IPCC)第六次评估报告将复合极端天气事件分为以下几类:①同时发生型极端天气事件,为多变量事件,由多个驱动因子和/或致灾因子导致影响,如高温高湿环境下,空气中的水蒸气含量接近饱和,人体排汗能力显著降低,汗液难以蒸发,导致身体无法正常散热,从而增加中暑、热射病等热相关疾病的风险。②接连发生型极端天气事件,由一连串的致灾因子导致影响,如持续的日间和夜间热浪事件导致夜间气温也无法有效降低,使得人体得不到充分的休息和恢复。长时间处于高温环境中,人体会出现疲劳、虚弱、脱水等症状,甚至引发热射病等严重疾病。③前期影响型极端天气事件,天气或气候驱动的先决条件会加剧致灾因子的影响,如春季干旱会加剧夏季热浪强度,这种加剧作用会进一步加剧高温天气对人体健康的影响。④空间关联型极端天气事件,空间上具有共同影响效应的多个事件。当多个地区同时发生极端天气事件时,这些事件在空间上形成关联效应,共同对人体健康产生影响。例如,一个地区发生干旱导致水资源短缺和空气污染加剧,而邻近地区则发生高温热浪和沙尘暴。这些极端天气事件在空间上的相互关联和叠加效应,会显著增加人群的健康风险,沙尘暴带来的颗粒物污染会加剧呼吸系统疾病的发生;而干旱和水资源短缺则可能导致饮用水污染和介水传染病的风险增加。

(黄存瑞)

第五节　室外空气污染和气候变化健康影响的预防对策

一、室外空气污染对健康影响的调查、监测与评估

大气污染对健康影响的调查与监测包括查明大气污染物的来源、污染状况及其对健康的影响。

(一)污染源的调查

了解并掌握各类大气污染源排放的主要污染物、排放量和排放特点;检查有关单位执行环境保护法规和废气排放情况及废气回收利用与净化效果;进一步分析污染源对大气污染的贡献和对居民健康可能造成的危害。

污染源可分为点源、面源和线源3种类型,不同的污染源其调查方法也不相同。

1. **点源污染**　即对一个工厂或一座烟囱对周围大气影响的调查,主要内容有:①地理位置及其与周围居住区及公共建筑物的距离;②生产性质、生产规模、投产年份、排放有害物质的车间和工序、生产工艺过程、操作制度和生产设备等;③废气中污染物的种类、排放量、排放方式、排放规律和排放高度;④废气净化处理设备及其效果,废气的回收利用情况;⑤锅炉型号、燃料的品种、产地和用量、燃烧方式、烟囱高度以及净化设备等;⑥车间内外无组织排放的情况。

2. **面源污染**　即对整个城市或工业区的大气污染源进行调查,主要内容包括:①该地区的地形、地理位置和气象条件;②功能分区以及工厂和锅炉烟囱等污染源的分布;③人口密度、建筑密度和人口构成;④民用燃料种类和用量、炉具种类和型号、排烟方式和取暖方式等;⑤交通干线分布、机动车种类、流量和使用燃料种类;⑥路面铺设和绿化情况。

3. **线源污染**　除上述面源中包括的线源以外,还有许多跨地区的线源,主要应调查该线路上交通工具的种类、流量和行驶状态,燃料的种类和燃烧情况,废气的成分等。

污染源资料可通过城建、规划、环保、工业生产、气象、公安和街道办事处等部门收集,或通过实际调查获得。

(二)暴露监测

1. **采样点的选择**　采样点的选择和布置与调查监测的目的和污染源的类型有关。常用的监测方式包括:

(1)点源污染监测:以污染源为中心,在其周围不同方位和不同距离的地点设置采样点,主要依据工厂的规模、有害物质的排放量和排放高度、当地风向频率和具体地形,并参考烟波扩散范围、污染源与周围住宅的距离和植物生长情况布置采样点。可选用的布点方式有3种。①四周布点:以污染源为中心,划8个方位,在不同距离的同心圆上布点,并在更远的距离或其他方位设置对照点。②扇形布点:在污染源常年或季节主导方向的下风侧划3~5个方位,在不同距离上设置采样点,在上风侧适当距离设置对照点。③捕捉烟波布点:随烟波变动的方向,在烟波下方不同距离采样,同时在上风侧适当距离设置对照点。此方法采样点不固定,随烟波方向变动,可每半天确定一次烟波方向。

(2)面源污染监测:采样点的设置通常有3种方法。①城市功能分区布点:选择具有代表性的地区布点,每个类型的区域内一般设置2~3个采样点,并设置清洁对照点;②几何状布点:将整个监测区划分为若干个方形或三角形小格,在交叉点和小格内布点;③根据污染源、人口分布以及城市地形地貌等因素设置采样点。

(3)线源污染监测:针对道路交通污染的采样点,采样设备采样口离地面的高度应在2~5m范围内,距道路边缘距离不得超过20m。

2. **采样时间**　应结合气象条件的变化特征,尽量在污染物出现高、中、低浓度的时间内采集。日平均浓度的测定,每日至少有20个1小时浓度平均值及其采样时间,测定结果能准确反映大气污染的实际情况。如果条件不允许,每天应至少采样3次,包括大气稳定的夜间、不稳定的中午和中等程度稳定的清晨或黄昏。如计算年平均浓度,每年监测至少324个日平均浓度值,每个月监测至少27个日平均浓度值(2月监测至少25个日平均浓度值),每天的采样时间与测定日平均浓度相同。

一次最大浓度应在污染最严重时采样,即在生产负荷最大,气象条件最不利于污染物扩散时,在污染源的下风侧采样。当风向改变时应停止采样,采样时间一般为10~20分钟。

3. **监测指标**　对点源进行监测时,选择所排放的主要污染物为监测指标。对一个区域进行监测时,一般应测定 SO_2、PM_{10}、$PM_{2.5}$、NO_2、CO 和 O_3,还可以加测监测区域内的其他主要污染物。对线源进行监测时,一般应测定 $PM_{2.5}$、NO_2 和 CO。

4. **采样记录** 采样时应做好记录,包括采样地点、采样时间、采气量、周围环境,以及天气状况和气象条件(包括采样时的气压和采样点气温)。

5. **监测结果的分析与评价**

(1)分别计算 1 小时平均浓度、日平均浓度和年平均浓度的均值(多计算算术均数)或中位数及标准差或 95% 置信区间。

(2)分别比较 1 小时平均浓度、日平均浓度和年平均浓度的最大值和最小值,并计算最大值的超标倍数。

(3)分别计算 1 小时平均浓度和日平均浓度的超标率。

(4)运用统计学方法,比较各地区和各时期的污染状态。

(5)计算大气环境质量指数,对环境质量进行综合评价,找出主要污染源和主要污染物。

(6)查明影响范围和污染规律。

(三)健康监测

健康监测的目的是探讨当地人群疾病或症状发生与大气污染暴露的关系,研究暴露于不同类型的大气污染环境中人群健康受影响的类型和危害程度,从而对大气质量作出评价。根据不同的调查目的和大气质量资料,制订具有针对性的调查计划,包括调查内容、现场要求、研究范围、调查对象、研究方法、测定指标、资料整理和分析方法等。

应根据大气监测结果和现场资料来选定调查现场。暴露现场的条件应符合调查目的,尽可能避免各种混杂因子,以保证调查结果的准确性,同时需要重视对照区的选择,确保对照区内不存在排放目标污染物的大气污染源,也不存在其他环境介质(水、土等)来源的同类污染物。应了解现场地区既往存在的污染源情况,以免某些污染物的慢性有害作用干扰调查结果。

应选择暴露机会多的人群作为调查对象,可选择老人、儿童等易感人群。避免职业暴露、服用药物、吸烟或饮酒等嗜好、室内空气污染等混杂因子的干扰。同时,对照人群也须根据上述要求严格选定,在性别、年龄、居住年限、职业种类、生活居住条件、生活习惯和经济水平等均应大致相同。

如果人群健康监测工作涉及伦理学问题,应在工作开展前获得所在机构或上级伦理委员会的批准。申请伦理批准时须填写详细的伦理申请书,具体说明研究目的、研究设计、研究涉及的伦理学问题。研究中涉及研究对象的姓名、年龄、家庭住址等隐私问题,应进行保密。调查进行时,应征得研究对象的同意,并向研究对象详细说明研究过程及可能的风险和收益,并获得研究对象的书面同意,填写知情同意书。

(四)健康影响分析

根据流行病学和卫生统计学的方法,可对收集的环境暴露和健康相关数据进行统计分析。可将资料按不同地区分类进行统计,比较分析污染区与对照区之间的居民健康(各项健康指标和疾病结局)调查结果有无显著性差异。可使用相关、回归、多因素分析等统计方法探究大气污染物与居民健康结局之间的关联,进而评估大气污染的健康风险,为深入探索和提出防治措施打下基础。例如,可采用时间序列或病例交叉研究设计,分析大气污染短期暴露对急性健康事件发生的影响;采用队列研究或横断面研究设计,分析大气污染长期暴露的慢性健康影响。注意考虑每种统计方法的适用条件,注重因果推断技术的应用,并结合研究限制条件慎重进行结果解释。

(五)疾病负担评估

疾病负担指标包括:疾病的发病率和死亡率、健康调整预期寿命(health-adjusted life expectancy,

HALE）、伤残调整寿命年（disability adjusted life year, DALY）和潜在减寿年数（potential years of life lost, PYLL）等效用指标。评估大气污染相关的疾病负担有助于探究大气污染健康危害在人群中的分布，并对大气污染相关的健康影响进行监测，为干预措施提供依据。

疾病负担评估中归因危险度评价是环境疾病负担定量分析的基础。归因危险度评价基于的假设是某种环境危害因素对人群的健康会产生一定危害，使暴露人群的疾病发病率增高。假设有两个人群，其中一个人群暴露于环境危险因素，而另一人群不暴露，除此之外，两个人群的其他环境条件基本相当，其结果可能是暴露人群发病危险性高于非暴露人群，高于非暴露人群部分可归因于该种环境危险因素的暴露。

大气污染相关疾病负担的定量评估方法需要以下资料：①研究人群中大气污染物暴露的分布；②大气污染暴露与健康结局的暴露反应关系（关系系数或相对危险度等）；③相关疾病的 DALY 损失。评估步骤为：

（1）建立大气污染健康效应网络图：对大气污染的疾病负担进行评估，须明确 4 个环节：①环境危险因素的存在形式；②进入人体的途径；③引起的健康效应；④产生健康损害的定量评估方法。

（2）大气污染相关疾病负担定量评估：可将人群中大气污染物暴露水平分布与暴露 - 反应关系相结合，利用一定的公式，计算归因于大气污染物暴露的疾病负担，如超额死亡 / 发病数、DALY。

二、气候变化对健康影响的调查、监测与评估

气候变化对健康的调查与监测主要涵盖对气候变化趋势的分析预测和对公共健康的多重影响。

（一）气象气候因素监测

气候变化对健康影响的调查包括对极端天气事件、气温和降水模式等气象因素的变化以及气候相关因素对人群健康影响的调查。

1. 极端天气事件的调查

（1）寒潮和热浪：调查寒潮和热浪事件的发生频率、强度和持续时间，收集相关健康事件的详细信息；研究老年人、儿童、慢性病患者等易感人群中寒潮和热浪相关的健康风险。

（2）极端降水和洪涝事件：调查强降水和洪涝事件的频率、覆盖范围及其对居住环境、饮用水水源和卫生条件的影响；收集因为强降水和洪涝导致的传染病暴发数据，如霍乱和痢疾等；分析洪涝事件后心理健康问题的发生率。

（3）干旱事件：调查干旱发生的频率、持续时间和覆盖范围，研究干旱对农作物产量、食品安全及个体营养状况的影响，评估因为水资源短缺导致的卫生问题和疾病负担。

（4）其他事件：极端天气事件还包括台风 / 飓风、沙尘暴、野火等。可调查这些极端事件的频率、强度、持续时间和覆盖范围等，广泛收集人群健康事件的详细信息，评估相应的人群健康风险。

2. 气温和降水模式变化的调查

（1）长期气温变化：分析年均气温和季节性气温变化的趋势，研究气温变化对呼吸系统和心血管系统等疾病的影响。

（2）降水模式变化：调查年均降水量和季节性降水模式的变化，研究降水模式变化对水源质量、农业生产及疟疾和登革热等病媒传播疾病的影响。

（二）暴露监测

系统有效地进行暴露监测是评估气候变化对健康影响的重要手段。暴露监测工作通常包括以

下几方面。

1. **监测网络的建立** 建立系统、高效、精准的监测网络是对气候变化进行监测的基础。通过整合气象站、环境监测站等数据资源,建立涵盖气象数据和环境数据的综合暴露监测网络。

2. **监测指标的选择** 监测指标应能够有效捕捉气候变化与健康之间的动态关系,常用的监测指标包括气温、降水量、湿度和风速等基本气象参数;重点监测极端气温、极端降水和干旱等事件的发生情况。

3. **监测的实施** 针对暴露指标进行时间、空间和强度等指标的监测,以确定暴露的程度和可能的影响。

4. **监测的评估** 基于收集的数据,对暴露的风险和影响进行评估。这包括对暴露的严重性、持续时间和可能的健康影响等进行综合评价。

(三)健康监测

健康监测一般是指通过收集、分析和评估个体的健康相关数据,来监测个体的生理状态和健康状况的过程。它旨在提供对个体健康的实时、准确和可靠的信息,以便预防疾病、管理慢性病、改善生活方式,并及早发现和处理健康问题。

1. **健康指标的选择** 应选择与气候变化相关的健康事件数据(如中暑、热衰竭、传染病病例、意外事件等);重点监测慢性病患者、老年人和儿童等气候变化易感人群的健康状况。

2. **数据收集与分析** 健康效应测定可通过多方渠道收集数据。收集过程应注意所选方法或指标简便易行,适应现场受检人数多、工作量大的特点。健康资料包括:

(1)疾病资料:包括原始资料和二次资料。前者是指为特定研究目的专门收集的疾病资料,如通过调查问卷或医学检查获得的资料;后者是从现存的记录中得来的资料,包括医院记录、疾病登记、出生缺陷登记、医院出入院患者访问记录和儿童诊所登记等。疾病资料收集的方法主要包括:

1)登记记录和报告:主要通过查阅死亡登记记录、疾病报告和医院病历记录获得疾病死亡和发病资料。

2)调查问卷:通过调查表可以获取人口学信息、遗传学信息、个体和家庭健康信息等。例如,针对呼吸系统疾病的标准调查问卷,包括 BMRC 问卷(the British Medical Research Council Questionnaire)、ECSC 问卷(Questionnaire of the European Community for Steel and Coal)、ATS-DLD-78 问卷(American Thoracic Society Division of Lung Disease Questionnaire, 1978 Version)等。

(2)体检:人群的健康检查能获得健康效应信息。体检前须制订方案,统一标准,并对结果进行核查。体检内容包括器官功能指标和亚临床指标等。

(3)生物材料监测:生物材料监测是评价健康效应的重要途径。生物材料采集和检测的标准化是消除不同监测人员及监测仪器(试剂)之间可能带来偏差的重要手段。进行生物学监测时应考虑采集方法能否被受试人群接受以及所收集生物资料的准确性和可信性。健康效应测定中可优先选用灵敏度和特异度较高且生物学意义比较明确的生物标志物。

(四)健康影响分析

由于地理环境和社会经济因素的异质性,气候变化的健康风险在时空尺度上呈现明显差异。针对气候变化健康效应的定量评估方法主要包括:

1. **环境流行病学常见分析方法** 多采用时间序列、病例交叉和病例对照方法,建立气象因素与不良健康结局的关联。在统计分析模型中须注意控制长期趋势、季节性和周期性波动,以及一系列个体和群体层面的混杂因素。常用统计学模型包括广义相加模型、分布滞后模型、logistic 回归。

2. 灾害风险分析法 利用"健康风险＝致灾因子×脆弱性×人口暴露"的框架,采用遥感或气象数据模拟致灾因子时空分布,采用人口空间数据计算人口暴露,运用社会经济统计数据或者健康数据估算脆弱性,然后通过空间运算得到灾害健康风险。常用的方法包括单灾害风险分析法和多灾害风险分析法。

3. 机制分析法 适用于分析气候变化对气候敏感性传染病(如蚊媒传染病)的影响及机制,利用机制模型将气候与疾病暴发和传播过程相联系,通过模拟气候变化对病原体、宿主和传播途径的影响,进而评估气候变化的健康风险。常用的机制模型包括传染病模型、基本繁殖率模型和媒介能量模型。

(五)疾病负担评估

气候变化疾病负担可以应用环境疾病负担的评估方法,利用归因和因果推断的思想,通过对人类健康有影响的气候相关危险因子来估计疾病负担。研究需要的数据包括气象数据(气温、降水量、湿度等)、健康相关数据(病例数、发病率等)、人口经济数据(总人口数、分年龄、性别人口数和年人均 GDP 等)和用于计算 DALY 的数据(年龄权重、时间贴现率等)。

疾病负担评估步骤包括:

1. 计算基准年的 DALY 值 选择数据较精确的基准年,评估基准年的 DALY 值,DALY＝YLL＋YLD。DALY 指标由四部分构成,即早逝损失的健康寿命年(years of life lost, YLL)、残疾所致的健康寿命损失年(years lost due to disability, YLD)、健康寿命年的年龄相对重要性(年龄权重)和健康寿命年的时间相对重要性(时间贴现)。

2. 识别气候敏感健康结局 研究所选择的健康结局应该包含下列条件:①对短期气候变化或气候地理差异敏感;②在研究人群中有预期的健康影响;③预期气候模型的有效性或可行性。研究纳入的疾病必须与气候有直接的生理学联系,有季节性波动,或是病原体传播周期的一部分发生在人类宿主之外的传染性疾病。

3. 定量评估气候-健康关系 风险评估要求建立气候-健康关系定量模型,即暴露-反应关系模型。模型的建立通常基于时间和空间角度对气候变化引起的健康效应的测量,即从时间角度(如测量异常炎热或寒冷天气对死亡率的影响)或空间角度(比较不同气候地区的发病率)对气候变化和疾病关联的统计分析。

4. 定义未来的暴露场景 危险因素对人群健康影响的评价包括两种方法:绝对归因法(categorical approach)和反事实推论法(counterfactual approach)。绝对归因法是指一个事件或疾病完全归因于一个或一系列危险因素,危险因素的分布只分为暴露与不暴露两种。反事实推论法是指通过比较现在或将来人群健康水平与替代方案条件下的健康水平来获得危险因素对人群健康的影响,这些替代方案包括所研究危险因素消除或保留水平降低。

5. 归因于气候变化的疾病负担计算 可归因的疾病负担指如果过去的暴露等于反事实分布的暴露时,现在或未来的疾病负担的降低情况。可避免的疾病负担指如果现在或未来将危险因素的暴露水平降低到反事实的分布水平时,未来疾病负担的降低情况。

结合计算的 DALY 值,用总的疾病负担乘以影响的分值,即可得出给定人群归因于某一危险因素的疾病负担。如果暴露分布或相对风险在各亚组(年龄、性别等)之间不同,那么影响部分应该在各亚组中分别计算;如果暴露-反应关系在死亡率和发病率之间不相同,则影响部分应该分别计算 YLL 和 YLD。

三、大气污染的防治

（一）环境空气质量标准

1. 我国环境空气质量标准

（1）我国大气质量标准制定的历史：1956年，我国基于苏联的《苏联工厂设计卫生标准》制定了《工业企业设计暂行卫生标准》。该标准是我国第一部涉及大气环境质量的国家标准，规定了居住区大气中有害物质最高容许浓度19项。1982年，我国首次发布《大气环境质量标准》（GB 3095—82）。1996年，我国对《大气环境质量标准》进行了第一次修订，名称改称《环境空气质量标准》（GB 3095—1996）。2000年，我国对《环境空气质量标准》（GB 3095—1996）进行修订。

2012年，我国对《环境空气质量标准》（GB 3095—1996）进行再次修订，沿用至今。现行的《环境空气质量标准》（GB 3095—2012）自2016年1月1日起在全国实施，调整了环境空气功能区分类，将三类区并为二类区；增设了$PM_{2.5}$浓度限值和臭氧8小时平均浓度限值；调整了PM_{10}、NO_2、铅和BaP等的浓度限值；调整了数据统计的有效性规定。

（2）我国现行的环境空气质量功能分区、环境空气质量标准分级：《环境空气质量标准》（GB 3095—2012）将我国全国范围分为两类不同的环境空气质量功能区。一类区为自然保护区、风景名胜区和其他需要特殊保护的地区；二类区为居住区、商业交通居民混合区、文化区、工业区和农村地区。

在现行标准中，环境空气质量标准也分为两级。一级标准适用于环境空气功能区一类区，为保护自然生态和人群健康，在长期接触情况下，不发生任何危害影响的空气质量要求。二级标准适用于二类区，即居住区、商业交通居民混合区等，为保护人群健康和城市、乡村的动植物，在长期和短期接触情况下，不发生伤害的空气质量要求。

此外，空气质量指数（air quality index，AQI）用来评估空气质量状况，根据AQI将空气质量状况划分为六个级别，从一级"优"到六级"严重污染"，每个级别都有相应的颜色表征，以便公众更容易理解空气质量状况和健康指示。

2. 国内外大气污染物限值类型和标准　我国的《环境空气质量标准》（GB 3095—2012）规定了不同形式的浓度限值，如1小时平均浓度限值、24小时平均浓度限值、年平均浓度限值等，另外有个别污染物（O_3）设置了8小时平均浓度的限值。不同国家和组织均根据不同污染类型规定了污染物的浓度限值或指南值。表3-6将我国《环境空气质量标准》（GB 3095—2012）中的二级标准浓度限值与其他国家或国际组织的大气环境质量标准或指南值进行了比较。

（二）规划措施

1. 合理安排工业布局，调整工业结构　应结合城镇规划，全面考虑工业布局。工业建设，特别是污染重的冶炼、石油和化工等企业，应多设在小城镇、工矿区，针对较大的工业城市，应建设在远郊区或发展卫星城市。避免在山谷内建立有废气排放的工厂。建设应考虑当地长期的风向和风速资料，将工业区配置在当地最小风向频率的上风侧，减少工业企业排出的有害物质被风吹向居住区的次数。工业企业与居民区之间应设置一定的卫生防护距离，避免因风向经常变化，造成工业企业生产过程中的事故性排放。

2. 完善城市绿化系统　城市绿化系统是城市生态系统的重要组成部分，不仅能美化环境，还对改善城市大气环境质量有重要作用。完善的城市绿化系统可调节水循环和"碳-氧"循环，调节城市的小气候，阻挡、滤除和吸附风沙及灰尘，吸收有害气体。此外，绿化可以使空气增湿和降温，缓解城市热岛效应。绿地的种类包括公共绿地、防护绿地、专用绿地、街道绿地、风景游览和自然保护区绿地以及生产绿地等。在建设城市绿化系统时，应注意各类绿地的合理比例。

表 3-6 不同国家和组织的环境空气质量标准或指南值的比较

污染物名称	浓度限值/($\mu g \cdot m^{-3}$)		
	1 小时平均	24 小时平均	年平均
PM$_{2.5}$			
中国 [a]		75	35
WHO [b]		15	5
欧盟 [c]		5	25
美国 [d]		35	15
日本 [e]		35	15
PM$_{10}$			
中国 [a]		150	70
WHO [b]		45	15
欧盟 [c]		45	15
美国 [d]		150	
日本 [e*]	200	100	
SO$_2$			
中国 [a]	500	150	60
WHO [b]	500（10 分钟平均）	40	
欧盟 [f]	350	125	20
美国 [d]		200	
日本 [e]	266	107	
NO$_2$			
中国 [a]	200	80	40
WHO [b]	200	25	10
欧盟 [c]	200	25	20
美国 [d]	191		101
日本 [e]	76～113 或以下		
CO**			
中国 [a]	10	4	
WHO [b]	35	4	
欧盟 [f]		10（8 小时平均***）	
美国 [d]	40	10（8 小时平均）	
日本 [e]		11.5	
O$_3$			
中国 [a]	200	160（8 小时平均）	
WHO [b]		100（8 小时平均）	60（暖季峰值）
欧盟 [f]		120（8 小时平均）	
美国 [d]	235	139（8 小时平均）	
日本 [e]	120		

注：[a]《环境空气质量标准》（GB 3095—2012）—2012 年；
[b] 世界卫生组织《全球空气质量准则》—2021 年；
[c] 欧洲议会和欧盟理事会《清洁空气临时协议》—2024 年；
[d] 美国环境保护署《国家环境空气质量标准》—2024 年；
[e] 日本《大气污染防治法》—2015 年；
[f] 欧盟《环境空气质量指令》—2022 年修订；
* 以 SPM（suspended particulate matter）表示，按粒径比较，PM$_{2.5}$＜SPM＜PM$_{10}$；** mg/m^3；
*** 指一天中最大的连续 8 小时浓度的均值。

3. **加强居住区内局部污染源的管理** 卫生部门与有关环保部门配合,对居住区内饭店、公共浴室的烟囱、废品堆放处及垃圾箱等可能污染室内外空气的污染源加强管理。

（三）减排措施

1. **改善能源结构,大力降低能耗** 在城市应尽量选择使用低硫和低灰分的燃煤,采用集中供热方式。与分散供热相比,集中供热可节约 30%～35% 的燃煤,而且便于提高除尘效率和采取脱硫措施,减少烟尘和 SO_2 的排放量。在城市应大力发展和普及天然气、煤气等燃烧完全的气态能源,有助于节约能源和减轻大气污染。此外,还应因地制宜地开发水电、地热、风能、海洋能、核电和太阳能等。

2. **控制机动车尾气污染** 车用燃料的燃烧是产生污染物的主要原因。燃料的改进与替代是减少机动车尾气对大气污染的重要措施之一。在建立、健全机动车污染防治的法规体系以及配套管理措施的基础上,可采取机内净化、机外净化以及燃料的改进与替代等措施,在机动车的生产和使用中达到节能降耗、减少污染物排放的目的。机内净化是指在机动车的设计和生产过程中,通过改进发动机结构和燃烧方式,使新车的污染物排放达到国家的要求。机外净化一般是通过安装尾气催化净化装置,使机动车尾气达标排放。

3. **改进生产工艺,减少废气排放** 通过改革工艺过程,以无毒或低毒的原料替代毒性大的原料,减少污染物的排出。在生产过程中加强管理,消除跑、冒、滴、漏和无组织排放,杜绝事故性排放。采用消烟除尘、废气净化措施,减少废气的排放。具体方法有:

（1）颗粒物的治理技术:通过除尘器从废气中将颗粒物分离出来,然后进行捕集和回收。除尘器的种类繁多,有重力除尘器、惯性力除尘器等不同类型。

（2）气态污染物的治理技术:根据污染物的化学和物理性质,可采用吸收、吸附、催化、冷凝和燃烧等处理方法。

（四）个体防护措施

1. **空气净化器使用** 空气净化器通过吸附、分解或转化一种或多种空气污染物（一般包括颗粒物、气态污染物、微生物等）,可有效提升环境空气质量,减轻空气污染对呼吸和心血管等系统的健康危害。例如,在空气污染较严重的地区,使用空气净化器可通过降低循环系统炎症、凝血水平,改善血管内皮功能,保护心血管健康;可通过降低气道炎症、氧化应激水平,改善肺功能。

2. **口罩** 佩戴口罩可阻挡有害的灰尘、气体、病毒等物质进入口鼻,对进入肺部的大气颗粒物、微生物等起到一定的过滤作用。根据过滤材质、面部密合度等的不同,口罩对颗粒物的过滤效果也不一样。不同类型口罩对颗粒物过滤效率在 0.26%～83.5%,主要取决于呼气流速和口罩材质的差异。在污染天气下,口罩是一种保护自身健康的常用手段。既往流行病学研究表明,佩戴口罩能够过滤部分颗粒物,有效降低颗粒物个体暴露水平,对心血管系统和呼吸系统具有显著的保护作用。短期内无法将空气污染降低到健康水平时,人们可以通过在户外活动时佩戴口罩,降低急性呼吸系统疾病和心血管疾病的发病风险,改善个体的健康状况。

3. **膳食或营养补充剂** 营养补充剂是饮食的一种辅助手段,用来补充人体所需的氨基酸、微量元素、维生素、矿物质等。常见的营养补充剂有补充维生素的维生素 A 胶丸、复合维生素片等,补充微量元素的钙剂、锌剂,补充不饱和脂肪酸的鱼油丸以及补充必需氨基酸的口服液和注射液等。研究表明,口服维生素和鱼油等营养补充剂,可通过抗氧化损伤、调节 DNA 甲基化和改善心率变异性等,减轻大气污染物对健康的危害。

四、气候变化的应对

气候变化已经成为全球面临的重大挑战,对生态环境、社会经济以及人类健康等方面都产生了深远的影响。2023年12月,在第28届联合国气候变化大会上,123个国家共同签署了《气候与健康宣言》,表明要将健康置于气候行动的核心,为应对高温热浪、空气污染、传染病以及气候变化可能带来的粮食和营养危机作好准备。应对气候变化需要全球合作、多部门参与和综合施策,从政策制定、减排措施、适应策略和公众参与等方面开展应对气候变化的措施。

(一)政策制定

应对气候变化,首先需要制定全面系统的政策和法规。政府应制定并实施国家气候变化战略和行动计划,明确减排目标和实现路径,制定相应的法律法规,以确保政策的有效执行。

1. **制定减排目标**　碳排放目标应根据国际承诺和国内实际情况,设定短期、中期和长期碳排放削减目标,并制定具体的实施路线图。2020年9月22日,中国国家主席习近平在第七十五届联合国大会一般性辩论上郑重宣示:中国将提高国家自主贡献力度,采取更加有力的政策和措施,二氧化碳排放力争于2030年前达到峰值,努力争取2060年前实现碳中和,即为"双碳"目标。

2. **完善法律法规**　气候变化相关法律的立法保障是政策执行的重要基石。通过明确各级政府和部门的责任,可以加强气候变化领域的立法保障。此外,制定鼓励绿色技术研发、清洁能源使用和节能减排的政策,提供税收优惠和财政补贴等激励措施,可以促进社会各界积极参与减排行动。

(二)减排措施

1. **优化能源结构**　大力发展可再生能源是减少温室气体排放的关键措施。推动风能、太阳能、水能和生物质能的发展,可以实现能源供应多元化,提高能源利用效率。同时,推广高效节能技术和设备,提高工业、建筑和交通等领域的能源利用效率,也是实现减排目标的重要措施。

2. **控制工业排放**　工业部门是温室气体排放的主要来源之一。推动工业企业实施清洁生产技术,减少温室气体排放,加强对高耗能和高排放行业的监管力度,严格控制二氧化碳和甲烷等温室气体的排放,是控制工业排放的关键举措。

3. **交通减排**　交通领域的减排措施包括加大新能源汽车的研发和推广力度,逐步淘汰高污染和高排放的传统燃油车辆。此外,改善公共交通系统,提高公共交通的覆盖率和便捷性,减少私人汽车的使用率,也是减少交通领域碳排放的重要途径。

(三)适应策略

适应气候变化是减少其不利影响的重要途径,涵盖农业、水资源和基础设施等多个领域。

1. **农业适应**　根据气候变化趋势调整农业生产布局,选择耐旱、耐涝、高产的农作物品种,可以提高农业生产的抗灾能力。同时,推广节水灌溉、保护性耕作等先进农业技术,也能有效应对气候变化带来的挑战。

2. **水资源管理**　在应对气候变化的策略中,构建全面的水资源管理体系至关重要。该体系应确保水资源的合理分配与可持续利用,维持人类社会和自然环境的长期稳定。同时,加强防洪设施的建设与维护,提升对极端天气事件的响应能力,是减少洪涝灾害影响的关键措施。

3. **基础设施建设**　在基础设施建设中考虑气候变化的影响,通过实施气候适应性设计,显著提升基础设施的抗灾韧性,从而有效降低气候变化带来的不利影响。此外,对现有老旧基础设施进行改造与升级,增强其抵御极端气候事件的能力,确保其安全稳定运行,是应对气候变化挑战的必要步骤。

（四）公众参与

公众的积极参与是应对气候变化的重要保障。增强公众的环保意识和参与度,通过社会共同行动,共同应对气候变化带来的挑战。

1. 环境教育　通过学校教育、社区活动和媒体宣传,普及气候变化知识,增强公众的环保意识,是推动社会共同应对气候变化的重要手段。倡导低碳生活方式,推广节能减排、绿色消费和垃圾分类等环保行为,让公众在日常生活中积极参与环保行动。

2. 公众监督　建立公众参与的环境监督机制,鼓励公众举报环境违法行为,参与环境决策和监督,是增强环保工作透明度和公信力的重要措施。政府和企业应公开环境信息,确保公众知情权,进一步增强环保工作的透明度和公信力。

3. 社会共治　推动企业履行社会责任,积极参与减排和环境保护行动,是实现社会共治的重要环节。组织社区开展植树造林、节能减排等活动,增强社区环保意识和行动力,也能在基层层面推动环保工作的开展。

应对气候变化是一项复杂而紧迫的任务,需要全球合作、多部门协调和全社会参与。通过制定科学的政策、实施有效的减排措施、制定适应策略和提高公众参与度,可以有效应对气候变化带来的挑战,推动社会经济的可持续发展,保护生态环境,保障人民健康。只有全社会共同努力,才能在应对气候变化的道路上取得实质性进展,创造一个更健康、更可持续的未来。

（陈仁杰）

案例

　　某市为一南方丘陵地形城市,东南面和东北面群山环绕,常年主导风向为西北风。该市东南侧有一铅锌冶炼厂,在工厂的下风侧有两个居民区。工厂以生产铅、锌产品为主,铅的年产量达 10 000 吨左右。该工厂是该省主要的铅锌生产和出口基地之一。该厂现有鼓风炉 1 座,烧结锅 8 口,鼓风炉和烧结锅烟气混合后经过表面冷却器冷却、初除尘,然后经过砖混布袋除尘器进行除尘后,通过烟囱排放入大气。工厂共有大小烟囱 15 个,高度在 50m 左右,年排放烟尘 22 000 吨。然而,由于受到技术和资金等因素的限制,生产工艺落后,大量含铅烟气通过无组织排放的方式排放到工厂周围的大气中。现计划调查该铅锌厂所致大气污染对周围居民健康的影响。

思考题

请制订调查计划,并重点考虑以下几点:

1. 气象条件和地形对大气污染物浓度有何影响?

2. 如何设置采样点,采样时间如何确定?

3. 选择哪些污染物进行监测?

4. 进行当地居民的健康调查采用什么方法,选择哪些人群,测定什么指标?

5. 如何进行大气污染调查情况与居民健康调查结果间的关联分析?

第四章
室内环境与健康

　　室内环境是相对于室外环境而言的。室内环境是指采用天然材料或人工材料围隔而成的小空间，是与外界大环境相对分隔而成的人工小环境。人的一生中有 80% 以上的时间在室内度过，特别是一些易感人群如儿童、孕妇、老年人和慢性疾病患者等在室内停留的时间往往会更长。因此，室内环境卫生状况与人体健康密切相关，深入探讨室内环境因素与人群健康的关系及其作用特点具有重要的卫生学意义。

第一节　室内环境的种类及其卫生学意义

一、室内环境的种类和特点

　　广义上讲，室内环境的种类并不局限于人们居住的空间，而是包括日常工作和生活的所有室内空间，包括住宅、办公室、会议室、教室、医院、旅馆、影剧院、图书馆、商店、体育场馆、健身房、舞厅、候车候机室等各种室内公共场所，以及民航飞机、汽车、客运列车等相对封闭的各种交通工具内部。其中，住宅（residential building）和办公场所（office place）与人群健康关系最为密切，也是本章重点介绍的内容。

　　不同种类室内环境的特点、人群健康影响及其卫生学要求也有所不同，同一室内环境中也会因环境因素的不同而使得其对人群健康的影响有所差异。人类可通过发挥主观能动性不断改善室内环境质量，从而实现保障人群健康的目的。例如，近十几年来被人们普遍使用的室内新风系统、加湿器、空气净化器和各类室内饮用水净化装置等。

　　与室外环境相比，室内环境对人群健康影响有着非常鲜明的特点。首先，室内污染物的来源非常复杂。室内污染物不仅可来源于室外污染物的渗透，室内环境本身也是多种污染物的来源，如室内装修、烹饪、人员走动和吸烟等。其次，室内污染物对人体健康影响不仅呈现低浓度暴露的长期健康危害，较低浓度的室内污染物短期暴露也可对机体造成不良影响。最后，室内环境中的有害因素种类繁多，且各种因素通常同时存在，联合作用于人体，导致其与人体健康间的关系十分复杂。例如，"不良建筑物综合征"（sick building syndrome，SBS）就是现代住宅中多种环境因素联合作用对健康产生的综合影响。随着现代生活方式的改变，近年来，室内环境与人体健康的关系越来越受到大家的重视，室内环境因素的复合暴露及其联合效应、作用机制和个体健康防护也逐渐成为大家关注的热点。

二、住宅的卫生学意义和卫生要求

　　住宅是人类为了充分利用自然环境和生活环境因素中有利作用和防止其不良影响而创造的生活居住环境。住宅卫生状况的好坏与人体健康有着密切的关系。随着现代科技的飞速发展，住宅的功能正在由人们生活起居的场所延伸成为人们学习工作、文体娱乐和家庭办公等多功能的场所，住宅的规模和形式也已从简单模式类型转变为各种不同功能的综合模式类型。

（一）住宅的卫生学意义和卫生要求

1. 住宅的卫生学意义

（1）住宅室内环境已成为人类接触最为密切的环境，其质量优劣对健康的影响显得尤为重要。近年来，随着知识经济发展和网络信息技术的普及，在住宅中办公日趋普遍。因此，住宅卫生的意义也发生了巨大的变化，对人们的生活居住、学习、工作和娱乐等方面都会产生重要影响。

（2）住宅的卫生条件和人类健康密切相关。安静整洁、明亮宽敞、小气候适宜、空气清洁的住宅环境，对机体是一种良性刺激，可提高机体各系统的生理功能，增强机体免疫力，防止疾病的传播，降低人群患病率和死亡率，起到增强体质、延长寿命的作用。与之相反，不良的住宅环境对机体是一种恶性刺激，可降低机体各系统的功能和抵抗力，使居民情绪恶化、生活质量和工作效率下降、患病率和死亡率增高。

（3）住宅一旦建成可使用几十年甚至百年以上，因此，住宅卫生状况可影响众多家庭成员甚至数代人的健康。此外，人口的流动以及住房条件的改善，使同一住宅居住的家庭（或人员）不断变更，因而住宅的卫生状况也可对新迁入居住的家庭成员健康产生影响。住宅内的环境卫生问题通常表现为多因素、低浓度长期作用，因而其对健康的影响往往表现为慢性、潜在性和功能上的不良影响。

2. 住宅的卫生学要求　为了保证住宅室内具有良好的居住和生活条件，为儿童、青少年生长发育和老年人的健康，以及为家庭办公、学习等提供良好条件，保护和提高机体各系统的正常功能，防止疾病传播，在住宅建筑上应采取各种措施满足下列各项基本卫生要求：

（1）小气候适宜：冬暖夏凉，干燥，防止潮湿，必要时应有通风、采暖、防寒、隔热等设备。

（2）采光照明良好：白天充分利用阳光采光，晚间照明适当。

（3）空气清洁卫生：应避免室内外各种污染源对室内空气的污染，冬季室内也应适当换气。

（4）隔音性能良好：应避免室外及相邻居室的噪声污染。

（5）卫生设施齐全：应有上、下水道和其他卫生设施，以保持室内清洁卫生。

（6）环境安静整洁：应保证休息、睡眠、学习和工作。

3. 住宅卫生研究　人类在经历了"煤烟型""光化学烟雾型"大气污染后，已进入以"室内空气型"污染为标志的第三次污染期。据2023年WHO报告，2020年全球因室内空气污染导致的死亡人数达320万。为此，住宅卫生的研究，特别是针对室内空气污染及其对健康影响的研究，已成为环境卫生工作者面临的一项迫切任务。

（1）住宅对居民健康影响的研究：结合各地气候、地理等自然条件和当地居民生活习惯研究住宅对居民健康的影响，尤其是建筑、装饰和装修材料中有毒、有害物质对居民健康的影响。通过住宅室内空气污染的暴露评价研究，阐明危害健康的主要因素和特点，从而为提出因地制宜的卫生要求和修订完善卫生标准提供科学依据。

（2）住宅室内空气有害物质和微生物检测方法的研究：开展此类检测方法的研究，使实验室检验分析技术不断改进、测试分析灵敏度不断提高，对于住宅室内空气有害物质和微生物的快速、准确检测，确定住宅室内空气污染的程度具有重要的意义。

（3）住宅室内空气污染的控制技术研究：开展住宅室内空气污染控制方法的研究，包括开发绿色环保建筑、装饰装修材料和研究室内低浓度污染物净化技术等，对于减少住宅室内空气污染，提高住宅室内空气质量将会起到巨大的推动作用。

（4）住宅的有效卫生监督研究：对拟建的住宅进行预防性卫生监督，并研究审查和评价是否符合卫生学要求。对已建成的住宅进行现场卫生学审查和评价，并研究如何有效地进行经常性监督，在此基础上提出进一步改善措施。

（5）提倡和推广先进的住宅：通过比较以往住宅设计中的各类住宅，总结存在的问题，在改善生活居住条件许可的情况下，使今后设计的住宅和现有住宅得到进一步的改善与合理使用。

（二）住宅设计的卫生要求

1. 住宅的平面配置 住宅的平面配置主要包括住宅朝向、住宅间距和住宅中各类房间的配置等，在住宅平面配置中要注意贯彻住宅的卫生标准和卫生要求。

（1）住宅朝向（direction of building）：是指住宅建筑物主室窗户所面对的方向，它对住宅的日照、采光、通风、小气候和空气清洁程度等都能产生影响。因此，应根据当地各季节的太阳高度、日照时数、各季节的风向频率和风速，以及地理环境和建筑用地等情况，选择住宅的最佳朝向。

从日照和太阳辐射来看，我国绝大部分地区在北纬45°以南，居室最适宜的朝向是南向，即住宅楼的长轴应采用东西走向，从而使住宅主要房间朝南，辅助房间朝北面。住宅南北朝向的设计，可使居室能满足在冬季得到尽量多的日照，夏季能避免过多的日照和有利于自然通风的要求。

（2）住宅间距（distance of building）：指在满足日照要求的基础上，综合考虑采光、通风、消防、防灾、管线埋设、视觉卫生等要求的前后相邻两排建筑物之间应保持的最小隔距离。

根据日照的卫生要求确定的住宅间距，要随纬度、住宅朝向、建筑物高度和长度及建筑用地的地形等因素而决定。一般可根据室内在冬至日应不少于1小时的满窗日照时间要求来推算。我国建设部制定的《住宅建筑规范》（GB 50368—2005）规定，北方大城市的大寒日日照时数不少于2小时；北方中小城市和南方大城市大寒日日照时数不少于3小时；南方中小城市和西南地区冬至日不少于1小时；老年人住宅不应低于冬至日日照2小时；旧区改建的项目内新建住宅日照不应低于大寒日日照1小时的标准。

（3）住宅中房间的配置：每套住宅应设卧室、起居室（厅）、书房、厨房、卫生间和贮藏室等基本空间。各居室之间的设计应合理，卧室、起居室（厅）、书房应与厨房、贮藏室充分隔开，两个卧室之间也要充分隔离，卧室应配置最好的朝向；卧室、起居室（厅）、书房和厨房应有直接采光，厨房和卫生间应有良好的通风，以保证整洁、舒适、安静，便于休息和娱乐。

2. 住宅的卫生规模 住宅的卫生规模是指根据卫生要求提出的住宅居室容积、净高、面积和进深等应有的规模。

（1）居室容积（volume of living room）：是指每个居住者所占有居室的空间容积。居室容积与居住者的生活方便、舒适以及室内小气候和空气清洁度有关。因此，居室容积是评定住宅卫生状况的重要指标之一。

室内空气中CO_2的含量是评价空气清洁度的一个重要指标，也是作为居室容积是否符合卫生要求的重要指标之一。居室中CO_2浓度的卫生学要求不应超过0.07%，即$0.7L/m^3$。以室外空气中CO_2浓度为0.04%（即$0.4L/m^3$）、每人每小时呼出22.6L CO_2计算，每人每小时的换气为22.6/（0.7-0.4）=75.3m^3/h。按室内自然换气次数为每小时2.5~3.0次计算，则居室容积为25~30m^3/人，室内空气中CO_2浓度即可符合卫生学需求。

（2）居室净高（net storey height）：是指室内地板到天花板之间的高度。在房间面积相同的情况下，居室净高越高，居室容积就越大，越有利于采光、通风和改善室内小气候。居室净高较低的房间，冬季有利于保暖，但净高过低会使人产生压抑感，而且不利于通风换气和散热。我国《住宅设计规范》（GB 50096—2011）规定，居室净高不应低于2.40m，局部净高不应低于2.10m，且局部净高的室内面积不应大于室内使用面积的 1/3。

（3）居室面积（room area）：又称居住面积。为了保证居室内空气清洁、安放必要的家具、有足够的活动范围、避免过分拥挤和减少传染病的传播机会，每人在居室中应有一定的面积。可根据每人平均所占有的居室容积和居室净高计算。我国大多数地区的人均居住面积现已超过 20m²，达到了小康水平。

（4）居室进深（depth of living room）：指开设窗户的外墙内表面至对面墙壁内表面的距离。居室进深与室内日照、采光、通风和换气有关。居室进深大，远离外墙处的室内空气滞留，换气困难。一般居室进深与居室宽度之比不宜大于 2：1，以 3：2 较为适宜。居室进深与地板至窗上缘高度之比称室深系数。室深系数在一侧采光的居室不应超过 2~2.5，在两侧采光的居室不应超过 4~5。住宅室内的日照、采光和照明与居室进深有密切的关系。

居室进深可影响通过门窗进入室内的直接阳光照射。阳光中紫外线有抗佝偻病、杀菌，增强机体的免疫力、组织再生能力和新陈代谢等作用，并使人精神振奋、心情舒畅、提高劳动能力。我国《住宅建筑规范》（GB 50368—2005）规定，每套住宅至少应有一个居住空间可获得冬季日照。居室进深也可影响采光照明。光线不足不仅对全身一般生理状态有不良影响，同时可使视功能过度紧张而全身疲劳。居室内自然光照的强度至少需要 75lx 才能基本满足视觉功能的生理需要。室内自然采光状况常用窗地面积比值、投射角、开角和采光系数来表示。

（5）居室隔声：隔声是指利用隔声材料和隔声结构阻挡声能的传播，把声源产生的噪声限制在局部范围内，或在噪声的环境中隔离出相对安静的场所。用实体墙板、密封门窗等隔声屏障将居室相对封闭起来，使其与周围环境隔绝，以减少噪声污染。居室隔声对于保证居室内环境相对安静尤为重要。我国《住宅建筑规范》（GB 50368—2005）规定，住宅应在平面布置和建筑构造上采取防噪声措施。卧室、起居室在关窗状态下的白天允许噪声级为 50dB（A 声级），夜间允许噪声级为 40dB（A 声级）。

3. 健康住宅的发展方向　世界各国的住宅观念经历了三个发展阶段：节能环保、生态绿化和舒适健康。从 20 世纪 90 年代开始，绿色建筑概念引入我国，目前住宅设计的发展方向是健康住宅和绿色生态住宅。

（1）健康住宅（health residence）：是指在符合住宅基本要求的基础上，突出健康要素，以人类居住健康的可持续发展为理念，满足居住者生理、心理和社会多层次的需求，为居住者创造一个健康、安全、舒适和环保的高品质住宅和社区。健康住宅更注重住宅的内在品质，还可作为人们调节情绪、缓解工作压力、陶冶情操、保持身心健康的重要休息场所。

根据 WHO 的建议，健康住宅的标准包括：①尽可能不使用有毒的建筑材料装修房屋；②室内 CO_2 浓度低于 0.1%，粉尘浓度低于 0.15mg/m³；③室内气温保持在 17~27℃，相对湿度全年保持在 40%~70%；④噪声级小于 50dB（A）；⑤一天的日照要确保在 3 小时以上；⑥有足够亮度的照明设备，有良好的换气设备；⑦有足够的人均建筑面积；⑧有足够的抗自然灾害能力；⑨住宅要便于护理老人和残疾人。

（2）绿色生态住宅（green ecological residence）：是指消耗最少的资源和能源，产生最少废弃物的住宅和居住小区。绿色生态住宅注重人与自然的和谐共存，关注环境保护和废弃物的回收与再利用。体现节能、节水、节地和治理污染的方针，强调可持续发展原则。

为贯彻落实绿色发展理念，满足人民日益增长的美好生活需要，节约资源，保护环境，推进绿色建筑高质量发展，住房城乡建设部和国家市场监督管理总局于 2024 年 6 月发布了国家《绿色建筑评价标准》(GB/T 50378—2019)局部修订条文(2024 年版),标志着我国绿色建筑历经十余年的发展,已实现从无到有、从少到多、从个别城市到全国范围,从单体到城区、城市规模化发展,省会以上城市保障性安居工程已全面强制执行绿色建筑标准。我国政府从基本国情出发,以落实绿色发展理念、推动建筑高质量发展、节约资源、保护环境为目标,创新重构了绿色建筑"安全耐久、健康舒适、生活便利、资源节约、环境宜居"五大指标体系。

（三）住宅小气候的卫生学要求和评价指标

1. 住宅小气候的卫生要求　住宅室内由于屋顶、地板、门窗和墙壁等围护结构以及人工空气调节设备等综合作用,形成了与室外不同的室内气候,称为室内小气候(indoor microclimate),主要是由气温、气湿、气流和热辐射(周围墙壁等物体表面温度)等四个气象因素组成。它们同时存在并综合作用于人体,对人体健康产生重要影响。小气候又称微小气候(microclimate),指小范围区域或建筑物内的气候。为保证大多数居民机体的热平衡,有良好的温热感觉,各项生理指标在正常范围以内并具有正常的学习、工作、休息和睡眠效率,小气候的各因素必须在时间、空间上保持相对稳定。

由于各地区的气候条件、居住条件、生活习惯等各有不同,致使居民对气候的适应能力存在差异,因而在制定小气候卫生标准时,有必要研究影响室内小气候和机体适应能力的各种因素。气温变化既是影响体温调节的主要因素,又较易受外界气象因素的影响,所以制定室内小气候标准应以气温为主。住宅室温一般是指气湿、气流、热辐射在正常范围时,居室中央距地板 1.5m 高处的气温。由于冬夏两季室内外温差较大,因此制定住宅小气候标准应以冬夏两季为主。我国《室内空气质量标准》(GB/T 18883—2022)规定,夏季空调室温 22～28℃、相对湿度 40%～80%、空气流速≤0.3m/s、新风量(fresh air requirement)≥30M³/h·人;冬季采暖室温 16～24℃、相对湿度 30%～60%、空气流速≤0.2m/s。

2. 住宅小气候的评价指标　气温、气湿、气流和热辐射对人体的热平衡都会产生明显的影响。气温对机体的热调节起重要作用,但其他因素对机体的热调节也起相当大的作用。因此在评价小气候时,须采用包括气温、气湿、气流和热辐射在内的 4 个因素的综合指标来评价。小气候的综合评价指标可分为 4 类:

第 1 类是根据环境因素的测定而制订的评价指标,如:湿球温度、黑球温度等。

第 2 类是根据主观感觉结合环境因素测定而制订的评价指标,如:有效温度、校正有效温度、风冷指数等。

第 3 类是根据生理反应结合环境因素测定而制订的评价指标,如:湿球 - 黑球温度指数等。

第 4 类是根据机体与环境之间热交换情况而制订的评价指标,如:热强度指数、热平衡指数等。

下面分别介绍小气候综合评价指标:

（1）有效温度(effective temperature,ET):在不同温度、湿度和风速的综合作用下,人体产生的冷热感觉指标。以风速为 0m/s,相对湿度为 100%,气温为 17.7℃时产生的温热感作为评价标准,将其他不同气温、气湿和风速组成的小气候与之比较而得出的有效温度值。有效温度是根据受试者进入各种不同气温、不同相对湿度、不同气流风速的室内环境后立即产生的温热感觉而制订的,可通过查有效温度图获得。

在室温范围内,有效温度与人的温热感觉以及皮肤温度、氧的消耗量、体重减轻率等生理指标相关性较好,在一定程度上能够反映小气候的综合作用。

（2）校正有效温度(corrected effective temperature,CET):在有效温度基础上,综合考虑热辐射对机体的影响,将干球温度(气温)改用黑球温度,所得的有效温度称为校正有效温度。在图4-1中,黑球温度代替干球温度,通过查阅该图即可求出校正有效温度。

(3)湿球-黑球温度(wet-bulb globe temperature, WBGT):综合反映微小气候4种物理因素对机体的作用指标。根据自然(静态)湿球温度(T_{nwb})、黑球温度(T_g)和干球温度(T_{db})的综合作用(气流影响已包含在T_g和T_{db}中)得出,计算公式如下:

1)在有阳光照射的室外

$$WBGT=0.7T_{nwb}+0.2T_g+0.1T_{db} \qquad 式(4-1)$$

2)在无阳光照射的室外(夜间或室内)

$$WBGT=0.7T_{nwb}+0.3T_g \qquad 式(4-2)$$

湿球-黑球温度具有简单、易测、易算等优点。常用于预测有太阳辐射时或高温环境中人体适应工作的能力、时间和限度。

(4)热平衡指数(thermal equilibrium index, TEI):根据热平衡基本公式(M±C±R−E=S)推算而来,故其意义与热强度指数相似,可用式(4-3)计算:

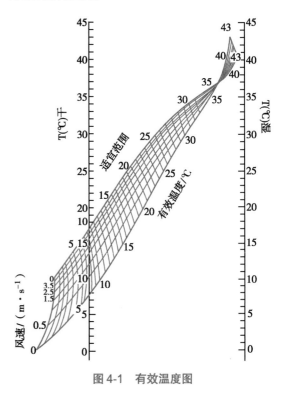

图4-1　有效温度图

$$TEI=\{[M±(R+C)]/600\}×100\% \qquad 式(4-3)$$

式(4-3)中,600指人体最大排汗能力为1L/h时产生的散热值相当于600kcal/h,即最大蒸发散热量。可根据热应激指数(heat stress index, HSI)计算方法求出M、R和C值。对TEI测定结果,可按表4-1评定标准进行评价。

表4-1　热平衡指数评定标准

热平衡指数	舒适水平
≤−5.0	热债[1]
>−5.0~−3.0	冷(冬)、凉爽(夏)
>−3.0~−1.0	适宜
>−1.0~1.0	舒适
>1.0~3.0	适宜
>3.0~5.0	热
>5.0	冷债[2]

注:[1]热债,表示热损失过多;[2]冷债,表示热存储过多。

热平衡指数用于评价居室小气候时较为合理,能较准确反映居室小气候对机体热调节的影响。

(5)风冷指数(wind chill index, WCI):在低温环境中由于风速的增加所产生的冷效应相当于增加环境气温下降的度数,又称"风降温"。该指数综合反映寒冷气候下空气温度和风速对人体温热感的影响。当风、空气温度低于皮肤温度时,人体体表单位面积(m^2)、单位时间(h)散失的热量(kJ)

即为风冷指数[kJ/(m²·h)],适用于户外寒冷气候的评价。在风冷环境中必须对人体进行有效保暖,否则将危及人的生命。在风冷环境中对人体进行保暖应着重考虑如下因素:①风冷效应;②隔热性能;③透气性;④透湿性。

三、办公场所的卫生学意义和卫生要求

(一)办公场所的概念

办公场所是根据人们社会活动的需要,由人工建造的具有服务功能和一定围护结构的建筑设施,供数量相对稳定的固定人群以及数量不等的流动人群工作、学习、交流、交际、交易等活动的场所,如公职人员、商务职员和企事业单位专业技术或管理人员履行职责的办公环境。

办公场所是以相对固定人群为主的室内工作环境。在该环境中,工作人员停留时间长、流动性小。因此,办公场所环境卫生质量与所在环境工作人员的身心健康状况和工作效率密切相关。

办公场所卫生,就是应用现代环境卫生学的理论、方法和技术,研究各种办公场所存在的环境卫生问题,阐明其对人群影响的性质、程度和规律;提出利用有利环境因素和控制不利环境因素的对策,为制定办公场所卫生标准和实施卫生监督提供科学依据,创造良好的办公场所卫生条件,预防疾病,保障人群健康。办公场所卫生既是一项专业技术工作,又是一项卫生管理工作。

(二)办公场所的分类和卫生要求

1. 办公场所的分类　我国办公场所的种类很多,根据办公场所的性质、规模和特点可分为以下五类:

(1)行政管理办公场所:主要用于各级政府机关、团体、事业单位的日常行政管理工作,通常具有明确的部门分工和系统性的工作流程,包括行政管理公职人员办公室、会议室、接待室、资料档案室等。

(2)商务、律师办公场所(写字楼):写字楼作为商业活动的中心,聚集了律师事务所、会计师事务所、咨询公司、广告公司等专业服务机构,并为它们提供商务、律师办公所需的设施和服务。这些场所强调现代化的办公环境和高效的商务交流,设计上追求开放性、灵活性和舒适性,包括商务职员、律师办公室、会议室、接待室等。

(3)文化、教育事业办公场所:这类办公场所通常涉及教育、研究、文化推广和知识传播等活动,须适应教学和文化活动的特殊需求,包括文化、教育事业单位管理和专业技术人员办公室、会议室、接待室、资料档案室等。

(4)企业单位办公场所:涵盖了各种类型的企业如传统的制造业和新兴的信息技术产业。这些办公场所可能位于企业园区、工业区或商业区,其设计和布局会根据企业的性质、规模和业务需求而有很大差异,包括企业单位管理和专业技术人员办公室、会议室、接待室、资料档案室等。

(5)商业服务、金融、邮电、社区服务等部门办公场所:这类办公场所在设计上更注重客户服务的便捷性和安全性,同时也要考虑到工作人员的工作效率,包括商业服务、金融、邮电、社区服务等部门工作人员办公室、会议室、接待室、资料档案室等。

除以上传统办公场所,现代办公场所也在不断涌现。随着科学技术的进步与发展,特别是信息产业的快速发展,脑力劳动成分的比重增加,劳动工具的计算机化,如编辑、写作、绘画、美

术、音乐作曲、教案准备以及多媒体制作、网上交流等都以计算机作为主要办公手段,可在家庭办公室(home office)完成。共享办公空间(co-working space)则为自由职业者、初创企业和远程工作者提供灵活的工作环境,通常配备有公共休息区、会议室和高速网络。移动办公(mobile office)则可利用笔记本电脑、平板电脑和智能手机等便携式设备,在任何有网络的地方进行工作。

2. 办公场所的基本卫生学要求

(1)办公场所的用地选择:对新建办公场所选址,必须符合城乡总体规划的要求,合理布局,确保与周围环境和谐共存。行政机关、写字楼、文化教育等办公场所应远离有"三废"污染的工厂、企业和有剧毒、易燃、易爆物品的仓库,以减少有害物质对工作人员健康的潜在影响;工业、企业办公场所应与生产区、车间保持一定的距离,既便于管理又确保安全。

(2)采光照明良好:要充分利用自然光线,不仅节能,还有助于提升员工的身心健康。在采光不足的办公场所,要保证人工照明的照度,确保工作区域明亮而不产生眩光,以保护工作人员的视力。

(3)适宜的小气候:要充分利用自然或机械通风设备以及冷暖空调、加湿器等装置,确保空气流通并调节办公场所的小气候,以保证使其达到适宜的小气候,创造体感舒适的工作环境。

(4)空气质量良好:避免办公场所室内外污染物对室内空气的污染,确保室内空气质量符合标准。

(5)宽松的环境:应保证适宜的办公场所面积(空间),根据工作需要合理配置和安放必要的办公室设备,避免拥挤,并采用隔音材料或设置静音区域以防止噪声干扰。

(三)办公场所的卫生学特点

1. 办公人员相对集中,流动性较小　一般情况下,办公人员主要在各自的办公室(区)工作,工作任务相对独立,业务交流往往是在办公区内完成。表现为办公场所人员较固定,涉外人员流动性较小。接纳的涉外流动人员较少是与公共场所的主要区别点。

2. 办公人员滞留时间长,活动范围小　办公人员平均每天有 1/3 的时间是在办公室内度过的,许多职员整天都待在办公室,且多数时间处于坐姿状态,有的甚至固定在一个座位上,活动范围很小,甚至在午餐、午休时间也"足不出楼"。

3. 办公场所分布范围广泛,基本条件和卫生状况相差较大　行政管理、商务、律师、文化、教育、商业服务、金融、邮电、社区服务等办公场所主要集中在城市(或乡镇)的商业区、教育区、居住区等,而企业单位的办公场所分布广泛,包括市中心写字楼、商业区以及郊外的科技园区和工业园区等,其办公场所室内的空气质量与企业的生产性质、规模等有密切的关系。

4. 办公场所中存在诸多影响人体健康的不利因素　越来越多的现代化办公设备进入办公场所,由此产生的空气污染、噪声污染、水污染、静电干扰等,以及由建筑材料和装饰装修材料中有害物质造成的污染如放射性污染物(氡)、化学性污染物(甲醛、苯、甲苯、二甲苯等),均可对人们的健康造成不可忽视的影响。

四、住宅与办公场所的卫生学特点比较

在所有的室内环境种类中,住宅和办公场所是与人群健康关系最为密切的场所,也是本章重点介绍的内容。二者在人员活动、滞留时间与活动范围、分布与卫生状况和对人体健康产生不良影响的因素等方面也有较大差异(表4-2)。

表4-2 住宅与办公场所的卫生学特点比较

	住宅	办公场所
人员流动性与活动	居住人员流动性小,日常活动频繁,包括睡眠、饮食、休闲等	办公人员相对集中,流动性较小,业务交流在办公区内完成
滞留时间与活动范围	居民在住宅内滞留时间长,活动范围有限,主要在卧室、客厅、厨房等	办公人员滞留时间长,活动范围小,多数时间坐姿工作,活动范围局限
分布与卫生状况	住宅分布广泛,卫生状况受地理环境、建筑装修材料和个人卫生习惯影响,差异较大	办公场所分布广泛,卫生状况受企业性质、规模影响,空气质量与生产性质相关
不良环境因素	电磁辐射、烹调油烟、家具和装修材料释放的有害化学物质、霉菌、宠物皮屑和毛发等	噪声,电磁波,静电干扰,有害物质如氡、甲醛、苯系物等

(邓芙蓉　巴月　张玲)

第二节　室内环境因素的来源及其特点

一、室内环境的物理性因素

室内环境中的物理性因素主要包括噪声、辐射、光照、色彩和室内小气候(包括气温、气湿、气流和热辐射)等。

(一)噪声

按照来源,生活环境中的噪声可以分为交通噪声、生产性噪声和生活噪声。室内环境的噪声源主要包括室外交通噪声和生产性噪声的传入,以及室内音响设备、电视机、洗衣机等家用电器产生的噪声。

(二)辐射

辐射被认为是带能量的粒子或波在空间传播的一种过程。由于辐射本身能量不同,其与物质相互作用的反应机制也不同,辐射通常被分为电离辐射和非电离辐射两种类型。

室内电离辐射主要由氡(radon, Rn)及其衰减产物产生。氡的来源包括建筑物地基(土壤和岩石)、建筑物材料(大理石等)、生活用水、天然气和煤的燃烧等。在地质断裂带上的建筑物中,氡可以通过地质断裂带进入土壤和大气,进而渗透至室内,尤其是建筑物的低层。不合格的建筑材料中,如果氡本底放射性超标,也可导致室内氡浓度超出安全限值。室内氡含量的影响因素除了污染源的释放量之外,还包括室内密闭程度、空气交换率、大气压和室内外温差等。

室内非电离辐射主要来源于:①室外环境的非电离辐射源,包括调频和电视广播(54MHz~806MHz),但不包括短波广播(0.535MHz~1.605MHz);②室内环境的非电离辐射源,主要为家用电器和各种电子设备。

(三)室内人工光

随着人工照明技术的不断发展和普及,光污染已经成为室内常见的环境问题之一。光污染涉及可见光、红外线和紫外线等造成的污染。照度是用来度量光照强度的单位,以勒克斯(lx)表示。在室内环境中,可见光污染是最主要的形式。日间的室内光污染通常由室内不合理的装修、强光照射到光滑墙壁或玻璃幕墙等造成的白亮污染引起;夜间的室内光污染来源于商场酒店等的广告灯、霓虹灯、路灯等人造光源。研究发现,全球约 83% 的人口生活在受到这种夜间光污染的室内环境中。

（四）室内小气候

室内小气候指建筑物室内的气候,由气温、气湿、气流和热辐射 4 个气象因素组成。这些因素同时存在并综合作用,共同影响着人体健康和生活舒适度。

室内温度主要受太阳辐射、室外大气温度和室内各种热源的影响。气湿则影响着人体蒸发散热。在夏季,使用空调的房间内,相对湿度通常保持在 40%～80% 较为适宜。而在冬季,采暖房间的相对湿度应该保持在 30%～60%。室内空气流速主要与室内热源分布及通风设备有关,对于保持室内舒适温度而言,夏季空调和冬季采暖房间的理想气流速度分别保持在 0.30m/s 和 0.20m/s 较为适宜。在偏热室内环境中,开窗或使用电风扇可提高室内气流速度,降低温湿度升高带来的热不舒适感。室内热辐射主要由人体与周围环境物体之间通过辐射形式的热交换造成。

二、室内环境的化学性因素

室内环境化学性因素的来源主要可分为两大类:室外来源和室内来源。

室外来源主要包括:①通过建筑物门、窗等缝隙渗透进入室内的室外大气污染物;②由人员从外部进入室内带入的污染物。这一类污染物主要包括 PM、CO、CO_2、多环芳烃(PAHs)、SO_2 和 NO_x 等。

室内来源包括:①燃料燃烧,包括室内取暖、烹饪以及室内人员吸烟等的活动。室内燃料燃烧生成的污染物主要包括 PM、CO、CO_2、PAHs、SO_2 和 NO_x 等。②室内建筑装饰装修,主要包括甲醛、苯系物等挥发性有机物(VOCs)和半挥发性有机物(SVOCs)等。③室内人类活动产生,如人体呼出的 CO_2 和一些消毒设备产生的 O_3 等。

此外,家用化学品和化妆品也是室内环境中化学性因素的重要来源,这些产品在使用过程中会释放 VOCs 和 SVOCs(如塑化剂、阻燃剂)等有害物质,导致室内空气污染,长期高浓度暴露可能会对人体健康产生不良影响。

（一）颗粒物

自从我国实施《大气污染防治行动计划》以来,包括大气颗粒物等在内的主要大气污染物水平普遍呈现明显下降趋势。然而,室内颗粒物污染问题依然十分严峻。有研究表明,与室外来源相比,室内来源的 $PM_{2.5}$ 暴露对易感人群心肺健康产生的不良影响更为显著。影响颗粒物毒性的性质包括:①颗粒物的物理性质如比表面积、空气动力学直径等。②颗粒物的化学组分又包括有机物和无机物,其中有机物组分占 20%～40%。室内颗粒物不仅来源于室外颗粒物的渗透,还源于室内的烹饪、打扫、吸烟等多种活动。这些室内来源使得室内颗粒物化学组分与大气颗粒物存在一定差异。③室内颗粒物的生物组分主要来源于地面尘土、水面小水滴、人或动物体表干燥脱落物、分泌物和排泄物以及植物碎片等。研究发现,室内颗粒物中的内毒素含量高于室外。室内颗粒物生物组分的时间变异性较大,主要与室内温湿度有关。目前,我国开展的室内颗粒物生物组分测定研究相对有限。

（二）二氧化碳

CO_2 是常见的室内空气污染物,是评价居室小气候的主要指标。在常温常压下,空气中的 CO_2 是一种无色无味的气体,住宅和公共场所 CO_2 含量升高通常与人员密集、温湿度升高、尘粒和细菌增加等现象共存。室内 CO_2 的主要来源包括人体呼出气、燃料燃烧、吸烟和动植物新陈代谢等,通风换气不良是导致室内 CO_2 含量升高的主要原因。因此,开窗通风是降低室内 CO_2 浓度的一种有效措施。

（三）一氧化碳

室内 CO 是室内燃料燃烧不充分的产物。在通常状况下,CO 是一种无色、无臭、无味的有毒气体。住宅和办公场所室内的 CO 水平一般较低,但在使用煤炉、燃气灶或燃烧型取暖设备时,如果燃烧不充分,CO 浓度就会急剧升高。此外,吸烟也是室内 CO 的来源之一。若同时存在室内通风不良的情况,室内 CO 浓度会更高。因此,确保燃料设备的充分燃烧和良好的室内通风是预防室内 CO 污染的重要措施。

（四）二氧化硫

SO_2 也是常见的室内气态污染物之一。室内 SO_2 主要来源于室外大气和室内燃煤燃烧。在冬季使用煤炉烹饪取暖的居室内,SO_2 最高日平均质量浓度可以达到 $0.90mg/m^3$。

（五）氮氧化物

室内 NO_x 的来源可分为室外和室内来源。室外来源包括雷电、大气氮氧化物、微生物活动等自然来源以及工业、交通运输燃料燃烧排放等人为来源 NO_x 的渗透。室内来源主要是烹饪或采暖时燃料的燃烧、吸烟等人类活动。

（六）臭氧

近年来,O_3 作为室内空气污染物,越来越受到公众关注。室内 O_3 主要来源于室外光化学烟雾,也可为室内激光打印机、负离子发生器、紫外线消毒设备等在使用过程中产生。

（七）挥发性有机物

挥发性有机物（VOCs）是一类具有挥发性的有机化合物的统称。室内 VOCs 的最主要来源是建筑装饰和装修材料。家庭日用品、室内烟草烟雾、燃气及燃香的使用等人类活动也是室内 VOCs 的一种重要来源。室外汽车尾气、工业污染物和燃料燃烧产生的 VOCs 也可渗透进入室内。在室内环境中,最具代表性的 VOCs 包括甲醛、苯及其衍生物（苯系物）。室内空气中 VOCs 浓度与室内温湿度、空气流通量及污染源的强度有关。

（八）半挥发性有机物

半挥发性有机物（SVOCs）指沸点在 240～260℃到 380～400℃、饱和蒸气压较低且挥发性较低的一类有机物。SVOCs 在室内环境中种类繁多,其中广泛存在的包括 PAHs、邻苯二甲酸酯类、多氯联苯（PCBs）和多溴联苯醚等。SVOCs 具有的吸附性强、释放速率低和单纯通风短期内稀释效果差等特点,导致其在室内存在时间较长。室内 SVOCs 的主要来源为人造化学品,通常为室内建筑装饰材料和日常用品挥发出的物质。此外,吸烟和烹饪时燃料的不完全燃烧也会产生 SVOCs。

三、室内环境的生物性因素

室内生物性因素种类多样,构成复杂,可附着于不同的环境介质,如灰尘、空气、水等,通过呼吸道、消化道或皮肤等方式进入人体,进而影响人体健康。

（一）尘螨

尘螨（dust mite）是螨虫的一种,属于节肢动物。世界各地家庭尘土样品中都可检出尘螨,称为屋尘螨。其成虫长为 0.2～0.3mm,在潮湿、阴暗、通风条件差的环境中易孳生。生存环境温度为 20～30℃（最适温度为 23～27℃）,环境相对湿度为 75%～85%（最佳环境相对湿度为 80%）。在干燥、通风条件好的环境中不易生存。尘螨普遍存在于人类居住和工作环境中,尤其是在室内潮湿、通风不良的情况下,床垫、被褥、枕头、地毯、挂毯、窗帘、沙发罩等纺织物内极易孳生。近年来,某些住宅由于使用空调或封闭式窗户,气流极小,室内温湿度极其适宜尘螨孳生,尤其在床褥和纯毛地毯下面尘螨最多。在装有集中式空调的宾馆客房内,也有可能孳生尘螨。一般情况下,尘螨的检出量为20个尘螨/g尘土,有些地方可检出500个尘螨/g尘土。

（二）细菌和真菌

由于居室密闭性好,室内小气候稳定,温度适宜,湿度大,通风差,为细菌和真菌等室内环境生物性污染物提供了良好的孳生环境,大量繁殖的细菌和真菌通过空气循环和表面接触等途径传播,进而影响居住者的生活质量和身体健康。室内环境中的细菌和真菌来源广泛,可能同时受到室外来源和室内来源的影响。室外生物气溶胶是室内细菌和真菌的重要来源之一,其可通过门窗渗透、通风系统和人员附着等方式进入室内。室内来源则主要包括人员活动、宠物、植物、管道系统、供暖、通风和空调系统以及室内建筑环境等。人类活动作为最主要的来源之一,可以通过交谈、打喷嚏、皮屑脱落等将自身体内外的细菌散布到室内环境中。此外,潮湿的空调系统及建筑材料更容易孳生大量的细菌和真菌。我国《室内空气质量标准》（GB/T 18883—2022）规定,室内细菌总数 ≤1 500CFU/m³。

（三）室内环境生物性因素的主要特点

1. 种类多样　室内不同环境介质中生物性因素种类多样,主要包括细菌、真菌、孢子、代谢物、病毒、蟑螂、尘螨及其分泌物、排泄物等。每一种生物性因素又可细分为更多具体的种类,如室内尘螨种类多达30余种,其中户尘螨和粉尘螨为目前研究较广泛的与室内居住者健康密切相关的种类。室内细菌、真菌和病毒等微生物群落的构成更为复杂。

2. 来源复杂,影响因素众多　人是室内环境微生物的主要排放来源。除了直接的人源性排放,居住者活动导致的降尘再悬浮也会导致室内生物性气溶胶浓度升高。研究表明,在教室环境中,人为活动可导致室内空气细菌浓度平均升高81倍,真菌浓度平均升高15倍。在相对开放的建筑环境中,室内人群个体数量对细菌气溶胶整体群落结构的影响较小,对浓度的影响较大。

室外来源方面,自然通风、进出居室等人为活动会将室外空气和土壤等环境介质中的微生物带入室内,成为室内微生物的重要来源之一。不同的通风策略主要通过影响微生物室外源强度影响室内微生物浓度和组成。气候、季节等因素也主要通过影响室外植被、土壤、水等环境介质中的微生物组成而对室内微生物群落结构发挥一定的塑造作用。

合适条件下微生物的自我繁殖也成为室内环境微生物的重要来源。例如,室内物体表面的水分聚集就为霉菌的生长繁殖提供了良好的条件。温度、特定波长的光照强度、卫生打扫习惯等也对微生物繁殖造成一定的选择压力,进而影响微生物群落结构的形成。需要注意的是,送风设备如净化器、空调等的滤网长时间使用而不更换,会向室内环境释放大量细菌碎片、内毒素等微生物成分,成为重要的潜在室内污染源。

3. 时间变异性大　除了室内来源单一并且环境因素稳定这种情况,一般而言,室内微生物浓度和群落结构具有较大的时间变异性,时间跨度可为日、周、月、季节。即使在同一季节内,相邻几周的室内空气细菌群落结构也存在较大的变异。对于真菌而言,由于大多数室内真菌来源于室外环境,因此室内真菌群落结构具有较大的季节变异性。

（邓芙蓉）

第三节 室内环境因素的健康影响

一、室内环境物理性因素的健康影响

(一)室内噪声与人群健康

卫生学上认为,凡是人不需要的声音均可统称为噪声,如在人需要静养或休息时,即使是美妙的音乐也是一种噪声。室内噪声是现代生活中普遍存在的一种环境问题,其对人体健康的潜在不良影响已经引起了广泛的关注。室内噪声的健康影响可能因个体差异(如年龄、健康状况、敏感性等)而异,并且可能受到噪声的频率、强度、持续时间等因素的影响。噪声的早期健康影响多为可逆性、生理性改变,但长期接触高分贝噪声则可能导致不可逆的病理性损伤。当同时存在空气污染、极端气温等其他有害环境因素时,或当机体有基础疾病(尤其是耳病)时,噪声的危害会加剧。

噪声对健康的损害通常可分为对听觉系统的特异性损伤和对非听觉系统的非特异性损伤。由于人体直接接触噪声的部位是听觉系统,因此噪声对听觉系统的特异性损伤也最早得到了人们的关注。现行的噪声危害评价和标准制定也主要依据其对听觉系统的损伤。除了可对人体听觉系统产生不良影响外,噪声对机体的其他系统也会造成影响,称为非特异性损伤,主要表现在对心脑血管系统、睡眠、精神系统等的危害。研究表明室内噪声暴露可导致睡眠潜伏期延长、入睡困难、睡眠质量下降等。还有研究发现,噪声引起的压力反应可能会影响机体情绪和认知功能。长期的室内噪声暴露可能会引起焦虑、抑郁和其他精神健康问题。较高水平噪声暴露可使人体出现头晕、头痛、失眠、多梦、全身乏力、记忆力减退、情绪低落等症状。基于我国城市地铁的研究发现,降低地铁车厢内颗粒物或噪声水平均可使年轻健康个体的心血管健康得到一定改善。

(二)室内辐射与人群健康

室内非电离辐射对健康的危害具有多样性和非特异性。当非电离辐射强度在 $1\sim10\mu W/cm$ 时,可对血液系统和免疫系统产生不同影响。随着非电离辐射强度的升高,便会引起机体体温的上升,呈现致热效应。流行病学证据表明极低频电磁场暴露可能同儿童白血病发病相关,IARC 将极低频电磁场归为"人类可疑致癌源"。电磁辐射在一定强度下,可以引起神经衰弱症候群以及反映在心血管系统的自主神经功能失调,主要症状包括全身无力、易疲劳、头晕头痛、胸闷心悸、记忆减退等;女性和儿童对高频电磁场更为敏感。电磁辐射对人体作用是可逆的,一般不会产生永久性损伤。此外,大强度长时间的电磁辐射暴露还可引起局部器官的不可逆损伤。睾丸对辐射较为敏感,精子生长可能受到抑制,严重时可能导致不育。

室内电离辐射的最主要来源是氡及其衰减产物。氡进入人体呼吸道后,大部分可随呼吸运动排出体外,小部分可吸附在呼吸道上被吸收,也有少量的氡可进入消化道。WHO 将氡列为 19 种主要的环境致癌物质之一,是仅次于吸烟的第二大肺癌病因。目前的研究表明,即使是低浓度的氡暴露也可增加肺癌的风险。氡是否导致肺癌以外的其他疾病尚不清楚。由于氡具有独特的生物动力学特性,被人体吸入后,其到达特定器官的有效辐射剂量远低于肺部所接受的辐射剂量,因此氡与肺癌以外疾病的关系仍存在争议。

(三)室内人工光与健康

适宜的采光和照明对于机体是一种良好的刺激,能使视功能和神经系统处于一种舒适的状态,提高工作效率。反之,如果室内环境中光照的数量、方向或者光谱分布不当,可能会影响人的情绪,

降低人识别环境中重要信息的能力,反而会降低工作效率,这种现象被称为室内光污染。近几十年来,随着城镇化的快速推进,全球暴露于夜间人工光(artificial light at night, ALAN)的土地面积急剧增加。美国国家毒理学规划署(National Toxicology Program, NTP)早在 2016 年就将 ALAN 暴露确定为破坏人体昼夜节律和内源性生物钟的主要因素之一。室内 ALAN 的主要来源是卧室灯光或夜间由于工作、娱乐等原因长时间开启照明设备。广义的室内 ALAN 还包括手机、电脑等电子设备屏幕发出的蓝光等。

室内 ALAN 短期暴露对健康的影响主要体现在睡眠和心血管系统方面。研究发现,即使是一至两晚上微弱的 ALAN 暴露(5lx),也会影响睡眠结构,增加觉醒的频率。心血管系统方面,短期暴露于 ALAN 会提高夜间心率,降低心率变异性,并增加暴露后第 2 天的胰岛素抵抗,影响人体的代谢。长期暴露于 ALAN 不仅与人群肥胖、糖尿病和高血压患病率较高有关,还可导致人群抑郁风险的增加,甚至诱发癌症。睡眠时室内开灯或开电视,与女性乳腺癌的发病率升高存在一定的相关性。此外,除了室内光的强度外,研究表明光谱和照射时长等光物理特性也可通过影响人体的激素分泌、体温、心率等生物指标,影响人们的警觉度、工作效率、情绪、睡眠等。

二、室内环境化学性因素的健康影响

(一)颗粒物

据全球疾病负担(GBD)研究估计,颗粒物污染是导致 2021 年全球疾病负担的首要因素。其中,人群对于大气颗粒物污染和室内固体燃料燃烧的颗粒物污染暴露风险分别为 28.4% 和 17.3%,这表明室内颗粒物污染仍然是影响全球健康的重要因素。我国于 2022 年 7 月 11 日发布了《室内空气质量标准》(GB/T 18883—2022),并于 2023 年 2 月 1 日正式实施。新标准中增设了 $PM_{2.5}$ 作为化学性指标,体现了我国对于室内 $PM_{2.5}$ 污染及其健康影响的重视。近年来,国内外学者采用病例对照研究、横断面研究、队列研究等人群流行病学研究方法,探索了室内颗粒物污染对呼吸、心血管、生殖等系统的影响,但总体上研究证据较为薄弱。国内既往针对室内颗粒物与主要疾病的发病死亡风险的研究多数集中于农村地区,这与农村居民仍以烟煤、柴草等固体燃料为主要家用燃料密切相关。使用固体燃料烹饪和取暖是室内颗粒物污染的主要来源,长期暴露可产生一系列不良健康影响。

1. **室内颗粒物对呼吸系统的影响**　颗粒物被人体吸入后,可阻塞局部组织,使局部支气管的通气功能下降,降低细支气管和肺泡的换气功能,吸附的 PAHs 等有害成分可刺激或腐蚀肺泡壁,导致呼吸系统症状和肺功能下降等亚临床损伤。流行病学研究表明,室内颗粒物的高暴露与急性下呼吸道感染、支气管哮喘、COPD 和肺癌等呼吸系统疾病的发病或加重密切相关。一项以配置有活性炭及高效微粒空气过滤器的空气净化器为干预措施的随机双盲交叉研究发现,哮喘患儿卧室内 $PM_{2.5}$ 浓度的下降与小气道力学的改善、呼气流量峰值的增大以及肺部炎症的减少均显著相关,提示能够有效降低室内 $PM_{2.5}$ 浓度的空气过滤装置可作为哮喘的重要预防措施。

使用固体燃料烹饪是室内重要的颗粒物污染源之一。基于中国慢性病前瞻性队列(CKB)中 32 万名非吸烟者的横断面研究发现,使用煤烹饪与通气障碍的患病率呈现正向关联。一项纳入了 28 个病例对照研究的荟萃分析发现,暴露于燃煤和柴草产生的室内空气污染可显著增加肺鳞癌和肺腺癌的患病率。虽然一项基于 1990—2019 年 GBD 数据的研究发现,由于全球固体燃料使用率的降低,室内 $PM_{2.5}$ 暴露导致的肺癌负担呈现下降趋势,但是在社会人口指数更低的地区,可归因于室内 $PM_{2.5}$ 暴露的肺癌负担仍需要关注。一项在墨西哥开展的以改良炉灶作为干预措施的干预研究,发现经过为期 1 年的干预,干预组与仍使用开放式炉灶的对照组相比,出现呼吸道症状和肺功能下降的比例均较低,提示在使用固体燃料烹饪时应采取有效措施提高燃烧效率、减少污染物产生、增加污染物排出,减少室内污染物的个体暴露,保护人群健康。

2. **室内颗粒物对心脑血管系统的影响**　室内颗粒物污染可对人群产生急性和慢性危害。长期或短期室内颗粒物的高暴露可导致心率变异性(heart rate variability,HRV)下降、血压升高,增加急性冠脉综合征、冠心病、脑卒中等心脑血管疾病的发病风险。一项在我国云南省农村妇女中开展的研究表明,室内 $PM_{2.5}$ 浓度每升高 1 个对数单位,研究对象的收缩压和舒张压分别升高 2.2mmHg 和 0.5mmHg,在年龄 >50 岁的妇女中,该关联更为显著。来自危地马拉的随机对照试验发现,在有效改善炉灶通风后,受试者的收缩压和舒张压平均降低 3.7mmHg 和 3.0mmHg,且在干预后的长期随访中也观察到了类似效应,提示降低室内颗粒物污染可能改善心血管健康。分别基于我国农村和城市地区居民开展的前瞻性队列研究均发现,与用电和燃气等清洁能源相比,使用固体燃料烹饪或取暖的居民心血管死亡风险显著增加,而转变为使用清洁能源和烹饪时使用有效通风措施均可显著降低居民心血管死亡风险。

3. **室内颗粒物对生殖系统的影响**　室内颗粒物暴露与人群生殖健康风险存在关联,可导致卵巢储备功能下降、精子数量和/或质量降低,增加子宫内膜异位症和多囊卵巢综合征等疾病和不良出生结局的发生风险。一项系统综述发现,室内外空气污染(包括颗粒物、氮氧化物等)可显著降低育龄期男性和女性的生育能力。另一项荟萃分析探讨了低收入和中等收入国家的室内空气污染暴露与低出生体重、早产、小于胎龄儿和死产等不良出生结局的关联性,发现暴露于室内颗粒物、使用生物质燃料和煤油与至少一种不良出生结局的发生风险升高显著相关联。家庭空气污染干预网络(Household Air Pollution Intervention Network,HAPIN)试验的研究结果显示,母体孕期 $PM_{2.5}$ 暴露浓度每增加 1 个四分位数间距,新生儿出生体重和胎龄 Z 评分分别降低 14.8g 和 0.03 分。

(二)臭氧

O_3 是氮氧化物和挥发性有机化合物在光化学反应下的产物。目前有关室内空气与健康的研究大多是围绕室内固体燃料燃烧展开的,对于室内 O_3 污染的健康影响证据非常有限。

关于室内外空气污染和哮喘的系统综述表明,O_3 暴露可导致咳嗽、胸痛和呼吸急促等呼吸道症状,导致肺功能下降以及非特异性气道反应性增加,且哮喘患者在暴露于 O_3 时发生哮喘加重的风险显著增加。对儿童哮喘环境决定因素的系统综述也显示,包括 O_3 在内的空气污染物暴露与儿童哮喘风险升高有关,并强调了颗粒物和 O_3 等空气污染物联合暴露对儿童哮喘发生风险的交互作用。

O_3 易在室内环境中发生反应。O_3 在室内发生的反应,一方面显著降低了室内的 O_3 暴露,另一方面也可能释放出一些挥发性有机产物,影响室内空气质量。室外 O_3 进入到室内后,通过在室内的氧化反应消耗掉一部分 O_3,但在此反应过程中又可产生新的氧化产物,导致室内空气新的污染。国内外学者最近的研究发现,低浓度室内 O_3 及其在室内环境中的氧化产物均可对易感人群心肺健康产生不良影响。

(三)挥发性有机物

室内 VOCs 暴露可对居住者的健康产生短期和长期的不良影响,包括皮肤、呼吸道和眼部黏膜的刺激、过敏、不良建筑物综合征等,还可引起人体肺功能下降、诱发哮喘急性加重等。住宅装饰装修是个体持续咳嗽、喘息、咳痰和儿童哮喘、湿疹等发生的主要危险因素。除此以外,室内 VOCs 暴露对人体肝、肾、脑和神经系统等均可产生不良影响。最近有研究表明,即使是低浓度的室内 VOCs 短期暴露也可对年轻健康女性个体的心脏自主神经系统产生不良影响。甲醛是我国室内空气常见的 VOCs 之一。IARC 将甲醛、苯、1,3-二丁烯定为对人体有明确致癌性的一类致癌物质。

（四）二氧化碳

由于人群聚居、室内吸烟、烹饪等因素，室内 CO_2 浓度往往高于室外。加强通风换气是降低室内 CO_2 浓度的主要措施之一。在通风条件较差的室内环境中，CO_2 浓度可高于 1.0%；在北方的冬季，由于室内燃煤取暖及门窗紧闭，室内 CO_2 浓度甚至可超过 2.0%；不同浓度的室内 CO_2 对人体的健康影响也不同。低浓度的 CO_2 对呼吸中枢具有兴奋作用，然而高浓度的 CO_2 对呼吸中枢具有较强的抑制作用，甚至会产生麻醉作用。当室内 CO_2 浓度达到 0.05% 时，人体的心脑血管会随着其浓度呈现明显的线性生理变化。当 CO_2 浓度达到 0.15% 时，人体不舒适感明显；浓度达到 1% 以上，会使人头晕目眩；在浓度超过 2.0% 的室内环境暴露数小时，则会产生头痛、轻度疲劳及呼吸困难；当室内 CO_2 浓度达到 4% 时，人体会出现头晕、头痛、耳鸣、血压升高等症状；当室内空气中 CO_2 浓度达到 8%～10% 时，处于室内的人会出现呼吸困难、四肢无力、肌肉抽搐痉挛等症状，甚至出现死亡。

（五）家用化学品

家用化学品（household chemicals）是指用于家庭日常生活和居住环境的化工产品，包括用于办公场所和公共场所的化学制品。根据使用目的不同，家用化学品可分为：化妆品、洗涤剂、消毒剂、胶粘剂、涂料、家用杀（驱）虫剂等。随着经济的发展和人民生活水平的提高，家用化学品的种类和数量不断增加，仅就化妆品而言，截至 2024 年底，我国注册备案普通化妆品 179.1 万个，特殊化妆品 28 326 个。这些产品的使用大大改善了卫生条件，提升了生活品质以及美化了室内环境。然而，当家用化学品存在卫生质量问题、使用不当或使用者自身的特应性体质等因素，就可能对人体健康产生不良影响。

1. 化妆品与健康　化妆品（cosmetic）是指以涂擦、喷洒或者其他类似方法，施用于皮肤、毛发、指甲、口唇等人体表面，以清洁、保护、美化、修饰为目的的日用化学工业产品。化妆品可分为：特殊化妆品和普通化妆品。用于染发、烫发、祛斑美白、防晒、防脱发的化妆品以及宣称新功效的化妆品为特殊化妆品。特殊化妆品以外的化妆品为普通化妆品。化妆品在使用目的、对象、方法、时间等方面均有别于药品。

化妆品与施用部位接触，其发挥功效的同时也可能产生一些不良反应，如：刺激性接触性皮炎（irritant contact dermatitis, ICD）、变应性接触性皮炎（allergic contact dermatitis, ACD）、化妆品光感性皮炎、化妆品痤疮、化妆品皮肤色素异常、化妆品毛发损害、化妆品甲损害和化妆品眼损害等。1997 年国家技术监督局发布的中华人民共和国国家标准《化妆品皮肤病诊断标准及处理原则》（GB/T 17149—1997）对化妆品引起的各类型皮肤及其附属器的病变作了明确的定义，提出了诊断原则、诊断标准和处理原则。其中 ICD 与 ACD 有时不易区分，临床上可从发病过程的快慢、皮损特点、病程长短、接触史等方面加以鉴别，ICD 与 ACD 的鉴别要点见表4-3。

表4-3　刺激性接触性皮炎与变应性接触性皮炎的临床鉴别

	刺激性接触性皮炎	变应性接触性皮炎
发病	急，施用后短期内出现	慢，施用数天后缓慢出现
病程	短，避免接触后皮损减轻	长，停止接触后皮损可持续
病因	化妆品含有的刺激物	化妆品中含有的变应原
多发人群	以常施用者为多见	多为过敏体质
临床表现	皮疹边界清；常局限于接触部位；呈红斑、丘疹或疱疹；皮肤烧灼或痛感	皮疹边界不清；可超出接触部位；呈湿疹样变形态多样；瘙痒明显

一般认为,化妆品对健康危害的影响因素包括:①化妆品中正常组分的化学特性、浓度、所含的溶剂;②化妆品中含有的有毒物质、杂质和微生物等;③外部环境因素如温度、湿度;④个体因素如皮肤的敏感性、过敏体质等;⑤是否正确使用,如使用频率等。

2. 洗涤剂与健康　洗涤剂(detergent)是指能够去除物体表面污垢的一类专门配方制品的总称。常见的有肥皂、洗衣粉、洗涤(洁)精,以及各类物体或材料去污用的清洁剂。洗涤剂主要由表面活性剂(surfactant)和添加剂(additive)两部分组成。表面活性剂可分为阳离子型、阴离子型、非离子型和两性型4类,家庭常用的主要是阴离子型和非离子型洗涤剂。表面活性剂是洗涤剂产生危害的主要因素。阳离子型表面活性剂毒性较大,非离子型毒性较小,而阴离子型毒性介于两者之间。目前最普遍的家用洗涤剂是阴离子型合成洗涤剂,表面活性剂为烷基苯磺酸钠(alkyl benzene sulphonate sodium,ABS)。ABS分为硬型(有支链)和软型(无支链或仅一个支链),相对而言,前者对水体污染或对人类和水中动植物的危害比较大,其中对人体健康的损害主要是皮肤损害和呼吸系统影响,全身中毒也有报道。

3. 消毒剂与健康　消毒剂(disinfectant)是用于杀灭传播媒介上的微生物使其达消毒或灭菌要求的制剂。按有效成分可分为醇类消毒剂、含氯消毒剂、含碘消毒剂、过氧化物类消毒剂、胍类消毒剂、酚类消毒剂、季铵盐类消毒剂等;按用途可分为物体表面消毒剂、医疗器械消毒剂、空气消毒剂、手消毒剂、皮肤消毒剂、黏膜消毒剂、疫源地消毒剂等;按杀灭微生物能力可分为高水平消毒剂、中水平消毒剂和低水平消毒剂。家庭常用的消毒剂主要有次氯酸钙、过氧乙酸和环氧乙烷,还有苯扎溴铵、乙醇和碘酒等。对家庭环境和许多公共场所进行消毒,是预防和控制传染病流行的关键措施。然而,许多消毒剂具有易燃、易爆、易分解的特性,并有药物残留、毒性、刺激性和腐蚀性,如果使用不当,既可引起火灾、爆炸事故,又会产生危及生命与健康的毒副作用。

4. 胶粘剂与健康　胶粘剂(adhesive)指通过物理或化学作用,能使被粘物结合在一起的材料。胶粘剂的种类很多,按其来源可分为天然胶粘剂和合成胶粘剂两大类;按化学组成和性能分为高分子类、纤维素类和蛋白质类(天然类)。各种胶粘剂已成为人们生活中不可缺少的日用化学品。但胶粘剂尤其是合成胶粘剂,可产生以VOCs为主的污染物,如酚、甲醛、乙醛、苯乙烯、甲苯、乙苯、丙酮、二异氰酸盐、乙烯醋酸酯和环氧氯丙烷等,对人体健康的影响主要有两方面:一方面因用手操作而与皮肤紧密接触,其中某些成分可直接引起皮肤反应(刺激作用和过敏反应);另一方面因居室内家具、建筑装修材料等所含胶粘剂中有害成分的持续挥发,导致室内空气污染,主要引起呼吸系统损害。此外,如污染浓度高或误入口中,可引起机体产生全身性不良反应。

5. 涂料与健康　涂料(paint)指涂布于物体表面能形成坚韧的薄膜,具有保护、装潢或其他特殊作用(绝缘、防锈、防霉、抛光、耐热等)的物质。我国传统的油漆是植物油(桐油等)和大(生)漆。现在的油漆品种繁多,成分也比较复杂。大部分涂料的主要成分为树脂类有机高分子化合物,在使用时(刷或喷涂),需用稀释剂调成合适黏度以方便施工。总体来讲,其主要成分包括:成膜物质、溶剂、颜料等。少数敏感个体接触极少量的天然生漆和某些合成涂料,可引起变应性皮炎,可能是由于这些涂料中含有漆酚这种变应原物质所致。含有重金属铅、镉、铬、汞等的涂料(颜料)可造成居室环境的重金属污染,引发易感人群特别是儿童中毒。

6. 家用杀(驱)虫剂与健康　家用杀(驱)虫剂(insecticide)是指针对危害家庭生活、传播疾病、影响人体健康的蚊子、苍蝇、蟑螂、臭虫、老鼠、跳蚤和虱子等,并将其驱除或杀灭而使用的一类化学药品。家庭常用的防蚊、驱蚊剂有驱蚊灵、酞酸丁酯、甲苯二乙胺等。灭蚊灭蝇药如拟除虫菊酯、氨基甲酸酯类杀虫剂;消灭蟑螂用的硼砂、倍硫磷等。灭鼠用的安妥、磷化锌、氟乙酰胺等。还有防虫蛀用的樟脑丸等。目前家庭中普遍使用的各种气雾杀虫剂以及灭蚊片、蚊香和灭蟑片等产品，大都采用菊酯类的溴氰菊酯作为杀虫有效成分。这些杀虫剂的杀虫成分及辅助成分对人体均有害。有关研究显示，长期过量吸入杀虫剂的气雾可损伤人体的肝脏、肾脏、神经系统、造血系统等，尤其对儿童危害更为严重。

7. **其他家用化学品与健康** 由于家用化学品种类繁多，其他值得关注的家用化学品还包括以下：①衣物和家用纺织品面料所含有的染料与染整助剂。接触使用品红、金胺和萘胺等染料的人群是膀胱癌、白血病的高危人群。干洗衣物使用的干洗剂常为三氯乙烯或四氯乙烯，这种溶剂能被衣服纤维吸附，待衣服干燥时可从衣服内释放出来，可引起呼吸困难和心律不齐等症状。研究表明，这种干洗剂可能具有致癌性，且对婴幼儿危害更大。②日用合成高分子产品如塑料制品和合成纤维等。有研究报道，从塑料制品表面挥发到空气中的增塑剂（苯二酸盐类）可诱发或加重儿童哮喘病。由尼龙、腈纶、丙纶、氯纶和维尼纶等面料做成的贴身内衣，会引起接触性皮炎及接触性荨麻疹，并引发过敏性哮喘。③首饰和金属制品。含有变应原镍的制品引起变应性接触性皮炎和湿疹较为多见。

（六）室内化学性污染物与食品安全

室内环境中的化学性污染物不仅能够通过直接接触或吸入对人体健康产生影响，还可以通过污染食物、饮水等途径间接进入人体，对健康和生命造成严重威胁。这种间接途径在燃煤、燃柴和烹调油烟污染较为严重的家庭尤为常见。在烹饪过程中，燃料燃烧产生的 PAHs、VOCs 和颗粒物容易附着在食物表面，特别是在高温烹饪（如烧烤、油炸）时，这些有害物质的生成量会大大增加。当这些食物被食入后，污染物通过消化道进入体内，长期累积作用可导致胃肠道疾病甚至肿瘤，以及其他健康问题。

三、室内环境生物性因素的健康影响

室内常见的生物性污染物种类甚多，人们熟悉的许多微生物大都能通过空气或饮用水在室内传播，主要包括细菌、病毒、真菌、病媒生物（苍蝇、蚊子、尘螨、蟑螂等）、致敏植物花粉等。近年来，随着人们生活水平的提高和居住环境的改善，室内环境生物性因素如尘螨、细菌和真菌等对健康的影响逐渐受到关注。这些微小的生物体在室内环境中广泛存在，不仅可能引发过敏反应，还可能导致多种疾病。

（一）尘螨

尘螨具有强烈的变态反应原性。变应原不仅存在于尘螨本身，也存在于尘螨的分泌物、排泄物中。尘螨是室内主要的生物性变态反应原，可通过空气传播进入人体，因反复接触而致敏，可引起过敏性哮喘、过敏性鼻炎，也可引起皮肤过敏等。在很多过敏性疾病患者家中，都能检出大量尘螨。此外，尘螨也是家庭室内传播疾病的重要媒介之一，不仅能够携带并传播变应原，还可能携带细菌、病毒等病原体，增加人体患病风险，并且尘螨也能作用于生物性有机物，产生很多有害气体，如二氧化碳、氨、硫化氢等。对于室内空气中的生物性（如霉菌、螨、植物等）环境抗原，可采用血清总 IgE 抗体水平的测定，用于区分暴露人群或易感人群。

（二）细菌和真菌

细菌和真菌作为室内环境中微生物的重要组成部分，对人体健康的危害主要体现在以下几方面。①感染性疾病：室内环境中的细菌传播能引发多种感染性疾病，如军团病、结核病和炭疽等。军团菌引起庞蒂亚克热和高度致命的肺炎，可通过吸入被军团菌污染的空气气溶胶而造成感染。

结核分枝杆菌可通过在医院或其他环境的室内空气中吸入痰阳性患者的感染性飞沫核而传播。皮肤接触、吸入或摄入炭疽杆菌孢子可导致皮肤炭疽、吸入性炭疽、胃肠炭疽，表现为不同系统的相应感染症状，严重者并发败血症和感染中毒性休克。此外，金黄色葡萄球菌、铜绿假单胞菌、粪肠球菌、屎肠球菌、鲍曼不动杆菌和大肠埃希菌是医院室内空气中最常见的细菌，可引起各种院内感染。②呼吸道疾病、过敏和超敏反应：呼吸道暴露细菌和真菌或其产物可导致黏膜刺激、过敏性鼻炎、哮喘、支气管炎、有机粉尘中毒综合征、慢性阻塞性肺疾病或过敏性肺炎等，这些疾病可能导致患者出现发热、咳嗽、胸痛等症状，严重时甚至危及生命。室内空气真菌及其孢子与人们最相关的疾病是过敏性疾病。曲霉属是最常见的室内真菌，烟曲霉和黄曲霉是常见的鼻窦炎、过敏性支气管肺曲霉病的病因。此外，吸入高剂量的内毒素、葡聚糖、真菌孢子和真菌毒素可导致气道刺激和炎症，降低肺功能，加重哮喘和慢性疾病。③癌症：真菌毒素已被确定为非病毒性生物致癌物，其中，来自黄曲霉的黄曲霉毒素是强致癌真菌毒素，尤其与肝癌密切相关，这些室内真菌在潮湿、密闭的环境中容易孳生，长期暴露可能增加患癌风险。④其他：室内环境中的细菌和真菌也会对人体健康产生诸多其他不良影响，如眼部刺激和不良建筑物综合征（SBS）等，从而引发疲劳、恶心、头痛、烦躁、注意力不集中和记忆力衰退等一系列症状。

（三）室内生物性污染物与食品安全

室内环境中生物性污染物除了可通过空气传播或饮水进入人体外，还可沉降并附着在食品表面影响食品的质量和安全，引发感染性疾病、过敏性疾病以及食物中毒等严重的健康危害。室内环境中污染食品的微生物主要包括细菌、病毒、真菌等。在食品中当生长条件适宜时，其中一些细菌或其代谢产物可产生致病性、致敏性和毒性作用。沙门菌（*Salmonella*）、耶尔森菌（*Yersinia*）、大肠埃希菌（*Escherichia coli*）、幽门螺杆菌（*Helicobacter pylori*）、金黄色葡萄球菌（*Staphylococcus aureus*）等都是常见的引起食物中毒的细菌。

除了对食品污染外，室内环境中生物性污染物对日用化妆品的污染也不容忽视。当化妆品启封后，在使用或存放过程中手部接触和空气中的微生物落入可使其发生污染。被微生物污染的化妆品可出现变色、异味、发霉、酸败、膏体液化分层等。微生物污染除可引起化妆品腐败变质外，还可在其代谢过程中产生毒素或代谢产物，这些异物可作为变应原或刺激原，对施用部位产生致敏或刺激作用。

（邓芙蓉　周承藩）

第四节　室内环境有害因素健康影响调查与预防对策

与室外环境相比，室内环境的调查和监测具有其自身的特点。为保证室内环境安全，保障人体健康，我国先后制定了《民用建筑工程室内环境污染控制标准》（GB 50325—2020）、《室内空气质量标准》（GB/T 18883—2022）、《室内装饰装修材料有害物质限量》（10项强制性国家标准）、《消费品安全　化学危害表征和暴露评估指南》（GB/T 41007—2021）和《室外照明干扰光限制规范》（GB/T 35626—2017）等规范和标准，这些规范、标准的颁布和实施，对控制住宅、办公场所室内环境污染起到了积极的作用。

室内环境污染对健康影响的调查研究主要包括两方面：一是对污染物种类进行识别，确定暴露水平；二是确定污染物对人群的健康危害。在已知室内暴露因素时，研究不同水平暴露对健康的危害；在未知室内暴露因素，但人群呈现健康危害时，探讨引起健康危害的暴露因素，即病因研究。

一、室内环境有害因素健康影响调查

（一）室内环境有害因素健康影响调查的暴露评价

1. 室内空气污染的暴露评价

（1）室内空气污染来源调查：引起室内空气污染的室内污染源多，种类多样且持续存在。因此在开展室内污染来源调查时，应对污染来源的特点，污染物的种类、成分、数量和释放的形式等因素加以综合考虑。主要调查以下内容，包括：①生活燃料，包括燃料的种类，如固体燃料（煤、焦炭）和气体燃料（煤气、液化石油气、天然气）及其主要成分；②室内建筑装饰材料，包括油漆、涂料、胶合板、刨花板、泡沫填料、塑料贴面材料，以及建筑材料砖块、石板等；③家用化学品，如焚香、杀虫剂等；④室内吸烟、烹调油烟等；⑤办公与家用电器，包括计算机、打印机、复印机、传真机、电视机、组合音响、微波炉、电热毯、空调机等电器设备，以及其放置情况；⑥室内人员的数量和活动方式，包括办公环境和家庭环境；⑦其他，包括室内卫生状况、家养宠物等。

（2）室内空气污染状况调查：室内空气污染状况调查主要内容包括采样点的选择、采样时间和频率、污染物检测方法的选择、检测指标、采样方法和仪器、质量保证措施、测试结果和评价。

1）采样点

A. 采样点的数量：为了客观反映室内空气污染物的水平，采样点的数量应根据调查室内面积大小和现场情况而确定。采样点确定的基本原则：室内面积小于 $50m^2$ 的房间，设 1～3 个采样点；室内面积在 50～100m^2 的房间，设 3～5 个采样点；室内面积在 100m^2 以上的房间，至少设 5 个采样点。当房间内有 2 个及以上采样点时，应取各点检测结果的平均值作为该房间的检测值。

B. 采样点的分布：采样点设在房间的对角线上或呈梅花式均匀分布，且应避开通风道和通风口，距墙壁的距离应大于 0.5m，离门窗距离应大于 1m。

C. 采样点的高度：原则上采样点的高度与人的呼吸带高度相一致。相对高度在 0.5～1.5m。

2）采样时间和频率

A. 年平均浓度：至少连续或间隔采样 3 个月。

B. 日平均浓度：至少连续或间隔采样 18 小时。

C. 8 小时平均浓度：至少连续或间隔采样 6 小时。

D. 1 小时平均浓度：至少连续或间隔采样 45 分钟。

特别注意，在采样时应涵盖通风最差的时间段。评价室内空气质量对人体健康影响时，应在人们正常活动情况下采样；对建筑物的室内空气质量进行评价时，应选择无人活动时进行采样，最好连续监测 3～7 天，最少监测 1 天。此外，经装修的室内环境，一般建议在使用前进行采样监测，采样应在装修完成 7 天以后进行。

对于室内空气污染的检测，还应该注意在对外门窗关闭 12 小时后进行，个别项目也有要求在关闭 24 小时后进行。对于采用集中空调的室内环境，应在空调正常运转情况下采样。有特殊要求的可根据现场情况及要求而定。

3）检测指标与检验方法

A. 检测指标：根据住宅、办公场所的地理位置、建筑与装饰装修使用的材料，室内家具、电器、办公设备的种类，以及使用人群的生活习惯等因素，确定检测指标。可参见室内空气质量标准中常见的各项物理、化学和生物检测指标（表4-4），或室内装饰装修材料有害物质限量标准中要求控制的其他监测项目,如氯乙烯(C_2H_3Cl)、苯乙烯(C_8H_8)、甲苯二异氰酸酯(TDI)、铅、镉、汞、铬等。此外,对于一些特殊污染情况,如在燃煤污染型砷、氟中毒病区,应进一步检测空气中的砷、氟含量;北方冬季施工的建筑物应测定氨,以及空调冷却水环境的军团菌测定等。

表4-4 室内空气质量标准中常见检测指标

物理指标	化学指标	生物指标
温度(temperature)	一氧化碳(CO)	细菌总数(total bacteria count)
相对湿度(relative humidity)	二氧化碳(CO_2)	
空气流速(air velocity)	细颗粒物($PM_{2.5}$)	
新风量(fresh air requirement)	可吸入颗粒物(PM_{10})	
	二氧化氮(NO_2)	
	二氧化硫(SO_2)	
	臭氧(O_3)	
	氨(NH_3)	
	总挥发性有机物(TVOC)	
	甲醛(HCHO)	
	苯(C_6H_6)	
	甲苯(C_7H_8)	
	二甲苯(C_9H_{10})	
	苯并[a]芘(BaP)	
	三氯乙烯(C_2HCl_3)	
	四氯乙烯(C_2Cl_4)	
	氡(Rn)及其子体	

B. 检验方法:室内空气中各种参数的检验方法按相关国家标准执行。

4)采样方法、采样仪器和采样人员

A. 采样方法的要求:根据污染物在室内空气中存在状态和特点,选用合适的采样方法。如对污染物年平均、日平均、8小时平均值进行测定时,可以先做筛选采样检验,若检验结果符合标准限值要求,为达标;若筛选采样检验结果超过标准限值时,须采用累积采样的检验结果进行评价。筛选法采样,即采样前关闭门窗12小时,采样时关闭门窗,至少浓缩采样45分钟。累积法采样,即按照年平均、日平均、8小时平均值的要求采样。具体采样方法应按各污染物检验方法中规定的方法和操作步骤进行。

B. 采样仪器的要求:根据采样目的和采样方法选择合适的采样仪器,所用采样仪器应符合国家有关标准和技术要求,并通过计量认证。使用前,应按仪器说明书对仪器进行检验和标定。用于室内的采样器噪声应小于50dB(A)。

C. 采样人员:采样人员必须通过岗前培训,了解影响采样效率的主要因素,切实掌握采样技术,通过考核后持证上岗。

5)质量保证措施

A. 气密性检查:动力采样器在采样前应对采样系统气密性进行检查,不得漏气。

B. 流量校准:采样系统流量要能保持恒定,采样前和采样后要用经检定合格的高一级流量计（如一级皂膜计）在采样负载条件下校准采样系统的采样流量，取两次校准的平均值作为采样流量的实际值。校准时的大气压与温度要和采样现场的条件相近。两次校准的误差不得超过5%。

C. 现场空白检验：在进行现场采样时，每批应至少留有两个空白采样管（即未采样，但经历了采样和分析的全过程），并同其他样品管一样处理，作为采样过程中的现场空白，采样结束后和其他采样管一并送交实验室，作为采样过程中空白检验，用于检验样品在采集、运输和放置过程中是否受到污染。样品分析时若空白检验超过控制范围，则该批样品作废。

D. 采样仪器：在仪器使用前，应按仪器说明书对仪器进行检验和标定。

E. 采样体积计算：在计算浓度时，应将实际采样体积换算成标准状态下的采样体积。

F. 平行样品检验：采样时，每批样品中平行样品数量不得低于10%。每次平行采样，测定值之差与平均值比较的相对偏差不得超过20%。两台仪器平行采样时，中间应保持一定距离，否则对采样和测定结果有影响。

6）记录

A. 采样现场记录：在采样时，要绘制采样现场平面图，并在图上标示采样点。应对采样日期、时间、地点、布点方式、采样人员以及现场情况，如采样现场室内外的气温、气压、相对湿度、风速，以及各种污染源和数量等做出详细记录，采集样品上要标明点位编号、记录采样开始和结束的时间、采样日期、测定项目等，字迹应端正、清晰，随样品一同送到实验室。

B. 样品的运输与保存：采样后按采样记录清点样品，防止错漏。样品由专人运送。为防止运输中采样管震动破损，装箱时可用泡沫塑料等分隔。样品组分和含量易受物理、化学等因素影响时，应根据不同项目要求进行有效处理和防护。运输和贮存过程中要避开高温、强光。样品送至实验室后应与接收人员交接并做好记录。各样品要标注保质期并要求在保质期内完成检测。

C. 样品检验记录：在检验样品时，应对检验日期、实验室、仪器和编号、检验分析方法、检验依据、实验条件、原始数据、测试人、校核人等做出详细记录。

7）检测结果的分析和评价：测试结果以平均值表示，单个项目单一测点监测数据的平均值直接计算多次监测数据的算术均值，单个项目多个测点监测数据的平均值则需要先计算各监测点监测数据的平均值后，进一步计算多个监测点的算术均值。如样品浓度低于分析方法最低检出限，则该监测数据以1/2最低检出限的数值参加平均值的统计计算。

对于室内空气质量的评价，化学性、生物性和放射性指标平均值符合相应标准值的要求时，为符合标准。如果有一项检验结果未达到相应标准要求时，为不符合标准，可进一步计算超标率和超标倍数。

（3）室内空气污染的暴露评价：空气污染的暴露评价（exposure assessment）是指对特定污染物暴露特征（包括暴露的浓度、时间、频率等）和暴露人群特征（包括人群的年龄、性别、易感性等）的综合评估。

污染物的暴露评价可分为外暴露评价和内暴露评价。基于人群特征资料的室内空气污染外暴露评价，可以直接利用室内环境监测获得的污染物浓度或个体采样监测数据，也可以利用个体暴露评价模型等，与室内监测数据结合，评估目标人群对特定室内污染物的暴露水平。室内空气污染内暴露则更直接表征了污染物从外环境通过各界面被人体吸收后在体内的实际暴露水平。

1) 外暴露水平的评估:外暴露是指人体直接接触的外环境污染物的水平,通过对环境样品的测定所得的污染物的浓度,或采用模型预测等手段,推算出人体接触到的外环境污染物的水平。室内空气污染可以采用以下方法进行暴露评价。

A. 询问调查:是一种有用的暴露测量方法,尤其是与调查的方法结合起来更方便。例如,询问肺癌死者家属,回顾其吸烟情况;询问儿童过敏患者,回顾其家庭宠物饲养情况等。

B. 室内环境监测:为了评价一个住宅区或办公场所的室内环境质量,从而了解居民外暴露水平,并进行监测。可进行常规和临时检测。监测注意选择采样点、时间量、使用仪器(采样和分析)、方法、质量控制等,详见本节(2)室内空气污染状况调查部分。

C. 个体采样:个体采样是测定污染物外暴露水平的最常用方法,具体做法是将微型个体采样器的采样头放置在呼吸带(如用于噪声暴露、电磁辐射暴露,则也可放在其相应部位),固定在衣领或胸前等靠近鼻孔的部位,以便采集到较确切的吸入空气量和其中所含的污染物浓度。目前 SO_2、NO_2、CO、PM_{10}、$PM_{2.5}$ 和甲醛等的测定均可以采用该法。

适宜的个体采样方法有很多,主要有以下三种。第一种为便携式直读仪器,这种仪器的优点是通常具有数据记录功能,可以存储多天的数据,可以实现不同时间段污染物暴露水平的直接计算和统计分析。其缺点是对于某些污染物的测定可能不太准确。第二种为泵式或被动采样器,这种仪器获得暴露数据通常需要空气采样和实验室分析两部分完成。空气中的污染物可以通过空气泵主动抽取或者是基于浓度差、压力差、温度差和电势差等驱动力使被测物分子自由扩散到收集介质中,后经实验室检测介质中污染物质量,计算得出暴露采样期间内的污染物时间加权平均质量浓度,特别适用于个体长时间多点连续接触暴露总量的评估,但需要注意的是其受采样环境温度、湿度等的影响较大。例如,如果在室内潮湿环境而不是干燥环境进行采样,则可能造成 PM 测量的不准确,如果在非常热的条件下($t > 35\text{℃}$)进行采样,则半挥发物的损失可能过多等。此外,还要注意遵循适当的采样规范和具体要求,必须了解采样仪器的使用限制以及化学分析技术的不足,选择适宜的收集介质。第三种为实时监控采样器,如光学粒子计数器(OPC)、扫描迁移率粒子计数器(SMPS)、锥形元件振荡微天平(TEOM)、超细粒子计数器(UPC)等可以实时测量空气颗粒物粒子数和/或粒子大小分布,便携式气相色谱仪(GC)可用于监测 VOCs 和其他关键气态污染物。

D. 个体暴露剂量评估:许多暴露研究表明,采用环境暴露数据评估个体暴露水平,二者之间可能存在显著差异,且环境监测数据得到的污染物暴露水平均为环境中污染物的暴露浓度,反映了污染物的暴露强度,无法反映人群在污染物中的暴露时间和频率。而个体采样设备在大规模调查中受到人力、物力等多方面的限制。因此,根据污染源排放特征、室内环境人群分布特征、室内环境污染物特征等确定目标污染物的主要暴露人群与暴露途径,如气态污染物主要经呼吸道摄入,化妆品则主要经皮肤接触等,选择合适的暴露模型计算个体暴露剂量具有重要意义。个体暴露剂量同时考虑了污染物的浓度分布、接触人群的特征和行为活动模式差异,兼顾了暴露浓度、暴露时间和呼吸(吸收)速率三方面因素,可以更好地估计污染物进入人体的实际暴露量。

以呼吸道摄入空气污染物暴露剂量评估为例,其个体暴露剂量评估所需的三类参数及其来源如下。

暴露浓度参数:室内环境现场监测的污染物暴露浓度,也可以是通过污染物预测模型模拟得到污染物的暴露浓度估计。

暴露时间参数：我国已经出版了《中国人群暴露参数手册》，按照成人卷和儿童卷对不同地区、城乡人群在不同性别、不同年龄下的室内活动时间进行了详细表征。此外，利用时间-活动模式问卷进行调查也是获得人群在不同行为模型下暴露时间的常用方法，除了评估群体暴露特征，其更多地可以用于个体暴露水平的评估。

呼吸速率参数：在《中国人群暴露参数手册》中，按照成人卷和儿童卷对不同地区、城乡人群在不同性别、不同年龄下的呼吸量暴露参数进行了详细表征。同样，当采用肺功能仪等仪器测量得到的个体呼吸速率参数时，也可直接用于个体暴露剂量的评估。

将上述三类参数代入如下暴露剂量评估公式：

$$D_{indoor} = \sum_{t}^{24h} Ct \times Rt \times dt \qquad\qquad 式（4-4）$$

式（4-4）中，D_{indoor} 为个体室内空气污染物的 24 小时累积暴露剂量；

Ct 为在 t 时间段内个体所在室内空气污染物的暴露浓度；

Rt 为 t 时间段内个体的呼吸速率；

t 为个体室内污染物的暴露时间。

再以皮肤接触为主的化妆品暴露评价为例，其个体暴露剂量评估应考虑化妆品产品中风险物质的使用部位、使用量、浓度、使用频率和持续时间等因素，具体剂量评估公式如下：

$$SED = \frac{DA_a \times SSA \times F}{BW} \times 10^{-3} \qquad\qquad 式（4-5）$$

式（4-5）中，SED 为全身暴露量[mg/(kg·bw·d)]；

DA_a 为经皮吸收量（μg/cm²），每平方厘米所吸收的原料或风险物质的量，由产品说明或模拟实验获得；

SSA 为暴露于化妆品的皮肤表面积（cm²）；

F 为产品的日使用次数（d⁻¹）；

BW 为人体体重。

根据不同区域、性别、年龄组人群的呼吸量大小等个体特征、不同行为模式下的暴露时间，可以较为科学地测算群体乃至个体对室内环境污染物的暴露剂量，进而提高室内空气污染与人群健康相关研究的准确性。

2）内暴露水平的检测：内暴露是指污染物从外环境通过各界面被人体吸收后在体内的实际暴露水平，可以通过对人体生物材料样品的检测得到污染物、代谢产物或其生物标志物的浓度，即生物材料监测。在实际工作中，常常采集的生物材料样品包括人的血液、尿液、头发、唾液、指甲、肺呼出气等，常检测的污染物指标及其生物样本（生物标志物）简要介绍如表4-5。

生物标志物内暴露测定在暴露评价中具有很多优势，与传统方法如环境监测数据和调查问卷相比，可提供更为精确、个体暴露更为特异的测定数据，且直接反映了人体对环境污染物的实际暴露和体内吸收等。但同时其也存在很多局限，最主要的就是目前大多数环境有害因素并没有合适的生物标志物可以应用，且因测定成本高、具有一定创伤性等缺点限制了它的应用。

2. 室内环境物理因素的暴露评价

（1）室内光照测定：随着计量学、测量学和光学仪器的发展，已经可以借助现代科技手段测量出夜间照明的照度、亮度和光色等常用指标参数，这既是夜间照明量化的依据，有助于寻找夜晚光污染的原因，也为夜光的暴露评价及健康效应研究提供了可能。

表 4-5　常检测的污染物指标及其生物样本和生物标志物

污染物	生物样本	生物标志物
一氧化碳	血	碳氧血红蛋白
	呼出气	FeCO
苯	尿	黏糠酸 tt-MA
	呼出气	苯
多环芳烃	尿	1-羟基芘
正己烷	尿	2,5-己二酮
砷	血、尿、头发	砷
氟	尿	氟
铬	尿	铬
镉	血、尿、粪便、肾、肝,有时用胎盘	镉
铅	血、尿、头发、粪便、肾、肝、骨,有时用胎盘	铅
甲基汞	血、脑、头发	甲基汞
有机氯杀虫剂	脂肪组织、血、乳汁	有机氯
五氯苯酚	尿	五氯苯酚
多氯联苯	脂肪组织、乳汁、血	多氯联苯
苯并[a]芘	淋巴细胞	DNA 加合物
环氧乙烷	红细胞	血红蛋白加合物
黄曲霉毒素	血清	血清白蛋白加合物

1)室内光照污染来源调查:室内夜光污染来源调查主要是夜间过度室内灯光照明使用,包括电灯和电视、电脑、智能手机等带屏幕的家用电器。室外夜光污染来源调查主要包括街道、建筑物、机动车照明等室外照明产生的干扰光。据估计,在所有的夜光污染中 30%～50% 是由道路产生的。此外,各类室外商业照明,如霓虹灯、广告牌、大型 LED 屏幕等也是室内夜间光污染增长的重要来源。

2)室内光照现状调查:我国《照明测量方法》(GB/T 5700—2023)对室内照明测量内容、测量条件、测量仪器和测量方法等进行了详细说明。但目前为止,大部分的指标测定和限值规定更倾向于满足视觉功能的需求,或者是对光源本身功能质量的评价,而对于室内照明的过度暴露,特别是夜光暴露的非视觉健康影响评估缺乏。

A. 室内照明测量内容:①室内有关面(如墙面、顶棚、作业面等)上的照度或光谱辐照度;②室内各表面上的反射比;③室内有关面和设备发光面的亮度;④现场的相关色温和显色指数;⑤照明频闪[(光)闪变指数、频闪效应可视度];⑥特定观测位置的不舒适眩光;⑦室内照明的电气参数。

B. 测量条件

a. 进行室内照明测量前,光源应预先完成老化处理过程。

b. 进行现场照明测量时,应在光源预热 15 分钟后,监测现场规定点的照度,其连续 1 分钟内监测不少于 6 个照度值,其最大值和最小值比值不应超过 1.005。

c. 对具有多种控制场景的照明空间进行检测时,应对典型控制场景的照明分别进行测量。

d. 照明测量宜在额定电压条件下进行。测量时,应监测电源电压;当实测电压偏差超过相关标准规定的范围时,应依据实验室在额定电压下测量结果对现场测量结果做相应的修正。

e. 室内照明测量应在没有天然光和其他非被测光源影响下进行。测量时应排除杂散光射入光接收器,并应防止各类人员和物体对光接收器造成遮挡。

C. 监测指标及测量仪器

a. 照度,是指落在单位面积上光通量的大小(单位为勒克斯,lx),是评价光对被照对象"造成不良后果"严重程度的一个重要指标。光的照度测量应采用不低于一级的光照度计。照度计的分辨率不应低于待测值的1/100。

b. 亮度,是指正在发光或反光表面的明亮程度(单位为坎德拉每平方米,cd/m²),是与视感密切相关的量,取决于进入眼睛的光通量在视网膜物像上的密度。亮度测量应采用不低于一级的亮度计。亮度计的分辨率不应低于待测值的1/100。此外,照明测量用图像式亮度计的不均匀性响应误差应不超过3.0%。

c. 反射比,指的是在入射光线的光谱组成、偏振状态和几何分布指定条件下,反射的光通量与入射光通量之比。可采用便携式反射比测量仪器直接测量,也可采用间接方法即用照度计或亮度计加标准白板的方法测量反射比。

d. 色温和显色指数,其中相对色温是指当光源的色品点与某一温度下黑体的色品最接近时,该黑体的绝对温度(单位为开尔文,K);显色指数是指光源对国际照明委员会(CIE)规定的第1~8种标准颜色样品特殊显色指数的平均值。应采用光谱辐射计进行测量。

e. 照明频闪,即(光)闪变指数和频闪效应可视度,分别为短期内低频(80Hz以内)光输出闪烁影响程度的度量,以及光输出频率为80~2 000Hz时,短期内频闪效应影响程度的度量。可采用频闪分析仪进行测量,但要求其计量性能满足频闪频率误差绝对值≤0.3%,频闪指数误差绝对值≤0.010,频闪百分比误差绝对值≤5%,且在测试量程范围内,光度探头、放大器以及数字模拟转化装置对光强变化具有线性响应。

f. 除了上述常用指标之外,还应测定统一眩光值,即国际照明委员会(CIE)用于度量处于室内视觉环境中的照明装置发出的光对人眼引起不舒适感主观反应的心理参量。以及采用等级不低于1.5级的电压仪表、电流仪表和数字功率计(具谐波测量功能)测定电压、电流和电功率等室内照明的电气参数。光的对比度、均匀度等也是光环境的重要衡量指标,对于视觉和非视觉系统可能产生潜在影响。在条件允许的情况下也应进行测定。限于篇幅限值,其测量方法详情请参考《照明测量方法》(GB/T 5700—2023)。

D. 测量方法

a. 照度或光谱辐照度的测量:在照度测量区域将测量区域划分成矩形网格,网格宜为正方形,测量点应为矩形网格中心点,其测点间距,除非另外有规定,可根据测量区域的长度和宽度按表4-6确定。

表4-6 照度测量区域最大测点间距表

测量区域的场地尺寸	最大测点间距(a/m 或 b/n)/m
场地长度 a 或宽度 b 不大于2.5m	0.5
场地长度 a 或宽度 b 大于2.5m,且不大于6m	1.0
场地长度 a 或宽度 b 大于6m,且不大于15m	2.0
场地长度 a 或宽度 b 大于15m,且不大于50m	5.0
场地长度 a 或宽度 b 大于50m	10.0

注:m 为场地长度方向的测点数量,n 为场地宽度方向的测点数量。

当测试项目有多个评价区域时，不同评价区域应分别设置测量网格。测量时在场人员应远离接收器，应保证其上无任何阴影。当测量规定表面照度时，接收器应放置在规定表面上。当测量垂直照度或光谱辐照度时，应根据设计要求设置接收器高度，接收器的法线方向应与所测试方向一致。

b. 亮度的测量：亮度测量应根据使用功能和视觉需求，选择典型位置（如主要作业位置、主要观察位置等）进行。亮度计的放置高度以观察者的眼睛高度为宜，通常站姿为 1.5m，坐姿为 1.2m；特殊场合应按实际要求确定。亮度测量积分过程中应保持亮度计的稳定。根据测试需要，应合理划分亮度测试区域，并应根据观测位置、测量视场角和测量区域大小，均匀设置测点。

同时，亮度测量的视场角选择符合如下规定：亮度测量的视场角应保证被测视场未超出被测表面；当被测表面亮度变化较小时，亮度测量的视场角可 >1°；当测量亮度对比强烈的表面亮度分布时，亮度测量的视场角宜 <2°。

当使用图像式亮度计进行亮度测量时，应符合下列规定：确保高亮度区域和低亮度区域均能在有效动态范围内；图像式亮度计在标定时使用的镜头和设置的光圈、感光度以及焦距等条件下进行测试；注明在观测条件下，每个像素的视场角。

c. 反射比的测量：每个被测表面宜选取 3~5 个测点的测量值的算术平均值，作为该被测面的反射比。

当采用照度计测量漫反射表面反射比时，应符合以下规定：选择不受直接光影响的被测表面位置，将照度计的接收器紧贴被测表面的某一位置，测其入射照度 E_R；将接收器的感光面对准同一被测表面的原来位置，逐渐平移离开，待照度值稳定后，读取反射照度 E_f，则反射比 ρ 按式（4-6）计算得出：

$$\rho = \frac{E_f}{E_R} \qquad\qquad 式（4\text{-}6）$$

其中，ρ 为反射比；E_f 为反射照度（lx）；E_R 为入射照度（lx）。

当采用亮度计加标准白板测量反射比时，应符合以下规定：将标准白板放置在被测表面，用亮度计读出标准白板的亮度 L_w；保持亮度计位置不动，移去标准白板，用亮度计读出被测表面的亮度 L_t；则反射比 ρ 按式（4-7）计算得出：

$$\rho = \frac{L_t}{L_w} \times \rho_w \qquad\qquad 式（4\text{-}7）$$

其中，ρ 为反射比；L_t 为被测表面的亮度（cd/m^2）；L_w 为标准白板的亮度（cd/m^2）；ρ_w 为标准白板的反射比。

d. 现场的色温和显色指数测量：每个场地现场相关色温和显色指数的测量点宜不少于 3 个点，并将测量值的算术平均值作为被测照明现场相关色温和显色指数。测量同时应监测电源电压，实测电压偏离光源额定电压较大时，应对测量结果进行修正。当须考虑不同年龄的人的眼睛对光谱透射率的感知不同时，可根据不同年龄的光谱直接透射率对光源的（相对）光谱功率分布进行修正。

e. 频闪的测量：频闪测量光度探头朝向应与作业面或参考平面照度测量一致。频闪测量观测点也应与照度测量点一致，当室内测点较多时，可均匀选择不少于 10% 的照度测量点进行频闪测量，且不应少于 3 个测点。频闪测量时应保持探头的稳定，且周围不应存在影响检测结果的人员移动或遮挡。每个观测点的数据有效采集时长不应少于 1 秒。

3）室内光照暴露评价：目前室内光照和个体光暴露监测数据的报道均较少。夜光遥感的出现，使人类有机会站在地球之外，看清地球夜晚的图像。由于室外夜光在一定程度可能通过门窗等进入到室内，因此目前大部分关于夜光污染健康损伤的研究均采用了室外遥感观测数据进行暴露评价。但值得注意的是，室内、外夜光二者的相关关系尚不能确定，因此对于健康关联的一致性理解仍需谨慎。

当前国内外夜光遥感对地观测数据应用最为广泛的数据主要来源于美国国防气象卫星计划（Defense Meteorological Satellite Program，DMSP）和索米国家极地轨道伙伴卫星（Suomi National Polar-orbiting Partnership，Suomi NPP或NPP）。我国的Luojia-1A卫星也已经能够提供130m分辨率的夜光遥感数据集，对于我国夜光暴露的研究提供了有力支持。

（2）室内噪声测定

1）室内噪声的来源调查：室内噪声主要来源于室外，可以从以下三方面进行调查。①生产噪声，即住宅周围的工矿企业和建筑工地的噪声；②生活（社会）噪声，即人类生活活动产生的噪声；③交通噪声，即来自机动车辆、火车、飞机和轮船等交通工具运动中产生的噪声。

2）室内噪声污染状况调查：目前，我国声环境质量标准规定了五类声环境功能区的环境噪声限值和测量方法，用于声环境质量评价与管理，其中对噪声敏感建筑物如医院、学校、机关、科研单位、住宅等需要保持安静的建筑物噪声的监测也做了相应规定，以了解噪声敏感建筑物户外（或室内）的环境噪声水平，评价是否符合所处声环境功能区的环境质量要求。

A. 噪声测量仪器：精度为2型及2型以上的积分平均声级计或环境噪声自动监测仪器。测量时传声器应加防风罩。测量前后使用声校准器校准测量仪器的示值偏差不得大于0.5dB。

B. 监测点选择：监测点一般设于噪声敏感建筑物户外，距墙壁或窗户1m处，距地面高度1.2m以上。不得不在噪声敏感建筑物室内监测时，应在门窗全打开状况下进行室内噪声测量，并采用较该噪声敏感建筑物所在声环境功能区对应环境噪声限值低10dB（A）的值作为评价依据。一般情况下，测点选在距离墙面和其他反射面至少1m，距窗约1.5m，距地面高度1.2～1.5m处。

C. 监测点数量和分布：噪声源来自公共场所外，室内面积不足50m²的设置1个监测点，设置在室内中央；50～200m²的设置2个测点，设置在室内对称点上；200m²以上的设置3～5个测点，设置在室内对角线四等分的3个等分点上，或按梅花状均匀布点。

D. 测量条件：应在无雨雪、无雷电天气，风速为5m/s以下时进行。

E. 监测时间：应在周围环境噪声源正常工作条件下测量，视噪声源的运行工况，分昼、夜两个时段连续进行。根据环境噪声源的特征，可优化测量时间：被测声源是稳态噪声，测量1分钟的等效声级L_{eq}；非稳态噪声，测量整个正常工作时间（或代表性时段）的等效声级L_{eq}；交通噪声源的噪声，对于铁路、城市轨道交通（地面段）、内河航道，昼夜各测量不低于平均运行密度的1小时等效声级L_{eq}，若运行车次密集，测量时间可缩短至20分钟，对于道路交通，昼夜各测量不低于平均运行密度的20分钟等效声级L_{eq}；以上监测对象夜间有频发、突发噪声影响时，应同时监测测量时段内的最大声级L_{max}。

F. 测量记录：测量记录应包括日期、时间、地点及测定人员；使用仪器型号、编号及其校准记录；测定时间内的气象条件（风向、风速、雨雪等天气状况）；测点示意图；测量项目及测定结果；测量依据的标准；声源及运行工况说明（如交通噪声测量的交通流量等）；以及其他应记录的事项。

G. 检测结果的分析和评价：以昼间、夜间环境噪声源正常工作时段的L_{eq}和夜间突发噪声L_{max}作为评价噪声敏感建筑物户外（或室内）环境噪声水平，判断室内外环境噪声是否符合所处声环境功能区的环境质量要求。

3）室内噪声的暴露评价：目前室内噪声和个体噪声暴露监测数据的报道均较少，大部分的噪声预测评估模型是针对交通噪声开展的声源预测和声传播预测。例如，英国交通部 1988 年发布的 Co RTN88 模型，该模型以交通噪声峰值（L_{10}）为噪声评价指标，将车流量、平均速度、重型车比例和路面坡度影响因素作为输入项，这个模型现已被英国、新西兰、澳大利亚等国作为标准模型使用。该模型将道路上行驶的车辆作为匀速线声源，适用于路段较长的高峰交通流，可较简便地计算出 L_{10}，但是降低了预测的准确性。

（二）室内环境有害因素健康影响调查的健康测量

由于室内污染具有来源广泛、污染物持久存在、人群长期暴露等特点，使得室内环境污染与人群健康关系错综复杂。加之室内污染物的检测技术与方法有待改进、更新，人群接触污染物的暴露标志、效应标志和易感性标志的确认性研究尚未取得突破性进展。因此，不断探索新技术、新方法，开展污染物剂量-效应研究，对提高预防和控制室内污染的危害水平具有重要意义。

根据住宅、办公场所人群健康调查的目的，制订具有针对性的调查方案，内容包括确定调查范围、确定调查对象、确定研究方法、观察指标、资料整理分析方法等。

1. **确定调查范围** 由于不同住宅、办公场所室内存在不同类型的污染物，因此对人群健康危害的表现常常不同。在实际调查工作中，可根据调查目的选取调查范围，如拟调查工作场所室内环境对人群健康的影响时，最好选取办公场所环境作为调查地点；拟调查日常生活烹饪等对人群健康影响时，可选取住宅作为调查地点等。同时，可选取对人群健康未产生不良影响且结构和类型相近的办公场所或住宅对照区域。

2. **确定调查对象** 调查对象的选取同样须根据研究目的确定，常见的调查对象可包括不同年龄群体，特别是首先考虑在室内停留时间较长的人群，如老年人、儿童、慢性疾病患者等。此外，选取调查对象时，要事先根据研究目的，制定好严格的纳入和排除标准。

另外，在进行调查时，应向被调查对象说明调查的目的、意义，以及调查的内容和采用的方法，在调查前需要取得所调查地区或负责单位的伦理委员会的批准，并征得被调查对象的同意，签署知情同意书。

3. **确定健康效应终点测量指标** 目前常用的评估室内空气污染健康影响的效应指标有：

（1）疾病资料：与室内环境污染有关的各类人群疾病相关资料，如呼吸系统、心血管病等的发病/患病或者死亡数据。包括公安、民政和卫生部门常规监测或者登记的死亡数据、医院和急救中心等医疗卫生机构的门诊、急诊和住院数据等。

（2）儿童生长发育资料：最常用的指标有儿童身高、体重、胸围、智商和行为发育状况等。

（3）人群生理生化或功能性指标：可通过健康体检、健康调查等方式收集，室内空气污染对健康影响最常用的是肺功能测定，常用的指标有 FVC（用力肺活量）、FEV_1（第一秒用力呼气量）、FEV_1%（第一秒用力呼气量与用力肺活量比值）、PEF（最大呼气量）、MMEF（最大呼气中段流量）、FeNO（呼出气一氧化氮）等；目前也常用神经行为指标如智能量表、视觉反应时值、视觉保留记忆测试等。还可以测定脑电图、肌电图、指血流图、心电图等指标。

（4）免疫指标：常用的有唾液溶菌酶、唾液分泌型免疫球蛋白 A（SIgA）、血清免疫球蛋白（IgG、IgM、IgA）等含量测定，T 淋巴细胞转化实验等指标。

（5）遗传毒性实验：常用外周血淋巴细胞转化实验、外周淋巴细胞姐妹染色单体交换（SCE）实验、尿液 Ames 实验等。

在收集人群健康数据时,要求数据来源部门稳定,同一部门内数据收集或者调查方式、诊断标准和质控措施一致。覆盖的人群范围应相对固定,并应与暴露数据的时空覆盖范围一致。健康效应终点明确,并应按照国际上通用的最新版国际疾病分类(International Classification of Diseases,ICD)编码进行疾病归类。

4. **资料统计分析**　根据卫生统计学和流行病学的方法对资料进行统计分析。根据资料的主要项目按室内污染程度分类进行统计,比较分析室内空气污染组与对照组之间差异有无统计学意义;采用相关、回归与多因素分析方法找出室内空气污染程度与居民健康调查结果之间的相关关系;采用单因素或多因素分析找出影响居民健康的主要室内空气污染物质,甄别室内空气污染对居民健康影响的主因和辅因;初步估计室内空气污染对健康危害的可能性;为深入探索和提出防治措施打下基础。

二、室内环境有害因素健康影响的预防对策

(一)住宅的卫生防护措施、监督和管理

1. **住宅的卫生防护措施**　在住宅设计中采用符合卫生要求的建筑材料和合理的构筑方式筑成的围护结构,再通过住宅设计和装饰中主要的卫生防护措施,可以使住宅有较好的防寒、防暑、隔热、隔潮和隔声等性能,使室内免受或减轻外界不良的气候条件和噪声等的影响。

(1)保温与隔热:建筑材料的导热性越低,建筑物的保温与隔热性能越好,越有利于住宅的防寒和防暑。因此,应尽可能选择导热系数较小的建筑材料,在冬季寒冷地区,如当地的建筑材料导热系数过大,可考虑加大围护结构的厚度。在夏季炎热地区,则须采用导热系数小的建筑材料或在围护结构中间用导热性小的填充层或构成中空的空气层,以加大其热阻值。

(2)遮阳与采暖

1)遮阳:遮阳能避免室内过热,避免产生眩光,也可防止雨水侵入室内,遮阳措施应能最大限度地挡住夏季的直射阳光,但室内同时仍应有足够而分布均匀的照度,而且应尽量减少对通风的影响。遮阳的措施主要有两类:①绿化遮阳,即建筑物利用爬墙或攀架植物作为遮阳物,并借植物蒸发等作用减少太阳照射于墙面的辐射热,这些植物在冬季落叶后又不致影响冬季室内对太阳辐射热的吸收。②结合建筑设置各种遮阳物,如我国各地有不同形式的固定式的出檐、悬挂式的遮阳竹帘、百叶板、百叶窗等都有良好的遮阳效果。

2)采暖:我国北方冬季较寒冷,昼夜平均温度低于5℃的时间很长。在北纬45°左右地区,冬季严寒,昼夜平均温度可达到零下25℃,这些地区每年有半年左右时间需要采暖。采暖方式和设备主要分两类:①分散式采暖,常用的设备有火炉、炕、火墙。这类采暖应特别注意排气通畅。②集中式采暖,这类采暖具有便于集中管理,热效率高,较易调节、室内空气污染小、室内气温较均匀等特点。

(3)通风换气:室内外空气不断进行交换即居室的通风换气。按通风的动力源可分为依靠风压与温压的自然通风和依靠机械力的机械通风两种。按空气在室内流动的方向可分为送入式和吸出式两种。按空气在室内的流动范围,可分为局部通风和全面通风两种。按通风的作用或功能可分为一般单纯通风换气、调温调湿的空气调节系统和兼有除去有害物质的净化空气调节系统等三种。

一般住宅应首先考虑充分利用自然通风。例如,建筑密度过高或难以利用主导风向,或门窗面积过小,或门窗等安排不当时,可采用机械通风,在居室可采用排气扇,在厨房炉灶上方可安装排油烟机。夏季室外气温很高,或冬季室外气温很低而又没有采暖设备的住宅,可以安装空气调节和净

化设备以保证室内良好的环境。近年来,暖风扇和制冷、制暖两用移动式空调风扇等通风和采暖的新产品发展迅速。

（4）噪声控制:控制住宅噪声的根本性措施在于居住区要与工业区、商业区、交通干线、机场、火车站隔离。采取有效的立法、技术和管理措施是治理噪声污染的关键。控制环境噪声的技术措施主要有两方面,一是控制声源和声传播的工艺技术措施;二是采用吸声、隔声、隔振等技术和安装消声器等以控制声源的辐射。为了有效地隔声,要在选用的建筑材料、隔墙及门窗的厚度和构造等方面采取有效措施。

（5）住宅装饰中的主要卫生防护:主要包括三方面。一是材料选择,要注意选用甲醛和其他VOCs、氡及其子体等含量少或无的装饰材料以及不含铅等其他有害物质的材料,应选用耐用和表面光滑、易于清洁的材料。严格执行国家《室内装饰装修材料有害物质限量标准》,督促生产厂家改进工艺,生产出合格的对居民健康无害的产品。二是减少释放,如某些含有氡及其子体的装饰材料表面可涂上涂料,以防止或减少其释放,含甲醛和其他VOCs的装饰材料可选用已在室外放置一段时间的产品,使进入室内后减少其释放量。三是加强排出,即应用上述通风换气措施,以便有效地及时排出有害物质。

2. 住宅的卫生监督和管理

（1）住宅的卫生监督

1）预防性卫生监督:住宅选址及设计图纸除经当地建设部门审查外,也应经卫生部门审查,对住宅的地段选择、平面配置、卫生规模、采光照明、围护结构的保温隔热性能、遮阳、通风、采暖、隔声、防潮、供水排水、室内装饰等设计项目,根据国家和地方颁布的有关卫生标准、条例或卫生要求,逐项进行审查,评价其是否符合要求,并针对存在的问题要求设计部门修改设计图纸。修改后的设计资料经卫生机构认可后才能进行施工。住宅完工后卫生部门应参加竣工验收,并对未按批准图纸施工的部分要求限期改正。

2）经常性卫生监督:在住宅使用过程中,卫生主管部门应选择不同类型住宅进行卫生学调查,对住宅的平面配置、室内空气质量、居室小气候、隔声与防潮措施、室内供水质量、排水和污物处理、所用建材和装饰材料等方面是否符合卫生要求或相关标准进行评价。对住户使用不当造成的卫生质量下降,应对住户进行指导,求得改善。对设计不当造成的卫生缺陷,应与住宅主管部门联系,给予适当改造或补充必要的设施。对设计上存在的普遍问题,应在今后设计工作中改进。

（2）住宅的卫生管理

1）住宅的物业管理:住宅的物业管理应从居住环境的健康性、对自然的亲和性、居住区环境保护等方面来进行。保障充足的阳光、自然风、水源和植被保护,避免噪声污染,防止室内空气污染,并有防火救灾措施,从而提高住宅使用效率和管理的质量。同时,通过地段或住宅小区内居委会等组织开展卫生活动。

2）住宅的卫生部门管理:卫生部门通过预防性卫生监督和经常性卫生监督工作来参与住宅的卫生管理,为居民提供健康、安全和舒适的居住环境。

（二）办公场所的卫生监督与管理

1. 办公场所的卫生监督　我国《公共场所卫生管理条例》由国务院于1987年4月1日发表并实施,并于2016年和2019年根据《国务院关于修改部分行政法规的决定》分别进行了第一次和第二次修订。2024年12月6日发布的《国务院关于修改和废止部分行政法规的决定》（国令第797号）进一步对《公共场所卫生管理条例》进行了第三次修订。办公场所的下列项目应符合国家卫生标准和要求：①空气、微小气候（湿度、温度、风速）；②水质；③采光、照明；④噪声；⑤顾客用具和卫生设施。公共场所的卫生标准和要求可参考《公共场所卫生指标及限值要求》（GB 34788—2019）与《公共场所卫生检验方法》（GB/T 18204—2019）。上述卫生标准规定了办公场所物理因素、室内空气质量、生活饮用水、游泳池水、沐浴用水、集中空调通风系统和公共用品用具的卫生要求以及检验方法等内容。办公场所卫生监督可采用现场卫生学调查和卫生检测以及现场记录和行政处罚等方式实施。

办公场所卫生监督的职责，由国家行政机关认定的卫生监督机构和卫生监督员履行。各级卫生防疫机构负责管辖范围内的公共场所卫生监督工作。民航、铁路、交通、厂（场）矿卫生防疫机构对管辖范围内的办公场所施行卫生监督，并接受当地卫生防疫机构的业务指导。卫生防疫机构根据需要设立办公场所卫生监督员，执行卫生防疫机构交给的任务。受监督的办公场所使用单位不得以任何借口和手段妨碍或拖延卫生监督机构和卫生监督员履行卫生监督职责。卫生监督员有权对办公场所进行现场检查，要求其提供相关资料，经营单位不得拒绝或隐瞒。卫生监督员对所提供的技术资料有保密的责任。办公场所应根据卫生法律法规、卫生标准、卫生规范的要求和本办公场所使用单位的实际情况建立健全卫生管理制度，并对制度执行情况进行经常性检查。

办公场所卫生监督的主要内容：

（1）对办公场所进行卫生监督、检查和监测。办公场所应按照法律法规、卫生标准、卫生规范的规定对场所的空气质量、微小气候、水质、采光、照明、噪声、公共用品用具和集中空调通风系统等进行卫生检测，每年不少于一次。办公场所应在醒目位置如实公示检测结果并及时更新。对发现的卫生问题，提供卫生技术指导并责令其制定限期改进措施，并迅速贯彻落实。对情节严重的给予行政处罚。

（2）监督办公场所工作人员进行健康检查。办公场所每年应组织人员进行健康检查，从业人员取得健康合格证后方可上岗。患有痢疾、伤寒、甲型病毒性肝炎、戊型病毒性肝炎等消化道传染病，以及活动性肺结核和化脓性渗出性皮肤病等疾病的人员，治愈前不得从事直接为顾客服务的工作。

（3）宣传卫生知识，指导和协助有关部门对从业人员进行卫生知识教育和培训。办公场所应组织从业人员参加相关卫生法律法规和卫生知识培训，经考核合格后方可上岗。应有相应的培训、考核资料和记录。

（4）对办公场所发生的危害健康事故进行调查处理。定期检查各项卫生制度、操作规程落实情况，及时消除健康危害隐患，预防健康危害事故的发生。办公场所应制订相关健康危害事故应急预案，发生危害健康事故时应立即处置，防止危害扩大。一旦发生健康危害事故，经营者应按卫生法律法规要求及时报告。

（5）对新建、扩建和改建办公场所的设计和选址进行卫生审查，使其符合有关卫生标准和要求并参与竣工验收。经营者应当按照有关规定办理预防性卫生审查手续。预防性卫生审查程序和具体要求由省、自治区、直辖市人民政府卫生行政部门制定。

2. 办公场所的卫生管理 办公场所卫生质量的改善和提高，不仅要依靠卫生管理部门，而且要调动办公场所主管部门和使用单位的积极性，加强自身管理，提高主管部门和办公场所使用单位工作人员的素质，增强卫生意识，特别是增强领导干部的卫生意识。同时，积极开展办公场所卫生质量监督和评价工作，建立考核评价指标体系；积极开展卫生宣传工作，增强法律、法规意识，将办公场所卫生的行政管理变为办公场所的法治化管理。

（三）家用化学品的卫生监督与管理

1. 化妆品的卫生监督与管理　化妆品的监督与管理,需要相应准则或评价依据,用于判定化妆品卫生质量乃至产品的安全与否。2008 年国务院机构改革方案确定化妆品卫生监督管理职责由卫生部划入国家食品药品监督管理局。2014 年国家食品药品监督管理总局启动了《化妆品卫生监督条例》修订工作,该条例于 2019 年 3 月 2 日发布了修订版。2018 年国务院机构改革方案,将国家工商行政管理总局的职责,国家质量监督检验检疫总局的职责,国家食品药品监督管理总局的职责,国家发展和改革委员会的价格监督检查与反垄断执法职责,商务部的经营者集中反垄断执法以及国务院反垄断委员会办公室等职责整合,组建国家市场监督管理总局,作为国务院直属机构。同时,组建国家药品监督管理局,由国家市场监督管理总局管理。国家药品监督管理局是化妆品监管的核心部门,负责制定化妆品监管制度,组织起草化妆品行业相关法律法规草案,拟订化妆品标准,制定分类管理制度、监督管理办法等。同时,负责化妆品研制环节的许可、检查和处罚。国家市场监督管理总局是国家药品监督管理局的上级管理部门,在化妆品监管方面主要负责制定化妆品监督管理的政策,参与起草相关法律法规和部门规章草案。同时,国家市场监督管理总局承担着维护市场秩序的重要职责,负责打击化妆品市场中的假冒伪劣产品,保护消费者权益。当发现市场上存在违法销售化妆品的行为时,国家市场监督管理总局会联合国家药品监督管理局进行查处,以确保市场的公平竞争和消费者的合法权益不受侵害。随着化妆品行业的快速发展,《化妆品卫生监督条例》已无法适应产业发展和监管实践的需要。2020 年 1 月 3 日国务院第 77 次常务会议通过了《化妆品监督管理条例》,自 2021 年 1 月 1 日起施行,这是我国化妆品行业发展 30 余年来首次对根本法规的全面性、系统性"大修"。

新颁布的《化妆品监督管理条例》是为规范化妆品生产经营活动,加强化妆品监督管理,保证化妆品质量安全,保障消费者健康,促进化妆品产业健康发展而制定。在总体思路上主要把握了以下几点:一是深化"放管服"改革,优化营商环境,激发市场活力,鼓励行业创新,促进行业高质量发展;二是强化企业的质量安全主体责任,加强生产经营全过程管理,严守质量安全底线;三是按照风险管理原则实行分类管理,科学分配监管资源,建立高效监管体系,规范监管行为;四是加大对违法行为的惩处力度,对违法者用重典,将严重违法者逐出市场,为守法者营造良好的发展环境。

为加强规范化妆品生产企业的管理,保证产品的卫生质量,卫生部于 1996 年颁布了《化妆品生产企业卫生规范》(卫监发〔1996〕第 5 号),2000 年对规范的部分条文进行了修订,并再次颁布实施。随着 2020 年发布的《化妆品监督管理条例》及发布的系列配套文件,确定了系列新理念、新制度、新机制和监管新特点。2022 年国家药品监督管理局发布关于公开征求《化妆品安全技术规范》(2022年版)征求意见稿。

《化妆品安全技术规范》(2022 年版)延续了 2015 年版《规范》的基本框架,分为概述、化妆品禁限用原料目录、化妆品准用原料目录、理化检验方法、微生物检验方法、毒理学试验方法、人体安全性检验方法和人体功效评价检验方法 8 章,但各部分内容均有调整。

为加强化妆品不良反应监测工作,及时有效控制化妆品安全风险,保障消费者健康,2022 年国家药品监督管理局发布了《化妆品不良反应监测管理办法》(以下简称《办法》)。根据《办法》,国家药品监督管理局负责全国化妆品不良反应监测管理工作,建立并完善全国化妆品不良反应监测管理体系;县级以上地方人民政府负责药品监督管理的部门负责本行政区域的化妆品不良反应监测管理工作,建立并完善本行政区域的化妆品不良反应监测管理体系。同时《办法》规定,化妆品注册人、备案人、受托生产企业、化妆品经营者和医疗机构等均应按相关要求报告化妆品不良反应。各类主体均是化妆品不良反应法定报告单位,监管部门依职责开展监督检查,对未按《办法》要求监测、报告的,将按照《化妆品监督管理条例》第六十二条予以处罚。此外,《办法》第五条还提出"促进化妆品安全社会共治",国家鼓励其他单位和个人向化妆品不良反应监测机构或者负责药品监督管理的部门报告可能与使用化妆品有关的不良反应。

2. 其他家用化学品的卫生监督与管理 为了预防家用化学品污染环境、危害人体健康,我国参照国外的经验,结合本国的实际情况,陆续制定和完善相应的管理法规,对各类家用化学品进行从生产到销售过程的监督与管理。在此介绍除化妆品外的主要家用化学品的情况。

(1)洗涤剂:主要加强对其配方的监督管理,保证洗涤剂成品的质量。配方的具体要求包括泡沫丰富、洗涤能力强、易于漂洗、无不良气味、无皮肤刺激作用、不损害织物、对洗涤用具和设备无腐蚀作用。液体洗涤剂应清澈透明,不因温度变化而浑浊、出现沉淀物等。浆状和膏状洗涤成品应是均匀、黏稠的胶状分散体,不因贮存时间长或气温变化而出现异常,如分层、结晶或变成流体。其次是预防洗涤剂对水体环境造成污染。目前各国对洗涤剂(表面活性剂)的生物降解率要求在80%以上,用量大的国家甚至要求达到90%以上。我国现行的《洗涤用品安全技术规范》(GB/T 26396—2011)对除化妆品、消毒产品、食品及食品用相关的洗涤产品之外的产品表面活性剂生物降解性提出明确的准入要求。此外,在国内法规禁/限磷地区使用的洗涤用品,产品中磷酸盐质量分数(以总 P_2O_5 计)不大于0.5%。现行的《污水综合排放标准》(GB 8978—1996)也要求1998年1月1日后建设的一切排污单位在排放口采样,其阴离子表面活性剂最高允许排放浓度一级、二级和三级标准分别不超过5mg/L、10mg/L和20mg/L。《生活饮用水卫生标准》(GB 5749—2022)规定阴离子合成洗涤剂含量不超过0.3mg/L,以防饮用水中出现泡沫,影响水质感官性状。鉴于洗涤用品与使用者密切相关,因此产品对人体的健康安全尤为重要。我国还制定了《洗涤用品原料健康风险评估导则》(GB/T 41828—2022),该标准提出了洗涤用品原料和终产品的安全性要求,并对原料或产品对人体安全性给出了与国际一致的检测方法。

(2)消毒剂:为了加强消毒管理,预防和控制感染性疾病的传播,保障人体健康,根据《中华人民共和国传染病防治法》及其实施办法的有关规定,我国自2002年7月1日起施行《消毒管理办法》。《消毒管理办法》规定县级以上卫生健康行政部门对消毒工作行使下列监督管理职权:①对有关机构、场所和物品的消毒工作进行监督检查;②对消毒产品生产企业执行《消毒产品生产企业卫生规范》情况进行监督检查;③对消毒产品的卫生质量进行监督检查;④对消毒服务机构的消毒服务质量进行监督检查;⑤对违反本办法的行为采取行政控制措施;⑥对违反本办法的行为给予行政处罚。

在新型冠状病毒感染疫情防控期间,消毒剂的使用成为控制疾病传播的重要手段之一。为了确保公众能够正确、有效地使用消毒剂,国家卫生健康委员会组织消毒标准专业委员会编制了《消毒剂使用指南》,于2020年2月18日印发实施,旨在为公众提供科学的消毒剂使用建议。该指南涵盖了不同类型的消毒剂(如醇类消毒剂、含氯消毒剂、过氧化物类消毒剂等),并详细说明了各种消毒剂的有效成分、应用范围、使用方法和注意事项,以确保公众能够根据不同场景选择合适的消毒剂并正确使用,从而达到切断传播途径、控制传染病流行的目的。

(3)胶粘剂与涂料:为贯彻《中华人民共和国环境保护法》,减少胶粘剂在生产和使用过程中对环境和人体健康的影响,环境保护部发布了修订版《环境标志产品技术要求 胶粘剂》(HJ 2541—2016)。该标准主要技术要求包括①环境性能要求:该标准对胶粘剂产品的环境性能提出了严格要求,包括VOCs排放限值、有害物质含量限值等。这些要求旨在减少胶粘剂产品在生产、使用和处置过程中对环境的负面影响,降低 VOCs 排放量,降低对大气和水体的污染。②健康性能要求:在健康性能方面,该标准对胶粘剂产品的有害物质限量、甲醛释放量等指标进行了规定。这些要求旨在保护生产者和使用者的健康安全,降低有害物质对人体的危害。③安全性能要求:在安全性能方面,该标准对胶粘剂产品的燃烧性能、稳定性等进行了规定。这些要求旨在减少因胶粘剂产品自身性能导致的安全隐患,降低火灾和事故的发生概率。

为减少涂料在生产和使用过程中对环境与人体健康的影响,生态环境部通过设定有害物质的限量标准来保护环境。对于水性涂料,《环境标志产品技术要求　水性涂料》(HJ 2537—2014)规定了 VOCs、甲醛、苯、甲苯、二甲苯、卤代烃、重金属和其他有害物质的限量要求。对于防水涂料,《环境标志产品技术要求　防水涂料》(HJ 457—2009)规定了乙二醇醚及其酯类、邻苯二甲酸酯、二元胺、烷基酚聚氧乙烯醚、支链十二烷基苯磺酸钠烃类、酮类、卤代烃类溶剂的不得人为添加的要求,并对 VOCs、内照射指数、外照射指数、甲醛、苯、苯类溶剂、固化剂中游离甲苯二异氰酸酯等物质提出了限值要求。

(4)家用杀(驱)虫剂:家用卫生杀虫用品种类虽然较多,目前使用的仍以拟除虫菊酯为主,其具有低毒、高效等独特的优点。我国家用卫生杀虫用品行业主管部门主要为农业农村部和国家市场监督管理总局。农业农村部在农药领域主要职责包括负责全国农药登记、使用和监督管理工作,负责制定农药安全使用、农药产品质量及农药残留的国家或行业标准;负责组织对农药登记药效试验单位、农药登记残留试验单位、农药登记毒理学试验单位和农药登记环境影响试验单位的认证,并发放认证证书;对农药生产、经营和使用单位的农药进行定期和不定期监督、检查,对假农药、劣质农药进行销毁处理等。国家市场监督管理总局主要对家用卫生杀虫用品的有效成分使用要求、有效成分含量及允许波动范围、药效、连续燃点时间、烟尘量、内压、净含量、标志(签)等进行检查。

(四)室内环境污染的控制对策与人群健康防护

1. **建立健全室内空气环境质量标准**　为了控制室内空气污染,保证室内空气清洁,近年来国家相关政府部门先后制定了《公共场所卫生标准》《室内空气质量标准》《室内空气中污染物卫生标准》《室内装饰装修材料有害物质限量标准》和《住宅装饰装修验收标准》等一系列规范和标准。总体来看,我国目前已基本形成了控制室内环境污染的技术标准体系。

2. **加强建筑施工工程室内环境质量管理**　在勘察设计和施工过程中严格执行《民用建筑工程室内环境污染控制标准》(GB 50325—2020)。建立民用建筑工程室内环境竣工验收检测制度。

3. **加强能源利用的管理**　改变能源结构,提高居民天然气、液化石油气的使用比重,大力发展集中供热系统,同时增加太阳能和风能的利用率。合理选用炉具、灶具,提高抽油烟机的排烟效果,对于节省能源,防止室内空气污染具有重要意义。

4. **合理布局及分配室内外的污染源**　为了减少室外大气污染对室内空气质量的影响,对城区内各污染源进行合理布局是很有必要的。居民生活区等人口密集的地方应安置在远离污染源的地区,同时应将污染源安置在远离居民区的下风口方向,避免居民住宅与工厂混杂的问题。

5. **合理使用空调、自动化新风系统等空气净化设备**　设有空调装置的室内,应保证空调使用后能进入一定的新风量,空调过滤装置应定期清洗或更换,及时维修,以保证其效率,保证清洁空气循环进入室内,使室内空气接近室外大气的正常组成。此外,也可使用净化效率更高的自动化新风系统,或采用最新空气净化技术,如采用纳米技术、光触媒降解、微生物/酶进行生物氧化、分解污染物等。

6. **加强卫生宣传教育,提高室内环境意识**　加强保持室内卫生重要性的宣传教育工作,增强公众室内环境卫生意识,养成勤通风换气等保持室内清洁卫生的良好习惯,纠正室内吸烟等不良卫生习惯。

（董光辉 巴 月 张 玲 周承藩）

案例

　　某公司位于城市中心的一栋高层写字楼内,该写字楼新近装修,楼内采用集中式空调。近期员工们开始频繁出现头痛、疲劳、眼干涩、喉咙不适等症状,部分员工甚至出现了过敏反应和呼吸困难的情况。为此,公司邀请了一家权威检测机构对办公室的空气质量进行全面检测。检测结果显示,办公室内的甲醛、苯、甲苯和其他挥发性有机物（VOCs）浓度超标,空气中的细菌和霉菌也超出正常水平。此外,空调系统中的过滤器由于长期未更换,积累了大量灰尘和微生物,可能进一步加剧了室内空气污染。针对以上问题,公司决定①更换办公室内的部分装修材料:选用环保型、低挥发性有机化合物的材料,以减少污染源。②改善通风:增加自然通风和机械通风的频率,确保室内空气的不断流通。安装空气净化器,以进一步降低空气中的有害物质浓度。③空调系统维护:定期更换空调系统的过滤器,并对空调系统进行全面清洁和维护,确保其正常运行和空气过滤效果。经过一段时间的整改,公司的室内空气质量显著改善。员工们的健康状况有所好转,工作效率也得到了恢复。公司管理层认识到,良好的室内空气质量对员工健康和工作效率具有重要影响,并决定定期对空气质量进行检测,及时采取措施,保障员工的健康。

思考题

1. 室内空气污染的主要来源有哪些？在本案例中,哪些因素导致了办公场所室内空气质量下降？
2. 除了更换装修材料和改善通风,还有哪些方法可以有效降低室内空气污染？

第五章
水体卫生

水是生命的摇篮,是构成生物体的关键要素,也是所有生命活动和生化过程的重要基础。人体的一切生理功能和生化反应都需要水的参与。水也是构成自然环境的基本要素,作为自然资源和战略性资源,在维持生态平衡和社会发展中的作用至关重要。因此,水与人类的生存和发展紧密相连。

地球表面的 70% 为水覆盖。据估算,地球水的总体积约为 $1.38 \times 10^{10} km^3$,淡水资源储量约为 $3.5 \times 10^8 km^3$,约占地球总水体积的 2.53%。与人类生活和生产活动密切相关的淡水资源,主要包括河流、湖泊和浅层地下水,储量仅占全球淡水总储量的 0.34%,约为 $1.05 \times 10^6 km^3$,不足全球水总体积的 0.01%。显然,可供人类直接利用的淡水资源相对有限。因此,节约水资源、提升利用率已成为全球共同关注的重大现实问题。

充足的水资源是经济和社会发展的基础,而水资源短缺将制约社会经济的可持续发展,也可影响生态环境和人群健康。中国水资源总量占全球水资源的 6%,位居世界第六,人均水资源量仅为 2 100m³,约为全球平均水平的 35%。快速的经济发展和庞大的人口基数使中国成为全球用水量最大的国家,2023 年中国水资源总量为 25 782.5亿 m³。用水总量约 6 000亿 m³,与 2014 年相比缩减了近 1 000亿 m³。用水总量稳中有降,得益于农业节水增效、工业节水减排和城镇节水降损。

目前,我国水资源短缺形势依然严峻,既有资源型缺水,也有水质型缺水。水资源地理差异大、分布不均是中国水资源的主要特征。因易受大陆季风气候的影响,中国水资源在季节上分布不均。此外,气候变化引起的极端天气事件加剧了水量和水质的不确定性与复杂性。为解决水资源短缺问题,国家制定了《"十四五"节水型社会建设规划》,努力实现用水总量控制在 6 400亿 m³ 内,万元国内生产总值用水量比 2020 年下降 16.0%,城市公共供水管网漏损率小于 9.0%,农田灌溉水有效利用系数达到 0.58 的规划目标。

第一节　水资源的种类与卫生学特征

水资源(water resources)是指全球水量中可供人类生存和发展使用的水量,是指可通过自然循环逐年更新的淡水资源。河流的年径流量是衡量水资源数量和特性的关键指标,它包括降雨产生的地表水以及地下水对地表水的补给(即潜在形式的地表水资源)。地球上的天然水资源主要分为降水、地表水和地下水三类。天然水体中的物质可分为:①溶解性物质,如钙、镁、钠、铁和锰等金属离子的盐类或化合物,以及溶解气体如氧和二氧化碳;②胶体物质,如硅酸胶体和腐殖质;③悬浮物质,包括黏土、砂粒、细菌、藻类和原生动物等。这些物质与天然水并非仅是物理混合,它们之间的相互作用共同决定了水的特性,对水体的净化、生态系统平衡及水资源的可持续利用具有深远影响。

一、降水

降水(precipitation)包括雨、雪和冰雹等形式,通常有较好的水质和较低的矿物质含量,但其量并不稳定。中国的降水量在不同地区之间呈现明显的地域分布不均和季节性分布不均,且不同年间也存在较大差异。年降水量从东南沿海向西北内陆逐渐减少,由多雨带(年降水量可达4 000～6 000mm)向干旱带(年降水量＜200mm)逐渐过渡。

降水的水质主要受大气环境和降水源地的地理环境影响。①降水在降落过程中会与大气接触,大气中的某些物质可能溶解于降水中。当大气环境质量良好时,降水的水质也相对较好,例如,一些海洋中的岛屿地区可以直接利用降水作为饮用水源;然而如果大气受到污染,降水中的水质也会受到影响,例如,当大气中含有二氧化硫(SO_2)、氮氧化物(NO_x)等污染物时,该地区的降水可能因含有硫酸盐和硝酸盐而形成酸雨。②降水的水源地环境同样会影响降水的水质,例如,沿海地区的降水可能含有较多的海水成分,如氯化钠和碘,这也可能是沿海地区居民较少出现碘缺乏病的原因之一。

二、地表水

地表水(surface water)是由降水在地表经径流和汇集后形成的水体,涵盖江河、湖泊、水库等类型。它依赖降水作为主要的补给来源,并与地下水存在相互补给的关系。地表水的水量和水质受到流经地区的地质条件、气候特征以及人类活动等多重因素的影响。在降水量显著增加,江河湖泊水量达到峰值时,这一时期称为丰水期;相反,当一年中水量降至最低,水位处于最低点时,则称为枯水期。

地表水通常硬度较低,含盐量不高。然而,由于流经地区的地质环境和人类活动的差异,河流的化学特性会有所区别。地表水的水质主要受到以下两方面的影响:①地表水与当地地质环境长期接触,导致地表土壤中的矿物质溶解于水中,例如在富硒地质环境中,地表水的硒含量较高,形成了所谓的富硒水;②人类活动尤其是污染物的排放,是影响地表水水质的关键因素,例如,含汞污水的排放可能导致水体中的汞含量上升,从而引发汞中毒等公共卫生问题。

地表水根据水源特征可分为封闭型和开放型两大类别。封闭型水体,由于四周环境的封闭性,水体流动性差,有时也被称为"死水",如湖泊和水库;而开放型水体,由于四周环境未完全封闭,水体能够依靠水位差流动,亦称为"活水",如江河。封闭型与开放型水源在抗污染能力上存在显著差异,各有其特点,需要针对性地进行管理和保护。在我国,一些地区正在探索将易受富营养化影响的封闭型水体如湖泊,通过与江河的连接改造转变为开放型水体,以提高其水质和生态健康。

三、地下水

地下水(ground water)是降水与地表水通过土壤和地层的渗透作用进入地下形成的水资源。地层由具有不同透水性的黏土、砂石和岩石等组成。透水层主要由颗粒较大的砂和砾石构成,具备渗水和储水的能力;而不透水层则由颗粒细小且结构致密的黏土层或岩石层组成。地下水根据其埋藏深度和补给条件可分为浅层地下水、深层地下水和泉水(图5-1)。

浅层地下水位于地表下第一个不透水层之上,是农村地区广泛使用的水源。它具有较好的物理性状和较低的细菌含量,但在渗透过程中可能会溶解土壤中的矿物盐类,导致水质硬度增加,同时水中溶解氧可能因土壤中的生物化学过程而减少。

深层地下水位于第一个不透水层以下,其水质通常透明无色,水温相对稳定,细菌含量低,但盐类含量和硬度较高。由于其水质优良且水量稳定,深层地下水常被用作城镇或企业的集中式供水水源。

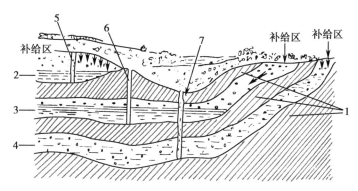

图 5-1　地层含水情况示意图

1. 不透水层；2. 浅层地下水；3. 不承压的深层地下水；4. 承压的深层地下水；5. 浅井；6. 深井（由不承压深层地下水补给）；7. 自流井（由承压深层地下水补给）。

　　泉水（spring water）是地下水通过地表缝隙自然涌出的现象。潜水泉是由浅层地下水在地层自然塌陷或被溪谷截断后露出含水层而形成的；而流泉则是深层地下水通过不透水层或岩石的天然裂隙涌出形成的。

　　地下水的水质直接受到地表水水质和地表土壤层环境的影响。这是因为：①地下水主要来源于地表水的渗透。②地表水在流经土壤层时，一方面通过过滤和吸附作用得到净化，污染物含量降低；另一方面，地表水也会溶解土壤中的矿物质，导致地下水矿化度升高。因此，地下水通常比地表水具有更好的水质，但矿化度较高，多为硬水。

（屈卫东）

第二节　水质性状与评价指标

　　水的质量可直接或间接影响人体的健康。为了准确测定水质的性状，研究其污染情况，以及评价其使用的安全性，可根据以下水质性状指标的检测结果做出判断。

一、物理性状指标

　　根据天然水的物理性状指标的测定结果，可判断水质的感官性状好坏，也可以反映水质是否受到物理性污染。

（一）水温

　　温度是水的一个很重要的物理特性，它可影响到水中生物、水体自净和人类对水的利用。地表水的温度随季节和气候条件而有不同程度的变化，而且水温的变化总是落后于大气温度的变化，其变化在 0.1～30℃。地下水的温度比较恒定，一般变化于 8～12℃。当大量工业含热废水进入地表水时可造成热污染，导致溶解氧降低，危害水生生物的生长与繁殖，影响水生态环境。地下水温度如突然发生变化，可能是地表水大量渗入所致。水温与后续其他指标不同，它不是由于水体受到其他物质污染造成的。

（二）色

　　洁净的水是无色的。天然水经常呈现的各种颜色是自然环境中有机物的分解或所含无机物造成的，最常见的是天然有机物分解产生的有机络合物的颜色。水中腐殖质过多时呈棕黄色，黏土使水呈黄色。在静水水体中由于藻类大量繁殖而使水面呈不同颜色,如小球藻使水呈绿色,硅藻呈棕绿色,甲藻呈暗褐色,蓝绿藻呈绿宝石色等。水体受工业废水污染后,可呈现该工业废水所特有的颜色。多数清洁的天然水色度在 15~25 度,湖泊水的色度可达 60 度以上,有时可高达数百度。

(三)臭和味

洁净的水是无臭气和异味的。天然水中臭和味的主要来源有:①水生动植物或微生物的繁殖和衰亡;②有机物的腐败分解;③溶解的气体如硫化氢等;④溶解的矿物盐或混入的泥土。例如湖沼水因水藻大量繁殖或有机物较多而有鱼腥气及霉烂气,水中含有硫化氢时水呈臭鸡蛋味,硫酸钠或硫酸镁过多时呈苦味,铁盐过多时有涩味。水中含适量碳酸钙和碳酸镁时使人感到甘美可口,含氧较多的水略带甜味。受生活污水、工业废水污染时可呈现出特殊的臭和味。

(四)浑浊度

水浑浊度表示水中悬浮物和胶体物对光线透过时的阻碍程度。浑浊度(turbidity)主要取决于胶体颗粒的种类、大小、含量、形状和折射指数。浑浊度的标准单位是以 1L 水中含有相当于 1mg 标准硅藻土形成的浑浊状况,作为 1 个浑浊度单位,简称 1NTU。

浑浊现象是常用来判断水是否遭受污染的一个表观特征,地表水的浑浊是水中含泥沙、黏土、有机物等造成的,河水因流经地区的土壤和地质条件不同,浑浊度可能有较大差别,不同季节的河水,其浑浊程度也可有较大差别。地下水一般较清澈,若水中含有二价铁盐,与空气接触后就会产生氢氧化铁,使水呈棕黄色浑浊状态。必须强调的是,不浑浊的水不一定未受污染。

(五)总 α 放射性和总 β 放射性

大多数水体在自然状态中都含有极微量的天然放射性核素如镭、氡、铀等,通常以测定每升水中总 α 放射性和总 β 放射性含量来作为水质放射性水平指标。据国内调查,地表水的总 α 放射性为 0.001~0.01Bq/L;总 β 放射性为 0~0.26Bq/L。地下水的总 α 放射性一般为 0.04~0.4Bq/L,最高可达 2.2Bq/L;总 β 放射性为 0.19~1.0Bq/L,最高可达 2.9Bq/L。辐射 α 射线的核素有 ^{226}Ra、^{224}Ra、^{210}Th、^{234}U 等,其丰度与地质条件有关。辐射 β 射线的核素有 ^{90}Sr、^{89}Sr、^{134}Cs、^{137}Cs、^{131}I、^{60}Co 等,此类核素与人类活动有关。

二、化学性状指标

水质的化学性状复杂,因而采用较多的评价指标,以阐明水质的化学性质与受污染的状况。

(一)pH

纯水的 pH 等于 7,天然水的 pH 一般为 7.2~8.5。当水体受大量有机物污染时,有机物因氧化分解产生游离二氧化碳,可使水的 pH 降低。当大量酸性或碱性废水排入水体时,水的 pH 可发生明显变化。酸雨可造成湖泊等水体酸化,值得高度重视。

(二)总固体

总固体(total solid)是指水样在一定温度下缓慢蒸发至干后的残留物总量,包括水中的溶解性固体和悬浮性固体,由有机物、无机物和各种生物体组成。总固体愈少、水愈清洁。当水受污染时,其总固体增加。溶解性固体是水样经过滤后,再将滤液蒸干所得的残留物,其含量主要取决于溶于水中的矿物性盐类和溶解性有机物的多少。悬浮性固体是水中不能通过滤器的固体物干重。水中总固体经烧灼后,其中的有机物被全部氧化分解而挥发,剩下的为矿物质。烧灼后的损失量大致可说明水中有机物的含量。由于水中可能含有挥发性物质,经缓慢蒸发至干后的残留物总量可能小于水体真实总固体量。

（三）硬度

硬度(hardness of water)指溶于水中钙、镁盐类的总含量,以 $CaCO_3$(mg/L)表示。水的硬度一般分为碳酸盐硬度(钙、镁的重碳酸盐和碳酸盐)和非碳酸盐硬度(钙、镁的硫酸盐和氯化物等),也可分为暂时硬度和永久硬度。水经煮沸后能去除的那部分硬度称暂时硬度,水煮沸时,水中重碳酸盐分解形成碳酸盐而沉淀,由于钙、镁的碳酸盐并非完全沉淀,故暂时硬度往往小于碳酸盐硬度。永久硬度指水煮沸后不能去除的硬度。

天然水的硬度,因地质条件不同差异很大。地下水的硬度一般均高于地表水,由于地下水在渗透过程中吸收了土壤中有机物分解释放出的二氧化碳,可使地层中的碳酸钙、碳酸镁溶解,导致地下水的硬度增高。然而地表水仅河床、湖底与地表接触,且水中二氧化碳含量较低,故地表水的硬度较低。当地表水受硬度高的工矿废水污染时,或排入水中的有机污染物分解释出二氧化碳,使地表水溶解力增大时,导致水的硬度增高。

（四）含氮化合物

包括有机氮、蛋白氮、氨氮、亚硝酸盐氮和硝酸盐氮。有机氮是有机含氮化合物的总称,蛋白氮是指已经分解成较简单的有机氮,此两者主要来源于动植物,如动物粪便、植物遗体腐败、藻类和原生动物等。当水中有机氮和蛋白氮显著增高时,表明水体新近受到明显的有机性污染。

氨氮是天然水被人畜粪便等含氮有机物污染后,在有氧条件下经微生物分解形成的最初产物。水中氨氮增高时,表示新近可能有人畜粪便污染。然而,流经沼泽地带的地表水,其氨氮含量也较多。地层中的硝酸盐可在厌氧微生物的作用下还原成亚硝酸盐和氨,也可使氨氮浓度增加。

亚硝酸盐氮是水中氨在有氧条件下经亚硝酸菌作用形成的,是氨硝化过程的中间产物。亚硝酸盐含量高,该水中有机物的无机化过程尚未完成,污染危害仍然存在。硝酸盐氮是含氮有机物氧化分解的最终产物,如水体中硝酸盐氮含量高,而氨氮、亚硝酸盐氮含量不高,表示该水体过去曾受有机污染,现已完成自净过程。若氨氮、亚硝酸盐氮、硝酸盐氮均增高,提示该水体过去和新近均有污染,或过去受污染,目前自净正在进行。因此,可根据水体中氨氮、亚硝酸盐氮和硝酸盐氮含量变化的意义进行综合分析,判断水质的污染状况。

（五）溶解氧

溶解氧(dissolved oxygen, DO)指溶解在水中的氧含量。其含量与空气中的氧分压、水温有关。一般而言,同一地区空气中的氧分压变化甚微,故水温是主要的影响因素,水温愈低,水中溶解氧含量愈高。清洁地表水的溶解氧含量接近饱和状态。水层越深,溶解氧含量通常愈低,尤其是湖、库等静止水体更为明显。当水中有大量藻类植物生长时,其光合作用释出的氧可使水中溶解氧呈过饱和状态。当有机物污染水体或藻类大量死亡时,水中溶解氧可被消耗,若消耗氧的速度大于空气中的氧通过水面溶入水体的复氧速度,则水中溶解氧持续降低,进而使水体处于厌氧状态。此时水中厌氧微生物繁殖,有机物发生腐败分解,生成氨、硫化氢等,使水发臭发黑。因此,溶解氧含量可作为评价水体受有机性污染及其自净程度的间接指标。我国的河流、湖泊和水库水的溶解氧含量多高于4mg/L,有的可达6~8mg/L。当水中溶解氧小于3~4mg/L 时,鱼类就难以生存。

（六）化学需氧量

化学需氧量（chemical oxygen demand，COD）指在一定条件下，用强氧化剂如高锰酸钾或重铬酸钾等氧化水中有机物所消耗的氧量。它是测定水体中有机物含量的间接指标，代表水体中可被氧化的有机物和还原性无机物的总量。化学需氧量的测定方法简便快速，适用于快速检测水体受有机物污染的情况。由于有机物的降解主要靠水中微生物的作用，因此 COD 不能反映有机污染物的种类，以及污染物的化学稳定性及其在水中降解的实际情况。

（七）生化需氧量

生化需氧量（biochemical oxygen demand，BOD）指水中有机物在有氧条件下被需氧微生物分解时消耗的溶解氧量。水中有机物愈多，生化需氧量愈高。生物氧化过程与水温有关，在实际工作中规定以 20℃培养 5 日后，1L 水中减少的溶解氧量为 5 日生化需氧量（BOD_5^{20}）。它是评价水体污染状况的一项重要指标。清洁水生化需氧量一般小于 1mg/L。BOD 可反映水体中微生物分解有机物的实际情况，在水体污染及治理中经常采用。

（八）氯化物

天然水中均含有氯化物，其含量各地有所不同，当水源流经含氯化物的地层、受生活污水污染，或受海潮影响等，均可使水中氯化物含量增加。同一区域水体内氯化物含量是相对稳定的，当水中氯化物含量突然增高时，表明水有可能受到人畜粪便、生活污水或工业废水的污染。

（九）硫酸盐

天然水中均含有硫酸盐，其含量主要受地质条件的影响。水中硫酸盐含量突然增加，表明水可能受生活污水、工业废水或硫酸铵化肥等污染。

（十）总有机碳和总需氧量

总有机碳（total organic carbon，TOC）是指水中全部有机物的含碳量，它仅表示水中有机物的含量，是评价水体有机物污染程度的综合性指标之一，但不能说明有机污染物的性质。总需氧量（total oxygen demand，TOD）指 1L 水中还原物质在一定条件下氧化时所消耗氧的毫升数，是评定水体被污染程度的一个重要指标，其数值愈大，污染愈严重。由于目前生化需氧量测定时间长，不能迅速反映水体被需氧有机物污染的程度。因此，TOC 和 TOD 的检测有可能取代生化需氧量的测定方法，实现对其测定的快速自动化。

（十一）有害物质

水体中有害物质主要指重金属和难分解的有机物，如汞、镉、砷、铬、铅、酚、氰化物、有机氯和多氯联苯（PCBs）等。除氟和砷等可能与地层有关外，水体中有害物质主要来自工业、生活和农业废水的污染。随着生产和生活方式的改变，排入水体的有害物质种类和数量也会呈现新的变化。

三、生物学性状指标

天然水常含有多种微生物，特别是病原微生物在水体卫生中具有重要意义。由于微生物种类繁多，检测方法不一，逐项检测每一种微生物显然不可行。因此，需要针对病原微生物的共同特性，尽可能找到一个或两个有代表性的微生物指标，其指标可在一定程度上反映所有病原微生物的污染状况，而且要求该指标检测方便。这种具有代表微生物污染总体状况的菌种称为指示菌。地表水的指示菌选用了细菌总数和粪大肠菌群数。前者反映地表水受微生物污染的总体情况，后者反映受病原微生物污染的情况。

当地表水受人畜粪便、生活污水或工业废水污染时，水中细菌可大量增加，因此细菌学检查特别是病原微生物指示菌检查可作为水体受粪便污染的直接指标，在水质的卫生学评价中具有重要意义。在实际工作中，检查水中细菌总数和粪大肠菌群数可间接评价水质受到微生物的污染情况。

（一）细菌总数

细菌总数（total bacteria count）指 1mL 水在普通琼脂培养基中经 37℃培养 24 小时后生长的细菌菌落数。它可以反映水体受生物性污染的程度，水体污染愈严重，水的细菌总数愈多。然而，在实验条件下，这种在人工培养基上生长的细菌数只能表明在这种条件下适宜生长的细菌数，不能表示水中所有的细菌数，更不能指出有无病原菌存在。因此细菌总数可作为水体被生物性污染的参考指标。

（二）粪大肠菌群

粪大肠菌群是《地表水环境质量标准》中的一项微生物指标。总大肠菌群（total coliform）是指一群需氧及兼性厌氧的在 37℃生长时能使乳糖发酵、在 24 小时内产酸产气的革兰氏阴性无芽孢杆菌。水体中广泛存在两种大肠菌群，一种是人和其他温血动物如牛、羊、狗等肠道内存在的大肠菌群细菌，称为粪大肠菌群；另一种是土壤、水等自然环境中存在的大肠菌群细菌。由于人粪便中存在的大肠菌群细菌具有指示菌意义，因此，将粪大肠菌群作为粪便污染水体的微生物指标。目前利用提高培养温度的方法来区别不同来源的大肠菌群细菌，即在（44.5±0.2）℃环境中培养能生长繁殖、使乳糖发酵而产酸产气的大肠菌群细菌为粪大肠菌群。然而自然环境中存活的大肠菌群在 44.5℃培养时则不再生长，故培养于 37℃生长繁殖发酵乳糖产酸产气的大肠菌群细菌称为总大肠菌群。它既包括存在于人及动物粪便的大肠菌群，也包括存在于其他环境中的大肠菌群。近年来的研究表明，某些肠道病毒对氯的抵抗力往往比大肠菌群细菌强，有时水质的大肠菌群数虽已符合规定要求，但仍可检出病毒。

（韦 霄）

第三节　水体污染与污染转归

水体污染（water pollution）是指人类活动排放的污染物进入水体，其数量超过了水体的自净能力，使水和水体底质的理化特性和水环境中的生物特性、组成等发生改变，从而影响水的使用价值，造成水质恶化，乃至危害人体健康或破坏生态环境的现象。造成水体污染的污染物主要来自人类的生产或生活活动。此外，自然因素也可引起水质某些成分的改变，甚至对人体产生危害，如水中氟含量过高所致地方性氟中毒。但水体污染主要是指人为污染。

一、水体污染的主要来源

水体污染源通常指向水体排放污染物的场所、设备和装置等，也包括污染物进入水体的途径。造成水体污染的原因是多方面的，其主要来源有以下几方面：

（一）工业废水

工业废水（industrial wastewater）是世界范围内水污染的主要原因。工业生产过程的各环节都可产生废水，如冷却水、洗涤废水、水力选矿废水、水力除渣废水、生产浸出液等。工业废水的特点是水质和水量因生产品种、工艺和生产规模等的不同而有很大差别。即使在同一工厂，各车间废水的数量和性质也会有很大差异；生产同类产品的工业企业，其废水的质和量也因工艺过程、原料、药剂、生产用水的质量等条件不同而相差很大。钢铁厂、焦化厂排出含酚和氰化物等废水,化工、化纤、化肥、农药等厂排出含砷、汞、铬、农药等有害物质的废水,造纸厂可排出含大量有机物的废水,动力工业等排出的高温冷却水可造成热污染而恶化水体的理化性质。对水体污染影响较大的工业废水主要来自冶金、化工、电镀、造纸、印染、制革等企业。

过去很长一段时间,由于我国生产技术水平相对落后,环境保护意识不够强,导致工业废水污染事件频发,对社会生产和人民生活造成了重大影响。2005年11月13日,吉林某石化公司双苯厂苯胺装置发生严重爆炸,致使苯、苯胺和硝基苯等有机物流入松花江,造成松花江流域重大水污染。该事件不仅造成包括哈尔滨在内的松花江流域城市停水,而且污染物险些造成邻国的水体污染。2012年1月,广西龙江河突发严重镉污染,约20吨含镉废水波及河段达300km,引发当地居民饮用水安全危机。近年来,国家对水污染防治高度重视,同时随着生产技术的进步和环境保护意识的增强,工业废水污染事件数量呈下降趋势。

（二）生活污水

生活污水（domestic sewage）是人们日常生活的洗涤废水和粪尿污水等,水中含有大量有机物如纤维素、淀粉、糖类、脂肪、蛋白质等及微生物包括肠道病原体等。生活污水中也含有大量无机物质如氯化物、硫酸盐、磷酸盐、铵盐、亚硝酸盐、硝酸盐等。近年来由于大量使用合成洗涤剂,其中部分产品的磷酸盐含量高达30%~60%,使污水中磷含量显著增加。另外,由于污水处理措施不足等原因,生活污水的排放量已经超过工业废水。2022年,我国城镇生活污水排放量772.2亿吨,其中氨氮排放量为133.5万吨,超过污水总氨氮排放量317.2万吨的1/2以上。含磷、氮等污水污染造成水体中藻类大量繁殖,使水中有机物增加、溶解氧下降,水质恶化的现象,称为水体富营养化（eutrophication）。水体富营养化已成为我国淡水湖泊的重要污染类型。由于治理周期长,投入高,多年来一直无彻底治理富营养化的方案出台。因此,我国已开始限制洗涤剂中磷的使用量。2023年《洗涤用品安全技术规范》（GB/T 26396）征求意见稿中提出在国内法规禁限磷地区使用的洗涤用品,产品中磷酸盐质量分数（以总 P_2O_5 计）不能大于0.5%。

受降水洗淋城市大气污染物和冲洗建筑物、地面、废渣、垃圾而形成的城市地表径流也是生活污水的组成部分。一些工业废水和地表径流排入城市污水管道中,使城市生活污水的数量和成分不断增加,特别是生物可降解的有机物大量增加,能造成水体缺氧,对水生生物极为不利。此外,来自医疗单位的污水,包括患者的生活污水和医疗废水,含有大量病原体和各种医疗、诊断用物质,是一类特殊的生活污水,主要危害是引起肠道传染病。

近年来,富营养化水体污染造成的危害事件频繁发生。2007年5月29日开始,由于太湖水富营养化加重,江苏省无锡市城区的大批市民家中自来水水质突然发生变化,并伴有难闻的气味,无法正常饮用。2007年6月,巢湖、滇池也不同程度地出现蓝藻。安徽巢湖西半湖出现了 $5km^2$ 左右大面积蓝藻。滇池也因连日天气闷热,蓝藻大量繁殖,在昆明滇池海埂一线的岸边,湖水如绿油漆一般,并伴随着阵阵腥臭。武汉市的东湖是全国著名的大湖,由于富营养化污染,东湖已于20世纪末退出了饮用水水源地。2019年4月29日,湖北安陆市解放山水库发生了裸藻水华,自来水变成了"绿茶",影响了主城区20万人口的饮用水供应。2019年7月至8月,北美洲伊利湖水域发生大规模蓝藻暴发事件,卫星图像显示蓝藻覆盖面积超过 $1\,605km^2$,是伊利湖多年来最严重的一次。

（三）农业污水

农业污水（agricultural sewage）指农牧业生产排出的污水及降水或灌溉水流过农田或经农田渗

漏排出的水。早期原始的小规模农业生产由于使用的是天然循环肥料,并不产生明显的农业污水,但随着大规模农业生产,特别是现代化工工业化肥、农药的产生,氮、磷、钾肥引起的水质富营养化,高残留、高毒性农药引起的水质污染,逐渐形成了农业污水对全球水质的污染。20世纪60—70年代,由于有机氯农药如DDT、六六六的大量使用,导致此类农药的污染遍及全球,甚至在极端的环境下,如珠穆朗玛峰上的积雪、南极企鹅和北极熊体内均检测出六六六。由此可见,农业上滥用农药对地球环境的破坏具有深远影响。目前,高残留有机氯农药已被低残留、低毒性农药取代。近十年来,新烟碱类农药已经成为使用最广的一类杀虫剂,使用量约占所有杀虫剂使用总量的1/4。但新烟碱类农药具有较强的水溶性、内吸性和持久性等特点,其广泛应用仍对人类和生态系统造成了一定危害。近年来,农村养殖业的规模化经营引发抗生素的大量滥用,农业污水乃至城市河流中出现了抗生素污染和抗生素耐药菌株传播的新问题。

（四）其他

工业生产过程中产生的固体废弃物、城市垃圾等随工业发展日益增多,这些废物中常含有大量易溶于水的无机物和有机物及致病微生物等,受雨水淋洗后进入地表径流而造成水体污染。海上石油开采、大型运油船只泄漏事故及航海船只产生的废弃物等则是海洋污染的重要来源。

此外,按照污染物进入水体的方式,可将水体污染源分为点源污染（point source pollution）和面源污染（non-point source pollution）。前者指通过沟渠管道集中排放的污染源,有其固定的排放点,其排放量和排放浓度随生产、生活活动呈规律性的周期变化;后者主要从广大流域面积上或从一个城市区域汇集而来,它没有固定的排放点,排放量和浓度随降雨而发生变化。

二、各类水体的污染特征

水在河流、湖泊、水库、海洋中,由于其运动方式不同,环境条件各异,形成了各种水体的不同污染特点,了解这些特点对研究和评价水污染具有重要意义。

（一）河流

河流的污染程度取决于河流的径污比（径流量与排入河流中污水量的比值）,河流的径污比大,稀释能力强,河流受污染的可能性和污染程度较小。河水混合能力很强,加上河水流动的推力作用,上游遭受污染可很快影响到下游,一段河流受污染,可影响到该河段以下的河道环境。河流的大小可影响污染物扩散的方式,中小河流由于水量相对较小,污染物可沿着纵向、横向、垂直方向扩散,污染不仅发生在排污口,甚至可影响到下游数公里至数十公里。垂直方向的混合大多在排污口下游数百米内完成。在排污口下游1~3km内横向混合也较充分,使污染物在整个断面均匀分布。流量大的江河,污水不易在全断面混合,只在岸边形成浓度较高的污染带,影响下游局部水域的水质。因此河流污染范围不限于污染发生区,还可殃及下游地区,甚至可影响到海洋。

（二）湖泊、水库

湖泊、水库以水面宽阔、流速缓慢、沉淀作用强,稀释混合能力较差,水交换缓慢为显著特点。湖泊常接纳可携带流经地域厂矿企业的各种工业废水和居民生活污水。由于湖泊、水库的上述特点,污染物进入后不易被湖水稀释混合而易沉入湖底,难以通过湖流的搬运作用经出湖口河道向下游输送。因此,湖泊的相对封闭性使污染物质易于沉积。此外,湖泊的缓流水面使水的复氧作用降低,从而使湖水对有机物质的自净能力减弱。当湖泊、水库水接纳过多含磷、氮的污水时,可使藻类等浮游生物大量繁殖形成水体富营养化。由于占优势的浮游生物的颜色不同,水面往往呈现红色、绿色、蓝色等,这种情况出现在淡水中时称水华(water bloom),发生在海湾时叫赤潮(red tide)。藻类繁殖迅速生长,死亡后通过细菌分解,不断消耗水中溶解氧使水质恶化,危及鱼类及其他水生物的生存。藻类和其他生物残体在腐烂过程中,又把生物所需的磷、氮等营养物质释放到水中,供新一代藻类利用。水体富营养化是湖泊、水库污染的主要现象,我国的太湖、滇池等大型湖泊都发生过较严重的水体富营养化。1950—2021年,我国内陆蓝藻水华水体主要分布在长江中下游地区,且近40年来其数量呈明显上升趋势。我国近海部分水域也曾多次发生赤潮,2023年近海海域发现赤潮约60次,累计面积约1 500km²,其中有毒有害赤潮29次,与2001—2022年平均值持平,影响较严重的区域主要包括浙江沿海和珠江口附近海域。

鉴于目前我国封闭型湖泊水质的富营养化趋势日益严重,而开放型河流具有径污比高、稀释能力强的特点。近年来,有学者提出将河流水引入湖泊,甚至用河流水将湖泊贯通,变封闭型水源为开放型水源的观点,期望能迅速缓解湖泊水源富营养化的危机。

（三）地下水

地下水与地表水关系密切,因为地表水可通过各种途径渗入地下而成为地下水。污染物在地表水下渗过程中不断地被沿途的各种阻碍物阻挡、截留、吸附、分解,进入地下水的污染物数量显著减少,通过的地层愈厚,截留量愈大,因此地下水污染过程缓慢。但长年累月的持续作用仍可使地下水遭受污染,且一旦地下水受到明显污染,即使查明了污染原因并消除了污染来源,地下水水质仍需较长时间才能恢复。这是因为被地层阻留的污染物还会不断释放到地下水中,且地下水流动极其缓慢、溶解氧含量低,微生物含量较少,自净能力较差。因此,地下水污染治理一般需要十几年甚至几十年的时间才能见效。受工业废水、生活污水污染的地下水,一般表现为钙盐、镁盐、氯化物、硝酸盐显著增加,其有毒污染物主要有酚、氰、汞、铬、砷、石油和其他有机化合物。堆积于地表的工业废渣和生活垃圾,其可溶性成分也可随雨水渗入地下,造成地下水污染。

一般而言,地下水由于受到地表土壤层的过滤、吸附等作用,污染物的含量会低于地表水。但地下水中污染物的含量反映的是地表水前期的污染状况,若地表水中污染物的含量发生变化,有可能出现地下水中污染含量高于地表水的情况。有机氯农药在很多地区都出现过地下水高于地表水的情况。

（四）海洋

海洋的污染源多而复杂。各种各样的工业废水和生活污水通过江河水注入海洋,其中污染物很难再转移出去,不易分解的污染物便在海洋中积累起来,或者被海洋生物富集,形成海洋的持续性污染,危害较为严重。此外,海上航行的船只和大型油轮发生漏油事故时有发生,以及海上石油开采作业等均可使海洋发生石油污染。局部海域严重的油污染甚至可影响海洋生物的生存。由于世界各海洋是相通的,污染物通过海水的潮汐作用和洋流的涌动,使污染扩散到海洋的各个角落。因此,海洋污染的另一特点是污染范围大。

三、水体污染自净及水体污染物转归

（一）水体污染的自净及其机制

1. 水体的自净作用　水体自净(self purification of water body)是指水体受污染后,污染物在水体的物理、化学和生物学作用下,使污染成分不断稀释、扩散、分解破坏或沉入水底,水中污染物浓度逐渐降低,水质最终又恢复到污染前的状况。水体自净是环境有限度接纳污染物的作用基础。

影响水体自净过程的因素很多,如受纳水体的地形、水文条件、微生物种类与数量,水温和复氧能力(风力、风向、水体紊流状况等),以及污染物性质和浓度等。废水进入水体后,污染与自净过程几乎同时开始,距排污口近的水域以污染过程为主,表现为水质恶化,形成严重污染区;而在相邻的下游水域,自净过程有所加强,污染强度逐渐减弱,水质渐见好转,形成中度至轻度污染区域;在轻度污染水域下游,则以自净过程为主。

有机物的自净过程一般可分为三个阶段:第一阶段是易被氧化的有机物进行的化学氧化分解,本阶段在污染物进入水体后数小时即完成。第二阶段是有机物在水中微生物作用下的生物化学氧化分解,本阶段持续时间的长短与水温、有机物浓度、微生物种类和数量等有关,一般要延续数日。通常用五日生化需氧量表示能被生物化学氧化的有机物的量。第三阶段是含氮有机物的硝化过程,这个阶段最慢,一般要延续1个月左右。

2. **水体自净过程的特征**　污染物进入水体后就开始了自净过程,该过程由弱到强,直至水质逐渐恢复到正常状态。水体自净过程具有如下基本特征:①进入水体的污染物在自净过程中,总的趋势是浓度逐渐降低。②大多有毒污染物在物理、化学和生物学作用下转变为低毒或无毒的化学物,如除莠剂2,4-二氯苯氧乙酸(2,4-D)可在微生物作用下,经过复杂的分解过程,最终形成无毒的二氧化碳、水和氯根;氰化物可被氧化成无毒的二氧化碳和硝酸根。③重金属污染物在溶解状态时可被吸附或转变成不溶性化合物,沉淀至底泥或进入食物链中。④复杂的有机物如糖类、脂肪、蛋白质等,不论水中溶解氧含量如何,都能被微生物利用和分解,先降解为较简单的有机物,再进一步分解为二氧化碳和水。⑤不稳定的污染物在自净过程中转变成稳定的化合物,如氨转变为亚硝酸盐,后者再氧化成硝酸盐。⑥在自净过程初期,水中溶解氧含量急剧降低,到达最低点后又缓慢上升,并逐渐恢复至正常水平。⑦进入水体的大量污染物如有毒性,则影响生物栖息,如生物不逃避就会中毒死亡,使水生物种群和数量大为减少,随着自净过程的进行,污染物浓度降低,生物种群和数量逐渐回升,最后使生物分布趋于正常。

3. **水体自净的机制**　水体自净的机制包括稀释、混合、吸附沉淀等物理作用,氧化还原、分解化合等化学作用,以及生物分解、生物转化和生物富集等生物学作用。各种作用可相互影响,同时发生并交互进行。自净的初始阶段以物理和化学作用为主,后期则以生物学作用为主。

(1)物理净化:污染物进入水体后,立即受到水体的混合与稀释,可用稀释比(参与混合稀释的河流水量与废水流量之比)来表示。河水流量越大,其稀释比越大,稀释效果也就越好。河水中的悬浮颗粒物则靠其重力作用逐渐下沉,参与底泥的形成。颗粒物进入底泥后,水体变清、水质改善。但沉入底泥的污染物可因降雨时流量增大或其他原因搅动河底污泥而使已沉入底泥的污染物再次悬浮于水中,造成水体的二次污染。此外,水中的污染物也可被固体(如悬浮性的矿物成分、黏土、泥沙、有机碎屑等)吸附,并随同固相迁移或沉降。水体的物理净化过程还与河水流速、水流方向、河床形状,风向、风力、污水排放口的位置与形式等因素有关。物理净化过程虽然只是改变了污染物的浓度分布,并不减少污染物的绝对量,但有助于后续化学和生物净化过程的进行。

(2)化学净化:由于进入水体的污染物与水中成分发生化学作用,致使污染物浓度降低或毒性消失的现象,称为化学净化。其包括污染物的分解与化合、氧化与还原、酸碱中和等作用。废水中常见的污染物如酚、氰,除挥发进入大气外,还易在水中发生分解与化合反应。酚在pH较高时与钠生成苯酚钠,氰化物在酸性条件下易分解而释出氢氰酸,后者可挥发至大气中。重金属离子可与阴离子发生化合反应生成难溶的重金属盐而沉淀,如硫化汞、硫化镉等。污染水体的氧化还原反应受水中溶解氧等因素的影响较大,当水中溶解氧含量高时,氧化还原值高,氧化能力强,可使二价铁、锰分别氧化成三价铁和四价锰,成为难溶性化合物而沉淀。当水中溶解氧较低或缺氧时,氧化还原值低,此时铁、锰被还原为易于迁移的形态。在厌氧条件下汞的甲基化反应受阻,此时存在的汞离子将生成不溶性硫化汞沉淀,很难生成甲基汞。水体自净过程中另一种化学反应是酸碱中和反应,水体中酸性废水和碱性废水可相互中和。有些水体污染物可发生光解反应和光氧化反应,如杀虫剂乙拌磷在光敏剂腐殖酸和富里酸存在下可发生光解反应。酚在水中也可发生光解反应,反应速度随季节有很大变化,其光解半衰期春季为 69 小时,夏季为 43 小时,秋季为 63 小时。氨基甲酸酯在天然水中通过氧化剂(如自由基)作用形成光氧化产物。此外,水中的化学反应有些是在微生物的参与下完成的,如有机氮化合物分解成氨,再转化成亚硝酸盐和硝酸盐,就是在相应细菌的参与下完成的。化学净化过程改变了污染物的绝对量,但需要注意的是,污染物在水体中发生的化学反应可生成减毒或增毒的两种产物,特别是后者应引起高度重视。

(3)生物净化:在河流、湖泊、水库等水体中生存的细菌、真菌、藻类、水草、原生动物、贝类、昆虫幼虫、鱼类等生物,通过它们的代谢作用分解水中污染物,使其数量减少直至消失,这就是生物净化。此作用在地表水自净作用中最为重要且最为活跃。水中悬浮和溶解的有机物在溶解氧充足时,需氧微生物将其分解成简单的无机物如二氧化碳、水、硫酸盐、硝酸盐等,使水体得以自净。水中某些特殊的微生物种群和高级水生植物如浮萍、凤眼莲、芦苇等能吸收、分解或浓缩水中汞、镉和锌等重金属及难以降解的人工合成有机物,使水体逐渐净化,如芦苇能分解酚类,每 100g 新鲜芦苇在 14 小时能分解 8mg 酚;浮萍对镉有很强的富集能力,其干重可达 17mg/kg。微生物分解有机物、消耗溶解氧的同时,空气中的氧可通过水面不断溶解补充到水中,水生植物的光合作用释放的氧也补充到水体,这就是水体的复氧过程。有机物进行生物净化的过程中,复氧与耗氧同时进行,水中溶解氧含量即为耗氧与复氧两过程相互作用的结果。因此,可以把溶解氧作为水体自净的一个指标。在水体有机物污染过程中,溶解氧变化可用氧垂曲线表示,如图 5-2。氧垂曲线上的 Cp 点为溶解氧的最低点,此点的耗氧速率与复氧速率相等,其值由水体的耗氧和复氧过程确定。在此点之前,耗氧作用大于复氧作用,水中溶解氧逐渐降低,水质逐渐恶化;Cp 点以后,复氧作用大于耗氧作用,溶解氧逐渐恢复,水质逐渐好转。若 Cp 点溶解氧含量大于地表水卫生标准规定的数值(4mg/L),表明废水中耗氧有机物的排放未超过水体的自净能力;若排入的有机物过多,超过河流的自净能力,则 Cp 点低于卫生标准规定的最低溶解氧含量,甚至在排放点下游的某一

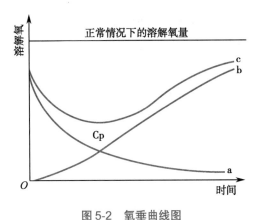

图 5-2　氧垂曲线图

a. 有机物分解的耗氧曲线;b. 复氧曲线;c. 氧垂曲线。

河段会出现无氧状态,此时水中厌氧菌对有机物进行厌氧分解,产生硫化氢、甲烷等,水质严重恶化、变黑发臭。生物净化是水体的主要净化途径,对降低水中有机污染物至关重要。合理利用水体中微生物对有机污染物的降解特性,是目前污水处理的重要技术手段。

(二)水体污染物的转归

污染物在水体中的转归是指污染物在水环境中的空间位移和形态改变。前者表现为量的变化,

后者则是质的变化。这两种变化之间通常存在相互联系。

1. **污染物的迁移** 污染物的迁移是指污染物从某一地点转移到另一地点，从一种介质转移到另一种介质的过程。废水中的污染物进入流动的水体后，沿水体流动方向，迅速从纵、横、竖三个方向扩散，将污染物向下游推移和搬运。污染物可通过水中固体颗粒物和胶体物质的吸附与凝聚作用而随之转移或沉淀。水中污染物也可通过水生物的吸收、代谢及食物链的传递过程转移。因此这些物质在颗粒物和沉淀物中的浓度往往比水中高得多。有些污染物如挥发性酚、氢氰酸、氨等可经挥发进入大气，而有毒金属和难分解的有机化合物则随水流推进，与固体颗粒或胶体结合发生沉淀或随食物链而转移。

生物富集（bioaccumulation）是指某些生物不断从环境中摄取浓度极低的污染物，在体内逐渐聚集，使该物质在生物体内达到相当高，甚至引起其他生物（或人）中毒的浓度。生物放大（biomagnification）是由于食物链上各级生物的生物富集作用，使高位营养级生物体内污染物浓度大大高于低位营养级生物的现象。如甲基汞、有机氯农药等可通过食物链作用，在各级生物之间传递、转移形成生物放大作用。

2. **污染物的转化** 主要指污染物在水体中所发生的物理、化学、光化学和生物学作用。通过此等作用，污染物改变了原有的形态或分子结构，以致改变了污染物固有化学性质、毒性及生态学效应。水体污染物的物理转化主要通过挥发、吸附、凝聚及放射性元素的蜕变等作用来完成。化学转化主要通过水解、化合、氧化还原等作用来实现。水解可能是有机物如卤代烃、磷酸盐、氨基甲酸酯等在水中最重要的反应，但某些有机官能团如烷烃、多环芳烃（PAHs）较难水解。有害物质可与水中所含各种无机和有机配位体或螯合剂结合而改变形态。水环境中发生的化学转化还与水体的氧化还原状态有关，在一定的氧化还原状态下，重金属可接受或失去电子，出现价态的变化，如在氧化条件下三价铬可转变成六价铬，在还原条件下五价砷可转化成三价砷，均使其毒性增大。光化学作用是指有机化合物在水中吸收太阳辐射>290nm的光能而发生分解反应。在天然水体中，污染物的光分解率取决于水环境的性质（如太阳辐射强度、光敏剂的存在等）及有机物质的性质（如污染物的种类及对太阳辐射的吸收程度等）。生物转化一般是指水中某些有毒污染物在生物作用下转变成无毒或低毒化合物。水中微生物对有机物的生物降解起着关键作用，从简单有机物如单糖，到复杂有机物如纤维素、木质素、藻毒素、石油和农药等，均可在不同条件下被微生物利用、降解，并最终分解成简单的二氧化碳和水等。此外，某些元素在微生物的作用下可发生价态的变化，如微生物能将无机汞转化成甲基汞，而另一些微生物如极毛杆菌等能将二价汞还原成元素汞，后者易挥发，促进水中汞的净化。在水生生物体内可通过代谢酶的催化作用将污染物分解或转化成另一种物质，但这种作用较微生物的降解作用弱得多。

3. **DDT在水生食物链中迁移和转归的实例分析** DDT是一种有机氯农药的代表品种，它具有非常稳定的化学性质，在自然环境下半衰期长达25年，能较好地溶解在油脂等有机相中。DDT一旦被动物机体吸收，其代谢、分解和排出过程缓慢。如果动物低浓度或低剂量长期摄取DDT，DDT就会在脂类含量丰富的组织和脏器中累积，发生生物富集现象。

由于DDT具有生物富集作用，因此DDT在水生食物链上会出现如下浓度变化：水（0.3μg/L）→浮游生物（30μg/kg）→小鱼（0.3mg/kg）→大鱼（3mg/kg）→水鸟（30mg/kg）。可以看出，尽管水体中DDT浓度只有0.3μg/L，但通过水生食物链的生物放大作用，高端水鸟体内DDT的浓度已高达30mg/kg，与水体中DDT浓度比较，放大了10万倍。

由于水生食物链和陆生食物链等其他食物链相互交融，水生食物链中的生物既可能摄取陆生食物链上的生物,同时它本身又可能作为其他食物链上生物的食物。DDT 对水环境的污染,通过众多食物链的传递,可以造成对全球环境的污染。检测资料显示,从地球南、北极的冰川,到珠穆朗玛峰上的积雪均含有 DDT。几乎全世界的人体内每千克脂肪中都含有数毫克 DDT。可见,一种环境介质的污染,有时哪怕是轻微污染,通过污染物各种形式的迁移和转归,都会引发灾难性的连锁危害。

通过 DDT 以水生食物链为媒介污染全球水环境的实例分析,我们可以获得如下经验教训:①水体资源的轻微污染可能引发危害更大的环境灾害;②长残留期的脂溶性化学物质具有极大的生物放大作用;③位于食物链最高位的人类是环境污染的最大受害者。

四、我国水环境污染概况

《2023 中国生态环境状况公报》显示,全国 3 632 个地表水国控断面水质监测点中,Ⅰ～Ⅲ类、Ⅳ～Ⅴ类和劣Ⅴ类水质断面分别占 89.4%、9.9% 和 0.7%。10 242 个浅层地下水水质监测点中,Ⅰ～Ⅲ类的比例为 22.7%,Ⅳ类的比例为 33.7%,Ⅴ类的比例为 43.6%。2016—2023 年,全国地表水 Ⅰ～Ⅲ类水质断面比例由 67.8% 升至 89.4%;劣Ⅴ类水质断面比例由 8.6% 降至 0.7%。

1. **淡水流域**　2023 年,七大流域、浙闽片河流、西北诸河、西南诸河主要江河检测的 3 119 个国控断面中,Ⅰ～Ⅲ类、Ⅳ～Ⅴ类和劣Ⅴ类水质断面分别占 91.7%、7.9% 和 0.4%。湖泊(水库):2023 年,全国开展检测的 209 个重点湖泊(水库)中,Ⅰ～Ⅲ类水质湖泊(水库)占 74.6%,劣Ⅴ类水质湖泊(水库)占 4.8%。主要污染指标为总磷、化学需氧量和高锰酸盐指数。

2. **地下水**　2023 年,国土部门对 31 个省(区、市)的 339 个地级以上城市设置了 1 888 个国家地下水环境质量监测位点,结果显示 Ⅰ～Ⅳ类水质点位占 77.8%,Ⅴ类 22.2%。主要超标指标为铁、硫酸盐和氯化物。

3. **水源地**　2023 年,全国 339 个地级以上城市的集中式生活饮用水水源监测的 889 个点位中,858 个点位全年均达标,占 96.5%。其中地表水水源监测点位 634 个,628 个点位全年均达标,占 99.1%,主要超标指标为高锰酸钾指数、硫酸盐和铁。

4. **海域**　2023 年,全国管辖海域共设置 1 359 个海水环境质量监测点,第一类海水水质海域面积占管辖面积的 97.9%。渤海、黄海、东海和南海未达到第一类海水水质标准的海域面积分别为 12 210km²、5 700km²、39 070km² 和 6 900km²。2023 年全国近岸海域优良(一、二类)水质面积为 85.0%,主要超标指标为无机氮和活性磷酸盐。污染的海域主要分布在辽东湾、渤海湾、长江口、杭州湾和珠江口等工业和经济发达地区。

(杨　飞)

第四节　水体污染与健康

当自然过程或人类活动排入水体的污染物量超过其自净能力时,水、水体底质的理化特性和水环境的生物特性、组成等就会发生改变,从而影响水的使用价值,造成水质恶化,严重时危害人体健康或造成生态环境的破坏。根据进入水体的污染物,可以将水体污染可分为物理性污染、化学性污染和生物性污染(表5-1)。

表5-1 水体污染分类、污染物及来源

	污染类型	污染物	污染表现	废水来源
物理性污染	表观污染	泥、沙、渣、屑、漂浮物	浑浊	地表径流、农田排水、生活污水、大坝冲沙、工业废水
		腐殖质、色素、染料、铁、锰	染色	食品、印染、造纸、冶金等工业污水和农田排水
		酚、氨、胺、硫醇、硫化氢	恶臭	污水、食品、制革、炼油、化工、农肥
	热污染	热的冷却水	升温、缺氧或气体饱和、热富营养化	动力电站、冶金、石油、化工等
	放射性污染	铀、钚、锶、铯	放射性沾污	核研究生产、试验、核医疗、核电站
化学性污染	酸碱污染	无机或有机酸碱	pH异常	矿山、石油、化工、化肥、造纸、电镀、酸洗等工业,酸雨
	重金属污染	汞、镉、铬、铅、锌等	毒性	矿山、冶金、电镀、仪表、颜料等工业的排水
	非金属污染	砷、氰、氟、硫、硒等	毒性	化工、火电站、农药、化肥等工业
	需氧有机物污染	糖类、蛋白质、油质、木质素等	耗氧、缺氧	食品、纺织、造纸、制革、化工等工业,生活污水,农田排水
	农药污染	有机氯农药、有机磷农药和抗生素等	严重时水中无生物	农药、化工、炼油等工业,农田排水
	易分解有机物污染	酚类、苯、醛类	耗氧、异味、毒性	制革、炼油、化工、煤矿、化肥等工业,污水及地表径流
	油类污染	石油及其制品	漂浮和乳化、增加水色	石油开采、炼油、油轮等
生物性污染	病原体污染	各种病原体	水体致病性	医院、屠宰、畜牧、制革等工业,生活污水,地表径流
	真菌污染	霉菌毒素	毒性、致癌	制药、酿造、食品、制革等工业
	藻类污染	磷、氮	富营养化、恶臭	化肥、化工、食品等工业,生活污水,农田排水

一、物理性污染与健康

(一)表观污染

　　某些污染物进入水体会引起色、臭、味的变化。由暴雨或潮水冲刷陆地而带入水中的黏土、土壤颗粒、动植物组织碎片以及某些矿物质等非溶解性悬浮物是水浑浊的主要原因。如果存在腐殖质、泥土、浮游生物、铁和锰等金属离子,均可使水体着色。纺织、印染、造纸、食品、有机合成工业的废水中常含有大量染料、生物色素、铁、锰和有色悬浮微粒等,是环境水体着色的主要污染源。水色>15度时,多数可察觉;>30度时所有人均感到厌恶。食品、制革、炼油、化工、农肥等工农业废水中的酚、氨、胺、硫醇、硫化氢等污染物可引起水臭。水中藻类和细菌过度繁殖,天然物质的分解以及细菌活动的代谢物等也会产生令人不愉快的臭味;当藻类和细菌最终死亡时,水体的有机负荷增加,溶解氧含量下降,水质进一步恶化,发黑发臭。此外,水中含有的泥沙、黏土、动植物组织碎片以及某些矿物质等非溶解性悬浮物是水浑浊的主要原因。悬浮物主要来源于田地、未保护的森林土壤、过度放牧的草地、露天矿及城市拆建房屋,以及一些工矿企业的废水。水中存在的非溶解性悬浮物可影响水的感官性状(如外观恶化、浑浊度升高、水色改变等)。水色、臭、味的变化大大降低了水的使用价值,使人产生厌恶感,并且可能增加介水传染病传播和流行(如吸附细菌、病毒等病原体随水流动迁移)以及影响水生生物的生态环境和农业灌溉水质量等。

(二)热污染

水体热污染主要来源于工业冷却水,特别是发电厂的冷却水。大量含热废水持续排入水体可使水温升高,加速水体中化学和生物学反应的速率与水分蒸发量。例如:水温每升高10℃,化学反应的速率约增加1倍,水中有毒物质、重金属离子等对水生动物的毒性也随之增强,如氰化物、锌离子等对鱼类的毒性随水温升高而增强。水生动物的体温随水温的升高而升高,当体温超过一定温度时,会引起酶系统失活,代谢功能失调,直至死亡;水温升高造成的水环境改变可影响某些鱼的产卵和孵化,导致水域中原有鱼类的种群改变。更重要的是,水温增高可影响藻类增殖和生长,一定条件下水中藻类和水生植物的生长繁殖随温度增高而加快,加剧水体富营养化,严重时会导致人、畜中毒。此外,一定温度范围内,水温升高可使水中细菌分解有机物的能力增强,水生动物的耗氧量增加,可造成水中溶解氧进一步降低。热污染还可能会引起致病微生物的孳生繁殖,如变形原虫是发电厂排出的废热水使河水温度增高使其孳生繁衍,变形虫便进入人体,引起脑膜炎,给人类健康带来危害。

(三)放射性污染

水体中放射性污染分为天然和人为两类。水体中天然放射性物质主要来自地球形成时结合到地层中的放射性元素及其衰变产物,部分来自宇宙射线,如: ^{40}K、^{14}C、^{238}U 和 ^{232}Th 等,这些物质可通过降水、岩石风化、采矿和选矿等方式进入水体环境。人为放射性物质主要来源于各种与放射性核素相关的核试验、核战争、核燃料、核素应用、核研究和核医疗产生的废水、废渣、废气,通过不同形式进入水体,如 ^{131}I、^{222}Rn、^{137}Cs、^{90}Sr 和 ^{3}H 等。放射性污染水体继而通过饮水或受污染的食物进入机体。吸收入血的放射性物质可均匀分布于全身,有的则相对集中于某器官组织,如 ^{235}U 主要储存于肾脏、^{131}I 主要聚集于甲状腺,^{222}Rn 主要分布于肺。人体接触到含高浓度放射性物质的水可引起外照射,而饮水或食品受放射性污染后可造成内照射。放射性物质对人体健康的影响,除核素本身毒性外,主要是其在衰变过程中所释放出的不同能量的 α、β 和 γ 射线或低能 X 线对组织器官产生的辐射损伤,导致某些疾病的发生率增加并可能诱发人群恶性肿瘤发生率增高。例如,^{235}U 对肝脏、肾脏、骨髓和造血功能的损害,^{90}Sr 可引起骨肿瘤和白血病等。大量研究还证实,胎儿和青少年对放射性物质比成人敏感,能导致胎儿畸形及生长发育障碍。有些水生生物对放射性物质具有富集能力,使鱼类等水生生物受到内照射和外照射而影响其正常生长发育和繁殖。人摄入此种受放射性物质污染的水生生物后可使体内的放射性负荷增加,甚至影响机体健康。

二、化学性污染与健康

工业废水和生活污水未经有效处理即排放入水体是化学性污染的主要原因。工业废水所含化学物质与企业类别、生产产品、工艺过程和处理过程密切相关。通常水体遭受工业废水污染后,废水中的有毒化学物质,如汞、砷、镉、铬、酚、氰化物、PCBs 和农药等可通过饮水或食物链传递,使人体发生急、慢性中毒。通常水体化学性污染对人群健康的影响可表现为长期慢性过程。水体化学性污染的急性危害往往表现为对水体环境和饮用水水源的影响。水源水质化学性污染已经成为影响城市供水水质和饮水安全的重要问题。过去十年我国相继发生过因工业废水排放、化学品废弃物倾卸、化学品运载过程中的突发事件导致饮用水水源污染,继而影响城市正常供水,凸显了我国水体化学性污染问题形势依然严峻。

本节仅以酚、多氯联苯、邻苯二甲酸酯类化合物和汞为代表,介绍水体污染物的危害。

（一）酚

酚类化合物是指芳香烃中苯环上氢原子被羟基取代所生成的化合物。酚类化合物中能与水蒸气共同挥发(沸点在230℃以下)的称为挥发酚(volatile phenol),不能同水蒸气一起挥发的称非挥发酚。自然界中存在的酚类化合物有2 000多种。酚类化合物有特殊臭味,易被氧化,易溶于水、乙醇等多种溶剂。通常天然水体中含有一定量的酚,但总体含量水平较低,处于微克水平。水中酚类化合物的浓度高或突然增加意味着水体存在酚类物质的污染。

酚是工业生产中广泛使用的重要工业原料,伴随生产和使用进入水体。水体中的酚类化学物主要来自炼焦、炼油、制取煤气、造纸及用酚作为原料的工业企业。酚类化合物还广泛用于消毒、灭螺、除莠、防腐等,工业废水中的酚已成为水体中重要的有机化学污染物。我国曾发生过多起含酚废水引起的水环境污染事件,造成鱼类死亡、农田污染并影响城市居民的生活用水安全。

酚在低浓度时能使蛋白质变性,高浓度时则能使蛋白质沉淀。酚对皮肤黏膜有强烈的刺激腐蚀作用,也可抑制中枢神经系统或损害肝、肾功能。水体中的酚可经皮肤接触或经饮用由胃肠道吸收。进入机体的酚类化学物在肝脏代谢转化,代谢迅速,代谢产物可与葡糖醛酸等结合而降低毒性,随尿液排出。酚类化学物对人群健康的影响主要来自水体污染突发事件和化学品不当使用。历史上,美国曾因酚类化学品运输过程的事故导致酚污染水源和饮用水。我国也曾发生多起五氯酚存储不当、误用和违禁使用导致的水源污染事件,导致人群出现急性中毒症状。急性酚中毒者主要表现为大量出汗、肺水肿、吞咽困难、肝及造血系统损害、黑尿等。

近年研究不断发现不同酚类化学物的有害效应,甚至是低剂量时即可对人群健康产生潜在危害。已有研究发现,某些酚类化合物,如五氯酚、辛基酚、壬基酚和双酚A等具有内分泌干扰作用,可表现为雌激素干扰效应和甲状腺干扰效应。例如,我国曾以五氯酚钠作为灭螺剂杀灭血吸虫的中间宿主钉螺,致使水体、土壤和水生生物中广泛存在不同浓度的五氯酚,继而通过饮水和食物进入人体。动物实验表明,五氯酚可干扰机体甲状腺素的正常功能。人群调查显示持续暴露五氯酚可干扰妇女正常内分泌功能。五氯酚可通过模仿天然激素(natural hormone)与胞质中的激素受体结合形成复合物,后者结合在DNA结合区的DNA反应元件上,从而诱导或抑制靶基因的转录和翻译,产生类似天然激素样作用。五氯酚还可与天然激素竞争血浆激素结合蛋白,增强天然激素的作用,并可通过影响天然激素合成过程中的关键酶而产生增强或拮抗天然激素的作用。

酚类污染水体可使水的感官性状明显恶化,可使鱼贝类水产品带有异臭异味。此外,当以含酚类化学物污染的水体为水源生产自来水并以氯消毒时,水中的酚类化合物可与水中游离氯结合产生氯酚,由于氯酚的臭阈低至5μg/L,氯酚臭产生明显的异味,引起感官性状不良反应。

（二）多氯联苯

多氯联苯(polychlorinated biphenyls,PCBs)是由氯置换联苯分子中的氢原子而形成的一类含氯化合物,易溶于脂质,水中溶解度低至12μg/L(25℃),化学稳定性随氯原子数的增加而增高。PCBs具有低可燃性、低电导率、高热稳定性和化学稳定性等性能,作为良好的绝缘材料应用于变压器和电容器、热交换器和无碳复印纸、工业用油、添加剂和阻燃剂等工业产品中。虽然PCBs禁用已长达四十余年,但是PCBs半衰期长达数十年,因而PCBs仍广泛存在于多种工业废弃物及电子元器件中,并可从多种来源进入不同环境介质。目前世界各地的海水、河水、底泥、水生生物及土壤和大气中都可检测到PCBs污染。从北极的海豹到南极的海鸟蛋以及从美国、日本、瑞典和中国等多个国家的人乳中均可检测到PCBs,提示PCBs污染是全球性问题。

　　尽管水体环境中 PCBs 浓度处于纳克水平,例如:莱茵河的 PCBs 为 100～500ng/L,美国的哈德逊河为 530ng/L,我国松花江水中 PCBs 平均浓度为 130ng/L。但由于 PCBs 在水环境中稳定性极高,残留时间长,具有生物蓄积性和高毒性,被认为是广泛存在的持久性有机污染物(POPs)。值得注意的是,PCBs 可通过生物富集作用和生物放大作用沿着食物链浓度逐级增高,例如,鱼类中的 PCBs 可比水中高达数万倍。研究表明,在鱼类、奶制品和脂肪含量高的肉类中均能检出高浓度的 PCBs。因此,摄取被 PCBs 污染的食物是人类暴露 PCBs 的主要途径。人类对 PCBs 健康危害的认识并非来自水污染事件,而是载入公共卫生史册的两起重要食品污染公害事件,即 1968 年发生在日本的"米糠油中毒事件"和 1979 年发生在我国台湾彰化县的"油症事件"。两起事件的受害者均因食用被 PCBs 严重污染的米糠油而中毒,主要表现为皮疹、色素沉着、眼睑水肿、眼分泌物增多和胃肠道症状等,严重者可发生肝损害,出现黄疸、肝性脑病甚至死亡。孕妇食用被污染的米糠油后,出现胎儿死亡,新生儿体重减轻,皮肤颜色异常,眼分泌物增多等,即所谓的"胎儿油症"。这些情况表明 PCBs 可透过胎盘进入胎儿体内。

　　PCBs 是典型的具有内分泌干扰效应的化学污染物,具有拮抗雄激素睾酮的作用。研究表明 PCBs 能干扰和破坏体内雄激素和雌激素的代谢平衡,使雄性胎儿睾酮水平降低,从而抑制中肾管(Wolffian duct)向雄性生殖系统分化,导致胚胎期雄性性腺的分化发育障碍,引起生殖系统的结构改变。同时 PCBs 还通过干扰雄激素的体内代谢,抑制雄激素生物学效应,使睾丸精曲小管的支持细胞和各级生精细胞发育迟缓,直接影响睾丸的生精功能。PCBs 还可通过与雌激素受体结合,干扰雌激素的正常代谢,直接影响雌性生殖系统的发育和功能。新近的研究发现 PCBs 还可干扰甲状腺的功能,动物实验显示 PCBs 可改变甲状腺细胞形态结构、导致甲状腺细胞凋亡增加、影响甲状腺激素和甲状腺球蛋白分泌水平等多种不良效应,且呈明显的剂量-效应关系,提示应关注 PCBs 的甲状腺干扰效应和人群健康的影响。由于甲状腺激素对个体生长发育具有至关重要的作用,而发育中的胎儿和生长发育中的婴幼儿及儿童对具有甲状腺干扰效应的化合物可能更为敏感,因而须关注 PCBs 对儿童健康的影响。

(三)邻苯二甲酸酯类化合物

　　邻苯二甲酸酯(phthalic acid esters,PAEs)又称酞酸酯,是广泛使用的化工原料和化工产品。PAEs 多为无色透明油状黏稠液体,难溶于水,易溶于二氯甲烷、甲醇、乙醇、乙醚等有机溶剂,比重与水相近,沸点高、蒸气压低、不易挥发。工业用途主要作为塑料的增塑剂和软化剂,也可用作农药载体及驱虫剂、化妆品、香味品、润滑剂和去泡剂的生产原料。PAEs 主要包括邻苯二甲酸二甲酯(dimethyl phthalate,DMP)、邻苯二甲酸二乙酯(diethyl phthalate,DEP)、邻苯二甲酸二正丁酯(di-n-butyl phthalate,DBP)、邻苯二甲酸二正辛酯(di-n-octyl phthalate,DOP)、邻苯二甲酸二异辛酯[di(2-ethylhexyl)phthalate,DEHP]和邻苯二甲酸丁基苄酯(butyl benzyl phthalate,BBP)等。由于 PAEs 长期大量使用,因而广泛存在于水体、土壤、底泥、生物体内、空气和大气降尘物等不同环境介质。无论是发达国家还是发展中国家的水体中均可检测到 PAEs,以 DEHP 和 DBP 尤为常见。水中的 PAEs 主要来源于工业废水。其次,农用塑料薄膜、驱虫剂和塑料垃圾等经雨水淋刷、土壤径流也可进入水体。该类物质在排入大气后易吸附于固体颗粒物上,通过沉降或雨水也会转入水环境中。进入水体的 PAEs 易被悬浮固体及沉积物所吸附,并具有较高的生物富集性。PAEs 在水体中的水解速率较慢,当 pH 为 8 时,其水解半衰期为 125 天;pH 为 7 时,则半衰期为 3.5 年。常规的自来水加工工艺并不能完全去除水中存在的 PAEs,我国南北方城市的饮用水中常可检出微量水平的 DEHP 和 DBP。

大多数 PAEs 化合物急性毒性很低。国际化学品安全规划署归纳总结的研究资料显示，DEHP 大鼠经口 LD_{50} 超过 25 000mg/kg，小鼠经口 LD_{50} 为 30 000mg/kg 左右；DBP 大鼠经口 LD_{50} 在 8 000～20 000mg/kg，小鼠经口 LD_{50} 在 5 000～16 000mg/kg。大量实验研究证实，PAEs 具有较强的雄性生殖毒性，是典型的内分泌干扰物（EDCs）。若雄性动物在出生前及发育早期暴露 DEHP 时会导致睾丸萎缩、附睾发育不全，附睾畸形，肛殖距缩短，精子数量下降、尿道下裂、隐睾症等不良生殖结局和出生缺陷。睾丸是 PAEs 生殖毒性的重要靶器官，PAEs 通过影响睾丸间质细胞的睾酮生成而发挥其抗雄激素作用。美国国家毒理学规划署（NTP）报道，大鼠和小鼠能通过食物长期吸收 DEHP 而引起肝癌，同时 DEHP 的代谢单体 MEHP 可引起睾丸间质细胞肿瘤。根据现有研究资料，国际癌症研究机构（IARC）2011 年发布的化学致癌物名单中将 DEHP 列为 2B 类化学致癌物。需要指出的是，环境中的 PAEs 可经呼吸道、消化道和皮肤接触进入人体。但人类暴露 PAEs 的主要方式是通过食物摄入，经饮水和呼吸暴露远低于食物。人群研究显示，人乳中的邻苯二甲酸单酯含量与男性儿童体内的雄激素水平相关，且在人类羊水中也发现了 PAEs 代谢产物，提示 DEHP 可以通过胎盘屏障。鉴于 PAEs 类化合物对人类健康和生态环境的影响，2005 年欧洲议会和欧盟理事会发布了 2005/84/EC 号指令，规定玩具和儿童护理用品中，DEHP、DBP 和 BBP 的含量不得超过 0.1%。2008 年美国总统签署《消费品安全改进法案》，也严禁儿童玩具或儿童护理用品中 DEHP、DBP 和 BBP 三种物质含量超过 0.1%。2002 年国家环境保护总局颁布的《地表水环境质量标准》（GB 3838—2002）集中式生活饮用水水源中对 DEHP 和 DBP 含量作出了明确规定，分别为 0.008mg/L 和 0.003mg/L。2011 年卫生部发布公告，要求食品及食品添加剂中 DEHP、DINP 和 DBP 的最大残留量分别不超过 1.5mg/kg、9.0mg/kg 和 0.3mg/kg。根据 2021 年国家标准《纸尿裤　第 1 部分：婴儿纸尿裤》（GBT 28004.1—2021）规定，婴儿纸尿裤、婴儿纸尿片和婴儿纸尿垫（护理垫）的 PAEs 含量要求≤0.1%。

（四）汞

汞在环境中广泛存在，主要以金属汞、无机汞和有机汞三种形态存在，无机汞不论呈何种形态，都会直接或间接地在微生物的作用下转化为甲基汞、二甲基汞、苯基汞、甲氧基乙基汞等有机汞。大气、水、土壤等环境介质中都可能含有汞，河水、湖水以及内陆地下水的汞含量一般不超过 0.1μg/L，雨水中汞的平均含量为 0.2ng/m³，泉水中可达 80μg/L。水体汞污染的主要来源包括化石燃料的燃烧、城市及医疗废弃物焚烧、钢铁冶炼、有色金属冶炼、水泥生产过程、氯碱工业、化工、仪表、电子、颜料等工业企业排出的废水和含汞农药的使用。

水体汞污染是引起慢性甲基汞中毒的重要原因。甲基汞易于被水生生物吸收，并通过食物链在水生生物体内富集浓缩，这种生物放大作用可使鱼、贝等水生生物体内甲基汞富集百万倍以上。水中胶体颗粒、悬浮物、泥土细粒、浮游生物等能吸附汞，并通过重力沉降进入底泥，底泥中的汞在微生物的作用下可转变为甲基汞或二甲基汞，甲基汞能溶于水，又可从底泥返回水中。因此，无论汞或甲基汞污染的水体均可造成潜在危害。甲基汞主要经消化道摄入，具有脂溶性、原形蓄积和高神经毒等特性。甲基汞进入胃内与胃酸作用，生成氯化甲基汞，95%～100% 可经肠道吸收进入血液，在红细胞内与血红蛋白中的巯基结合，随血液分布到脑、肝、肾和其他组织。在脑中的浓度约为血液浓度的 6 倍，其次为肝、肠壁、心、肺、呼吸道黏膜和皮肤。甲基汞能通过血脑屏障进入脑细胞，还能透过胎盘进入胎儿脑中。脑细胞富含类脂质，甲基汞对类脂质具有很高的亲和力，所以很容易蓄积在脑细胞内。对成人，甲基汞主要侵害大脑皮质的运动区、感觉区和视觉听觉区，有时也会侵害小脑。对胎儿，侵害几乎遍及全脑。人的症状与甲基汞体内积蓄量密切相关：使人知觉异常约为 25mg、步行障碍约为 55mg、发音障碍约为 90mg，200mg 以上可导致死亡。据估算，引发成人

（体重60kg）水俣病最低需汞量为25mg或发汞含量为50μg/g。

最早出现慢性甲基汞中毒病例的地区是日本水俣湾,水俣病是慢性甲基汞中毒的典型案例,1968年被日本政府认定为公害病。发病范围涉及遭受甲基汞废水污染的多个地区,包括熊本水俣湾等地区,受害人数多达1万余人。20世纪80年代对松花江沿江渔民健康状况连续10年的调查结果显示,部分渔民体内已有相当量的甲基汞蓄积,达到了水俣病患者的低限水平,出现了周围型感觉障碍,向心性视野缩小、听力下降、神经性耳聋等慢性甲基汞中毒的典型体征,并发现了慢性甲基汞中毒患者。湘江也是我国重金属污染较为严重的水体,"九五""十五"期间汞的年均排入量达到1.85吨/年。经过治理,汞污染得到初步控制,污染程度大大减小,2005年湘江汞排入量已降为1.17吨/年。2011年,国务院批准了《湘江流域重金属污染治理实施方案》,计划投资近600亿元,用5～10年的时间基本解决湘江流域重金属污染问题。虽然湘江沿江地区人群中迄今还未出现慢性甲基汞中毒的流行,但沉积在江底淤泥中大量的汞对水环境和人群健康的潜在危害仍然值得高度警惕,定期对此类污染区人群健康的监测十分必要。汞及甲基汞一旦进入水体,单靠水体自净是难以消除的。因此,改革生产工艺,实现不向环境排放汞及其化合物是预防慢性甲基汞中毒的根本措施。

三、生物性污染与健康

天然水体生物性污染的危害主要包括由病原体污染、藻类及其毒素等对生态环境和人群健康造成的不良影响。本节主要论述由病原体等生物性污染和水体中的藻类毒素对健康的影响。

（一）生物性病原体的污染危害

水中病原体主要来源于人畜粪便、生活污水、医院废水以及畜牧屠宰、皮革和食品加工过程中产生的废水。水体中最常见的病原体主要有4类。①致病细菌:如伤寒杆菌、副伤寒杆菌、痢疾杆菌、霍乱弧菌和致病性大肠埃希菌;②致病病毒:甲型和戊型肝炎病毒、轮状病毒、脊髓灰质炎病毒、柯萨奇病毒及腺病毒等;③寄生虫:如溶组织阿米巴原虫、蓝氏贾第鞭毛虫、隐孢子虫、血吸虫等;④其他:包括沙眼衣原体、钩端螺旋体等。居民通过饮水、食物、洗涤和娱乐等活动直接或间接接触被上述生物性致病因子污染的水体后,可能会引起与水中生物性污染相关疾病发生和流行,从而对人体健康造成危害。

许多人类疾病的发生与水质质量有关,水污染也是引起疾病、导致死亡的重要原因之一。WHO数据表明,2022年全球仍有22亿人无法获得安全水源,至少有17亿人使用的水源受粪便污染。水中生物性污染引起的疾病给人群健康和社会稳定带来了巨大的威胁。无论是发展中还是发达国家都曾遭受过生物性污染引起的疾病暴发流行,水相关疾病的暴发事件时有发生,因而对人群的健康和生命构成重大威胁。我国近几十年来也发生过数百起水传播性疾病的暴发流行,水体污染物突发事件中生物性污染超过了2/3。美国威斯康星州20世纪90年代初期的贾第鞭毛虫和隐孢子虫污染事件以及中国上海20世纪80年代毛蚶引起的甲型肝炎暴发流行都与水体遭受生物性污染有关,成为水体生物性污染事件的经典案例。水相关疾病的发生既可能是因水体遭受污染,人与遭受污染的水直接接触,例如,农业活动和娱乐活动过程中与受血吸虫污染的水接触引发急性血吸虫病;也可以是与在自来水加工过程中病原微生物不能有效去除,或在输配水过程中遭受的二次污染有关。上述美国威斯康星州贾第鞭毛虫和隐孢子虫污染事件就是水体遭受污染而未能有效处理引起的。值得注意的是,正是因为美国发生的贾第鞭毛虫和隐孢子虫污染事件引发了重大公共卫生问题,才催生了WHO和一些国家出于对保障公众健康的紧迫需求,对饮用水贾第鞭毛虫和隐孢子虫等生物性污染建立了严格的控制标准,为有效预防控制介水传染病的发生奠定了重要基础。

WHO 资料显示,2022 年因不安全的饮水和食品污染,每年可导致霍乱病例达 47 万例,是 2021 年的 2 倍左右,这一数据仍在增加。全球近 73% 的腹泻性疾病可归因于不安全的饮用水和基本卫生设施的缺乏。每年有 100 多万人死于腹泻性疾病,大部分发生在中低收入国家,其中,约 45 万人是 5 岁以下儿童。2021 年全球劳动或休闲娱乐过程中经水接触而感染血吸虫的人数达到 2.5 亿。由于缺乏清洁用水,全球每年有 1.25 亿人受到沙眼威胁。上述数据表明生物性污染依然是引起人群健康问题、导致健康危害的重要因素。

（二）水中藻类毒素的危害

近年来,水体富营养化的危害已引起人们的广泛关注。在富营养化水体中,藻类大量繁殖聚集在一起,浮于水面可影响水的感观性状,使水质出现异臭异味。藻类产生的黏液可黏附于水生动物的腮上,影响其呼吸,导致水生动物窒息死亡,如夜光藻对养殖鱼类的危害极大。有的赤潮藻大量繁殖时分泌的有害物质如硫化氢、氨等可破坏水体生态环境,并可使其他生物中毒及生物群落组成发生异常。藻类大量繁殖死亡后,在细菌分解过程中不断消耗水中的溶解氧,使水中溶解氧含量急剧降低,引起鱼、贝类及其他水生物因缺氧而大量死亡,造成一定的经济损失。据报道,许多国家的近海水域和内陆湖泊均有过多次富营养化现象的发生。21 世纪初,我国赤潮的发生频率和累计面积呈现明显升高的态势,赤潮的时空分布范围也在不断扩大,全年各月份和全国近岸海域乃至近海海域均有赤潮发生。2012 年 5—6 月,中国福建近岸海域发生赤潮,影响面积近 300km²,导致养殖鲍鱼大面积死亡,经济损失达 20 亿元人民币。赤潮每年给我国造成的经济损失达 300 亿元,甚至威胁滨海核电的冷源安全,在国际上被列为三大近海环境问题之一。《2023 中国海洋生态环境状况公报》显示,2023 年,我国夏季海水呈富营养化状态的海域面积为 28 960km²,同比增加 190km²,其中,呈轻度、中度和重度富营养化的海域面积分别为 9 850km²、6 310km² 和 12 800km²;重度富营养化状态的海域主要集中在辽东湾、长江口、杭州湾和珠江口等近岸海域。自 2007 年水华灾害引发饮用水危机事件之后,太湖全流域经历了大范围、高强度的污染治理和生态恢复,部分关键水质指标有所改善;但水华并未得到有效遏制,太湖水体总磷浓度近年甚至出现反弹,2017 年水华面积达到了历史最高纪录。

藻类毒素对水体的污染仍然是一个全球性的环境问题,需要受到人们的关注。在富营养化海域中,有些海藻能产生毒素如麻痹性贝毒素、腹泻性贝毒素和西加鱼毒素等,而在其中生活的贝类(蛤、蚶和蚌)、鱼和蟹均能富集此类毒素,人食用这些毒化了的贝、鱼等可发生中毒,甚至死亡。据报道,在法国、印度、日本、马达加斯加岛及我国的福建等地曾经发生过这类中毒事件。在富营养化湖泊中,优势藻类是毒性较大的蓝藻(cyanobacteria),其已知的产毒种属有 40 多种,其中铜绿微囊藻产生的微囊藻毒素(microcystin, MC)和泡沫节球藻产生的节球藻毒素(nodularin)是富营养化水体中含量最多、对人体危害最大的两类毒素。调查显示,我国从黄河流域以南,各地约有 70% 的湖泊、沟塘均已频繁发生过水华,其中大约 80% 含有 MC。MC 结构稳定,常规净化处理难以去除,从而增加水处理难度,提高制水成本,降低供水安全性,危害人类和动物、植物的健康。

（杨　飞）

第五节　水环境标准

水环境标准是确保水质管理、水污染防治和水质保护工作得以有效实施的关键基础。这些标准的制定、审批、颁布和执行必须遵循现行的法律法规和相关政策,具有法律约束力。水环境标准的法律基础包括《中华人民共和国环境保护法》《中华人民共和国水污染防治法》《中华人民共和国海洋环境保护法》《中华人民共和国水法》以及《中华人民共和国水污染防治法实施细则》等。

我国的水环境标准体系被划分为"六类三级"，包括：水环境质量标准、水污染物排放标准、水环境卫生标准、水环境基础标准、水质监测分析方法标准和水环境标准样品标准。这些标准进一步细分为国家级、行业级和地方级三个层级。其中，水环境质量标准、水污染物排放标准和水环境卫生标准被归类为强制性标准，其余标准则为推荐性标准。

我国的水环境标准由国家相关职能部门委托国家标准委员会负责研究和制定。根据管理需求，除了生态环境部外，还有水利部、国家卫生健康委员会、住房和城乡建设部、自然资源部、国家发展和改革委员会等相关部门参与国家和行业水环境标准的制定。水利部门已颁布54项行业水环境标准，生态环境部颁布了18项；住房和城乡建设部至少颁布了47项；农业、林业、海洋、卫生、核工业、电力等其他行业也制定了相应的水环境行业标准。这些行业标准中同样包含强制性和推荐性标准两种类型。国家标准旨在满足全国范围内的普遍需求，综合考虑了科学性、技术可行性和经济合理性。而行业标准和地方标准则是根据特定行业和地区的具体情况以及经济发展水平来制定的，通常要求比国家标准更为严格。

水环境标准的核心包括水环境质量标准、水污染物排放标准和水环境卫生标准三种，其支持系统和配套标准包括水环境基础标准（涵盖环境保护仪器设备标准）、水质分析方法标准和水环境标准样品标准，共计六种。本节将重点介绍水环境质量标准和水污染物排放标准。

一、水环境质量标准

我国的水环境质量标准是根据不同水域及其使用功能及其所控制的对象分别制定的。水环境质量标准主要由《地表水环境质量标准》（GB 3838—2002）和系列标准如《渔业水质标准》（GB 11607—1989）、《农田灌溉水质标准》（GB 5084—2021）、《海水水质标准》（GB 3097—1997）、《地下水质量标准》（GB/T 14848—2017）、《生活饮用水卫生标准》（GB 5749—2022）等组成。近年来，国家已经组织了标准补充修订工作，例如，继《生活饮用水卫生标准》颁布实施后，对执行了20余年的《地下水质量标准》等标准完成了补充修订，将原标准的39项指标增加至93项，充分考虑了对人体健康的影响和潜在风险。

（一）地表水环境质量标准

《地表水环境质量标准》（GB 3838—2002）适用于全国领域内的江河、湖泊、运河、渠道、水库等具有使用功能的地表水水域。该标准分为地表水环境质量标准基本项目、集中式生活饮用水地表水源地补充项目和特定项目。《地表水环境质量标准》基本项目适用于全国江河、湖泊、运河、渠道、水库等具有使用功能的地表水水域；集中式生活饮用水地表水源地补充项目和特定项目适用于集中式生活饮用水地表水源地一级保护区和二级保护区。《地表水环境质量标准》体现了以保证饮用水水源水质为中心，按水域功能区分水质的要求。集中式生活饮用水地表水源地特定项目由县级以上人民政府环境保护行政主管部门根据本地区地表水水质特点和环境管理的需要进行选择，其补充项目和选择确定的特定项目作为基本项目的补充指标。

本标准项目共计109项，其中地表水环境质量标准基本项目24项，集中式生活饮用水地表水源地补充项目5项，集中式生活饮用水地表水源地特定项目80项。

《地表水环境质量标准》基本项目包括水温、pH、溶解氧、汞、粪大肠菌群等24项。将硫酸盐、氯化物、硝酸盐、铁、锰调整为集中式生活饮用水地表水源地补充项目，修订了pH、溶解氧、氨氮、总磷、高锰酸盐指数、铅、粪大肠菌群 7 个项目的标准值,增加了集中式生活饮用水地表水源地特定项目 40 项。本标准删除了湖泊、水库特定项目标准值。

与近海水域相连的地表水河口水域,根据水环境功能按本标准相应类别标准值进行管理;近海水功能区水域,根据使用功能按《海水水质标准》相应类别标准值进行管理。批准划定的单一渔业水域按《渔业水质标准》进行管理;处理后的城市污水、与城市污水水质相近的工业废水、用于农田灌溉用水的水质按《农田灌溉水质标准》进行管理。

我国《地表水环境质量标准》的制定采取引进和制定相结合的原则。核心要素是防止疾病传播、防止急慢性危害、保证感官性状良好和水体自净正常进行。在污染调查和潜在健康危害调查分析的基础上,通过实验研究和环境流行病学调查相结合的方法,对生态环境和人群健康可能产生有害影响的重要污染物与污染因素制定标准。我国目前实施的各类水环境标准都是针对单一物质和单一因素制定的限量标准,很少基于污染物混合暴露情况,对某类污染从整体上考虑并提出控制要求。近年来对某类污染物的总量予以控制的必要性已经受到高度重视。

（二）水环境功能区划

改善地表水环境,确保地表水资源的持续利用是我国水环境管理的重要策略。针对流域、水系情况,对我国不同流域水系进行了系统的水环境功能区划,按不同水质划定不同使用功能范围,将我国水环境管理出发点、最终目标以及地表水环境质量标准对应到 1.2 万多个水环境功能区,实现水域分级管理向水域分类管理过渡。

我国《地表水环境质量标准》依据地表水水域环境使用功能和保护目标,按功能将水域质量由高至低划分为五类功能区:Ⅰ类,主要适用于源头水、国家自然保护区;Ⅱ类,主要适用于集中式生活饮用水地表水源地一级保护区、珍稀水生生物栖息地、鱼虾类产卵场、仔稚幼鱼的索饵场等;Ⅲ类,主要适用于集中式生活饮用水地表水源地二级保护区、鱼虾类越冬场、洄游通道、水产养殖区等渔业水域及游泳区;Ⅳ类,主要适用于一般工业用水区及人体非直接接触的娱乐用水区;Ⅴ类,主要适用于农业用水区及一般景观要求水域。按水资源划定的功能区为自然保护、饮用水水源保护区、渔业用水区、工农业用水区、景观娱乐用水区、混合区、过渡区等管理区。各类功能区均设置了其相应的水质标准,明确提出高功能水域高标准保护、低功能水域低标准保护思想。如:生活饮用水卫生标准、各种工业用水水质标准和农田灌溉水质标准等。水域功能类别高的标准值严于水域功能类别低的标准值。同一水域兼有多类使用功能的,执行最高功能类别对应的标准值。

二、水污染物排放标准

我国的污水排放标准包括国家、地方和行业污水综合排放标准三级体系。国家污水排放标准是国家环境保护主管部门制定并在全国范围内适用的标准,如《污水综合排放标准》(GB 8978—1996)适用于全国范围。地方排放标准是由省、自治区、直辖市人民政府批准颁布的,在特定行政区适用《中华人民共和国环境保护法》第十六条规定:"省、自治区、直辖市人民政府对国家污染物排放标准中未作规定的项目,可以制定地方污染物排放标准,对国家污染物排放标准已作规定的项目,可以制定严于国家污染物排放标准的地方污染物排放标准。"污水排放标准按适用范围不同,可以分为污水综合排放标准和水污染物行业排放标准。我国允许造纸工业、船舶工业、海洋石油开发工业、纺织染整工业、肉类加工工业、钢铁工业、合成氨工业、航天推进剂、兵器工业、磷肥工业、烧碱工业、聚氯乙烯工业等 12 个工业门类的污水排放可执行相应的行业标准。

《污水综合排放标准》(GB 8978—1996)是国家标准,用于控制水污染,保护江河、湖泊等地表水以及地下水水质处于良好状态,保障人体健康,维护生态平衡,促进经济建设的发展,同时也为工程设计和环境管理提供了依据。在标准适用范围上明确综合排放标准与行业排放标准不交叉执行的原则,除医疗机构、城市污水处理、造纸工业、船舶、海洋石油开发工业、纺织染整工业、钢铁工业、磷肥工业等 19 个行业所排放的污水执行相应的国家行业标准外,其他一切排放污水的单位一律执行本标准。标准适用于现有单位水污染物的排放管理,以及建设项目的环境影响评价,建设项目环境保护设施设计、竣工验收及其投产后的排放管理。《污水综合排放标准》(GB 8978—1996)按地表水水域使用功能要求和污水排放走向,对向地表水水域或城市下水道排放的污水分别执行一、二、三级标准。

《污水综合排放标准》(GB 8978—1996)将排放的污染物按其性质及控制方式分为两类。第一类是指能在环境和动植物体内蓄积,对人体健康产生长远影响的污染物,包括汞、镉、铬、砷、铅、镍、苯并[a]芘、铍等 13 种物质。含此类污染物的污水不分行业和污水排放方式,也不分纳水体的功能类别,一律在车间或车间处理设施排放口采样,其最高允许排放浓度必须达到本标准要求。第二类污染物按年限分别执行不同的规定,即 1997 年 12 月 31 日前建设(包括改、扩建)的单位的污水排放,规定了 26 种有害物质或项目;1998 年 1 月 1 日起建设(包括改、扩建)的单位的污水排放,规定了 56 种有害物质或项目;并规定在排污单位排放口采样,其最高允许排放浓度必须达到本标准要求。此外,《污水综合排放标准》(GB 8978—1996)还按年限对部分行业最高允许排水量做出了具体规定。需要指出的是,我国 2002 年以前针对城市污水处理厂的管理也是执行该标准。然而,该标准多数指标针对工业废水,而对城市污水的针对性不够强。为了促进城镇污水处理厂的建设和管理,加强城镇污水处理厂污染物的排放控制和污水资源化利用,保障人体健康,国家环境保护总局和国家质量监督检验检疫总局于 2002 年 12 月 24 日共同发布了《城镇污水处理厂污染物排放标准》(GB 18918—2002),并于 2003 年 7 月 1 日起正式实施。该标准实施后,城镇污水处理厂污水、废气和污泥的排放不再执行《污水综合排放标准》(GB 8978—1996)。

为加强对医疗机构污水、污水处理站废气、污泥排放的控制和管理,预防和控制传染病的发生与流行,保障人体健康,维护良好的生态环境,国家环境保护总局和国家质量监督检验检疫总局于 2005 年 7 月联合发布了《医疗机构水污染物排放标准》(GB 18466—2005),并于 2006 年 1 月 1 日起正式实施,以此作为管理医疗机构水污染物排放的重要依据。标准中明确了对县级及县级以上或 20 张床位及以上的综合医疗机构和其他医疗机构污水排放以及传染病、结核病医院的污水中粪大肠菌群数和采用氯化消毒的医院污水中的总余氯做出了具体规定。如排放标准中分别规定传染病、结核病医院污水中的粪大肠菌群数 100MPN/L[每升污水中粪大肠埃希菌的最大可能数(most probable number, MPN)];采用氯化消毒的医院污水中总余氯的一、二级标准分别规定为 3～10mg/L(接触时间≥1 小时)和 2～8mg/L(接触时间≥1 小时);传染病、结核病医院污水中总余氯为 6.5～10mg/L(接触时间≥1.5 小时)。对医院污水的有毒化学物质和放射性物质,则按本标准中有毒有害化学物质和放射性物质的标准执行。

(屈卫东　曾　强)

第六节　水体污染的预防对策

一、水体卫生防护

水体卫生防护是保护城乡生活饮用水水源卫生状况及保证人群健康的重要基础。从源头控制污染物排放,保护水源水质,从而保护生态环境和饮水安全已成为全球共识。实现水体卫生防护,关闭高污染、高能耗企业,提倡"清洁生产",实施污染物源头控制处置方式,设置污水处理设施以有效去除废水中的污染物,增加废水处理后回用,从而减少废水排放。

为从根本上控制水体污染,国家出台了一系列政策法规确保水环境改善。2015年4月16日,国务院正式颁布《水污染防治行动计划》(简称"水十条"),提出到2020年全国水环境质量得到阶段性改善,污染严重水体较大幅度减少。到2030年,力争全国水环境质量总体改善,水生态系统功能初步恢复。到21世纪中叶,生态环境质量全面改善,生态系统实现良性循环。

(一)污染物源头控制

污染物源头控制是污染物尚未对水体造成污染之前采用积极有效的措施,防止污染物进入水体,是防止污染物扩散、引发生态环境恶化和对人群健康产生不良影响的重要基础。"清洁生产"理念,即采用一体化的污染物整体控制战略,降低污染物对环境的破坏和人群健康的风险,已被国际社会所接受。清洁生产包括节约原材料和能源,消除有毒原材料,并在一切排放物和废物离开工艺之前削减其数量和毒性;在整个生产过程中从原材料提取到产品的最终处置,均应减少其危害。清洁生产是一种预防性方法,它要求在产品或工艺的整个寿命周期的所有阶段,都必须考虑预防污染,或将产品或工艺过程中对人体健康及环境的短期或长期风险降至最小,以实现以人为本的可持续发展战略。

(二)工业废水利用与处理

1. 工业废水利用　通过采取有效的处理措施对已使用的工业用水进行处理,提高工业用水的重复利用率,可以大大减少工业废水排放,节约水资源,降低生产成本,实现清洁生产的理念。对于降低热能转换冷却为主的发电和钢铁企业,完全可以通过有效处理,增加生产用水的循环使用率以增加工业用水的重复使用。对于污染程度较低的工业用水,也可以经过适当处理,作为工业冷却水使用。

2. 工业废水处理　工业废水的处理包括物理处理、化学处理、物理化学处理和生物处理等四种方式。

(1)物理处理:是通过机械阻留、沉淀和膜过滤等物理措施实现污染物浓度降低的处理技术。机械阻留包括格栅、筛网等,废水流经其孔隙时将较大的悬浮物和漂浮物阻留下来。沉淀则是废水中悬浮物通过重力沉降作用,沉入池底污泥斗而被去除,常用的沉淀池有平流式、竖流式和斜板式沉淀池等形式。

(2)化学处理:是利用化学反应去除废水中溶解物或胶体物质的处理方法,包括混凝沉淀、中和、氧化和还原等。凡含有胶体物质微细悬浮物和乳化油的废水均可采用混凝沉淀,即混凝剂与混合反应池中的废水充分接触,使微粒凝聚形成絮凝体,而有利于沉降。中和是利用酸与碱反应生成盐和水的化学原理,将酸性废水和碱性废水引入专门反应池的处理方法。氧化还原是利用某些氧化剂或还原剂将废水中的有害物质转变成无毒或微毒的新化学物质,而达到处理废水的目的。如含氰废水在碱性条件下加入过量漂白粉,可使其氧化成氰酸盐,进而氧化成二氧化碳和氮。另一种电解氧化还原法是借助于电流通过电解液(废水)引起的氧化还原反应,去除废水中的铬、氰、酚等有害物质。

(3)物理化学处理:通过物理和化学的综合作用使废水得到净化处理,一般是指由物理方法和化学方法组成的废水处理系统(wastewater treatment system),或指包括物理过程和化学过程的单项处理系统。其主要作用是处理废水中的溶解性物质,常用吸附、萃取、离子交换和电渗析等技术。

（4）生物处理：利用微生物消耗水中有机物作为自身能量的来源，使废水中的有机污染物转化为稳定且无害的物质，可分为需氧处理和厌氧处理两类。需氧处理法是指在有氧条件下进行的处理，可分为活性污泥法（activated sludge process）和生物膜法。活性污泥法（又称曝气法）是利用含有大量需氧微生物的活性污泥，在强力通气的条件下使污水净化的技术，是处理废水的常用方法。常用于处理合成树脂工业含甲醛废水、电镀工业含氰废水及纺织印染、木材防腐、农药等多种生产废水。厌氧处理是利用厌氧微生物在缺氧条件下分解有机物，从而降低污染物浓度。厌氧分解的产物有甲烷、硫化氢、氨、氢和二氧化碳等。厌氧生物处理法主要用于处理污水中的沉淀污泥，也用于处理高浓度的有机废水，如肉类、食品加工厂废水、屠宰场废水等。厌氧生物处理后的污泥比原生污泥容易脱水，所含致病菌、寄生虫卵大大减少，臭味显著减弱，肥分易为农作物吸收。

（三）生活污水的利用与处理

1. 城镇生活污水的利用与处理　生活污水是指人们日常生活过程中产生的洗涤废水和粪便污水。生活污水中固体物质一般不足 1%，99% 以上是水，主要为纤维素、油脂、蛋白质及其分解产物等。生活污水适宜于多种微生物的繁殖，因此常含有大量细菌和病原体（如肠道致病菌、寄生虫卵等）。生活污水通常进入城镇污水处理厂，经处理后方能排入水体。其处理方法与工业废水处理类似。目前建立集中式污水处理厂收集处理生活污水已经成为有效解决城乡生活污水最重要的方式，也是保障水体卫生防护的重要设施和基础。由于生活污水中含有相当数量的氮、磷、钾等肥料成分，可将无害化处理后的生活污水用于农田灌溉，增加土壤肥力和水分，同时也使污水进一步得以净化。然而，城镇生活污水中如混有未经处理的工业废水而形成的混合污水，未经处理时则不能用于农田灌溉。

2. 中水回用　为缓解水资源紧缺，增加水的利用率，通过对城市生活或工业污水深度处理，达到一定水质要求后再行使用，称为中水回用。中水回用主要用于冲洗地面、厕所、绿化、喷洒及景观用水等，已成为城市公共用水来源的重要方式。

由于单一的水处理方法一般很难达到回用水水质的要求，中水回用通常需经格栅、混凝沉淀、活性污泥池、过滤和消毒等多个工艺处理后才能使用。近年来，膜生物反应器（membrane bioreactor，MBR）技术已开始用于污水处理和回用水处理工艺。它是将生物降解作用与膜的高效分离技术结合而成的一种新型高效污水处理与回用工艺，具有出水水质良好、运行管理简单、占地面积小等优点。

经过上述处理的污水，在达到中水水质标准后通过以下措施，可确保中水回用的安全：①为了确保细菌不会重新生长，在输送和使用过程中也不产生细菌污染，中水水质必须达到国家《城市污水再生利用—城市杂用水水质》（GB/T 18920—2020）后才能使用。同时要制定详细的回用中水水质标准和完善的质量保证体系，并对回用前的中水水质进行检验和跟踪监控，一旦发现问题，立即启动相应应急措施。②国家相关中水回用标准对氮、磷等有较高的要求，以确保回用中水不出现黑臭等富营养化现象。③目前，中水仅用于非饮用水、非人体直接接触的低质用水领域，如冲洗卫生洁具、清洗车辆、园林绿化、道路保洁及消防补水等。不能用于饮用、食用、洗手、洗澡、洗衣等与人身体有密切接触的用水领域。④确保自来水与中水的供给是两个被严格分开的独立水系统，具有各自的专设管网系统，并将各类输水管道标注差异显著的区分标志，以消除潜在的误用问题。⑤对使用者要进行必要的安全教育和相关知识培训，以防范使用中的误操作、误使用。

(四)医疗机构污水的处理

医疗机构污水指医疗机构门诊、病房、手术室、各类检验室、病理解剖室、放射室、洗衣房和太平间等处排出的诊疗、生活及粪便污水。当医疗机构其他污水与上述污水混合排出时,一律视为医疗机构污水。

医疗机构污水特别是传染病和结核病医院的污水含有大量病菌、病毒和寄生虫卵。若此种医院污水污染了饮用水水源,会使人患病或引起传染病的暴发流行。此外,医院在诊断、医疗、化验检测、洗涤消毒等过程还可排出某些放射性物质。因此,必须加强医院污水管理,认真贯彻《医疗机构水污染物排放标准》(GB 18466—2005),对医院污水和污泥采取严格的消毒处理措施后方可排放。同时禁止向《地表水环境质量标准》(GB 3838—2002)规定的Ⅰ、Ⅱ类水域和Ⅲ类水域的饮用水水源保护区和游泳区以及《海水水质标准》(GB 3097—1997)规定的第一类、第二类海域直接排放医疗机构污水。有传染病房的综合医疗机构,应将传染病房污水与非传染病房污水分开。传染病房的污水、粪便经过消毒后方可与其他污水合并处理。

医院污水消毒最常用的方法是氯化消毒(chlorination),主要以次氯酸钠作为消毒剂。当消毒剂投加量及与污水接触时间充足时,通常可实现杀灭病原体的目标。采用含氯消毒剂消毒医疗机构污水时,若直接排入地表水体和海域,应先进行脱氯处理,使总余氯小于0.5mg/L。医院污水处理过程中生成的污泥含有污水中病原体总量的70%～80%,也须进行彻底消毒处理。可采用加热消毒如蒸汽、高温堆肥等方法或以化学消毒,如投加漂白粉和石灰等方法。

二、水污染的卫生调查、监测和监督

(一)水体污染调查

水体污染调查是了解水体质量的重要手段和对水体环境实施监测与监督管理的重要环节,其目的是准确掌握水体污染源的废(污)水排放情况和废水中的污染物特性,认识污染水体的污染状况和时空变化规律,找出对水体环境和威胁人群健康的潜在有害因素的种类和数量,为制定水体污染防控和治理对策提供科学依据。依据水体类型,水体污染调查主要包括江河、湖泊、水库、河口、港湾、海域等地表水及浅层和深层地下水。

1. **污染源调查** 水体污染源调查是了解所在区域工业企业总体布局、企业生产产品类型和企业废水、废气和废渣等不同类型污染物的排放情况。调查主要包括:①企业种类、性质、规模和整体及企业内部布局情况;②企业各车间使用的原料、成品、半成品、副产品等;③工业用水的水源类型、供水方式和使用情况,废水排放量及所含污染物的种类和浓度;④废水排放方式和流向;⑤企业对废水回收处理和综合利用情况。

调查工业废水污染情况时,应按照工业废水排放标准的要求,在车间排出口或工厂的总排出口测定废水流量和水质。未经处理的居民生活污水和城市地表径流污水也应采样测定。最后将调查监测结果以每个污染源为单位逐一建立技术档案。

2. **水体污染调查** 水体污染调查可分为①基础调查:目的是调查了解水体基本状况,调查范围较大,如全国性水体污染和某一水系的污染调查。②监测性调查:根据基础调查结果,选择代表性水体断面,定期对水污染进行调查,了解水体中污染物的变化情况。联合国环境规划署和WHO举办的全球监测系统的水质监测即属此类调查。③专题调查:为深入开展某类特定污染类型或污染物而进行的针对性专门调查。④应急性突发事件调查:在水体发生严重污染事故时,对污染事故的原因、时间、可能造成的危害等情况进行的调查。

3. 水体污染对居民健康影响的调查　采用流行病学调查方法对水体污染引起的居民健康影响进行调查。由于水体污染物浓度通常较低，对人群健康的危害多为长期、缓慢的过程，且人们对污染物的敏感性不同，故在研究水体污染对健康影响时，应全面分析考虑各种可能的干扰因素，进行深入细致的调查。流行病学调查包括现况调查、回顾性调查和前瞻性调查。通过收集水污染地区水环境污染资料和居民患病率、死亡率及某些健康损害的资料，系统分析水体污染与居民健康之间的关系，寻找确认影响居民健康的主要因素，进而采取有效措施控制水体污染对人群健康的影响。

（二）水体污染监测

水体污染监测的目的是了解水污染控制治理情况，水体中污染物的时空分布，追溯污染物的来源和污染途径，了解污染物的迁移转化规律，预测水污染的发展态势，更合理地使用水资源，有效保护水体环境。通过水体污染监测，可准确判断水污染对环境生态和人群健康可能造成的影响，评价污染防治措施的实际效果，为制定有关法律法规、污染物排放标准等提供科学依据。

1. 江河水系监测　江河水系的监测是了解我国主要水体的受污染状况和水质基本情况的基本手段。我国曾先后开展多次大规模的江河水系水质监测工作，为认识长江、黄河、珠江和松花江等流域水系的水质状况奠定了重要基础。

（1）采样断面与采样点的选择：首先应了解沿河城市和企业分布情况。调查水系的水质状况，应在河段至少设置3个采样断面：①设在污染源的上游清洁或对照断面，可了解河水未受本地区污染时的水质状况；②设在污染源下游的污染断面，可了解水质污染状况和程度；③设在污染断面下游一定距离的自净断面，可了解污染范围和河水的自净能力。

各断面采样点数依河道宽度而定，河道较宽的水体如长江中、下游可设5个采样点（分别距两岸边50m、150m和江心处），而较小的河流可只在河中心点采样。对重要的支流入口也应进行采样监测，因为一些支流本身就是一个重要的污染源。采样深度一般在水下0.2～0.5m。

（2）采样时间和频率：针对调查目的和不同水质监管要求进行采样。如条件许可，应对其进行连续检测；如条件不许可，则可采取每个月或每季度检测。为了解不同时间和季节水体质量状况，则至少应在平水期、枯水期和丰水期各采样一次，每次连续2～3天。采样前数日及采样时应避开雨天，以免水样被稀释。

（3）水质监测项目：根据调查研究的目的、水体用途等选择确定水质监测项目。在基础性调查时，应包括能反映水质天然性状的指标如水温、浊度、色度、pH、总硬度等及一般卫生学指标如溶解氧、氨氮、高锰酸盐指数、总磷、总氮、总大肠菌群等，以及有毒物质指标如酚、氰化物、汞、砷等。专题调查时，除一般监测项目外，还应选择特异的监测指标，如某水系汞污染严重，则重点研究汞在该水系的分布和变化动态。我国挥发性酚、氰化物、砷、汞和铬作为水质监测的必测项目，近年来，一些有机污染物如有机氯农药等已纳入水污染物监测项目。

（4）水体底质的监测：底质是指江河、湖泊、水库等水体底部的淤泥，是水体的重要组成部分。底质中有害物质（特别是重金属）含量的垂直分布一般能反映水体污染历史状况。有些污染物如重金属在水中含量很低而不易检出，而在底质中的含量有时可比水中高出很多倍。因此，水体底质监测对于弄清有害物质对水体的污染状况及其对水体可能产生的危害具有重要意义。

（5）水生生物的监测：水体污染可影响到水体生态系统，使生物的种群、数量、群落组成和结构、生物习性、生长繁殖甚至遗传特性等发生改变。因此，通过生物监测有助于判断水污染状况和污染物毒性的大小。

生物监测项目通常包括：①水生生物种群、数量和分布情况的测定：以了解和评价水体的污染情况。②生物体内毒物负荷测定：可深入了解水体污染和污染物在水体中的迁移、消长规律及对人群健康的可能危害。③水中污染物对水生生物综合作用检测：有助于了解污染对水生生物的总体效应。例如，观察水生动物的外周血微核发生率、染色体畸变等作为反映水中有害物质对遗传物质影响的指标，已受到重视。④水中大肠菌群和病原微生物的检测，则作为水体生物性污染的常用指标。

2. 湖泊、水库的监测　监测项目与江河水系基本相似，但监测时应结合水体自身特点，可按不同水区设置监测断面，如进水区、出水区、深水区、浅水区、湖心区、污染源废水排入区等设置采样点，同时以远离污染的清洁区水样作对照。由于湖（库）水流动缓慢，沉淀作用较强，对水体底质和生物的监测更有意义。此外，湖泊、水库的富营养化问题日益严重，我国的太湖、鄱阳湖、巢湖、滇池等都曾发生过多次藻类大量繁殖的情况，因而对湖水监测时应增加总磷、总氮和藻类毒素的测定。

3. 海域的监测　海域监测的重点是了解沿海大型厂矿企业、城市工业废水和生活污水、船舶排油及海上油井等的污染状况，以及主要水产海域等受污染的情况。因此，应对河口和港湾作重点调查监测。河口的调查监测应根据河水入海流量、流向、地形及污染程度等确定调查范围。港湾的调查可根据港湾的大小、地形、潮汐、航道、污染源分布情况等，设置若干横断面和纵断面采样监测。一般应包括污染区、自净区和对照区。

4. 地下水的监测　受污染的地表水、生活垃圾堆放场渗出液、灌溉农田污水等均可透过土壤表层渗入地下水。污染物以铬、镉、砷、酚和氰化物等最常见。在污水灌溉区、垃圾堆放场等应根据地下水流向，在地下水的下游设立若干监测井，并在地下水上游设置本底对照井，还可在污水灌溉区内设置若干个监测井。采样时间依具体情况而定。水质检测项目与江河水系基本相同，并根据需要增测碘、氟、砷、硫化物和硝酸盐等污染物指标。

（三）水体卫生监督和管理

根据我国水污染防治法的规定，各级生态环境部门对水污染防治实行统一监督与管理，卫生部门协同生态环境部门实施卫生监督和管理。

1. 开展水体污染与水体自净调查　首先必须摸清水体污染源、污染性质、污染范围和程度。在对水体进行经常性卫生监测时，应注意监测污染源排放的废水对下游取水点水质的影响。如条件许可，应在丰水期和枯水期分别对水体质量进行监测。

2. 加强医疗机构污水的管理处置　加强医疗机构污水的管理处置，特别是传染病、结核病医院污水的管理处置，严格按照医院污水排放标准对其进行处理和消毒，并在技术上给予指导。

3. 以污水进行农田灌溉或污水流入的养殖区　对以污水进行农田灌溉或污水流入的养殖区，则应定期监测污水水质、土壤中有害物质含量以及农产品和鱼类产品的质量，防止农作物和鱼类受污染而对人群健康造成危害。

4. 协同生态环境部门开展水污染防治的监督和管理　特别是对水体污染源的管理，监督厂矿企业认真执行《污水综合排放标准》，积极参与有可能向水体排放污染物的建设项目的监督管理。

5. 开展经常性卫生监督和管理　要重视资料的收集和管理，及时分析与总结，为修订有关卫生标准提供科学依据。

（曾强　韦霄）

案例

　　水资源紧缺和水质污染的双重负担决定了我国在现阶段发展中需要充分利用有限的水资源。在此背景下，一些地区的农田被迫采用污水进行灌溉，即利用污水中存在的氮、磷、钾、锌、镁等多种养分和较为丰富的有机质，增加土壤肥力、节约用水。用于灌溉的污水主要来自生活污水和经过处理的工业污水。生活污水水质相对较好、肥分高，对水稻有利。工业污水含有某些重金属污染物和持续性有机污染物，如铅、铬、砷、汞以及氯、硫、酚、氰化物、PCBs、PAEs等有害成分，污染程度高于生活污水。因此，利用污水灌溉农田必须对污水中的有害成分进行有效处理，方能降低污染物对生态环境和人群健康带来的潜在危害。

思考题

1. 污水灌溉农田中可能引起哪些危害及其有何解决办法？
2. 分析污水中重金属对水生态系统和人类健康的影响。
3. 利用污水灌溉农田时，如何进行技术创新以保障生态系统和农作物安全？

第六章
饮用水卫生

水是生命之源,人体内的一切生理和生化活动如体温调节、营养物质输送、代谢产物排泄等都需在水的参与下完成。成人每日生理需水量为 2.5～3L,通过饮水摄入的水量约占 1/2。人体需水量随着年龄、气候、劳动强度和生活习惯等而异。在炎热条件下从事重体力劳动的成人,每昼夜需水可达 8～10L,而婴幼儿按每千克体重计算,需水量会更高。此外,水还与人们的日常生活密切相关,在保持个人卫生、改善生活居住环境和促进人体健康等方面起着重要作用。为使人们日常生活维持在较高卫生水平,城乡给水必须充分满足多项用水量。发达国家城市居民每人每天用水量达到 500L 以上,而发展中国家仅 200L 左右。城市人均耗水量已是衡量一个国家城市居民生活水平和经济发展的重要标志。

由于环境污染和饮用水资源的日益破坏,饮水资源的短缺和污染已成为世界的重要问题。我国人均水量仅为世界人均量的 1/4。我国 600 多个城市有 400 多个属于重度缺水和缺水城市。有研究指出,我国南方城市饮用水优先控制污染物有 20 种,包括汞、镉、铅、镍、砷等 8 种金属元素和苯、六氯苯、苯酚、乙苯、甲苯、1,2-二氯苯、邻苯二甲酸二丁酯和苯并[a]芘等 12 种有机污染物。我国水质性缺水和水源性缺水并存,不仅阻碍国家的建设和发展,也严重影响到人民群众的身体健康。

鉴于饮用水与健康和生活关系密切,保护好我们赖以生存的水资源,供给量足质佳的饮用水对防止疾病的发生,促进人体健康以及维持和提高人民生活卫生水平都具有重要意义。

第一节　饮用水与健康

根据 WHO 的调查,人类疾病 80% 与饮用被污染的水有关,水质不良可引起多种疾病。全世界近 10 亿人不能获得洁净的水供应;每年有 200 万人死于因不安全的水、环境卫生和个人卫生导致的腹泻;50 多个国家仍有霍乱疫情;成百万人饮用砷和氟化物含量过高的水。我国饮水卫生现状为生物性污染和化学性污染同时存在。但总体而言,在我国农村以生物性污染为主,不少地区饮用水水质不合格是微生物污染所致,生物性污染仍是我国农村饮水安全面临的突出问题。饮用水受病原体污染可引起介水传染病的流行,尤其是肠道传染病的暴发流行。饮水化学性污染虽然不占主导地位,但其对人体健康的危害较为严重,特别是工业性水污染造成的急性中毒以及导致癌变、畸变和突变等远期危害效应等。

一、生物性污染与健康

(一)介水传染病

介水传染病(water-borne communicable diseases)指通过饮用或接触受病原体污染的水而传播的疾病,又称水性传染病。其发生原因有二:①水源受病原体污染后,未经妥善处理和消毒即供居民饮用;②净化消毒后的饮用水在输配水和贮水过程中,由于管道渗漏、出现负压等原因,重新被病原体污染。

1. 种类　介水传染病的病原体主要有三类。①细菌：如伤寒与副伤寒杆菌、霍乱与副霍乱弧菌、痢疾杆菌、致病性大肠埃希菌等；②病毒：如甲型肝炎病毒、脊髓灰质炎病毒、柯萨奇病毒、腺病毒、轮状病毒等；③原虫：如贾第鞭毛虫、隐孢子虫、溶组织阿米巴原虫等。这些病原体主要来自人粪便、生活污水、医院以及畜牧屠宰、皮革和食品工业等废水。

2. 流行特点　介水传染病的流行特点为：①水源一次严重污染后可呈暴发流行，短期内突然出现大量患者，且多数患者发病日期集中在同一潜伏期内。若水源经常受污染，则发病者可终年不断，病例呈散发流行。②病例分布与供水范围一致。大多数患者都有饮用或接触同一水源的历史。③一旦对污染源采取治理措施并加强饮用水的净化和消毒后，疾病的流行能迅速得到控制。

3. 健康危害　介水传染病一旦发生，危害较大。因为饮用同一水源的人较多，发病人数往往很多；且病原体在水中有较强的生存能力，一般都能存活数日甚至数个月，有的还能繁殖生长，一些肠道病毒和原虫包囊等不易被常规消毒所杀灭。

据报道，有 40 多种传染病可通过水传播，一般以肠道传染病多见，某些经饮用水传播疾病的病原体可导致严重疾病，甚至危及生命，如伤寒、霍乱、甲型和戊型肝炎，以及志贺菌和大肠埃希菌 O157 引起的疾病。目前，不论是发达国家还是发展中国家，介水传染病一直没得到完全控制，仍然是严重影响人群健康的一类疾病。联合国环境规划署指出，受污染的水源是人类致病、致死的最大单一原因。联合国开发计划署在《2023/24 年人类发展报告》中指出，2021 年，有超过 20 亿人生活在水资源紧张的国家，预计在某些区域，由于气候变化和人口增长，这种情况还会加剧。2022 年，全球至少有 17 亿人使用的饮用水源受粪便污染。粪便污染导致的饮用水微生物污染对饮用水的安全构成最大威胁。非洲地区一些国家，由于水源不洁净，卫生设施和供水条件缺乏常导致霍乱的蔓延。被微生物污染的饮用水可以传播腹泻、霍乱、痢疾、伤寒和脊髓灰质炎等疾病，每年估计导致505 000 人因腹泻死亡。

隐孢子虫（*Cryptosporidium parvum*）可通过其卵囊污染水源及饮用水而引起隐孢子虫病的传播。发达国家人群感染率 0.6%～20%，发展中国家为 4%～25%，我国各地的调查结果为 1.4%～13.3%。隐孢子虫卵囊可在 4℃水中存活 13 个月，普通氯化消毒不能完全除去其卵囊。患隐孢子虫病的人或动物的粪便污水污染了水源或饮用水，即可引起本病的流行。隐孢子虫感染人体可导致持续性霍乱样腹泻并伴有胃痉挛、恶心、低热、消化功能障碍等。1993 年，美国威斯康星州某地市政供水被隐孢子虫卵囊污染，导致 84 万人口中有 40.3 万人罹患隐孢子虫病，60 多人死亡。贾第鞭毛虫是寄生于人类和动物肠道的原生动物，一般消毒方法很难将其全部杀死。人感染贾第鞭毛虫后可出现腹痛、腹泻和吸收不良等症状。贾第鞭毛虫病亦是最有可能通过水源或饮水而传播的介水传染病之一。

4. 标准限值　细菌、病毒和原虫引发的介水传染病对人体健康的影响是直接的，有时呈暴发性流行。因此美国等少数发达国家已经将隐孢子虫、贾第鞭毛虫、军团菌和病毒等指标作为饮水标准中要控制的微生物项目。我国《生活饮用水卫生标准》（GB 5749—2006）中，首次增加了隐孢子虫和贾第鞭毛虫的限值。在修订后的《生活饮用水卫生标准》（GB 5749—2022）中，其指标限值维持 GB 5749—2006 中的限值不变。

5. 预防对策　①控制水源周围的污染源：防止农业、工业和生活废水进入饮用水水源区，尤其是避免使用化肥和农药过度、处理不当的污水排放等；②饮用水消毒处理；③管网管理：防止二次污染，并定期对供水管道进行消毒，尤其是在管道维护或修理后，确保供水系统的生物安全；④加强监测：定期进行微生物指标检测，确保病原体的含量符合国家饮用水卫生标准；⑤通过教育和宣传活动,提升公众的饮用水安全意识;⑥饮用水安全不确定或可能受污染的地区,使用家用净水设备如反渗透、活性炭过滤器等,进一步过滤饮用水中的微生物污染物;⑦当水源或供水系统遭遇突发污染事件时,政府和供水部门须迅速响应,如关闭受污染水源,启用备用水源,或临时使用瓶装水、煮沸水等安全措施;⑧在自然灾害(如洪水)发生后,供水系统可能受到生物污染,因此在恢复供水前需要全面检修和消毒,确保水质达标。

（二）藻毒素

1. 污染来源　水体富营养化可导致藻类大量繁殖。各种藻类随着藻细胞的破裂可释放不同类型的藻毒素到水体中,进而造成水体污染。水体中的藻毒素主要由微囊藻、念珠藻、鱼腥藻、拟柱孢藻、节球藻、项圈藻、鞘丝藻等蓝藻产生。此外,一些绿藻、硅藻和甲藻也能产生藻毒素。

2. 种类　藻毒素种类繁多,其中蓝藻毒素在水体中最常见。蓝藻毒素根据其化学结构可分为环肽、生物碱和脂多糖三类,而根据其毒性作用方式可分为肝毒素、神经毒素、脂多糖内毒素、皮肤毒素等。肝毒素主要包括微囊藻毒素(MC)、节球藻毒素和拟柱孢藻毒素等;神经毒素主要包括类毒素-a、高类毒素-a、拟类毒素-a和石房蛤毒素等;皮肤毒素主要包括海兔毒素和樵丝毒素。

3. 影响形成因素　影响藻毒素形成的主要因素包括①氮磷含量:氮磷是藻类繁殖的必需物质,当水体中氮磷比例接近7.2∶1时,藻类繁殖速度最快,因而产生的藻毒素也越多。②温度:温度对藻毒素的生成影响较大,微囊藻毒素在18～25℃时生成量较高,而在其他温度下生成量较低。此外,温度也影响不同藻毒素的异构体生成。③光照:光照也会影响藻毒素的生成,在自然光条件下,光照强度越高,藻毒素因分解而降低。④金属离子:水体中金属离子如Fe^{3+}浓度增加可促进藻毒素生成。

4. 理化性质　藻毒素具有很好的水溶性,在水中溶解性大于1g/L,也可溶于甲醇或丙酮等有机试剂。大多数藻毒素具有很强的热稳定性和非挥发性,在自然水体中降解速度很缓慢,自来水厂常规处理工艺和加热煮沸方式也不能将其有效去除。

5. 人群暴露　在发生水华的水体中可广泛检出各种藻毒素,其中MC和节球藻毒素是最常检出的蓝藻毒素。我国水体中检出的MC亚型主要是MC-LR和MC-RR,检出浓度通常在数百纳克每升至数微克每升,此外也可检出少量的MC-YR,其中L、R和Y分别代表亮氨酸、精氨酸和酪氨酸。节球藻毒素在我国某些地区水源水中的检出浓度最高可达数十微克每升。人群可通过饮用或食用受污染的水和鱼贝类以及洗浴和游泳过程中接触受污染的水暴露藻毒素。目前,人群血清中报道检出的MC-LR中位数浓度通常在数十纳克每升至数百纳克每升。

6. 健康危害　藻毒素可对健康造成多种损害,包括肝肾毒性、神经毒性、生殖发育毒性等,严重者甚至导致急性中毒死亡。海洋赤潮藻毒素的发现多起源于对贝类或鱼类的污染,故称其为贝毒或鱼毒。贝毒可分为麻痹性贝毒、腹泻性贝毒、记忆缺失性贝毒、神经性贝毒和西加鱼毒。部分腹泻性贝毒可损伤肝脏。在赤潮藻毒素引起的中毒和死亡事件中87%由麻痹性贝毒引起,其次是腹泻性贝毒。在我国、日本、法国和挪威等国家曾发生过因食用被赤潮藻毒素污染的贝类造成人员中毒事件,严重者甚至造成死亡。

MC已发现有300多种异构体,是对健康危害最大的一类藻毒素,其毒效应具有明显的器官选择性,主要靶器官为肝脏、肾脏、肠、脑等,以肝脏毒效应最为显著。在MC的异构体中,毒性较大的是MC-LR、MC-RR和MC-YR。急性毒性以MC-LR最强,主要累及肝脏,引起肝脏大面积肿胀、出血、坏死、肝细胞结构和功能破坏,严重者可因肝衰竭而死亡。1996年2月,巴西一血液透析中心因使用含微囊藻毒素的水给患者做肾透析,导致126人视物模糊、呕吐、肝衰竭,60多人死亡。在澳大利亚、美国和英国等国家曾有上万人由于饮用或直接接触 MC 污染的水而造成急性中毒,其中100 多人死亡。

饮用水中的 MC 一般含量较低,其慢性毒性危害更为常见。流行病学调查表明,在我国江苏海门、启东和广西扶绥地区,长期饮用含微量 MC 的浅塘水和河流水的当地居民的原发肝癌发病率明显高于饮用深井水的当地居民。MC 已经成为我国南方肝癌高发区的三大环境危险因素之一。MC暴露也被发现与人群血清丙氨酸氨基转移酶(ALT)、γ-谷氨酰转移酶(γ-GT)和碱性磷酸酶(ALP)水平升高有关。MC-LR 主要作用于肝细胞和肝巨噬细胞,强烈抑制丝氨酸/苏氨酸蛋白磷酸酶 -1(PP1)和蛋白磷酸酶 -2A(PP2A)的活性。除肝毒性外,MC 还具有肾毒性、肠毒性、生殖毒性、神经毒性和胚胎毒性,引起肾上腺、肠道相关疾病、生殖系统以及神经系统损伤等。

7. 预防对策　为了保护人群健康,可通过减少水华发生、去除藻类、优化饮用水处理工艺和加强宣教等措施,减少藻毒素生成和降低人群暴露水平。①减少水华发生:控制废水处理系统和农业肥料造成的污染,以减少湖泊和水库中的磷、氮积累;②去除藻类:可采用机械捞藻捕藻、水体曝气充氧、投加硫酸铜等除藻剂和有效微生物菌剂等物理、化学和生物方法去除水体中的藻类。③优化水处理工艺:可采用臭氧、活性炭、气浮等深度水处理工艺清除饮用水中已经生成的藻毒素。④加强宣传教育:促进卫生和供水部门的工作人员以及公众了解藻毒素的健康风险。

二、物理性污染与健康

饮用水的物理性污染物主要包括悬浮物质污染和放射性污染。

(一)悬浮物质污染

1. 污染物来源　中国地下水质量标准和生活饮用水卫生标准规定水中的悬浮物质是直径 $0.1 \sim 100 \mu m$ 的微粒。主要来源于黏土、泥沙、细小的有机物、无机物、浮游生物和其他微生物等,其浓度通常通过浊度来反映。

2. 健康危害　饮用水中固体悬浮颗粒使水的浊度增加,恶化水的感官性状,还可吸附水中的病原体如细菌、病毒等。当浊度较高的水体作为饮水水源时,会加大饮用水净化的难度,影响饮用水消毒的效果,从而增加以水为媒介的传染病传播的危险。

(二)放射性污染

1. 污染来源　放射性是指原子核在衰变过程中放出 α、β 和 γ 射线的现象,可分为天然放射性污染和人工放射性污染两大类。天然放射性物质主要来自地球形成时结合到地层中的放射性元素及其衰变产物,部分来自宇宙射线。人工放射性污染主要来自核生产废物、核医疗废物和核研究废物等。

2. 健康危害　人类经常受到本底环境中天然放射性辐射的影响,其中直接来自地球和建筑物的 γ 射线约占整个辐射剂量的 1/2。通常,水体中存在极低浓度的天然放射性元素。饮用水中的放射性来自天然和人为的微量辐射,其含量因当地土壤、岩石条件及工业和其他用途的排放情况而异。放射性物质可通过饮水或食用被放射性核素污染的水生生物、粮食和蔬菜而进入人体内,引发肿瘤等多种疾病。放射性核素对人体的危害分为外照射和内照射。外照射主要是在某些特定条件下,水中放射性核素如 ^{137}Cs 所发射的 γ 射线可能对人造成浸没外照射,水体底质也会对人造成直接外照射。内照射是放射性核素经饮水或食用被放射性物质污染的水生生物、农作物等途径进入人体后,在衰变过程中发射出的不同能量射线持续作用于组织器官产生的辐射损伤。研究报道,虽然 ^{222}Rn、^{87}Rb 和 ^{228}Ra 等与癌症发病有关联,但是因每人每天饮水量约为 2L,故其所受辐射量只有 1%。

水生生物如藻类、鱼类均可受放射性物质的威胁,受放射性污染水灌溉的农作物和养的家畜可通过食物链对人体造成损害。

三、化学性污染与健康

化学性污染是饮用水卫生面临的主要问题,其对健康的不良影响主要是长期低剂量暴露于化学物质引起的慢性中毒或远期危害(致癌、致畸和致突变)。造成饮用水化学性污染的物质很多,包括天然水环境中本身存在的某些元素如砷、氟等含量过高,也包括大量人工合成的化学物质被排放入水体。长期饮用含砷、氟含量过高的饮用水可导致生物地球化学性疾病如地方性砷中毒、地方性氟中毒(见第八章 环境相关疾病)。本章仅对氰化物、硝酸盐、消毒副产物对健康的影响进行阐述。

(一)氰化物

1. 污染来源 天然水中不含有氰化物,水源水中的氰化物主要来自选矿、有色金属冶炼、金属加工、炼焦、电镀、电子、化工、制革、仪表等工业排放的废水。

2. 理化性质 氰化物是一类含有氰基(CN^-)的化合物,包括简单氰化物、氰络合物和有机氰化物。各种氰化物毒性的大小取决于它们在人体内是否易于生成游离氰基。常见的氰化物如氰化氢(HCN)、氰化钾(KCN)和氰化钠(NaCN)等易溶于水,在体内极易解离出游离氰基,对人体的毒性很大。

3. 健康危害 氰化物经口进入人体后,经胃酸作用形成氢氰酸。游离氰离子与细胞色素氧化酶中的Fe^{3+}结合,形成氰化高铁细胞色素氧化酶,使Fe^{3+}失去传递电子的能力,中断呼吸链,阻断细胞内氧化代谢过程,造成细胞窒息死亡。机体营养不良、维生素B_{12}缺乏可使氰化物的毒性增加。由于中枢神经系统对缺氧特别敏感,氰化物急慢性中毒主要表现为中枢神经系统损害。氰化物急性中毒分为四期,即前驱期、呼吸困难期、惊厥期和麻痹期,主要表现为中枢神经系统的缺氧症状和体征,严重者可突然昏迷死亡。慢性中毒主要表现为神经衰弱综合征、运动肌的酸痛和活动障碍等,长期饮用含氰化物的水,还可出现头痛、头晕、心悸等神经细胞退行性变的症状。氰化物在体内酶的作用下可转变成硫氰酸盐,后者可抑制甲状腺聚碘功能,干扰甲状腺激素的合成,因而可引起甲状腺肿大。

(二)硝酸盐

1. 污染来源 水源中的硝酸盐除来自地层外,主要污染来源为生活污水和工业废水、施肥后的地表径流和渗透、大气中的硝酸盐沉降和土壤中含氮有机物的生物降解等。采用氯胺消毒时亦可产生高浓度的亚硝酸盐。

2. 理化性质 硝酸盐是硝酸与其他化学物质反应生成的盐类,主要包括硝酸钾、硝酸钠、硝酸钙、硝酸铵等。硝酸盐一般为晶体,易溶于水,在高温下会分解而显示出氧化性。

3. 健康危害 硝酸盐本身相对无毒,但机体摄入硝酸盐后,在胃肠道某些细菌作用下可还原成亚硝酸盐,亚硝酸盐与血红蛋白结合则形成高铁血红蛋白(methemoglobin),后者不再有输氧功能。葡萄糖-6-磷酸脱氢酶(G-6-PD)缺乏者对高铁血红蛋白形成的易感性较高。婴幼儿特别是6个月以内的婴儿血中10%左右的血红蛋白转变为高铁血红蛋白时,婴儿即可出现发绀等缺氧症状,也称蓝婴综合征(blue baby syndrome);大于50%时可引起窒息死亡。此外,在胃肠道生成的亚硝酸盐还可与胺生成具有高毒性的亚硝胺。亚硝胺已经被确认为致突变和致癌物质,同时对动物还有致畸作用。流行病学资料表明,人类的某些癌症,如胃癌、食管癌、肝癌、结肠癌、膀胱癌等的发病率都可能与亚硝胺有关。实验研究还显示，硝酸盐是致甲状腺肿因子和可能的环境内分泌干扰物（EDCs）。

（三）消毒副产物

1. 污染来源　饮用水消毒是集中式供水安全的重要保障，在预防介水传染病方面发挥极其重要的作用。但饮用水消毒剂除具有强效杀菌作用外，还能与水中存在的有机物或无机物发生反应，形成新的对人体健康具有潜在危害的消毒副产物（disinfection by-products，DBPs）。水中能与化学消毒剂形成消毒副产物的有机物被称为有机前体物（organic precursor），如腐殖酸、富里酸、藻类及其代谢物、蛋白质等。

2. 种类　目前饮用水中已确认和鉴定的 DBPs 超过 2 100 种。根据使用的消毒剂种类如氯、二氧化氯、氯胺、臭氧，可将 DBPs 分为氯化消毒副产物、二氧化氯消毒副产物、氯胺消毒副产物和臭氧消毒副产物。氯化消毒副产物主要包括三卤甲烷（trihalomethanes，THMs）、卤代乙酸（haloacetic acids，HAAs）、卤代乙腈、卤代醛、卤代酚、卤代腈、卤代酮、卤代硝基甲烷、卤代乙酰胺、卤代苯醌、卤代羟基呋喃酮等。其中，THMs 包括三氯甲烷、一溴二氯甲烷、二溴一氯甲烷和三溴甲烷，HAAs 包括一氯乙酸、二氯乙酸、三氯乙酸、溴乙酸、二溴乙酸、三溴乙酸、溴氯乙酸、二溴一氯乙酸、二氯一溴乙酸等。二氧化氯消毒副产物主要包括亚氯酸盐、氯酸盐等无机物，也包括少量的 THMs、HAAs、酮、醛或羰基类等有机物。氯胺消毒副产物主要包括卤代乙腈、卤代乙酰胺、卤代硝基甲烷、亚硝胺等含氮消毒副产物。臭氧消毒副产物主要包括甲醛、溴酸盐等无机物。

3. 影响形成因素　影响 DBPs 形成的主要因素包括：①有机前体物的含量和类型：水中有机前体物的含量和类型对 DBPs 的形成有重要影响。在一定条件下，水中有机前体物的含量与 DBPs 生成量成正比。一般含腐殖质的水生成的 DBPs 含量比含富里酸的水要高，以地表水为水源生成的 DBPs 含量比以地下水为水源的要高。②消毒剂种类和投加方式：不同消毒剂生成的 DBPs 种类和含量不同，例如氯化消毒主要产生卤代消毒副产物，二氧化氯和臭氧主要产生无机消毒副产物，而氯胺主要产生含氮消毒副产物。③消毒剂量和接触时间：当有机前体物的含量一定时，DBPs 的生成量随着消毒剂量和接触时间的增加而增加，但达到某一特定值后就不再增加。④温度、pH、溴离子浓度等因素：随着温度的升高，反应动力学加快，DBPs 生成量通常也会增加。pH 对 DBPs 生成量影响较为复杂，通常在碱性条件下随着 pH 升高，THMs 生成量增加，而 HAAs 因水解而减少。当水源水中溴离子浓度较高时，则会生成各种溴代三卤甲烷如三溴甲烷，含量往往高于三氯甲烷。此外，水中存在的各种金属离子如 Cu^{2+}、Fe^{3+} 等也会对 DBPs 的生成起到一定催化作用。

4. 理化性质　不同 DBPs 的理化性质不同。鉴于 DBPs 种类繁多，此处以饮用水中最常见的 THMs 和 HAAs 为例。THMs 是一类具有挥发性和脂溶性的 DBPs，为无色透明液体，可溶于苯、醇、醚等有机溶剂，但难溶于水。HAAs 是一类非挥发性和低脂溶性的 DBPs，但不同种类 HAAs 的理化性质存在一定差异，如二氯乙酸为无色液体，而三氯乙酸为无色结晶，但两者均具有酸性、可溶于水和乙醇、乙醚等有机溶剂。

5. 人群暴露　饮用水中可广泛检出各种 DBPs，其中 THMs 和 HAAs 最常见，两者含量之和通常占饮用水中可检出全部氯化消毒副产物的 80% 以上。2021 年，针对我国 31 个省（区、市）103 个城市饮用水 DBPs 的调查显示，总三卤甲烷、总卤乙酸和含氮消毒副产物的平均浓度分别为 54.8μg/L、16.1μg/L 和 3.9μg/L；此外，不同地区饮用水中 DBPs 浓度存在明显差异，其中东北地区总 DBPs 浓度最高，其次为长江中游和沿海地区。人群可通过饮水、洗澡、游泳等日常用水活动长期暴露 DBPs，其中 THMs 主要经呼吸道和皮肤接触暴露，而 HAAs 主要经消化道暴露。THMs 中的三氯甲烷和一溴二氯甲烷已在人群呼出气、血液等生物样本中广泛检出,检出的中位数浓度通常在数纳克每升至数十纳克每升。HAAs 中的二氯乙酸、三氯乙酸在人群的尿液中也广泛检出,检出的中位数浓度通常在 10μg/L 以内。

6. 健康危害 DBPs 已被证实具有遗传毒性、致癌性、生殖发育毒性等多种健康危害,对人群健康构成潜在威胁。大部分 DBPs 可诱导基因突变、染色体畸变、DNA 损伤等遗传毒性,其中通常碘代消毒产物的遗传毒性大于溴代消毒副产物,溴代消毒副产物的遗传毒性大于氯代消毒副产物,含氮消毒副产物的遗传毒性远大于 THMs 和 HAAs。THMs 中的三氯甲烷、一溴二氯甲烷、二溴一氯甲烷和三溴甲烷均对实验动物有致癌性,可引起肝、肾和肠道肿瘤。HAAs 中的二氯乙酸、三氯乙酸、二溴乙酸、溴氯乙酸也能诱发小鼠肝肿瘤。几乎所有的亚硝胺经口暴露可诱导实验动物多种肿瘤的发生,主要为肝脏和食管肿瘤,其次为膀胱、肾脏和肺肿瘤等。无机消毒副产物如溴酸盐也对实验动物具有致癌性,可引起肾脏和甲状腺肿瘤。一些流行病学研究表明,长期饮用含有有机卤代烃的居民中,消化道癌症死亡率明显高于洁净水对照组的居民。流行病学研究也较为一致地发现,饮用水 DBPs 暴露与膀胱癌和结肠癌风险增加有关。其中,基于病例对照和队列研究的荟萃分析一致表明,饮用水 THMs 暴露与膀胱癌风险增加有关,并且这种关联仅在男性人群中观察到。IARC 已将 N-二甲基亚硝胺(NDMA)列为对人类很可能致癌物(ⅡA 类),三氯甲烷、三氯乙酸、二氯乙酸、二溴乙腈、一溴二氯甲烷、卤代羟基呋喃酮、2,4,6-三氯酚和溴酸钾列为可能致癌物(ⅡB 类),而一氯二溴甲烷和三溴甲烷列为无法分类的致癌物(Ⅲ 类)。

动物实验表明,THMs、HAAs 等 DBPs 可诱导生殖器官或细胞病理学改变,干扰生殖激素生成,抑制精子发生,增加胚胎畸形率和吸收胎,造成胎仔体重和身长降低、死胎等生殖发育毒性。其中,特别是二氯乙酸、二溴乙酸、一溴一氯乙酸、碘乙酸等 HAAs 对实验动物生殖功能、胚胎和胎仔表现出较为一致的毒性。流行病学研究也发现,饮用水 THMs 和 HAAs 暴露与男性精液质量降低、胎儿出生体重降低、小于胎龄儿、早产、出生缺陷、死产等不良生殖发育结局有关,但研究结果并不一致。近年来,一些基于血液 THMs 和尿液二氯乙酸/三氯乙酸等内暴露标志的流行病学研究则较为一致,发现其与男性精液质量降低、女性卵巢功能下降和不良出生结局有关。此外,动物实验还表明,DBPs 具有神经毒性、肝肾毒性、血液毒性以及内分泌干扰效应。如三氯甲烷主要作用于中枢神经系统,二氯乙酸和三氯甲烷可造成肝、肾功能损害,二氯乙酸和三氯乙酸可引起雄激素和雌激素受体降低。一些动物实验证明,二氧化氯消毒副产物如亚氯酸盐能影响血红细胞,导致高铁血红蛋白血症和溶血性贫血,还可能诱发神经、心血管和甲状腺功能损害等。

卤代羟基呋喃酮是 20 世纪 80 年代芬兰科学家首次在氯化消毒的饮水中检出的一类氯化消毒副产物,鉴于其强诱变性和当时尚无成熟的方法对其化学结构做出确切分析而将其称为 "Mutagen X" 或 "MX",后经分析鉴定 MX 为 3-氯-4-二氯甲基-5-羟基-2(5 氢)呋喃酮。研究表明,MX 在氯化消毒的饮水中浓度很低,一般为数纳克每升至数十纳克每升,但却有极强的遗传毒性和致癌作用,被认为是迄今为止最强的诱变物之一。MX 可以导致体内外哺乳动物细胞 DNA 多种损伤,如基因突变、染色体畸变、姐妹染色单体交换、DNA 链断裂等;也可以导致大鼠甲状腺、肝脏和肾上腺等多种脏器肿瘤。MX 诱导人类胚胎肝细胞(L-02 细胞)ras 基因突变和氧化应激的发生可能参与 MX 的致癌过程。目前芬兰、美国、加拿大、日本等国已在自来水中检出了 MX。我国部分城市的自来水中也可检出 MX,有些高污染地区最高检出浓度甚至超过 100ng/L。

需要特别指出的是,尽管 DBPs 引起的多器官肿瘤在动物实验中已被证实,但流行病学研究结果仅在膀胱癌和直肠癌显示与之一致,而且膀胱癌仅在男性中一致。目前 DBPs 致其他健康危害的研究结果并不一致,有些甚至仅是基于有限的毒理学研究结果,尚缺乏相应足够的流行病学研究结果支持,大量不受饮用水卫生标准控制的 DBPs 如卤代乙酰胺、卤代硝基甲烷的健康危害尚未阐明。由于 DBPs 种类繁多,不同种类 DBPs 的理化性质、毒性大小和毒性作用机制存在差异,且毒理学研究采用的 DBPs 染毒剂量通常远高于人群实际暴露水平,流行病学研究准确评估个体 DBPs 暴露水平也面临很大挑战,因此有关饮用水 DBPs 的健康危害鉴定、风险管理和政策制定仍面临诸多挑战。

7. 预防对策　为了保护人群健康,可从源头控制、过程控制和末端控制等方面采取预防措施,减少 DBPs 生成或降低人群暴露水平。①源头控制:主要指通过水源水保护或自来水厂采用化学预氧化、高级氧化、生物活性炭法等前处理工艺除去或降低水源水中有机前体物含量。②过程控制:主要指通过改变消毒方式或优化消毒工艺等方式减少 DBPs 生成和种类,如避免预氯化和折点氯消毒,采用中途加氯法;采用二氧化氯、臭氧等替代消毒方法或组合消毒工艺如臭氧与氯或臭氧与氯氨消毒。③末端控制:主要是指利用物理或化学方法去除已经生成的 DBPs,如采用煮沸、增加浴室空间和通风等方式也可有效降低 THMs,家庭安装活性炭、反渗透或纳滤膜等技术的净水器可有效去除 DBPs。

四、饮用水二次污染对健康的影响

饮用水二次供水污染问题日益增多。符合生活饮用水卫生标准的出厂水输送到用户过程中,因管网陈旧、输送爆管和防护不良,致使水质下降,甚至恶化为不合格水。其主要原因包括:①设计和施工欠合理;②与水接触的截面性质选择不当;③储水构筑物和供水的监管不完善。饮用水二次污染的实质是污染物在水中的迁移转化。虽然变频供水已用于新建高层建筑,但部分城市老旧高层建筑的二次供水设施仍沿用蓄水池、高位水箱等。因缺乏监管,其卫生状况不容乐观。有些设施由于管网失压等原因导致水倒流入管网,使局部管网水质恶化。

高层建筑二次供水(secondary water supply)又称高层建筑二次加压供水,是指用水单位将来自市政供水或自备井的生活饮用水贮存于储水池或水箱中,再通过机械加压或凭借高层建筑的自然压差,二次输送至用户的供水系统。在我国高层建筑(包括住宅楼、办公楼、宾馆、饭店等)的 5 层以上用水都需要二次供水系统才能输送到高层用户。

(一)二次供水水质污染的原因

二次供水受污染的原因包括从储水箱设计到管理的各方面,主要有:①基础设施设计和安装不合理,如:上水管铺设在污水管下面;溢水管与污水管连接,无防倒灌措施,引起污水倒流。②储水箱设计不合理,如出水口高出水箱(池)底平面,使水不能完全循环,形成死水,致使杂质沉淀、微生物繁殖、藻类及摇蚊孳生等。③水箱容积过大,储水量远远超过用户需水量,使水滞留时间过长,导致余氯耗尽,微生物繁殖。研究表明,平均水温低于 20℃时,停留时间不宜超过 8 小时;水温高于20℃左右,停留时间不宜超过 6 小时。最大停留时间不超过 12 小时。④储水箱(池)材料不合格,如不加内衬的混凝土水箱更易导致生物膜形成;内壁防腐材料不合格,涂料脱落,某些成分渗出或溶出,致使某些元素或有毒成分含量升高。⑤储水箱长期不清理,使内壁腐蚀、结垢、沉积物沉积而污染水质。⑥日常卫生管理不善,水箱无定期清洗消毒制度,无盖、无排水孔等,导致尘、虫、鼠入内。

(二)二次供水污染对健康的影响

二次供水水质一旦被污染,会直接影响人们的健康。据报道,二次供水的储水箱(池)水和末梢水浊度、细菌总数、大肠菌群数、铁、锰、三氯甲烷、四氯化碳、亚硝酸盐的含量均较出厂水有所增加,有的增加90%,有的高达130%以上,而余氯明显下降。有时甚至出现异味、浑浊、红线虫和藻类生长等现象。二次供水水质污染对健康的影响取决于污染的原因及污染物的性质。生物性污染通常引起介水肠道传染病。饮用者可出现恶心、呕吐、腹胀、腹泻,严重者危及生命。如果二次供水的储水箱(池)材料的有害物质(如铅、砷、汞、镉等)溶出过高,常常导致相应的慢性危害。

(三)预防对策

高层建筑二次供水是我国大中城市普遍采用的供水方式,应加强对二次供水的卫生管理和防护。除对二次供水设施的设计、施工及所用材料加强审查外,还应加强经常性卫生监督和管理,建立定期清洗、二次消毒以及定期水质检验制度等,以防二次供水水质受污染。对于水量充足而水压不足的生活小区,尽量取消储水箱(池),采取直接补压供水的二次供水方式,比如选用无负压的变频供水方式。

(屈卫东　曾强　杨飞　韦霄)

第二节　集中式供水

集中式供水(central water supply)是指由水源集中取水,经统一净化处理和消毒后,通过输配水管送到用户的供水方式。所供给的水通常称为自来水(tap water)。其供水方式有两种,即城建部门建设的各级城市公共供水和各单位自建设施供水。集中式供水的优点是:有利于水源的选择和防护;易于采取改善水质的措施,保证水质良好;用水方便;便于卫生监督和管理,但水质一旦被污染,其危害面亦广。

一、水源选择与基本要求

选择饮用水水源时,必须综合考虑以下原则:

(一)水量充足

水源的水量应能满足城镇或居民点的总用水量,并考虑近期和远期的发展。天然水源的水量,可通过水文学和水文地质学的调查勘察来了解;选用地表水时,一般要求95%保证率的枯水流量大于总用水量。

(二)水质良好

水源水质应符合下列要求:

1. 选用地表水作为供水水源时,应符合《地表水环境质量标准》(GB 3838—2002)的要求;选用地下水作为供水水源时,应符合《地下水质量标准》(CB/T 14848—2017)的要求。

2. 水源水的放射性指标限值,规定总 α 放射性为0.1Bq/L,总 β 放射性为1.0Bq/L。

3. 当水源水质不符合要求时,不宜作为供水水源。若限于条件需要加以利用时,水源水质超标项目经自来水厂净化处理后,应达到标准的要求。

(三)便于防护

应保证水源水质不致因污染而恶化。有条件时宜优先选用地下水。采用地表水作水源时,应结合城市发展规划,将取水点设在城镇和工矿企业的上游,以防止水源污染。

(四)技术经济上合理

选择水源时,在分析比较各水源的水量和水质后,可进一步结合水源水质和取水、净化、输水等具体条件,考虑基本建设投资费用最小的方案。

二、取水点和取水设备

（一）地表水的取水点和取水设备

1. 取水点的位置　位于城镇和工业企业的上游，避开生活污水和工业废水排出的影响，取水点的最低水深应有 2.5～3m。

2. 取水设备　主要类型有①岸边式：适用于基础坚实和河岸较陡的河流；②河床式：适用于河岸较平坦、河内水质较差的地点；③缆车式：适用于水位涨落幅度大，河岸有适宜坡度，河床较稳定的地点。

（二）地下水的取水点和取水设备

1. 取水点的位置　地下水埋藏愈深，含水层上面覆盖的不透水层愈厚，给养区愈远，在卫生上愈宜作取水点。当深层地下水的覆盖层为裂隙地层，或以浅层地下水为水源时，取水点应设在污染源上游。在不影响水量、水质的前提下，应考虑技术上方便的地点。

2. 取水设备的类型　主要有①管井：又名机井或钻孔井，可采取各层地下水，应用甚广；②大口井：适用于地下水埋藏较浅、含水层薄和不宜打管井的地点。

三、水质常规处理与深度处理

生活饮用水的水源水，不论取自何处，都不同程度地含有各种杂质，不经净化和消毒处理往往达不到生活饮用水卫生标准的要求。生活饮用水的净化处理有常规净化、深度净化、特殊净化三种。以地表水为水源时，常规净化过程为：水源取水→水厂混凝沉淀（或澄清）→过滤→消毒。常规净化可除去原水中的悬浮物质、胶体颗粒和细菌等。以地下水为水源且不受地表水影响出现浑浊时，可以直接进行消毒。若原水中含铁、锰、氟等，则需特殊处理。为生产优质饮用水，可对常规水厂的水质进行深度净化处理。

（一）常规处理

1. 混凝沉淀　天然水中的细小颗粒，特别是胶体微粒，难以自然沉淀，是水浑浊的主要根源。此时须加入混凝剂进行混凝沉淀而去除之，此过程称为混凝沉淀（coagulation precipitation）。

（1）混凝原理：关于混凝原理，目前尚未完全清楚，以下仅介绍一些基本原理。

1）压缩双电层作用：水中的胶粒具有吸附层和扩散层，合称为双电子层，双电子层中正离子浓度由内向外逐渐降低，最后与水中的正离子浓度大致相等。如向水中加入大量电解质，则其正离子就会挤入扩散层而使之变薄，进而挤入吸附层，使胶体表面的电位降低，因而使双电层变薄，这种作用称压缩胶体双电层。双电层的压缩使颗粒间的静电斥能降低，颗粒会相互吸附成大的絮凝体而下沉。

2）电性中和作用：投加于水中的混凝剂，经水解后形成带正电荷的胶体，能和水中带负电荷的胶体相互吸引，使彼此的电荷中和而凝聚和下沉。

3）吸附架桥作用：一些呈线型结构的高分子混凝剂，以及金属盐类混凝剂在水中形成线型高聚物后，均能强烈吸附胶体颗粒。当吸附颗粒增多时，上述线型分子会弯曲变形和成网，使颗粒间的距离缩短而相互黏结，并逐渐形成粗大的絮凝体而沉淀。这些混凝剂起着胶粒与胶粒间相互结合的桥梁作用，称为吸附架桥作用。

（2）混凝剂的种类和特性：目前所使用的混凝剂种类繁多，下面介绍几种常见的混凝剂。

1）混凝剂：常用的混凝剂有金属盐类混凝剂和高分子混凝剂两类。前者如铝盐和铁盐等；后者如聚合氯化铝和聚丙烯酰胺等。

铝盐：铝盐是最常用的混凝剂，其中有明矾$[Al_2(SO_4)_3 \cdot K_2SO_4 \cdot 24H_2O]$、硫酸铝$[Al_2(SO_4)_3 \cdot 18H_2O]$、铝酸钠（$Na_3AlO_3$）和三氯化铝（$AlCl_3 \cdot 6H_2O$）等。铝盐易溶于水，在水处理中投入的浓度大致为$10^{-5}\sim10^{-3}$mol/L（含 Al 量 0.27～27mg/L）。其优点是：腐蚀性小，使用方便，混凝效果好，且对水质无不良影响。缺点是：水温低时，絮凝体形成慢且松散，效果不如铁盐。

铁盐：铁盐也是最常用的混凝剂，包括三氯化铁（$FeCl_3 \cdot 6H_2O$）和硫酸亚铁（$FeSO_4 \cdot 7H_2O$）等。三氯化铁是具有金属光泽的黑褐色结晶，易溶于水，含杂质少。操作液浓度宜高，可达45%。其优点是：适用的 pH 范围较广（5～9），絮凝体大而紧密；对低温、低浊水的效果较铝盐好。缺点是：腐蚀性强，易潮湿，水处理后含铁量高。硫酸亚铁为绿色半透明结晶，又称绿矾。20℃时的溶解度为21%。因亚铁离子只能生成简单的单核络合物，故混凝效果差；且残留于水中的亚铁离子会使水呈色。

聚合氯化铝：常用的是聚合氯化铝$[Al_2(OH)_nCl_{6-n}]_m$（$n=1\sim5$，$m\leqslant10$）和碱式氯化铝$[Al_n(OH)_mCl_{3n-m}]$。其优点为：①对低浊度水、高浊度水、严重污染的水和各种工业废水都有良好的混凝效果；②用量比硫酸铝少；③适用的 pH 范围较宽（5～9）；④凝聚速度非常快，凝聚颗粒大，沉淀速度快，过滤效果好；⑤腐蚀性小，成本较低。

聚丙烯酰胺：是一种非离子型线型高分子聚合物，具有吸附架桥作用，加碱水解后可形成阴离子型聚合物。这种水解产物因分子内同性电荷相斥，使聚合物链条保持伸展状态，较未水解前更有利于吸附架桥。聚丙烯酰胺的优点是对低浊度和高浊度水效果均好。其缺点是价格昂贵，产品中常含有微量未聚合的单体，其毒性甚高，应予重视。

2）助凝剂：其作用有二。①调节或改善混凝条件，如原水碱度不足，可加石灰；用氯将亚铁离子氧化成高铁离子。②改善絮凝体结构，如铝盐产生的絮凝体细小而松散时，可用聚丙烯酰胺或活性硅酸等助凝。

（3）影响混凝效果的因素：主要有①水中微粒的性质和含量：水中微粒大小越单一均匀、越细，越不利于混凝。微粒含量过少时，将明显减少微粒的碰撞机会；微粒含量过多，则不能充分混匀。②水温：水温低时，絮凝体形成会慢且细小、松散。③水的 pH：在不同 pH 条件下，铝盐和铁盐的水解、缩聚产物不同，因而对其混凝效果影响较大，而高分子混凝剂受 pH 影响较小。④水中有机物和溶解盐含量：水中有机物对混凝有阻碍作用，溶解性盐类对铝盐的混凝有促进作用。⑤混凝剂的种类和用量。⑥混凝剂的投加方法、搅拌强度和反应时间等。

（4）沉淀和澄清：混凝过程中生成的絮凝体和其他悬浮颗粒依靠重力作用，从水中分离出来的过程称为沉淀。所用的沉淀设施主要有平流式沉淀池和斜板与斜管沉淀池。澄清池有泥渣循环型和泥渣悬浮型。澄清池的特点：一是利用积聚的泥渣与水中脱稳颗粒相互接触、吸附，充分发挥泥渣的絮凝活性；二是将混合、反应和泥水分离等过程放在同一池内完成，从而使水得到澄清。

2. 过滤　过滤（filtration）是以石英砂等具有孔隙的粒状滤料层截留水中的杂质从而使水获得澄清的工艺过程。滤池通常设在沉淀池或澄清池之后。过滤的功效有三：①使滤后水的浊度达到生活饮用水水质标准的要求；②去除水中大部分病原体，如致病菌、病毒以及寄生原虫和蠕虫等，特别是阿米巴包囊和隐孢子虫卵囊对消毒剂的抵抗力很强，主要靠过滤去除；③水经过滤后，残留微生物失去悬浮物的保护作用，为滤后消毒创造条件。在以地表水为水源的饮用水净化中，有时可省去沉淀或澄清，但过滤是不可缺少的。

（1）过滤的净水原理

1）筛除作用：水通过滤料时，比滤层孔隙大的颗粒被截留；随着过滤的进行，被截留的颗粒增多，滤层孔隙越来越小，较小的颗粒也被截留。

2）接触凝聚作用：水在滤层孔隙内的流动，一般呈层流状态，而层流产生的速度梯度会使细小絮凝体和脱稳颗粒不断旋转，并跨越流线向滤料表面运动，当其接近滤料颗粒表面时，就会产生接触吸附。

（2）滤料：在市政给水过程中，应用最广的滤料是石英砂，常用的还有无烟煤、木炭、活性炭、磁铁砂、锰砂、金刚石和石榴石等颗粒。

滤料的卫生要求：①滤料本身无毒，有足够的化学稳定性，长期浸泡不会溶解出任何有毒有害物质，也不应与水中任何化学物质反应而产生有毒物质。②滤料应不会被微生物利用和分解。③滤料要有良好的机械强度，使用时不易磨损和碎裂。④滤料颗粒粒度要较均匀，有一定的颗粒级配和适当的孔隙率。

（3）滤池的类型和工作周期：常用的滤池有慢滤池、普通快滤池、双层和三层滤料滤池、接触双层滤料滤池、虹吸滤池、无阀滤池、移动罩滤池、V形滤池和压力滤池等。

滤池工作可分三期。①成熟期：此时滤料很清洁，过滤效果较差，须降低滤速或实行初滤排水。②过滤期：此时滤料表面已吸附了一层絮凝体或已形成生物膜，净水效果良好。③清洗期：在过滤过程中，滤层孔隙不断减小，水流阻力越来越大，终因产水量大减或出水水质欠佳，而须停止过滤进行反冲洗。

（4）影响过滤效果的因素：主要有①滤层厚度和粒径：滤层过薄，水中悬浮物会穿透滤料层而影响出水水质；过厚会延长过滤时间。滤料粒径大，筛滤、沉淀杂质的作用小。②滤速：是指水流通过过滤层整个面积的速度（单位为 m/h）。滤速过快会影响滤后水质，滤速过慢过滤效果好，但会影响出水量。③进水水质：进水的浊度、色度、有机物、藻类等对过滤效果影响很大，其中影响最大的是进水的浊度，要求浊度低于 10NTU。④滤池类型：慢滤池因滤料粒径小，过滤效果好，去除微生物的效果一般在 99% 以上。而快滤池一般在 99% 以下，有时甚至远低于 90%。

3. 消毒　消毒（disinfection）是指杀灭外环境中病原微生物的方法。饮用水消毒目的是考虑供水过程的各环节都存在致病菌的污染，通过消毒切断饮用水中病原微生物的传播途径，预防传染病的发生和流行。目前我国用于饮用水消毒的方法主要有氯化消毒、二氧化氯消毒、臭氧消毒和紫外线消毒等。

（1）氯化消毒：氯化消毒（chlorination）是指用氯或氯制剂进行饮水消毒的一种方法。供饮用水消毒的氯制剂主要有液氯、次氯酸钠、漂白粉［Ca（OCl）Cl］、漂白粉精［Ca（OCl）$_2$］和有机氯制剂等。含氯化合物中具有杀菌能力的有效成分称为有效氯，含氯化合物分子团中氯的价数大于 −1 者均为有效氯。漂白粉含有效氯 28%～33%；漂白粉精含有效氯 60%～70%；优氯净（二氯异氰尿酸钠）含有效氯 60%～64%。

1）氯化消毒的基本原理：氯溶于水后发生以下反应：

$$Cl_2+H_2O \rightarrow HOCl+H^++Cl^-$$

$$HOCl \rightarrow H^++OCl^-$$

漂白粉和漂白粉精在水中均能水解成次氯酸（hypochlorous acid）：

$$2Ca(OCl)Cl+2H_2O \rightarrow Ca(OH)_2+2HOCl+CaCl_2$$

$$Ca(OCl)_2+2H_2O \rightarrow Ca(OH)_2+2HOCl$$

氯的杀菌作用机制是由于次氯酸体积小,电荷中性,易于穿过细胞壁;同时它又是一种强氧化剂,能损害细胞膜,使蛋白质、RNA 和 DNA 等物质释出,并影响多种酶系统(主要是磷酸葡萄糖脱氢酶的巯基被氧化破坏),从而使细菌死亡。氯对病毒的作用,在于对核酸的致死性损害。病毒缺乏一系列代谢酶,对氯的抵抗力较细菌强,氯较易破坏—SH 键,而较难使蛋白质变性。

氯与水中存在的一定量氨氮可发生可逆反应,形成一氯胺(NH_2Cl)、二氯胺($NHCl_2$)和三氯胺(NCl_3)。

$$Cl_2+H_2O \rightarrow HOCl+H^++Cl^-$$

$$NH_3+HOCl \rightleftharpoons NH_2Cl+H_2O$$

$$NH_2Cl+HOCl \rightleftharpoons NHCl_2+H_2O$$

$$NHCl_2+HOCl \rightleftharpoons NCl_3+H_2O$$

上述反应是可逆反应。NH_2Cl 和 $NHCl_2$ 的杀菌原理仍是 HOCl 的作用,只有 HOCl 消耗完后反应才向左进行。氯胺是弱氧化剂,杀菌作用不如 HOCl 强,需要较高浓度和较长接触时间。

2)影响氯化消毒效果的因素

A. 加氯量和接触时间:用氯及含氯化合物消毒饮用水时,氯不仅与水中细菌作用,还要氧化水中的有机物和还原性无机物,其需要的氯的总量为"需氯量"。为保证消毒效果,加氯量必须超过需氯量,使在氧化和杀菌后还能剩余一些有效氯,称为"余氯"。余氯(residual chlorine)有两种,一种为游离性余氯如 HOCl 和 OCl^-,另一种为化合性余氯如 NH_2Cl 和 $NHCl_2$。一般要求氯加入水中后,接触30分钟有 0.3~0.5mg/L 的游离性余氯,而对化合性余氯则要求接触1~2小时后有 1~2mg/L 余氯。

加氯量和余氯量的关系(图 6-1):假定水的需氯量为零,则加氯量等于余氯量,如图 6-1 虚线 OA 所示。当水中有机物较少且无游离氨时,则加氯量与余氯量的关系如图 6-1 实线 MB 所示,即加氯量为 M 时余氯为零。此后,随着加氯量增加,余氯开始逐渐增多,但实线 MB 的坡度较小。这是因为水中有机物与氯作用的速度有快有慢,在测定余氯时,部分有机物尚在与氯继续反应中;水中HOCl 受某些杂质和光线的作用,部分可催化分解为 HCl 和 O_2。

当水中的氨含量较多时,加氯量与余氯的关系如图 6-2 所示。该实线的意义是:在出现余氯后,随着加氯量的增加,余氯量逐渐上升,但产生的是化合氯。当余氯量升至 C 点时,加氯量如再增加,余氯反而逐渐下降,其原因是氯胺在过量氯作用下逐渐分解:

$$2NH_2Cl+HOCl \rightarrow N_2+3HCl+H_2O$$

$$NHCl_2+HOCl \rightarrow NCl_3+H_2O$$

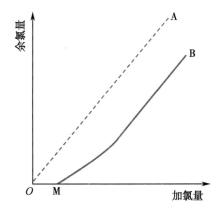

图6-1　水中无氨时加氯量与余氯量的关系

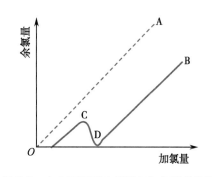

图6-2　水中有氨时余氯量与加氯量的关系

达 D 点时,分解过程结束。如继续加氯,则余氯量又重新上升,这时形成的余氯全部为游离氯,故 D 点称为折点。一般而言,原水中游离氨在 0.5mg/L 以下时,加氯量应控制在 C 点以后;而游离氨在 0.5mg/L 以上时,产生的化合性余氯已够消毒,故加氯量可控制在 C 点前。

B. 水的 pH:次氯酸是弱电解质,在水中按下式离解:$HOCl \rightleftharpoons H^+ + OCl^-$。其离解程度与水温和 pH 有关。当 pH<5.0 时,水中 HOCl 达 100%,随着 pH 的增高,HOCl 逐渐减少,而 OCl^- 逐渐增多。pH 在 6.0 时,HOCl 在 95% 以上;pH>7.0 时,HOCl 含量急剧减少;pH 为 7.5 时,HOCl 和 OCl^- 大致相等;pH>9 时,OCl^- 接近 100%。根据对大肠埃希菌的实验,HOCl 的杀菌效率比 OCl^- 高约 80 倍。因此,消毒时应注意控制水的 pH 不宜太高。

对氯胺而言,当 pH>7 时,一氯胺的生成量较多;pH=7.0 时,一氯胺和二氯胺基本相等;pH<6.5 时,主要生成二氯胺。三氯胺只有当 pH<4.4 时才存在。二氯胺的杀菌效果较一氯胺高,三氯胺几乎无杀菌作用。但二氯胺很臭,故消毒时以一氯胺为好。

C. 水温:水温高,杀菌效果好。水温每提高 10℃,病菌杀灭率提高 2~3 倍。

D. 水的浑浊度:用氯消毒时,必须使 HOCl 和 OCl^- 直接与水中细菌接触,方能达到杀菌效果。如水的浑浊度很高,悬浮物质较多,细菌多附着在这些悬浮颗粒上,则氯不易直接作用于细菌本身,使杀菌效果降低。

E. 水中微生物的种类和数量:不同微生物对氯的耐受性不同,一般来说,大肠埃希菌抵抗力较低,病毒次之,原虫包囊抵抗力最强。水中微生物的数量过多,则消毒后水质较难达到卫生标准的要求。

3）氯化消毒方法

A. 普通氯化消毒法:是指水的浊度低,有机物污染轻,基本上无氨(<0.3mg/L)、无酚时,加入少量氯即可达到消毒目的的一种方法。此时产生的主要是游离氯,所需接触时间短,效果可靠。若原水为地表水时,有机物含量往往较多,会产生氯化副产物,使饮水具有致突变性。水中含有酚类物质时,加氯消毒会产生氯酚臭。

B. 氯胺消毒法:加氯量控制在 C 点前,在水中加入氨(液氨、硫酸铵或氯化铵),则加氯后生成一氯胺和二氯胺。氨与氯的比例应通过实验确定,一般为 1:(3~6)。本法的优点是:消毒副产物生成较少,水的口感和色度均较好,稳定性较高、管网末梢余氯有保证,适宜于长距离输水的水厂;如先加氨后加氯,则可防止产生氯酚臭,化合氯较稳定,在管网中可维持较长时间,使管网末梢余氯得到保证。缺点是:氯胺的消毒作用不如次氯酸强,接触时间长,费用较高;需加氨而操作复杂;对病毒的杀灭效果较差。

C. 折点氯消毒法:加氯量超过折点(D 点),在水中形成适量的游离氯。其优点是:消毒效果可靠;能明显降低锰、铁、酚和有机物含量;并具有降低臭味和色度的作用。缺点是:耗氯多,且能产生较多的氯化副产物;需事先求出折点加氯量。

D. 过量氯消毒法:当水源受有机物和细菌污染严重时,或在野外工作、行军等条件下,需在短时间内达到消毒效果时,可加过量氯于水中,使余氯达 1~5mg/L。消毒后的水用亚硫酸钠、亚硫酸氢钠、硫代硫酸钠或活性炭脱氯。

4）加氯地点和加氯设备:在水的净化处理流程中,加氯地点可选择在:①滤前加氯,即在混凝沉淀前加氯,其主要目的在于改良混凝沉淀和防止藻类生长,但易生成大量氯化副产物。②滤后加氯,即在过滤后加氯,其目的是杀灭水中病原微生物,它是最常用的消毒方法;也可采用二次加氯,即混凝沉淀前和滤后各加一次。③中途加氯,即在输水管线较长时,在管网中途的加压泵站或贮水池泵站补充加氯。此法既可保证末梢水余氯量,又不使水厂附近的管网水含余氯过高。

(2)二氧化氯消毒:二氧化氯(chlorine dioxide, ClO_2)在常温下为橙黄色气体,带有刺激性的辛辣味,易溶于水,在水中溶解度为 Cl_2 的5倍,但不与水起化学反应,在水中极易挥发,其水溶液呈黄绿色,敞开存放时能被光解成 Cl_2、O_2、Cl_2O_6 和 Cl_2O_7 的混合物,因此不宜存放,需临用时配制。当空气中 ClO_2 浓度>10% 或水中浓度>30% 时,都具有爆炸性。因此,在生产时常用空气来冲淡二氧化氯气体,使其浓度低于 8%～10%。将此气体溶于水时,水中二氧化氯浓度为 6～8mg/L。ClO_2 具有极强的氧化性,其氧化能力为 Cl_2 的 2.6 倍。

ClO_2 是极为有效的饮水消毒剂,对细菌、病毒及真菌孢子的杀灭能力均很强。对微生物的杀灭原理是:ClO_2 对细胞壁有较好的吸附性和渗透性,可有效地氧化细胞内含巯基的酶;可与半胱氨酸、色氨酸和游离脂肪酸反应,快速控制蛋白质的合成,使膜的渗透性增高;并能改变病毒衣壳,导致病毒死亡。ClO_2 对于水中残存有机物的氧化作用优于 Cl_2。ClO_2 的强氧化性还可将致癌物 BaP 氧化成无致癌性的醌式结构。

ClO_2 制法主要有化学法和电解法。化学法中可用 $NaClO_3$($KClO_3$)和 $NaClO_2$ 为原料制备 ClO_2。电解法中可用 NaCl 溶液、亚氯酸盐和氯酸盐为电解液制备 ClO_2。

ClO_2 消毒饮用水的优点:杀菌效果好、用量少、作用时间长,可保持剩余消毒剂量;可减少水中 THMs、HAAs 等氯化副产物的形成。当水中含氨时不与氨反应,其消毒作用不受影响;氧化性强,能分解细胞结构并且能杀死芽孢和病毒,特别是对隐孢子虫、贾第鞭毛虫的灭活效果好;消毒后水中余氯稳定持久,防止再污染的能力强;可除去水中的色和味,不与酚形成氯酚臭,去除铁、锰的效果比氯强;ClO_2 水溶液可以安全生产和使用。其缺点是:ClO_2 具有爆炸性,故必须在现场制备并立即使用。ClO_2 消毒饮用水可产生氯酸盐和亚氯酸盐。

(3)臭氧消毒:臭氧(ozone, O_3)是极强的氧化剂,在水中的溶解度比 O_2 大13倍。O_3 极不稳定,需在临用时制备,并立即通入水中。

O_3 加入水后即放出新生态氧[O],[O]具有很大的氧化能力,可氧化细菌的细胞膜而使其渗透性增加,细胞内容物漏出;也可影响病毒的衣壳蛋白,导致病毒死亡。因此,O_3 的杀灭菌、病毒以及氧化有机物的作用均很强。O_3 用于饮水消毒的投加量一般不大于 1mg/L,要求接触 10～15 分钟,剩余 O_3 为 0.3mg/L。

O_3 消毒的优点是:消毒效果较 ClO_2 和 Cl_2 好;用量少;接触时间短;pH 在 6～8.5 内均有效;对隐孢子虫和贾第鞭毛虫有较好的灭活效果;不影响水的感官性状,同时还有除臭、色、铁、锰、酚等多种作用;不产生 THMs;用于前处理时尚能促进絮凝和澄清,降低混凝剂用量。缺点是:投资大,费用较氯化消毒高;水中 O_3 不稳定,易自行分解,且控制和检测 O_3 需一定的技术,在水中保留时间很短,不能维持管网持续的消毒效率,需要第二消毒剂。

(4)紫外线消毒:波长 200～280nm 的紫外线具有杀菌作用,其中以波长 254nm 的紫外线杀菌作用最强。紫外线对病原微生物杀灭作用的原理是:当微生物被照射时,紫外线可透入微生物体内作用于核酸、原浆蛋白与酶,使 DNA 上相邻的胸腺嘧啶键合成双体,致 DNA 失去转录能力,阻止蛋白质合成而造成病原微生物死亡。用紫外线消毒设备有两种:套管进水式(浸入式)和反射罩式(水面式)。套管进水式是灯管外有石英套管,水从灯管旁流过而消毒;反射罩式是利用表面抛光的铝质反射罩将紫外线辐射到水中,所处理的水为无压流(指液体表面相对压强为零的液体流动)。无论采用何种消毒形式,消毒时要求原水色度和浊度要低,水深最好不要超过 12cm,光照接触时间 10～100 秒。

紫外线消毒的优点是接触时间短、杀菌效率高,对致病微生物有广谱消毒效果;对隐孢子虫有特殊消毒效果;不产生有毒有害物质;能降低臭和味,并降解微量有机污染物;消毒效果受水温和pH影响不大。缺点是没有持续消毒效果,需与氯配合使用,且价格较贵。

(二)深度处理

饮用水深度处理是指在市政供水常规处理的基础上,再次对水质净化处理。旨在将常规处理工艺难以去除的有机污染物、重金属离子、DBPs 的前驱体等加以去除。

深度处理的方式有:①分散式,如:矿化、磁化和纯水等净化器。②集中式,即市政自来水管道进入小区后,一部分直接入户供生活用,另一部分入净水站(净水屋)经深度净化,由专用管道入户或居民在净水站汲取,供饮用和厨房烹饪用。同时该管道采用优质管材呈环状分布,无死水区,从而保证水质。

深度处理的目的是获得优质饮用水,目前常用的深度处理方法有:

1. **物理吸附分离技术**　①活性炭吸附法:该方法对色、臭、味、腐殖酸、微量污染物、总有机碳、总有机卤化物及总三卤甲烷等均有明显去除作用。集中式深度处理工艺流程为:自来水→澄清→过滤→活性炭吸附→消毒→净化水。②膜分离法:该方法常用的膜技术有微滤(MF)、超滤(UF)、纳滤(NF)和反渗透(RO)等。

2. **化学氧化技术**　①预氧化技术:是通过在给水处理工艺前端投加氧化剂强化处理效果的一类预处理措施。常用有氯气、高锰酸钾、高铁酸钾、臭氧、二氧化氯、过氧化氢预氧化法,其中臭氧的应用较为广泛。②TiO_2 光催化技术:该技术是利用强氧化剂的活性自由基(主要是羟自由基)参与反应,能够将多数有机物氧化分解并最终矿化为 H_2O 和 CO_2 等小分子。

3. **生物预处理技术**　是指在常规给水处理工艺之前增设生物处理工艺,包括塔滤、生物转盘、生物滤池与接触氧化等生物膜技术,借助于微生物群体的新陈代谢活动,去除那些常规给水处理工艺不能有效去除的有机物、氨氮和亚硝酸盐等污染物。

四、集中式供水主要卫生问题

集中式供水的主要卫生问题包括水源污染、水质不达标、管理不善等。

(一)水源污染

集中式供水系统如果设计和管理不当,一旦水源受到污染,可能导致大范围的疾病流行或中毒,危害人民的身体健康和生命安全。例如,水源周围的活动,如捕捞、网箱养殖、停靠船只、游泳等,都可能污染水源。

(二)水质不达标

集中式供水单位供应的生活饮用水水质必须符合国家《生活饮用水卫生标准》的要求。如果水质不达标准,可能会对人体健康造成影响。

(三)管理不善

集中式供水单位应建立健全生活饮用水卫生管理规章制度,确保水净化处理设备、设施满足净水工艺要求,并保证正常运转。如果管理不善,可能导致水质污染。

(四)直接从事供、管水的人员健康问题

直接从事供、管水的人员必须建立健康档案,定期进行体检。如果人员患有痢疾、伤寒等疾病,可能会对水质造成影响。

(韦　霄)

第三节　分散式供水

一、地下水卫生

（一）井水卫生

水井的形式很多,如普通水井、手压机井、陶管小口井等。现以普通水井为例,说明对水井应有的卫生要求。

1. **井址选择**　应从水量、水质及便于防护和使用等方面加以考虑。为了防止污染,水井应尽可能设在地下水污染源上游,地势高燥,不易积水,周围 20～30m 内无渗水厕所、粪坑、垃圾堆等污染源。

2. **井的构造**

（1）井底:用卵石和粗砂铺垫,厚约 0.5m,上设一块多孔水泥板,以便定期淘洗。

（2）井壁:可选用砖、石等材料砌成。井底以上高约 1m 的井壁,外周充填厚 30～60cm 的沙砾,以利地下水渗入;离地面 1～3m 的井壁,周围应以黏土或水泥填实,内面用水泥砂浆抹平,以防污水渗入井内。

（3）井台:应用不透水材料建成井台,半径 1～3m,并应便于排水。

（4）井栏:一般高出地面 0.3～0.5m,以防止污水溅入和地面垃圾尘土等被风吹入井内,并保证取水方便和安全。

（5）井盖:井口最好设盖。如能修井棚或围墙,则可防止禽畜接近水井。

（6）取水设备:公用井应设公用桶,并保持桶底清洁。建议尽可能做成密封井,装置手压或脚踏式或电动式抽水泵,既方便取水,又可防止污染。

3. **井水消毒**　常用漂白粉或漂白粉精片进行消毒,特别是肠道传染病流行季节,更应加强消毒。一般每天 2 次,一次在早晨用水前,另一次在午后,消毒应在取水前 1～2 小时进行,条件许可时测定余氯含量,应符合《生活饮用水卫生标准》。如用水量大、肠道传染病流行、突发公共卫生事件和自然灾害发生时,消毒次数或用药量应增加。为延长消毒持续时间,一些地区采用竹筒、塑料袋和广口瓶等,以绳悬吊于水中,容器内的消毒剂借水的振荡由小孔中漏出,可持续消毒 10～20天。这样既节省了人力,又能保证持续消毒的效果。

（二）泉水卫生

泉水常出现在山坡或山脚下。水质良好、水量充沛的泉水,如取水方便,是农村缺水地区饮用水的适宜水源。在利用泉水时,可根据便于使用、防止污染等要求修建集水池。如果集水池位置高,可利用压差引水进村入户。必要时可在集水池中加氯消毒,防止污染危害。

二、地表水卫生

地表水包括江河、湖塘、水库水等。以江河为水源时,宜采用分段用水,将饮水取水点设在河段上游,其下游设洗衣点、牲畜饮水点等;在池塘多的地区,可采用分塘用水,污染严重或很小的池塘不可作饮用水源;较大的湖可分区供水。同时应禁止可能污染饮水水源的一切活动。实际上地表水难以完全避免污染,应根据情况加强净化和消毒。可选用缸水混凝沉淀、岸边砂滤井、砂滤缸（桶）等方法净化,再用漂白粉消毒。

（一）缸水混凝沉淀

常用明矾做混凝剂。将明矾放入竹筒内制成加矾筒，在缸水中搅拌使其溶解，并通过加矾筒四周的小孔流出，与水混匀。待出现矾花时取出加矾筒。静置 30～60 分钟后，再用吸泥筒吸出缸底污泥。水质经沉淀和过滤后，还需用漂白粉液消毒，其用量以接触 30 分钟后能嗅到轻微的氯臭为宜。

（二）岸边砂滤井

原水由进水管引入砂滤井，过滤后进入清水井。砂滤井底部铺 15cm 厚的卵石（粒径 15～25mm），其上铺 70cm 厚的砂层（粒径 0.3～0.5mm）。砂滤井和清水井均应设盖。清水井中的水，需用漂白粉澄清液消毒。

（三）砂滤缸（桶）

自下而上铺卵石 10～15cm，棕皮 2 层，砂子 40cm，棕皮 2 层，卵石 5cm。砂滤缸（桶）主要靠砂层滤水。底层和上层的卵石起承托和防止冲刷的作用，也可改用多孔板。初用时出水往往浑浊，需过滤一段时间后水才会变清。使用期间，应使砂层上面经常保持一层水，以防止空气进入滤层，影响过滤效果。砂滤缸使用一段时间后，砂层会逐渐堵塞，使出水量减少或净水效果下降。当堵塞严重时，应进行清洗。

三、雨雪水卫生

在缺水地区，常用水窖收集贮存雨雪水。水窖由集水区和窖身组成。集水区常利用屋顶，屋顶以水泥被覆的平顶为佳。雨前将屋顶上的尘土扫除，初雨时，收集到的水不够清洁，应从收集管侧道排走，待流下清洁水时再收集到水窖内。水窖以修建在地下或半地下为宜。窖身容积可按每人每日需水 10L、饮水人数和贮存天数计算。水窖上要设有严密的盖和通气管，以防周围环境的污染。比较长时期的储存要采用储水的防腐消毒措施。

四、分散式供水主要卫生问题

分散式供水通常指的是用户直接从水源取水，可能未经任何设施或仅有简易设施的供水方式，如浅井、深井、泉水、河水、塘水、窖水等。这种供水方式存在几个主要的卫生问题：

（一）水源污染

由于各家的经济、卫生条件、地质结构、水源的防护及水质的状况各不相同，很难保证饮用水的安全卫生。一旦水体被污染，必定给人们的健康带来危害。

（二）缺乏有效的消毒措施

分散式供水应注意消毒工作，定期投放适当的消毒剂如漂白粉等，或煮沸后方可饮用。如果消毒措施不到位，可能会导致细菌、病毒等微生物在水中存活，增加患病风险。

（三）缺乏定期的水质检测

分散式供水需要定期对水质进行检验，确保水质卫生。如果缺乏定期的水质检测，就无法及时发现水质问题，从而无法保证饮用水的安全性。

为了解决这些问题，建议对水源地做警示标识，进行必要的卫生维护，保证水源周围无污染。浅井最好能加盖上锁，以减少人为污染的风险。此外，对于分散式供水，采取适当的消毒措施和定期的水质检测是非常必要的，以确保饮用水的卫生安全。

（韦 霄）

第四节 生活饮用水卫生标准与制定依据

一、制定原则

在研究制定生活饮用水卫生标准时,要求水中不得含有病原体,保证水在流行病学上的安全性;水中所含化学物质和放射性物质对人体健康无害;水的感官性状良好。此外,在选择指标和确定标准限值时要考虑经济技术上的可行性。

二、我国生活饮用水卫生标准及其制定依据

《生活饮用水卫生标准》(GB 5749—2022)根据各项指标的卫生学意义,将97项饮用水水质指标分为常规指标和扩展指标。

(一)常规指标

常规指标(regular indices)指反映生活饮用水水质基本状况的水质指标,分为5组,即微生物指标、毒理学指标、感官性状和一般化学指标、放射性指标和消毒剂指标。微生物和消毒剂指标旨在保证饮用水在流行病学上的安全性;感官性状和一般化学指标旨在保证饮用水感官性状良好;毒理学指标和放射性指标旨在保证饮用水对人体健康不产生毒性和潜在危害。

1. 微生物指标

(1)总大肠菌群(total coliform):系指一群在37℃培养24～48小时能发酵乳糖并产酸产气的革兰氏阴性无芽孢杆菌。总大肠菌群不只来自人和温血动物粪便,也可来自植物和土壤。总大肠菌群是评价饮用水水质的重要指标。标准规定每100mL水样中不得检出。

(2)大肠埃希菌(*Escherichia coli*, *E.coli*):存在于人和动物的肠道中,在自然界中生命力很强,能在土壤、水中存活数个月,是判断饮用水是否遭受粪便污染的重要微生物指标。标准规定每100mL水样中不得检出。

(3)菌落总数:是评价水质清洁度和考核净化效果的指标。菌落总数增多说明水受到了微生物污染,但不能识别其来源,必须结合总大肠菌群指标来判断污染来源及安全程度。我国各地水厂只要认真落实水质的净化处理和消毒,其出厂水水质是能够达到该标准的。标准规定细菌总数≤100CFU/mL(CFU为菌落形成单位)。

2. 毒理学指标

(1)砷:饮用含砷1.0～2.5mg/L的水,可引起慢性砷中毒;饮用含砷0.12mg/L以上的水10年后可出现慢性砷中毒或疑似病例,且发砷含量增高;饮用含砷0.027～0.081mg/L的水,其发砷含量与对照人群无明显差异;国外资料显示水砷在0.05mg/L时未见任何有害影响。长期饮用含高浓度砷的水对人有致癌作用,IARC已将无机砷化合物列为人类致癌物(Ⅰ类)。标准规定生活饮用水砷含量不得超过0.01mg/L,此时导致皮肤癌的风险为6×10^{-4}。小型集中式供水和分散式供水可容许为0.05mg/L。

(2)镉:大鼠饮用含镉为0.1～10mg/L的水,肾、肝中镉含量均可增加。据报道,某地居民长期饮用含镉0.047mg/L的水,未发现任何症状。我国各地饮用水中镉平均浓度几乎低于0.01mg/L。根据联合国粮食及农业组织(FAO)和WHO的食品添加剂联合专家委员会(JECFA),2011年将镉的暂定每周耐受摄入量(PTWI)调整为暂定每月耐受摄入量(PTMI),设定为每个月每千克体重0.025mg。

这意味着对于一个体重 60kg 的成年人来说,每个月的镉耐受摄入量为 1.5mg 或每天约 0.05mg。根据上述情况,标准规定饮用水中镉含量不得超过 0.005mg/L。

（3）铬:六价铬的毒性比三价铬大。大鼠饮用含六价铬 0.45~25mg/L 的水 1 年,未出现毒性反应,当饮用高于 5mg/L 水时,组织中六价铬含量明显增加。某家庭饮用含六价铬 0.45mg/L 水达 3 年时,体检未发现异常。考虑饮水中六价铬的浓度一般较低,标准规定饮用水中六价铬不得超过 0.05mg/L。

（4）铅:1972 年 FAO 和 WHO 专家委员会确定每人每周摄入铅的总耐受量为 3mg。儿童、婴儿、胎儿和妇女对铅较为敏感,饮水中铅含量为 0.1mg/L 时,儿童血铅超过上限值 30μg/100mL。调查表明管网末梢水中铅含量一般低于 0.05mg/L。从保护敏感人群出发,标准规定饮用水中含铅量不得超过 0.01mg/L。

（5）汞:汞为剧毒物质,可致急、慢性中毒。用无机汞 0.05mg/kg 剂量给大鼠染毒 4 个月后,大鼠条件反射有明显改变,血中网织红细胞和胆色素增加;剂量为 0.005mg/kg 时上述变化轻微;而剂量为 0.000 5mg/kg 时则无异常发现。据报道有机汞的最小作用剂量为每人每日 0.25~0.3mg。而饮用水中的汞主要为无机汞。国内调查饮用水汞含量几乎均低于 0.001mg/L。基于上述资料,标准规定饮用水中汞含量不得超过 0.001mg/L。

（6）氰化物:使水呈杏仁味,其味觉阈为 0.1mg/L。氰化钾剂量为 0.025mg/kg 时,大鼠的过氧化氢酶活性增高,条件反射活动有变化;剂量为 0.005mg/kg 时无异常变化,此剂量相当于在水中 1mg/L。考虑到氰化物毒性很强,应有一定安全系数,标准规定饮用水中氰化物含量不得超过 0.05mg/L。

（7）氟化物:水中氟化物在 0.5~1mg/L 时氟斑牙患病率为 10%~30%,多数为轻度斑釉齿;1~1.5mg/L 时,多数地区氟斑牙患病率已高达 45% 以上,且中至重度患者明显增多。而在 0.5mg/L 以下地区,居民龋齿患病率高达 50%~60%,但在 0.5~1mg/L 的地区,仅为 30%~40%。综合考虑氟在 1mg/L 时对牙齿的轻度影响和防龋作用,以及高氟地区除氟在经济技术上的可行性,标准规定饮用水中氟化物含量不应超过 1mg/L。

（8）硝酸盐:国外报道硝酸盐氮含量低于 10mg/L 时未发现变性血红蛋白血症病例,高于 10mg/L 时偶有病例发生,故一些国家规定饮用水中硝酸盐氮含量不超过 10mg/L。国内调查表明饮用水中硝酸盐氮含量在 14~25.5mg/L 时,20 年来未发现婴幼儿患高铁血红蛋白血症;10~30mg/L 时 1 岁以内婴儿血液中变性血红蛋白含量与对照组相比无明显差异,而 >30mg/L 时则有明显差异。标准规定饮用水中硝酸盐含量不得超过 10mg/L（以 N 计）,小型集中式供水和分散式供水因水源与净水技术限制时按 20mg/L 执行。

（9）三氯甲烷、一氯二溴甲烷、二氯一溴甲烷、三溴甲烷、三卤甲烷、一氯乙酸和二氯乙酸等消毒副产物指标:水源水中含有机前体物时,加氯消毒可形成三卤甲烷（THMs）,其中三氯甲烷的含量最高。三氯甲烷可引发小鼠肝癌及雄性大鼠肾肿瘤,IARC 将三氯甲烷列为对人可能的致癌物（ⅡB 类）。WHO《饮用水水质准则》规定三氯甲烷在饮水中的限值为 0.3mg/L,美国规定最大允许浓度为 0.08mg/L,考虑到我国的具体情况,标准规定饮用水中三氯甲烷含量不得超过 0.06mg/L。

一氯二溴甲烷、二氯一溴甲烷、三溴甲烷、二氯乙酸、三氯乙酸、三卤甲烷 6 项指标在 GB 5749—2006 中为非常规指标,在 GB 5749—2022 中将这 6 项指标调整为常规指标。目前我国氯化消毒的饮用水处理工艺被广泛使用,一氯二溴甲烷、二氯一溴甲烷、三溴甲烷、二氯乙酸、三氯乙酸这 5 种物质一般不会出现在原水中,饮用水中的这些物质主要来源是消毒过程中消毒剂与水体中有机物发生反应而形成的副产物。THMs 主要包括三氯甲烷、一氯二溴甲烷、二氯一溴甲烷、三溴甲烷,其限值是这 4 种化合物的实测浓度与其各自限值的比值之和不超过 1,该指标的设置进一步严格了对消毒副产物指标的控制。人群长期暴露于上述物质产生的健康风险包括致癌性、遗传毒性、生殖毒性和发育毒性等。

我国多部门的水质监测、检测和调查结果表明,一氯二溴甲烷、二氯一溴甲烷、三溴甲烷、二氯乙酸、三氯乙酸、三卤甲烷 6 项指标在饮用水中检出情况相对较为普遍,检出率超过 60%,一氯二溴甲烷和二氯一溴甲烷更是高达 90% 以上。鉴于氯化消毒在我国仍是广泛采用的饮用水消毒方式,加之这些物质在我国饮用水中检出率较高,且有较强的健康效应,因此一氯二溴甲烷、二氯一溴甲烷、三溴甲烷、二氯乙酸、三氯乙酸、三卤甲烷 6 项指标为常规指标。

(10)溴酸盐:溴酸盐一般在水中不存在,当水源水含有溴化物,并经臭氧消毒时,可产生无机消毒副产物溴酸盐。动物实验证实溴酸盐有致癌性,IARC 将其列为对人可能的致癌物(ⅡB 类),饮水中终身过量致癌风险增量为 10^{-4}、10^{-5} 和 10^{-6} 时其对应的溴酸钾浓度分别为 $30\mu g/L$、$3\mu g/L$ 和 $0.3\mu g/L$。标准首次规定饮用水中溴酸盐的含量不得超过 0.01mg/L。

(11)亚氯酸盐:饮水使用二氧化氯消毒时可产生亚氯酸盐。IARC 将亚氯酸盐列为对人的致癌性尚无法分类(Ⅲ类)。为保障供水安全,标准首次规定饮用水中亚氯酸盐含量不得超过 0.7mg/L。

(12)氯酸盐:饮用水使用二氧化氯消毒时可产生氯酸盐,氯酸盐对动物和人的影响尚无足够的数据。为保障供水安全,标准首次规定饮用水中氯酸盐含量不得超过 0.7mg/L。

3. 感官性状和一般化学指标

(1)色度:饮用水的颜色可由带色有机物如腐殖质、金属或高色度的工业废水造成。水的色度大于 15 度时,多数人用杯子喝水时即可察觉。色度较高的地表水经净化后一般可达 15 度以下。因此饮用水色度不应超过 15 度。

(2)浑浊度:水的浑浊度(turbidity)在 10NTU 时,人们即可觉察水质浑浊。水源水经常规净化处理后出厂水浑浊度一般均不超过 5NTU,多数能达 3NTU 以下。降低浑浊度对除去某些有害物质、细菌、病毒,提高消毒效果,确保供水安全等方面都有积极作用。根据我国大中城市自来水厂出厂水的浑浊度大都可达 1NTU 以下的实际情况,标准规定浑浊度的限值为 1NTU,小型集中式供水和分散式供水因水源与净水技术限制时,浑浊度按 3NTU 执行。

(3)臭和味:水中异臭和异味主要是由水中化学污染物和藻类代谢产物引起的。臭和味是人们对饮用水的安全性最为直接的参数,带有异臭和异味的饮水会引起饮用者对水质产生不信任感和厌恶感,异常的臭味可能是水质污染信号。标准规定饮用水不得有任何异臭或异味。

(4)肉眼可见物:指饮用水中不得含有肉眼可见的沉淀物、水生生物等令人厌恶的物质。

(5)pH:pH 在 6.5~9.5 时并不影响饮用和健康。但 pH 过低可腐蚀管道影响水质,过高又可析出溶解性盐类并降低消毒效果。根据供水实际情况,其上限很少超过 8.5。故标准规定饮用水的 pH 为 6.5~8.5。

(6)铝:20 世纪 70 年代曾有研究提出,铝可能与早老性痴呆的脑损害有关。随后在某些生态流行病学研究中也显示出早老性痴呆可能与饮用水中铝有关。但根据现有毒理学和流行病学研究尚未确定两者因果关系,无法推导出铝影响健康的限量值。考虑到水净化处理中常使用铝化合物作为混凝剂,且铝可影响水的感官性状,故规定饮用水中铝含量不应超过 0.2mg/L。

(7)铁:饮水铁含量在 1mg/L 时有明显金属味;0.3~0.5mg/L 时无任何异味;0.5mg/L 时色度可大于 30 度。为防止衣服器皿着色及产生沉淀,规定饮用水中铁不超过 0.3mg/L。

(8)锰:饮水中有微量锰时水可呈黄褐色,超过 0.15mg/L 时能使衣服及白色瓷器等出现色斑。

故规定饮用水中锰含量不超过 0.1mg/L。

（9）铜：水中含铜 1.5mg/L 时即有明显的金属味；超过 1mg/L 时可使衣服及白瓷器染成绿色。故规定含铜量不超过 1mg/L。

（10）锌：水中含锌 10mg/L 时水可呈现浑浊，5mg/L 时有金属涩味。我国各地水中含锌量一般很低。故规定饮用水中锌含量不超过 1mg/L。

（11）氯化物：氯过高对配水系统有腐蚀作用。氯的钠、钾或钙盐的味阈浓度不同，以氯化物计为 200～300mg/L。根据其味觉阈，规定饮用水中氯化物不超过 250mg/L。

（12）硫酸盐：饮用水中超过 750mg/L 时有轻泻作用，300～400mg/L 时多数人感觉水有味。故规定饮用水中硫酸盐（以硫酸根计）含量不超过 250mg/L。

（13）溶解性总固体（total dissolved solids，TDS）：水中溶解性固体主要包括无机物，主要成分为钙、镁、钠的重碳酸盐、氯化物和碳酸盐。高于 1 200mg/L 时可产生苦咸味。故规定饮用水中溶解性固体的含量不超过 1 000mg/L。

（14）总硬度：饮用硬度高的水可引起胃肠功能暂时性紊乱。据国内，报道饮用总硬度为 707～935mg/L（以碳酸钙计）的水，次日就可出现腹胀、腹泻和腹痛等症状。此外，硬水易形成水垢，对日常生活产生影响。但是人们对硬度不超过 425mg/L 的水反应不大，故规定硬度不超过 450mg/L。

（15）高锰酸盐指数（以 O_2 计）：饮用水高锰酸盐指数高说明水中有机物浓度较高。氯化消毒时可生成较多消毒副产物，使水的致突变活性增强。结合我国国情，标准规定生活饮用水中高锰酸盐指数不得超过 3mg/L。

（16）氨（以 N 计）：水中氨是影响水体感官性状的指标因素之一。氨的浓度与有机物的含量、溶解氧的大小密切相关，标志着水污染的程度。我国多部门的水质监测、检测和调查结果表明，氨在地表水水源的饮用水中普遍存在，在部分地下水源的饮用水中也有检出，最高值可达到 10mg/L；此外，氨能反映水体受生活污水等污染的程度，且其浓度对净水工艺，特别是消毒剂的投加控制具有重要影响。

4. **放射性指标**　正常情况下饮用水中放射性浓度很低，标准规定总 α 放射性≤0.5Bq/L，总 β 放射性≤1Bq/L。若超过上述规定值时，应组织有关专家进行核素分析和评价，以判断该水能否饮用。

5. **消毒剂指标**　消毒剂指标是衡量水厂出厂水消毒效果是否合格的主要指标。消毒剂指标包括氯气及游离氯制剂、一氯胺、臭氧和二氧化氯。除游离氯（free chlorine）外，其余指标均为新增指标，旨在考虑不同消毒方式对供水安全的影响。

游离氯：加氯消毒是我国城市供水的主要消毒方式。实验证明含氯制剂与水接触时间达 30 分钟，游离氯在 0.3mg/L 以上时，对肠道致病菌（如伤寒杆菌、痢疾杆菌等）、钩端螺旋体、布氏杆菌等均有杀灭作用。而肠道病毒（传染性肝炎病毒、脊髓灰质炎病毒等）对氯消毒的耐受力较肠道病原菌强。据报道，若消毒剂与水接触 30～60 分钟，游离氯余量在 0.5mg/L 以上时，亦可使肠道病毒灭活。因此在怀疑水源受肠道病毒污染时，应加大氯消毒剂用量和接触时间，以保证饮水安全，防止肠道病毒的介水传播。游离氯的嗅觉和味觉阈为 0.2～0.5mg/L，慢性毒性阈剂量为 2.5mg/L，故标准规定用氯气及游离氯制剂消毒时，在接触至少 30 分钟情况下，出厂水中游离氯不超过 2mg/L，游离氯余量不低于 0.3mg/L，而管网末梢水中游离氯余量不低于 0.05mg/L。管网水出现二次污染（secondary pollution）时，游离氯会耗尽，故管网末梢水中的游离氯余量可作为在输配水过程中有无再次污染的信号。现有研究表明 5mg/L 及以下浓度水平游离氯不会对人体存在有害效应；但鉴于

氯消毒会产生大量的消毒副产物,且部分 DBPs 具有有害的健康效应,因此在控制消毒效果的基础上应尽量减少 DBPs 的产生,避免消毒剂的过量投加是控制 DBPs 的有效方式之一。

（二）扩展指标

除常规指标外,《生活饮用水卫生标准》(GB 5749—2022)还规定了 54 项扩展指标(non-regular indices)及其限值。扩展指标分为 3 组:微生物指标、毒理学指标、感官性状和一般化学指标。其中,感官性状和一般化学指标 5 项,微生物指标 2 项(贾第鞭毛虫和隐孢子虫),毒理学指标 47 项(农药、除草剂、苯化合物、微囊藻毒素 -LR、氯化消毒副产物等)。扩展指标指反映地区生活饮用水水质特征及在一定时间内或特殊情况下水质状况的指标。

三、世界卫生组织和其他一些国家的饮用水水质标准

1. WHO 世界卫生组织在 1958 年、1963 年和 1971 年分别发布了三版《饮用水国际标准》。1976 年,将该标准更名为《饮用水水质监测》,1983 年又更名为《饮用水水质准则》并沿用至今。第一版《饮用水水质准则》的出版时间在 1983—1984 年,第二版《饮用水水质准则》的出版时间为 1993—1997 年,第三版《饮用水水质准则》的出版时间为 2004 年,第四版《饮用水水质准则》发布于 2011 年。2017 年世界卫生组织发布了第四版《饮用水水质准则》的第一次增补版。《饮用水水质准则》(第四版)将水质指标分为微生物指标、化学指标、放射性指标和可接受性指标四类,累计 249 项。世界卫生组织的《饮用水水质准则》是世界各国制定饮用水水质标准的参考依据。

2. 美国 美国最早的饮用水水质标准为《公共卫生署饮用水水质标准》,颁布于 1914 年。1974 年美国国会通过了《安全饮用水法》,建立了地方、州、联邦进行合作的框架,要求所有饮用水标准、法规的建立必须以保证用户的饮用水安全为目标,并于 1975 年首次发布了具有强制性的《国家饮用水一级标准》,1979 年发布了非强制性的《国家饮用水二级标准》。之后美国的饮用水水质标准在《安全饮用水法》及其修正案规定的框架下进行了多次修订。基于《安全饮用水法》1996 年修正案的要求,现行美国饮用水一级标准制定了两个浓度值:污染物最大浓度目标值和污染物最大浓度值,规定了 87 项水质指标,其中有机物指标 53 项,无机物指标 16 项,微生物指标 7 项,放射性指标 4 项,消毒副产物指标 4 项,消毒剂指标 3 项。现行美国《国家饮用水二级标准》主要针对水中会对容貌(皮肤、牙齿)或感官(如色、嗅、味)产生影响的指标,对 15 项污染物确定了浓度限值,包括氯化物、色度、铜、氟化物、味、pH 等指标。美国是世界上对饮用水水质标准更新最频繁的国家。

3. 欧盟 欧盟 80/778/EEC《饮水水质指令》发布于 1980 年,是欧洲各国制定本国水质标准的主要依据,检测项目分为微生物指标、化学指标、感官性状指标等,绝大部分项目既设定了指导值又制定了最大允许浓度。1995 年欧盟组织对 80/778/EEC 进行修订,并于 1998 年 11 月通过了新指令 98/83/EC。指标参数从 66 项减少至 48 项,其中微生物指标 2 项,化学指标 26 项,感官性状等指标 18 项,放射性指标 2 项。2015 年 10 月 7 日,欧盟发布(EU)2015/1787 号法规,对 98/83/EC 的附录Ⅱ和Ⅲ中有关饮用水监测方面的要求和参数的分析方法技术说明等内容进行了修订,并要求于 2017 年 10 月 27 日起各成员国的法律、法规、行政规章必须符合该指令要求。

（曾强 韦霄 杨飞）

第五节 饮用水污染的预防对策

为确保生活饮用水卫生安全,保障居民健康,1996 年中华人民共和国建设部和卫生部联合发布

《生活饮用水卫生监督管理办法》(建设部、卫生部令第 53 号)(以下简称《办法》),2010 年卫生部对《办法》进行了修订,2016 年 4 月 17 日中华人民共和国住房和城乡建设部和国家卫生和计划生育委员会又对该《办法》作了修订,自 2016 年 6 月 1 日起施行。该《办法》明确规定:"国务院卫生计生主管部门主管全国饮用水卫生监督工作。县级以上地方人民政府卫生计生主管部门主管本行政区域内饮用水卫生监督工作。国务院住房城乡建设主管部门主管全国城市饮用水卫生管理工作。县级以上地方人民政府住房城乡建设主管部门主管本行政区域内城镇饮用水卫生管理工作。国家对供水单位和涉及饮用水卫生安全的产品实行卫生许可制度。"为此,卫生部门必须从涉及饮用水安全的多个环节开展预防性卫生监督和经常性卫生监督工作,包括水源选择、水源卫生防护、供水单位调查、水质监测和饮用水卫生监督等。

一、饮用水的卫生防护

(一)水源卫生防护

为保护水源,取水点周围应设置保护区。根据《饮用水水源保护区污染防治管理规定》(2010 年 12 月 22 日修正)和《饮用水水源保护区划分技术规范》(HJ 338—2018),生活饮用水水源保护区由有关市、县人民政府提出划定方案,报省、自治区、直辖市人民政府批准。地表水或地下水饮用水源保护区范围应按照不同水域特点进行水质定量预测并考虑当地具体条件加以确定,保证在规划设计的水文条件和污染负荷下,供应规划水量时,保护区的水质能满足相应的标准。保护区内严禁修建任何可能危害水源水质卫生的设施及一切有碍水源水质卫生的行为。

1. **地表水水源卫生防护**　必须遵守下列规定:①取水点周围半径 100m 的水域内,严禁捕捞、网箱养殖、停靠船只、游泳和从事其他可能污染水源的任何活动。②取水点上游 1 000m 至下游 100m 的水域内不得排入工业废水和生活污水;其沿岸防护范围内不得堆放废渣,不得设立有毒有害化学物品仓库、堆栈,不得构筑装卸垃圾、粪便和有毒有害化学物品的码头,不得使用工业废水或生活污水灌溉及施用难降解或剧毒的农药,不得排放有毒气体、放射性物质,不得从事放牧等有可能污染该水域水质的活动。③以河流为饮用水水源时,一级保护区水域长度为取水点上游不小于 1 000m,下游不小于 100m 范围内的河道水域。④受潮汐影响的河段水源地,一级保护区上、下游两侧范围相当,其单侧范围不小于 1 000m。⑤以水库和湖泊为饮用水水源时,应根据不同规模情况,将取水点周围部分水域或整个水域及其沿岸划为水源保护区,并按①和②项的规定执行。⑥对生活饮用水水源的输水明渠、暗渠,应重点保护,严防污染和水量流失。

2. **地下水水源卫生防护**　必须遵守下列规定:①在单井或井群的影响半径范围内,不得使用工业废水或生活污水灌溉和施用难降解或剧毒的农药,不得修建渗水厕所、渗水坑,不得堆放废渣或铺设污水渠道,并不得从事破坏深层土层的活动。②工业废水和生活污水严禁排入渗坑或渗井。③人工回灌的水质应符合生活饮用水水质要求。

(二)水厂及有关构筑物的卫生防护

水厂生产区以及取水构筑物和清水池等外围 10m 区域内,不得设置生活居住区、饲养场和渗水厕所;不得堆放垃圾、粪便和废渣或铺设污水渠道,并应保持良好卫生条件和充分绿化。从事净水的工作人员,应定期体检,如发现传染病和带菌者,应及时调离工作岗位。

(三)管网系统的防护

1. **清洗和消毒**　管内壁因逐渐腐蚀而产生积垢;管线盲端因水流停滞,余氯不足而致细菌繁殖;贮水设备长期不洗;污水漏入等原因均可造成管道内水质不良,因此凡是有可能积水的管段都必须定期冲洗。管线过长时应采用中途加氯,管道检修后应充分冲洗和消毒。

2. 检漏　水管质量差或使用期过长而破损;管线接头不严密;阀门锈蚀、磨损均可造成管道漏水。检漏的方法有直接观察、深夜听漏以及用半导体检漏仪探漏等。

3. 维持水压　管网内必须维持一定水压,防止因缺水、断水时造成负压,导致反虹吸和吸入地下污水。

二、饮用水的卫生调查、监测和监督

（一）集中式供水的卫生调查、监测和监督

1. 水源卫生调查　在选择水源时,卫生部门应组织有关部门,对可能选择的各水源进行较长时间的卫生调查和水质监测,并研究确定水源卫生防护的方案。对已投入使用的水源则主要调查取水点及水源卫生防护的执行情况,必要时应检测水源水质。如水源水质恶化,应查明原因。如发现污染源时,应监督有关单位限期消除。

2. 供水单位调查　对供水单位调查的内容:①供水单位使用的涉及饮用水卫生安全产品是否符合卫生安全和产品质量标准的有关规定。②水处理剂和消毒剂的投加和贮存室是否通风良好,有无防腐、防潮、安全防范和事故的应急处理设施以及防止二次污染的措施。③取水、输水、蓄水、净化消毒和配水过程中是否建立了各项管理制度,是否有专人负责,执行情况如何。④集中式供水单位是否建立了水质净化消毒设施和必要的水质检验仪器、设备和人员,能否对水质进行日常性检验,并向当地人民政府卫生部门和建设行政主管部门报送检测资料;城市自来水供水企业和自建设施对外供水的企业,其生产管理制度的建立和执行、人员上岗的资格和水质日常检测工作由城市建设行政主管部门负责管理。⑤直接从事供、管水人员是否取得健康体检合格证和上岗证,发现带菌者和传染病患者是否及时调离工作。

3. 水质监测　根据我国《生活饮用水卫生监督管理办法》的有关规定,集中式供水单位必须建立水质检验室,配备与供水规模和水质检验要求相适应的检验人员与仪器设备,并负责检验水源水、净化构筑物出水、出厂水和管网末梢水的水质。自建集中式供水和二次供水的水质也应定期检验。政府卫生部门应对本行政区域内水源水、出厂水和居民经常用水点进行定期监测,并做出水质评价。

水质监测采样点的设置应有代表性,应分别设在水源取水口、出厂水口和居民经常用水点处。管网水的采样点数,一般按供水人口每2万人设一个点计算,供水人口在20万以下、100万以上时,可酌量增减。在全部采样点中,应有一定的点数选在水质易受污染的地点和管网系统陈旧部分等处。每一采样点每个月采样检验应不少于2次,细菌学指标、浑浊度和肉眼可见物为必检项目,其他指标可根据当地水质情况和需要而定。对水源水、出厂水和部分有代表性的管网末梢水至少每半年进行一次常规检验项目的全分析。对于扩展指标和参考指标检验项目,可根据当地水质情况和存在问题,在必要时具体确定检验项目和频率。

集中式供水单位应按上级主管部门有关规定对水源水、出厂水、末梢水和二次供水进行水质检验,其测定项目和检验频率至少应符合表6-1要求。当检测结果超过水质指标限值时,应予立即重复测定并增加监测频率。连续超标时应查明原因,采取有效措施,防止对人体健康造成危害。选择水源时或水源情况有变化时,应检测全部常规检验项目及该水源可能受到某种成分污染的有关项目。自建集中式生活饮用水水质监测的采样点数、采样频率和检验项目按上述规定执行。

表 6-1　水质检验项目和检验频率

水样类别	检验项目	检验频率
水源水	浑浊度、色度、臭和味、肉眼可见物、COD$_{Mn}$、氨氮、细菌总数、总大肠菌群、耐热大肠菌群	每日不少于一次
	GB 3838—2002 水质检验基本项目和补充项目共 29 项	每个月不少于一次
出厂水、末梢水和二次供水	GB 5749—2022 全部水质常规指标	丰水期和枯水期各检测一次
	GB 5749—2022 除"两虫"外的全部水质扩展指标	每年选择部分监测点检测一次
出厂水	GB 5749—2022 附录 8 项水质参考指标：亚硝基二甲胺、双酚 A、二(2-乙基己基)己二酸酯、邻苯二甲酸二乙酯、邻苯二甲酸二丁酯、全氟辛酸、全氟辛烷酸和钒	地级及以上地区每年检测一次

4. 卫生监督　饮用水卫生安全是关系到当地居民健康的重大问题，我国饮用水卫生立法工作起步较晚。随着工农业生产快速发展和城镇化进程加快，水源污染日益加重，饮用水安全产品种类和数量不断增加，二次供水大幅增加，供水体系也呈现多样化，涉及饮用水卫生安全的责任主体随之变得复杂。《生活饮用水卫生监督管理办法》（2016 年修订本）、《生活饮用水卫生标准》（GB 5749—2022）、《中华人民共和国传染病防治法》（2013 年修正）、《突发公共卫生事件应急条例》和《二次供水设施卫生规范》等法律法规和卫生标准的出台，标志着饮水卫生监督工作走上法治化轨道。

《生活饮用水卫生监督管理办法》明确规定，供水单位新建、改建、扩建的饮用水供水工程项目，应当符合卫生要求，选址和设计审查、竣工验收必须有建设、卫生行政主管部门参加。新建、改建、扩建的城市公共饮用水供水工程项目由住房和城乡建设主管部门负责组织选址、设计审查和竣工验收，卫生部门参加。新建、改建、扩建集中式供水项目时，当地人民政府卫生部门应做好预防性卫生监督工作，并负责本行政区域内饮用水的水源水质监测和评价。做好饮用水安全突发事件应急准备工作，确保饮用水卫生安全。

新建二次供水设施应当与主体工程同时设计、同时施工、同时交付使用，其工程设施审查和竣工验收时，相关部门应当通知卫生部门及当地政府公用事业部门参加。新建、改建、扩建二次供水设施，其选址、设计必须符合国家标准《二次供水设施卫生规范》的规定，并要符合以下卫生要求：二次供水储水设施应与消防水池分建，不得与城市公共供水管网或自建供水管网直接连接；严禁将自用的地下水和其他水源与二次供水管网连通，防止对城市供水管网造成二次污染；二次供水设施应便于防护和清洗，排水应通畅，蓄水池周围 10m 以内不得有渗水坑和堆放的垃圾等污染源，水箱周围 2m 内不得有污水管线。

卫生部门对供水单位的饮用水进行经常性卫生调查、监测和监督。医疗单位发现因饮用水污染出现的介水传染病或化学中毒病例时，应及时向当地人民政府卫生行政部门和卫生防疫机构报告。县级以上人民政府卫生部门设饮用水卫生监督员，负责饮用水卫生监督工作，可聘任饮用水卫生检查员，负责乡、镇饮用水卫生检查工作。县级以上地方人民政府卫生部门负责本行政区域内饮用水污染事故对人体健康影响的调查。当发现饮用水污染危及人体健康，须停止使用，对二次供水单位应责令其立即停止供水；对集中式供水单位应当会同住房和城乡建设主管部门报同级人民政府批准停止供水。并在供水单位成立饮用水污染事故应急处理领导小组，单位负责人为安全用水第一责任人。供水单位卫生许可证由县级以上人民政府卫生部门发放，有效期四年。有效期满前六个月重新提出申请换发新证。

县级以上地方人民政府卫生部门和建设行政主管部门对于违反《生活饮用水卫生监督管理办

法》中的各项规定,对违法供水行为依法处理,处以罚款、责令限期改进等处罚。

（二）农村供水的卫生调查、监测和监督

为了保证农村居民生活饮用水安全卫生,促进农村饮水事业的发展,加强农村供水的卫生调查、监测和监督势在必行。

1. 水源调查 卫生部门要积极参与水源的选择,对水源进行卫生调查,并提出相应的水源防护措施。对新选水源的水质必须进行全面分析。对已设立防护措施的水源应检查执行情况,是否正确应用一级、二级和三级水质的有关规定。对水质不良,如易引起地方病或污染后难以消除的水源,检查是否采取了净化措施,净化效果如何等。

2. 水质监测 2011年公布的《全国农村饮用水水质卫生监测技术方案》规定,集中式供水的水质监测点选择应考虑水源类型、水处理工艺、规模大小以及供水人口,每个监测点于每年的枯水期和丰水期抽取出厂水和末梢水各检测1次;分散式供水的水质监测点选择应考虑当地不同水源类型和取水方式的实际饮用情况,每个监测点于每年的枯水期和丰水期采集农户家庭储水器中的水检测1次。当发生影响水质的突发事件时,对受影响的供水单位应当增加水质检测频次。水质监测的必测指标包括色度、浑浊度、臭和味、肉眼可见物、pH、铁、锰、氯化物、硫酸盐、溶解性总固体、总硬度、耗氧量、氨氮、砷、氟化物、硝酸盐（以N计）、菌落总数、总大肠菌群、耐热大肠菌群、游离余氯、二氧化氯、臭氧等。各地可结合当地实际适当增加水质选测指标如碘、铅、镉、汞等。

3. 水性疾病监测 水性疾病的监测,主要是通过传染病监测网、全死因疾病监测网等途径,收集农村水性疾病发生流行的相关资料,经进一步调查、分析、整理,逐步建立水性疾病数据库,掌握水性疾病状况。收集的疾病监测资料主要包括:①经水传播的重点肠道传染病（伤寒、霍乱、痢疾和甲型肝炎）及寄生虫病发生或流行情况;②饮用水所致的地方病（如地方性氟病、地方性砷中毒或碘缺乏病）情况;③肿瘤及慢性非传染性疾病情况。

（曾 强）

第六节 水污染事故应急处理原则

水污染事故主要是指短时间内大量污染物进入水体,导致水质迅速恶化,影响水资源的有效利用,严重影响经济、社会的正常活动和破坏水生态环境的事件。它包括间歇性污染和瞬时污染两种形式。间歇性污染多由自然因素导致,通常表现为原水水质的突然恶化,并会持续一段时间;瞬时污染具有很强的随机性和多样性,表现为短时间内污染物的大量排放,破坏性极强。水污染事故具有不确定性、危害紧急性、需快速有效响应等特点,可能在短时间内迅速影响供水系统,导致停水事件,并经由蔓延、转化、耦合等机制严重影响到城市生态系统,进而引发复杂的社会问题,成为威胁饮用水水源地安全的首要因素。提高水污染事故的应急处置能力,整治水体污染并恢复水体环境,对生态系统和人类健康具有重大意义。

一、水污染紧急事故处理

当发生水污染紧急事故时,应采取以下几方面的紧急措施。

1. 尽快找出水污染紧急事故排放源,弄清污染物的种类、性质、毒性大小,估计污染物的排放量及水体受污染的程度及范围,及时向有关部门通报,并建议主管部门下令立即停止事故性废水排放。

2. 采集排放源废水、受污染水域及邻近水域的水样进行检验分析,查明污染区内及其邻近的生产、生活用水取水点水质受事故排放影响情况,必要时应采取相应措施,确保生活用水安全性。当发生生物性污染事故时,要重点预防介水传染病的暴发和流行。

3. 废水排放事故若波及养殖水体时,会导致鱼虾等具有经济价值的水生生物大量死亡而造成经济损失,此时必须尽早发现污染源,采取有效措施,使损失减少到最低程度。

二、饮用水污染事故发生后的紧急处理

饮用水污染后,特别是集中式供水源受污染后,可引起介水传染病或中毒事件的发生,为此应采取以下紧急措施,控制事故进一步发展。

1. 迅速组织力量赶赴现场,了解事故发生地点、时间、原因、过程等,查明污染来源、污染途径及污染物种类、性质,及时向有关部门报告,并通知当地和邻近地区的医疗单位开展必要的救护措施。

2. 通知有关供水单位,迅速采取控制措施和临时供水措施,并通过多种途径向居民通告,在污染事故未解除前不得擅自饮用污染水。

3. 制订水质监测方案,进行采样分析以及时掌握水质污染程度与扩散趋势。注意发现供水区内人群中所发生的健康异常现象,配合医疗单位做好患者的治疗工作,采取一切可能措施减少、控制、消除污染物污染范围和程度,对污染范围广、危害严重的事故要通知邻近地区,以便采取必要的防范措施。

4. 事故处理结束后应撰写事故报告书,上报有关单位和部门,分析发生原因,总结处理经验,提出防治对策和措施等。

三、洪涝灾害期间饮水卫生应急措施

洪涝灾害可造成洪水淹没厕所、粪缸、垃圾堆和牲畜圈,使大量的人畜、粪便、动物尸体进入水中,导致有机物浓度急剧增加,微生物污染严重。一些存放农药、化肥及有害化学品的仓库被淹或工业废水废渣进入水体,致使某些有害化学物质溶于水中。因此必须采取一些应急措施,确保饮水卫生安全。

(一)加强水源防护,重点保护已有的集中式供水水源

洪水围困时应尽可能地保护水源,控制污染,如将水源卫生防护带内有受淹危险的有害物质和有毒物质及时迁移至安全地带;突击清除带内垃圾堆;迁移或处理粪缸和牲畜;打捞动物尸体和水面漂浮物等。对地下水源设施(构筑物)要筑坝防止被洪水淹没;及时抢救被损坏的净化设施和管网;清洗和消毒受淹的蓄水池,并根据水质污染程度,调节净水剂和消毒剂的投加量,使已有的集中式供水能恢复正常运转,保证水质安全。

(二)运送安全卫生饮用水或接引自来水

在灾区饮水已遭到生物性和化学性严重污染时,或者有的地区供水设备已受到不同程度破坏时,无法供应安全饮水。此时,必须从外地运进安全卫生水或者接引无污染的自来水。

(三)强化饮水净化消毒

受灾期间,居民居住拥挤,环境卫生条件差,加上灾害特殊情况,人群抵抗力普遍降低,容易感染各种介水传染病。此时必须强化饮水净化消毒意识和措施,分发家庭或个人净化剂和消毒剂,提倡不喝生水。

(四)加强水质监测及对净水消毒剂、设备等的检定和管理工作

要保证水质质量,必须进行经常性水质检验,可采用一些快速或简易检验方法,了解水源水质污染状况及动态变化。对与饮用水接触的管材、涂料和设备进行卫生质量评审,防止其对饮用水造成污染。对净水消毒剂要保证其净化消毒效果,并注意二次污染问题。

(杨飞　韦霄)

第七节 涉及饮用水卫生安全产品

涉及饮用水卫生安全产品(products related to the health and safety of drinking water),简称涉水产品,是指在饮用水生产和供水过程中与饮用水接触的连接止水材料、塑料及有机合成管材、管件、防护涂料、水处理剂、除垢剂、水质处理器及其他新材料和化学物质。加强对涉水产品的监督监测、评价和管理,对提高水质卫生质量,保障人体健康具有重要意义。

一、涉水产品存在的卫生问题

(一)水质处理器

是指以市政自来水为进水,经过进一步处理,旨在改善饮用水水质,降低水中有害物质,或增加水中某种对人体有益成分为目的的饮水处理装置。按其功能一般分为:一般净水器、矿化水器、纯水器和特殊净水器(如去除铁、锰、氟、砷的净化器)等。

水质处理器的主要组成部分是与饮水接触的成型部件和过滤材料。成型部件如果没有足够的化学稳定性,与水接触后,一些化学成分会逐渐溶解到饮水中,对人体产生危害。过滤材料主要以活性炭为主,它的优点是吸附效果好,可吸附水中有机物,可使水的浊度、色度、有机物和重金属等含量均明显降低。所存在的问题是作用一段时间后,活性炭上易繁殖细菌,使出水中细菌数增加。一些水质处理器的过滤材料载有杀菌或抑菌成分,使用较多的如三碘树脂、五碘树脂和黄金碳(kinetic degradation fluxion, KDF)等,使出水中碘离子和锌离子含量增高。

(二)生活饮用水输配水设备

生活饮用水输配水设备是指与生活饮用水接触的输配水管、蓄水容器、供水设备、机械部件(如阀门、水泵、水处理剂加入器等)。

1. **供水用塑料管材和管件** 该类产品是以合成树脂为主要原料,添加适量的增塑剂、稳定剂、抗氧化剂等助剂,国内常用的有聚氯乙烯、聚乙烯、聚丙烯管材、管件等。聚氯乙烯树脂本身无毒,但所残留的催化剂及二氯乙烷均有一定毒性,尤其是氯乙烯单体具有致癌性。

2. **玻璃钢及其制品** 以合成树脂为黏合剂、玻璃纤维及其制品作增强材料而制成的复合材料,称为玻璃纤维增强塑料。因其强度高,可以和钢铁相比,故又称玻璃钢。主要用于制作水箱、输配水管道、水厂沉淀池的斜板、斜管等。其主要卫生问题是所使用的树脂及助剂化学结构成分复杂,若固化不完全,在使用过程中可迁移到饮用水中。

3. **橡胶制品** 用于涉水产品的橡胶产品有各种垫片、密封圈(条)、储水袋等。橡胶制品的主要卫生问题是所用的助剂和裂解产物,因其化学结构复杂,在使用过程中可迁移到水中,造成饮用水污染。

(三)涂料

为防止容器内壁与饮用水接触受到腐蚀,造成饮用水污染,需在容器内壁涂上涂料。目前使用较多的涂料有聚酰胺环氧树脂、酚醛环氧树脂、聚四氟乙烯等。从卫生学角度来看,环氧树脂分子量越大越稳定,越不易溶出迁移到食品和饮水中。

(四)水处理剂

包括混凝、絮凝、助凝、消毒、氧化、pH调节、软化、灭藻、除垢、除氟、除砷等用途的生活饮用水化学处理剂。此类产品的卫生安全性取决于产品的原料、配方和生产工艺。

二、涉水产品的卫生监测和评价

《生活饮用水卫生监督管理办法》(2016 年发布)规定:"涉及饮用水卫生安全的产品,应当按照有关规定进行卫生安全性评价,符合卫生标准和卫生规范要求。"其中由国家卫生计生委审批的产品:①与饮用水接触的防护涂料;②水质处理器;③与饮用水接触的新材料和化学物质;④涉及饮用水卫生安全的各类进口产品。由省级卫生计生部门审批的产品:①与饮用水接触的连接止水材料、塑料及有机合成管材、管件,各类饮水机;②水处理剂;③除垢剂。未经审批的不得生产、销售和使用。

(一)生活饮用水输配水设备及防护材料

凡与饮用水接触的输配水设备必须按安全性评价的有关规定进行浸泡试验,浸泡水的检验结果必须符合浸泡试验基本项目的卫生要求和增测项目的卫生要求。如果在浸泡水中的溶出物质未规定最大容许浓度时,应进行毒理学实验,确定其在饮用水中的限值,以便决定该产品可否投入使用。同时结合产品质量标准中的卫生性能指标(有的还须结合质量指标)进行综合评价。

(二)饮用水化学处理剂

饮用水化学处理剂种类很多,因直接投加到水中,与人体健康关系更加密切,因此应进行采样检验和安全性评价。一般来讲,生活饮用水化学处理剂在规定的投加量使用时,处理后的一般感官性状指标应符合《生活饮用水卫生标准》(GB 5749—2022)的要求。如果饮用水化学处理剂带入饮用水中的有害物质是上述标准中规定的物质时,该物质的容许量不得大于相应规定值的10%。该物质分为 4 类。①金属及类金属:砷、硒、汞、镉、铬、铅、银;②无机物;③有机物;④放射性物质。如果带入饮用水中的有害物质在标准中未做规定时,根据国内外相关标准判定项目及限值,无相关项目可依的,须进行毒理学实验确定限值,其容许限值不得大于该容许浓度的10%。

(三)水质处理器

水质处理器所用材料必须严格按照 2001 年卫生部颁布的《生活饮用水水质处理器卫生安全与功能评价规范—— 一般水质处理器》的要求进行检验和鉴定,符合要求的产品方可使用。用于组装饮用水水质处理器和直接与饮水接触的成型部件及过滤材料,应该按照卫生部《水质处理器中与水接触的材料卫生安全证明文件的规定》提供卫生安全证明文件,否则必须进行浸泡试验。特殊净水器和矿化水器的卫生安全与功能评价,按《生活饮用水水质处理器卫生安全与功能评价规范》规定的有关条款执行。

三、涉水产品的卫生毒理学评价程序和方法

为了保证涉水产品在使用中的安全性,除了对其基本项目进行监测和评价外,还应对其进行卫生毒理学评价。当生活饮用水输配水设备、水处理材料和防护材料在水中溶出的有害物质未规定最大容许浓度时,或生活饮用水化学处理剂带入饮用水中的有害物质凡在有关卫生标准中未做规定时,需通过下列程序和方法确定其在饮用水中的限值。

根据涉水产品在水中溶出物质的浓度,毒理学安全性评价分四个水平进行,以确定其在水中的最大容许浓度。

(一)水平Ⅰ:有害物质在饮用水中的浓度<10μg/L

毒理学实验包括以下遗传毒性实验各一项:基因突变实验(Ames 实验)和哺乳动物细胞染色体畸变实验(体外哺乳动物细胞染色体畸变实验、小鼠骨髓细胞染色体畸变实验和小鼠骨髓细胞微核实验)。如果上述两项实验均为阴性,则该产品可以投入使用;如果上述两项实验均为阳性,则该产品不能投入使用,或者进行慢性(致癌)实验,以便进一步评价;如果上述两项实验中有一项为阳性,

则须选用另外两种遗传毒理学实验作为补充研究,包括一种基因突变实验和一种哺乳动物细胞染色体畸变实验。补充研究的两项实验结果均为阴性,则产品可以投入使用;若有一项阳性,则不能投入使用,或进行慢性(致癌)实验,以便进一步评价。

（二）水平Ⅱ:有害物质在饮用水中浓度为10～<50μg/L

毒理学实验包括水平Ⅰ全部实验和大鼠90天经口毒性实验。对水平Ⅱ中遗传毒理学实验的评价同水平Ⅰ,通过大鼠90天经口毒性实验,确定有害物质在饮用水中的最高容许浓度(根据阈下剂量,安全系数可选用1 000)。当有害物质在水中的实际浓度超过最大容许浓度时,不能通过。

（三）水平Ⅲ:有害物质在饮用水中的浓度为50～<1 000μg/L

毒理学实验包括水平Ⅱ全部实验和大鼠致畸实验。对水平Ⅲ遗传毒理学实验的评价同水平Ⅰ。通过大鼠90天经口毒性实验和大鼠致畸实验,确定有害物质在饮用水中的最高容许浓度(大鼠90天经口毒性实验:根据阈下剂量,安全系数可选用1 000;致畸实验:根据阈下剂量,安全系数可选用范围100～1 000)。当有害物质在水中的实际浓度超过最大容许浓度时,不能通过。

（四）水平Ⅳ:有害物质在饮用水中的浓度≥1 000μg/L

毒理学实验包括水平Ⅲ全部实验和大鼠慢性毒性实验。当致畸实验结果为阳性时,不能通过;当致癌实验和遗传毒理学实验结果综合评价有害物质有致癌性时,不能投入使用。根据大鼠致畸实验和慢性毒性实验,确定有害物质在饮用水中的最高容许浓度(慢性毒性实验:根据阈下剂量,安全系数可选用100)。当溶出物在水中的实际浓度超过最大容许浓度时,不能投入使用。

（韦　霄）

案例

2000年4月23日—5月1日,山西某县一自然村居民发生硫氰酸盐(硫氰化钠、硫氰酸铵)中毒,经流行病学调查、临床资料分析及水质后续追踪监测,发现为排放含硫氰酸盐废水造成该村饮用水污染所致。

（1）流行病学调查:该村位于一河道旁,共有58户210口人。全村共用一口水井,水源主要来自河道中的浅层地下水,水位埋深6～9m。该河道上游约300m处建一化工企业,以二硫化碳和液氯为原料生产硫氰酸盐。2000年4月23日,有人出现头晕、头痛、恶心、呕吐、乏力、胸闷、神志不清等症状。到5月1日,村里许多人相继出现同样的症状。从5月1日到5月6日,有100多人被送往医院抢救,其中40多人留院治疗,1人死亡。实验室检查,患者血液、尿液中硫氰酸盐含量明显增高。

（2）卫生调查和水质检测:5月6日起,调查人员对井水和农户家中管网末梢水进行了检测,发现井水中硫氰酸盐浓度为285mg/L,管网末梢水中硫氰酸盐为197.9mg/L。为了弄清污染源,由卫生、环保、水利和地质等部门专家对该村饮用水井至该化工企业之间的河道钻孔14个,取水样、土样检测。结果表明,该村水井及其周围钻孔中硫氰酸盐的浓度均较高,与该企业所排放污水中的特征污染物硫氰酸盐相吻合,该公司所排放污水中重点污染物硫氰酸盐浓度为1 293mg/L。调查还发现该企业自1998年投产以来,其车间冲洗废水一直未经处理直接外排至河道,生产中的跑冒滴漏现象严重,并有数次生产事故造成污染排放。

思考题

1. 根据以上信息和所学知识,本次污染事件如何判断人群硫氰酸盐中毒? 依据是什么?
2. 如果以后遇到类似事件,你应该从哪几方面着手进行现场调查、样品采集分析和结果分析评价?
3. 为了保护人群健康,应如何加强农村饮用水的卫生调查、监测和监督工作?

第七章
土壤卫生

　　土壤是人类环境的基本要素之一,是人类赖以生存和发展的物质基础。土壤处于大气圈、水圈、岩石圈和生物圈之间的过渡地带,是联系无机界和有机界的重要环节;是结合环境各要素的枢纽;是陆地生态系统的核心及其食物链的首端;同时又是许多有害废弃物处理和容纳的场所。土壤作为自然体和环境介质,是人类生活的一种极其宝贵的自然资源;它承载一定的污染负荷,对污染物有净化作用,具有一定的环境容纳量。但是,一旦污染物超过土壤的最大容量将会引起不同程度的土壤污染,进而影响土壤中生存的动植物,最后通过生态系统食物链危害牲畜乃至人类健康。

　　土壤卫生是从卫生学角度来认识土壤和研究土壤环境与人体健康的关系,揭示土壤环境因素的变化通过间接途径对人体健康可能产生的影响,为制订土壤卫生防护措施提供科学依据。

第一节　土壤环境特征

　　土壤环境是人类环境的重要组成部分,充分认识土壤环境,有利于对土壤资源的进一步利用和对土壤环境的合理调控。从卫生学角度研究土壤的各种特征,是研究土壤对健康的影响、土壤卫生标准和土壤卫生防护的基础。

一、土壤的组成

　　土壤(soil)是指地球表面的一层疏松的物质,由各种颗粒状矿物质、有机物质、水分、空气、微生物等组成,能生长植物。土壤是由固相、液相和气相组成的三相多孔体系。

　　(一)土壤固相

　　土壤固相是指土壤中由矿物质、有机物质以及生活在土壤中的微生物和动物组成的固体物质。土壤矿物质是岩石经风化作用形成的,是土壤固相的主体物质,构成了土壤的"骨骼",占土壤固相总质量的95%~98%。土壤的原生矿物质包括含钠、钾、钙、铁、镁、铝等元素的硅酸岩和铝酸盐类、氧化物类、硫化物和磷酸盐类。土壤有机质(soil organic matter)指各种形态存在于土壤中的所有含碳的有机物质,包括土壤中的各种动、植物残体,微生物及其分解和合成的各种有机物质,约占土壤固相总质量的5%。

　　(二)土壤液相

　　土壤液相是指土壤中水分及其水溶物质。土壤水分(soil water)是指土壤孔隙中的水分,主要来源于降水和灌溉水。进入土壤中的各种水分与土体相互作用,经一系列物理、化学、物理化学和生物化学过程,形成土壤溶液。水是土壤中大多数可溶物质的主要载体,一般只有溶解在土壤溶液中的物质才是最活跃的部分。土壤水分既是植物养分的主要来源,也是进入土壤的各种污染物向水圈、生物圈等其他环境圈层迁移的媒介。

　　(三)土壤气相

　　土壤气相是指土壤孔隙所存在的多种气体的混合物。土壤是一个多孔体系,在水分不饱和情况下,孔隙里总是有空气的。土壤空气(soil air)是指土壤孔隙中的气体。这些气体主要来自大气,其次为土壤中的生物化学过程所产生的气体。土壤空气的成分在上层与大气相近似，而深层土壤空气中氧气逐渐减少，二氧化碳增加，这主要是由于生物呼吸和有机物分解所致。土壤空气中还可含有氨、甲烷、氢、一氧化碳和硫化氢等有害气体。土壤空气成分的变化受土壤污染程度、土壤生物化学作用和与大气交换程度等因素的影响。

二、土壤的物理学特征

主要指土壤固、液和气三相体系中所产生的各种物理现象和过程。其中以土壤质地、土壤孔隙度和土壤结构等影响土壤水分等特性居主导地位。土壤的理化性质制约土壤肥力水平，影响着土壤的通透性、持水能力、过滤速度、吸附能力、营养的供应和微环境（microenvironment）的构成，因此土壤的理化与生物特性是探讨土壤中化学物质的转归、污染物的降解等卫生问题的必然影响因素。

（一）土壤质地

由于土壤中的矿物质颗粒大小悬殊，对土壤的性状影响很大，所以把各种矿物质颗粒按大小和性质的不同进行分组，划成若干等级，称为土壤的粒级，其大小以当量粒径表示。土壤质地是按土壤粒级及其组合比例而定的土壤名称，反映了土壤固相颗粒系列分布情况，是土壤稳定的自然属性和本质的物理特性指标之一。我国将土壤质地划分为砂土、壤土和黏土共三类。其中壤土类土壤因其物理性能良好，通气透水、保水保肥性能均较好，适种作物范围较广，具有良好的土壤质地。

（二）土壤孔隙度

土壤固相是由不同的颗粒和团聚体构成的分散系，它们之间形成了大小不同、外形不规则和数量不等的空间即土壤孔隙。土壤孔隙度（soil porosity）指在自然状态下，单位容积土壤中孔隙容积所占的百分率。土壤孔隙对土壤性质有多方面的影响。①土壤容水量：土壤颗粒越小，其孔隙总容积就越大，容水量也越大，土壤的渗水性和透气性不良，不利于建筑物防潮和有机物的无机化。②土壤渗水性：土壤颗粒越大，渗水越快，土壤容易保持干燥。若渗水过快，地面污染物容易渗入地下水中，不利于地下水的防护。③土壤的毛细管作用：土壤中的水分沿着孔隙上升的现象，称为土壤的毛细管作用。土壤孔隙越小，其毛细管作用越大。建筑物地面和墙壁的潮湿现象等都与土壤的毛细管作用有关。

三、土壤的化学特征

构成土壤的化学元素主要与地壳成土母岩成分有密切的关系。以沉积岩为主形成的土壤中含有人类生命必需的各种元素；以火成岩为主形成的土壤则往往缺少某些必需的微量元素，以致对健康产生不利影响。人体内的化学元素和土壤中化学元素之间保持着动态平衡关系。当地球化学元素的变化超出人体的生理调节范围，就会对健康产生影响，甚至引起生物地球化学性疾病。因此，各地区土壤中各种化学元素的背景值及其环境容量与居民健康之间有着非常密切的关系。

（一）土壤环境背景值

1. 土壤环境背景值　环境背景值（environmental background value）是指该地区未受或少受人类活动（特别是人为污染）影响的土壤环境本身的各种化学元素组成及其含量，它是一个相对的概念，只能表示在相对不受污染情况下，环境要素的基本化学组成。同一环境要素在不同的地理、地质环境中，环境背景值不同。化学元素含量超过了环境背景值和能量分布异常，表明环境可能受到了污染。

2. **土壤背景值的实践意义**　土壤中各种元素的背景值是评价化学污染物对土壤污染程度的参照值；是确定土壤环境容量，制定土壤中有害化学物质卫生标准的重要依据；是评价土壤化学环境对居民健康影响的重要依据；也是土地资源开发利用和地方病防治工作的科学依据。由于各地区成土母岩、土壤种类和地形地貌的不同，造成不同地区土壤背景值差别很大。

（二）土壤环境容量

环境容量（environment capacity）是环境的基本属性和特征，指在确保人类生存和发展不受危害、自然生态平衡不受破坏的前提下，某一环境所能容纳污染物的最大负荷值。土壤具有容纳固、液、气相等物质的能力，但土壤容纳污染物质的能力是有一定的限度的。不同土壤其环境容量不同，同一土壤对不同污染物的容量也不同，这涉及土壤的净化能力。土壤环境容量又称土壤负载容量，是一定土壤环境单元在一定时限内遵循环境质量标准，即维持土壤生态系统的正常结构与功能，保证农产品的生物学产量与质量，在不使环境系统污染的前提下，土壤环境所能容纳污染物的最大负荷量。土壤环境容量与该土壤环境的空间、自然背景值及环境各种要素、社会功能、污染物的物理化学性质，以及土壤环境的自净能力等因素有关。土壤的环境容量是充分利用土壤环境的纳污能力，实现污染物总量控制，合理制定环境质量标准和卫生标准、防护措施的重要依据。

土壤的化学特性在上述特点的基础上还应体现在土壤的吸附性、酸碱性和氧化还原性等方面。这些性能对土壤的结构、质量和土壤中污染物的转归都有重大影响。

四、土壤的生物学特征

土壤中的微生物、动物和植物等总称为土壤生物。土壤生物是土壤形成、养分转化、物质迁移、污染物降解、转化和固定的重要参与者。土壤微生物包括细菌、放线菌、真菌、藻类和原生动物5大类群，是土壤生物中数量最多的一类。土壤微生物在土壤中进行氧化、硝化、氨化、固氮和硫化等过程，促进土壤有机质的分解和养分的转化，是土壤中重要的分解者，对土壤自净具有重要的卫生学意义。

1. **细菌**　土壤细菌（soil bacteria）是土壤中分布最广的生物体。土壤细菌是单细胞生物，个体直径 $0.5 \sim 2\mu m$，长度 $1 \sim 8\mu m$。细菌的生长繁殖速度非常快，在 $20 \sim 30$ 分钟内就能重复分裂1次。土壤中的细菌根据其营养方式可分为自养型和异养型。自养型细菌能利用太阳能或氧化无机物产生的化学能，由空气中摄取的 CO_2 合成碳水化合物，作为自身的营养物质。异养型细菌靠分解有机物获得能量和养料，土壤中的绝大部分细菌都是异养型的。根据其对空气条件的要求，又可分为需氧性和厌氧性两类。土壤中多数细菌属兼氧性细菌，在氧气充足或缺氧的条件下均能生存。土壤受人畜排泄物和尸体等污染则可含有病原菌，如肠道致病菌、炭疽芽孢杆菌（俗称炭疽杆菌）、破伤风梭菌、产气荚膜梭菌和肉毒梭菌等，分别引起肠道传染病、炭疽、破伤风、气性坏疽和肉毒中毒。许多病原菌在土壤中可存活数十天，有芽孢的病原菌可在土壤中存活数年。

2. **放线菌**　单细胞生物，呈纤细的菌丝状。菌丝直径 $0.5 \sim 2\mu m$。放线菌具有分解植物残体和转化碳、氮、磷化合物的能力。某些放线菌还能产生抗生素，是许多医用和农用抗生素的产生菌。每克表层土壤含放线菌几十万至几千万个，是数量上仅次于细菌的一个类群。

3. **真菌**　大多为多细胞生物，部分为单细胞生物。个体较大，呈分枝状丝菌体，细胞直径 $3 \sim 50\mu m$。真菌参与土壤中淀粉、纤维素、单宁的分解以及腐殖质的形成和分解。每克表层土壤只含真菌几千至几十万个，是土壤菌类中数量最少的一个类群，但其生物量［指每平方米面积中菌体的重量（克）］高于细菌和放线菌。

4. 藻类　土壤藻类是含有叶绿素的低等植物。藻类能够进行光合作用,合成自身的有机物质。土壤藻类主要分布在土壤表面及以下几厘米的表层土壤中。土壤中常见的有绿藻、蓝藻和硅藻。蓝藻中有的种类能固定空气中的氮素。

5. 原生动物　单细胞生物,以植物残体、菌类为食料。土壤中常见的有根足虫、纤毛虫和鞭毛虫等。

(周　雪　陈承志)

第二节　土壤的污染、自净及污染物的转归

一、土壤的污染

由于土壤环境的组成、结构、功能以及在自然生态系统中的特殊地位和作用,土壤污染比大气污染、水体污染要复杂得多。研究土壤环境污染的意义在于土壤环境中积累的污染物质可以向大气、水体、生物体内迁移,降低农副产品生物学质量,直接或间接地危害人类的健康。

土壤污染(soil pollution)是指在人类生产和生活活动中排出的有害物质进入土壤中,超过一定限量,直接或间接地危害人畜健康的现象。

(一)土壤污染现状及其基本特点

1. 我国土壤污染现状　2014 年发布的《全国土壤污染状况调查公报》显示,工矿业、农业等人为活动以及土壤环境背景值高是造成我国土壤污染或污染超标的主要原因。污染类型以无机型污染为主,有机型污染次之,复合型污染比重较小,无机污染物超标点位数占全部超标点位的 82.8%。从污染分布情况看,南方土壤污染重于北方;长江三角洲、珠江三角洲、东北老工业基地等部分区域土壤污染问题较为突出,西南、中南地区土壤重金属超标范围较大;镉、汞、砷、铅 4 种无机污染物含量分布呈现从西北到东南、从东北到西南方向逐渐升高的态势。其中,超标无机污染物主要包括镉、汞、砷、铜、铅、铬、锌、镍;有机污染物则以六六六、DDT、多环芳烃(PAHs)为主。

近年来,土壤污染问题已得到有效控制。根据《2023 中国生态环境状况公报》,通过协同推进经济高质量发展和生态环境高水平保护,大力推进美丽中国建设,生态环境质量实现了稳中改善。此外,农田土壤修复工作也在高效进行中,特别是在钝化修复农田土壤重金属轻度污染领域,通过添加土壤调理剂来降低土壤中重金属的生物有效性,以保障农产品安全,这一领域发展前景广阔。我国土壤污染现状虽然严峻,但通过积极有效的治理和保护措施,土壤污染加重的趋势已得到控制。

2. 土壤污染的基本特点　土壤环境的多介质、多界面、多组分以及非均一性和复杂多变的特点,决定了土壤环境污染具有区别于大气环境污染和水环境污染的特点。

(1)隐蔽性:与大气污染、水体污染易被发现不同,污染进入土壤时由于有害物质在土壤中可与土壤成分相结合,有的有害物质会被土壤生物分解或吸收,从而改变了其本来性质和特征。而且,当土壤将有害物质输送给农作物,再通过食物链损害人畜健康时,土壤本身可能还会继续保持其生产能力。因此,土壤污染对机体健康的危害以慢性、间接危害为主。由此可见,土壤污染具有隐蔽性。

(2)累积性:土壤中的有害物质不像在大气和水体中那样容易扩散与稀释,土壤对污染物进行吸附、固定,其中也包括植物吸收。特别是重金属和放射性元素都能与土壤有机质或矿物质相结合,并且不断积累达到很高的浓度,长久地保存在土壤中,表现为很强的累积性、地域性特点,成为

顽固的环境污染问题。

（3）不可逆转性：重金属对土壤环境的污染基本上是一个不可逆的过程。同样，许多有机化合物对土壤环境的污染也需要较长的时间才能降解，尤其是那些持久性有机污染物（POPs）不仅在土壤环境中很难被降解，而且可能产生毒性较大的中间产物。例如，由于有机氯很难降解，农药六六六和DDT在我国已禁用30多年，但至今仍然能从部分土壤环境中检出。

（4）长期性：土壤环境一旦被污染，仅依靠切断污染源的方法很难自我修复，如受某些重金属污染的土壤可能需要100～200年才能够恢复。只有采用有效的治理技术才能消除现实污染。但是目前的治理方法仍然存在治理成本较高和周期较长的问题。

（二）土壤污染的来源

土壤是一个开放体系，与其他环境要素间进行着不间断的物质和能量交换。因而土壤污染物的来源极为广泛，有天然污染源，也有人为污染源。

按照污染物进入土壤的途径，可将土壤污染源分为以下几类。

1. 工业污染　是指工矿企业排放的废水、废气和废渣等，是土壤环境中污染物最重要的来源之一。该类污染源对土壤环境系统带来的污染可以是直接的，也可以是间接。工业"三废"在陆地环境中的堆积以及不合理处置，将直接引起周边土壤中污染物的累积，进而引起动物、植物等生物体内污染物的累积。

（1）废水：废水灌溉是造成土壤污染的主要原因。随着经济的发展，工农业用水资源紧缺状况日益严重。尤其是在北方干旱半干旱气候区，污水资源已经成为重要的灌溉水资源。2014年的《全国土壤污染状况调查公报》显示，在调查的55个污水灌溉区中，有39个存在土壤污染。在1378个土壤点位中，超标点位占26.4%，主要污染物为镉、砷和PAHs。

（2）废气：大气中的有害气体主要来自工业企业排出的废气，其污染面大，可对土壤造成严重污染。工业废气的污染大致分为两类：气体污染，如二氧化硫、氟化物、臭氧、氮氧化物、碳氢化合物等；气溶胶污染，如粉尘、烟尘等固体粒子及烟雾，雾气等液体粒子，它们通过沉降或降水进入土壤，造成污染。垃圾焚烧时烟气中的二噁英主要对大气造成污染，但有调查显示，垃圾焚烧烟气中的二噁英可以通过干沉降、湿沉降污染周围土壤，而被土壤矿物表面吸附。由于二噁英在常温下为固态，低挥发性，其在土壤中半衰期可达10年，可在土壤中积累。

（3）废渣：主要是工矿排出的废渣、污泥和选矿尾渣在地表堆放或处置过程中通过扩散、降水淋溶、地表径流等方式直接或间接造成的土壤污染，属点源型土壤污染。

2. 农业污染　主要是指基于农业生产自身需要而施入土壤的化肥、农药以及其他农用化学品（如残留于土壤中的农用地膜）等。相对于工业污染源，农业生产过程排放的污染物具有剂量低、面积大等特点，属于非点源污染。

（1）不合理使用农药：中国农药原药和制剂的发展速度加快，产量不断增长。2007年，我国农药产量首次超越美国跃居世界第一。2023年我国化学农药原药产量累计值约为267.1万吨，同比增长约为2.8%。尽管农药产量在增加，但《中国农业绿色发展报告2022》显示，2021年我国的农药总用量为24.8万吨（折百量），农药用量连续7年负增长，高毒农药比例亦降至1%以下。我国目前使用的农药主要以低毒、低残留品种为主，但仍有少量高毒农药在特定条件下被允许使用，这些农药当前仍存在部分不合理使用的情况，不仅对环境造成损害，而且导致了在食品中的有害残留，使农药成为土壤的重要污染来源之一。

（2）不合理使用肥料：化肥的不合理使用是造成农业面源污染的主要原因。2012年我国农用化肥施用总量达 5 839 万吨(折纯量),约占世界化肥施用总量的 1/3。2015 年以来,我国深入开展化肥农药零增长行动,推进化肥农药减量增效,化肥利用率和农药利用率均有所提高。统计数据显示,我国农用化肥施用量从 2015 年的 6 022 万吨下降到 2021 年的 5 191 万吨。虽然我国化肥减量行动取得阶段性成效,但施肥结构不合理问题依然突出。不合理的施肥不仅增加了农业生产成本,而且使大量未被充分利用的养分进入了土壤、大气和水体,由此导致土壤剖面中硝酸盐累积、耕层土壤有效磷富集以及与此相关的土壤酸化、地下水硝酸盐超标、地表水富营养化等环境问题。

畜禽有机肥含有较多的污染物质(如重金属、抗生素和动物生长激素等),导致耕地土壤污染。畜牧业生产中大量使用微量元素添加剂,如硒、铜、铅、镉、砷等金属元素,而无机元素在畜体内的消化吸收利用极低,在排放的粪尿中含量却很高。长期使用此类添加剂,也将造成土壤污染问题。

（3）不合理使用地膜:国家统计局数据显示,到 2024 年,我国地膜覆盖面积预计达到 3.3 亿亩,相应的地膜使用量超过 200 万吨。我国的残膜量每年高达 40 万吨,残膜率高达 40% 以上。残膜自然降解需要几十年甚至上百年,大量留于农地对土壤造成了"白色污染"。

3. 生活污染　人粪尿及畜禽排泄物长期以来被看作是重要的土壤肥料来源,对农业增产起着重要作用。将这种未经处理的肥源施于土壤,会引起土壤严重的生物污染。城市生活垃圾的不合理处置是引起土壤污染的另一个主要途径。随着城市化进程的不断发展,城市生活垃圾产量迅速增长,由于缺乏足够的处理设施,大量的垃圾只能运往城外郊区常年露天堆放腐烂。由于无任何防渗措施而使大量水质极劣的渗滤液进入土壤、地下水中,造成周围环境的严重污染,直接威胁着人类的健康。有研究表明,垃圾堆放区土体净化能力日趋饱和,污染物不断累积,土壤质量明显下降。一些城市河流区域土壤重金属污染的成因分析显示,垃圾施用于土壤可引起铬、铜、锌、铅、镉污染,农田灌溉可造成砷和镉污染,而汞污染则可由多种途径造成。

4. 交通污染　交通工具对土壤的污染主要体现在汽车尾气中的各种有毒有害物质通过大气沉降造成对土壤的污染,以及事故排放所造成的污染。公路两侧土壤重金属污染以铅为主,其次是锌、镉、铬、铜、镍和锰等。其中,铅污染主要来源于汽车尾气。自四乙基铅被作为汽油抗爆剂使用以来,公路路域铅污染便不断加剧。我国于 2000 年 7 月 1 日起停止使用含铅汽油,改用无铅汽油。但是公路路域土壤中的已有铅短期内无法消除,另外,无铅汽油并不是绝对无铅,含铅汽油是指铅含量大于 0.013g/L,无铅汽油是指铅含量不大于 0.005g/L,所以公路土壤重金属污染依然存在。据调查发现,部分省域的主要公路两侧土壤已受到铅、铜、镍、铬污染,其中土壤铅含量最大值出现在距公路 100m 或 150m 处。日本的研究表明,道路两侧的土壤及植物中锌主要来源于轮胎的磨损;铬主要来源于沥青;铅污染主要来源于汽车尾气以及汽车涂料。

5. 灾害污染　某些自然灾害有时也会造成土壤污染。例如,强烈火山喷发区的土壤、富含某些重金属或放射性元素的矿床附近地区的土壤,由于矿物质(岩石、矿物)的风化分解和播散,可使有关元素在自然力的作用下向土壤中迁移,引起土壤污染。

战争灾害可对战区的生态环境造成严重影响。如贫铀弹对土壤的污染主要是由含放射性的爆炸物和空气中灰尘的沉降所致。土壤中的放射性铀和分散在植物叶面上的放射性物质可被植物吸收,人或动物食用这类植物后可能造成再次污染。

6. 电子垃圾污染　电子垃圾(electronic waste, e-waste)又称电子废弃物,是指任何达到使用寿命或者被认为达到使用寿命的依赖于电流或电磁工作的设备及产品,包括所有废旧淘汰的电子、电器产品,如废旧冰箱、电视机和手机等。电子垃圾可以来自工业生产,也可以来自日常生活的废弃物,是一种污染量逐渐增多的土壤污染源。电子垃圾含有铅、镉、汞、六价铬、聚氯乙烯塑料、溴化阻燃剂等大量有毒有害物质,比一般的城市生活垃圾危害大得多。

（三）污染物污染土壤的方式

1. 气型污染 是由于大气中污染物沉降至地面而污染土壤。主要污染物有铅、镉、砷和氟等,例如:大型冶炼厂排放含氟的污染物落到附近土壤中;大气中的硫氧化物和氮氧化物形成酸雨降至土壤,使土壤酸化。气型污染还包括汽车废气对土壤的污染。气型污染分布的特点和范围既受大气污染源性质的影响（如点源和面源及排放方式的不同）,也受气象因素影响,其污染范围和方向各不相同。

2. 水型污染 主要是工业废水和生活污水通过污水灌田而污染土壤。灌区土壤中污染物分布特点是进水口附近土壤中的浓度高于出水口处,污染物一般多分布于较浅的耕作层。水型污染在渗水性强、地下水位高的地方容易污染地下水。污水灌田的农作物容易受到污染,有的作物能大量吸收富集某些有害物质,甚至引起食用者中毒,如含镉污水灌田而富集到稻米中引起慢性镉中毒。

3. 固体废弃物污染 是工业废渣、生活垃圾粪便、农药和化肥等对土壤的污染。其特点是污染范围比较局限和固定,也可通过风吹雨淋扩大污染土壤和水体的范围;有些重金属和放射性废渣污染土壤,持续时间长,不易自净,影响长久。

二、土壤的净化作用

土壤自净作用（soil self-purification）是指土壤通过物理、化学和生物过程降低或消除进入土壤的污染物浓度或改变其形态,从而降低或消除污染物毒性的现象。这一过程对环境保护具有重要意义,因为它有助于维持土壤生态平衡,减少污染物对环境和生物的危害。土壤自净与土壤特性和污染物在土壤中的转归有密切的关系。

1. 物理净化 土壤是一个多相的疏松多孔体,进入土壤的难溶性固体污染物可被土壤机械阻留;可溶性污染物可被土壤水分稀释,降低毒性,或被土壤固相表面吸附,但可随水迁移至地表水或地下水;某些污染物可挥发或转化成气态物质并通过土壤孔隙迁移到大气环境中。

2. 化学净化 污染物进入土壤后可发生一系列化学反应,如凝聚与沉淀反应、氧化还原反应、络合-螯合反应、酸碱中和反应、水解、分解化合反应,或者发生由太阳辐射能和紫外线等引起的光化学降解作用等。通过上述化学反应使污染物分解为无毒物质或营养物质。但性质稳定的化合物如多氯联苯（PCBs）、稠环芳烃、有机氯农药、塑料和橡胶等难以化学净化;重金属通过化学反应不能降解,只能使其价态发生变化,进而影响其迁移方向。

3. 生物净化 土壤中存在大量依靠有机物生存的微生物,它们具有氧化分解有机物的巨大能力,是土壤自净作用中最重要的因素之一。各种有机污染物在不同条件下分解的产物多种多样,并最终转化为对生物无毒的物质。

（1）病原体的死灭:病原体进入土壤后,在日光照射、土壤中不适宜病原微生物生存的环境条件、微生物间的拮抗作用、噬菌体作用以及植物根系分泌的杀菌素等许多不利因素的作用下而死亡。

（2）有机物的净化:土壤中的有机污染物在微生物的作用下逐步无机化或腐殖质化。

土壤中的有机含氮化合物主要为蛋白质、多肽、核酸、肽聚糖、几丁质等。蛋白质及多肽通常占有机含氮化合物总量的20%～50%,这些物质不能被植物直接吸收,必须经过微生物分解将氨释放出来,才能供植物利用。氨作为微生物的代谢产物释放出来,一部分被植物吸收,一部分被土壤颗粒吸附,另一部分被其他微生物吸收利用。

含氮有机物在土壤微生物的作用下分解,是土壤氮素循环的主要过程。其过程主要包括①氨化作用(ammonification):微生物分解有机氮化合物释放出氨的过程。在氨化细菌作用下,第一步是含氮有机化合物(蛋白质、核酸等)降解为多肽、氨基酸、氨基糖等简单含氮化合物;第二步则是降解产生的简单含氮化合物在脱氨基过程中转变为氨气。大部分土壤细菌、真菌和放线菌能分解有机含氮化合物。细菌中氨化作用较强的有假单胞菌属、芽孢杆菌属、梭菌属、沙雷菌属及微球菌属中的某些种群。这些能分解有机含氮化合物产生氨的细菌统称为氨化细菌。②硝化作用(nitrification):微生物氧化氨为硝酸并从中获得能量的过程,也称硝化过程。土壤中硝化过程分两个阶段完成,第一阶段是由亚硝酸细菌将氨气氧化为亚硝酸的亚硝化过程;第二阶段是由硝酸细菌把亚硝酸氧化为硝酸的过程。硝化过程需在有氧条件下进行。土壤中的亚硝酸转变成硝酸后,很容易形成硝酸盐,从而成为可以被植物吸收利用的营养物质。③反硝化作用(denitrification):在厌氧条件如水淹、有机质含量过高情况下,微生物将硝酸盐还原为还原态含氮化合物或分子态氮的过程,也称反硝化过程。

不含氮有机物也可在土壤微生物的作用下发生分解。含碳有机物在氧气充足的条件下最终形成二氧化碳和水,在厌氧条件下则产生甲烷;含硫或磷的有机物,在氧气充足的条件下最终分别形成硫酸盐或磷酸盐,在厌氧条件下则产生硫醇、硫化氢或磷化氢等恶臭物质,与含氮、碳有机物产生的氨、甲烷等一起以恶臭污染环境。

有机物经过土壤微生物分解后再合成的一种褐色或暗褐色的大分子胶体物质,称为腐殖质(humus),形成腐殖质的过程称为有机物的腐殖质化。腐殖质的成分很复杂,其中含有木质素、蛋白质、糖类、脂肪和腐殖酸等,占土壤有机质总量的85%~90%。腐殖质的存在使土壤具有一定的净化能力,一方面腐殖质通常带有电荷,具有较强的吸收、缓冲性能,对土壤的理化性质和生物学性质有重要影响;另一方面腐殖质的化学性质稳定,病原体已经死灭,不招引苍蝇,无不良气味,质地疏松,在卫生上是安全的,又是农业上良好的肥料。常用的人工堆肥法就是使大量有机污染物在短时间内转化为腐殖质而达到无害化的目的。

土壤中的污染物被生长的植物吸收、降解,并随茎叶、种子离开土壤;或被土壤中的蚯蚓等软体动物所食用等,也属于土壤环境生物净化作用。

三、土壤污染物的转归

土壤污染物的转归是指土壤中的污染物在环境中所发生的各种变化过程,包括迁移、转化、降解和残留等。因此,研究土壤污染物特别是重金属和农药的转归对土壤卫生防护有重要意义。

(一)重金属元素在土壤中的迁移转化

进入土壤的重金属主要停留在土壤的上层,可以通过植物根系吸收迁移到植物体内,也可以随水流等向土壤下层流动。重金属在土壤中的迁移转化机制非常复杂,受到多种因素的影响,主要有土壤的理化性质、重金属的种类、浓度及在土壤中的存在形态等。了解土壤中重金属的迁移转化机制,对于预防和控制土壤重金属污染、保护环境和人类健康具有重要意义。

1. 拮抗作用　主要表现在大量元素存在时,微量重金属元素在土壤中的迁移转化会受到限制。例如,钾、钙、铁、锰和镁等大量元素的存在会抑制微量重金属元素的迁移转化。此外,性状相似、结构相同的金属元素间也会相互竞争,影响彼此的迁移转化。

2. 协同作用　表现为当重金属元素含量都很低的情况下,土壤中的几种重金属元素的迁移转化会在一定浓度范围内随着某种重金属元素的含量增加而增加。这种作用机制可能在于土壤中某种重金属元素的含量增加会影响土壤中离子间的平衡，从而造成重金属离子的迁移转化更加活跃。

3. 施肥的影响　包括增加土壤中的氮、磷等营养元素，同时也可能引入重金属元素到土壤中，导致重金属元素在土壤中积累。施肥方式的不同也会导致重金属元素在土壤中形态发生变化，进而影响其在土壤中的迁移转化。例如，施加氮肥可以显著降低可交换态重金属含量，但增加弱吸附态和氧化物结合态重金属的含量；磷肥可以有效降低重金属的可交换态含量；而钾肥则可能增加土壤中重金属的可交换态含量，但降低弱吸附态重金属含量。

4. 土壤条件的影响　包括土壤的氧化-还原条件、酸碱度、胶体的吸附作用以及重金属的络合-螯合作用等，这些因素都会影响重金属在土壤中的迁移转化。例如，在还原条件下，许多重金属形成不溶性的硫化物被固定于土壤中，减少了植物对金属的吸收。但砷与之不同，在还原状态下的三价砷比五价砷更易被植物吸收，且毒性增强。重金属一般是以氢氧化物、离子和盐类形式存在，土壤 pH 越低，金属溶解度越高，越容易被植物吸收或迁移。而土壤 pH 偏碱性时，多数金属离子形成难溶的氢氧化物而沉淀，植物难以吸收。实验表明：当土壤 pH 为 5.3 时，糙米镉含量为 0.3mg/kg，而 pH 为 8.0 时，糙米镉含量仅为 0.06mg/kg。土壤受镉污染后用石灰调节土壤 pH 可明显降低作物中的镉含量。土壤胶体对重金属元素具有明显的固定作用，影响其释放和迁移；重金属与土壤中的羟基和氯离子等无机配位体的络合作用，可以提高或降低其溶解度。

（二）农药在土壤中的迁移转化

农药在土壤中的迁移转化是指农药挥发到气相的移动以及在土壤溶液中和吸附在土粒上的扩散迁移，主要方式是通过扩散和质体流动。

1. 土壤对农药的吸附　土壤是一个由无机胶体（黏土矿物）、有机胶体（腐殖酸类）以及有机-无机胶体所组成的胶体体系，具有较强的吸附性能。所以，在某种意义上土壤对农药的吸附表现为净化作用。但这种净化作用是有限度的，只是在一定条件下起到缓冲作用，而没有使农药得到根本降解。

2. 农药在土壤中的挥发、扩散和迁移　土壤中的农药在被土壤固相物质吸附的同时，通过气体挥发和水的淋溶在土壤中扩散迁移，进而导致大气、水和生物的污染。农药在以水为介质进行迁移时，在吸附性能小的砂性土壤中容易移动，而在黏粒含量高或有机质含量多的土壤中则不易移动，大多积累于土壤表层 30cm 土层内。因此有学者指出，农药对地下水的污染是有限的，主要是由于土壤侵蚀，通过地表径流流入地表水体造成水体的污染。

3. 农药在土壤中的降解过程　主要有光化学降解、化学降解和生物降解等作用。

（1）光化学降解：指土壤表面接受太阳辐射和紫外线能量而引起农药的分解作用。这是农药转化和消失的一个主要途径。大部分除草剂、DDT 以及某些有机磷农药等都能发生光化学降解作用。

（2）化学降解：主要是水解和氧化作用。这种降解与微生物无关，但受土壤的温度、水分和 pH 的影响。许多有机磷农药进入土壤后可进行水解，如马拉硫磷和丁烯磷可进行碱水解，二嗪磷则进行酸水解。

（3）生物降解：主要是土壤中的微生物（包括细菌、真菌、放线菌等）对有机农药的降解作用。土壤微生物对有机农药的生物化学作用主要有：脱氯、氧化还原、脱烷基、水解、环裂解等。如有机氯农药 DDT 等化学性质稳定，在土壤中残留时间长，通过微生物作用脱氯，使 DDT 变成 1,1′-(2,2-二氯亚乙基)双(4-氯苯)(DDD)，或脱氢脱氯变为 2,2-双(对氯苯基)-1,1-二氯乙烯(DDE，即 DDT 的降解产物)，而 DDE 和 DDD 都可以进一步氧化为 2,2-双对氯苯基乙酸(DDA)。DDE 和

DDD 的毒性虽然比 DDT 低很多,但 DDE 仍有慢性毒性和男性生殖危害。在环境中应注意这类农药及其分解产物的积累。

土壤和农药之间的作用性质是极其复杂的,农药在土壤中的迁移转化不仅受到了土壤组成的有机质和颗粒、离子交换容量等的影响,也受到了农药本身化学性质以及微生物种类和数量等诸多因素的影响,只有在一定条件下,土壤才能对农药有缓冲及净化的能力,否则土壤将遭受农药的残留积累及污染危害。

（三）土壤中重金属和农药的残留

土壤中重金属污染和农药残留是当前农业、环境和卫生领域面临的重要问题。土壤是农业生产的基础,但不当的农业实践和工业活动会导致土壤中重金属和农药的残留,这些残留物不仅影响土壤的健康,还通过食物链影响人类健康。土壤中的重金属和农药残留主要来源于化肥和农药的滥用、工业废弃物的排放以及大气沉降等。

污染土壤的重金属主要包括汞、镉、铅、铬和类金属砷等生物毒性显著的元素,以及有一定毒性的锌、铜、镍等元素。汞主要来自含汞废水,镉、铅污染主要来自冶炼排放和汽车废气沉降,砷则被大量用作杀虫剂、杀菌剂、杀鼠剂和除草剂。过量重金属可引起植物生理功能紊乱、营养失调,镉、汞等元素在作物籽实中富集系数较高,即使超过食品卫生标准,也不影响作物生长、发育和产量,此外汞、砷能减弱和抑制土壤中硝化、氨化细菌活动,影响氮素供应。重金属污染物在土壤中移动性很小,不易随水淋滤,不为微生物降解,通过食物链进入人体后,潜在危害极大。

农药进入土壤后,水溶性农药可随降水渗透至地下水中,或由地表径流横向迁移、扩散至周围水体;而脂溶性农药易被土壤吸附,因移动性差而被作物根系吸收,引起食物链高位生物的慢性危害。污染物在土壤或农作物中的残留情况常用半衰期和残留期表示,前者是指污染物浓度减少50%所需的时间,后者表示污染物浓度减少75%~100%所需的时间。据报道,含有铅、镉、砷、汞等农药的半衰期为10~30年,有机氯农药也需2~4年,有机磷农药为2周到数周,见表7-1。

表7-1 农药在土壤中的半衰期

农药名称	半衰期/年	农药名称	半衰期/年
含有铅、镉、砷、汞农药	10~30	2,4-D、2,4,5-D 等苯氧羧酸类	0.1~0.4
DDT、六六六、狄氏剂等有机氯类	2~4	敌草隆等取代脲类	数个月~1年
敌百虫、马拉硫磷等有机磷类	0.02~0.2	三嗪除莠剂	1~2
氨基甲酸甲酯类	0.02~0.1	苯酸除莠剂	0.02~0.1
西马津等均三氮苯类	数个月~1年	尿素除莠剂	0.3~0.8

（陈承志 周 雪）

第三节 土壤污染与健康

土壤环境的开放性特点使其极易受到人类活动的影响。当土壤中的有害物质累积至超出其自净能力,将会导致土壤的成分构成、结构及功能发生不利变化,进而抑制微生物的正常活动,使得有害物质及其分解后的产物在土壤中不断累积。人为因素是造成土壤重金属、农药、POPs、其他新污染物、电子垃圾及生物性污染的主要原因,致使土壤酸化、营养元素流失,进而破坏土壤生态系统、降低作物产量和品质。有害物质能够经由"土壤→植物→人体"的食物链途径,或是通过"土壤→水体→人体"的环境介质转移过程,实现向人体的间接迁移与累积,从而引发潜在的健康损害。

一、土壤重金属污染的健康危害

(一)土壤重金属污染现况

我国是金属矿产大国,金属矿产资源开采衍生的环境污染问题,特别是土壤重金属污染问题,是我国当前最突出的环境污染问题之一。重金属在土壤中通常难以降解且不易察觉,污染具有较强的隐蔽性和长期性。加之重金属在土壤中的稳定性高,很难被土壤的微生物分解,易于积累,或转化为毒性更大的化合物,不仅对土壤和环境造成极大危害,有些甚至还可以通过食物链传递在人体内蓄积,产生不可估量的健康损害。因此,重金属污染一直是土壤污染防治的重点领域,党中央和国务院高度重视此项工作,已经陆续颁布了一系列关于土壤重金属污染防治的法律和政策。为贯彻落实党的二十大和全国生态环境保护大会精神,加强土壤污染源头防控,生态环境部在2024年还制定了《土壤污染源头防控行动计划》,并明确对土壤重金属污染进行系统治理。

重金属污染是指由重金属元素或其化学形态在环境中过度积累,进而引发的环境污染,主要由采矿、废气排放、污水灌溉和使用重金属超标制品等人为因素所致(图7-1)。常见的具有显著生物毒性的重金属包括铅、汞、镉、铬、锑、铊和砷,同时这些重金属也是我国土壤污染重点防控的污染物。其中,砷虽然是类金属,但因其毒性及性质与重金属相似,故砷也被列入土壤重金属污染物的范围。除此之外,具有毒性的锌、铜、钴、镍、锡、钒等也是土壤重金属的主要污染物。

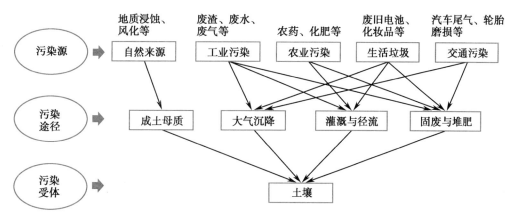

图 7-1　土壤中重金属的主要来源及累积途径

土壤中重金属的累积主要源自人为与自然因素,包括大气沉降带来的污染物、农药与化肥的过量施用及塑料薄膜的残留、未经处理的污水灌溉、污泥施肥、含金属废弃物的非法堆积、金属矿山排放的酸性废水等。目前,涉及土壤重金属污染的重点行业主要包括重有色金属矿采选业、重有色金属冶炼业、铅蓄电池制造业、电镀行业、化学原料及化学制品制造业、皮革鞣制加工业等行业。重金属污染会导致土壤生态系统失衡,影响农作物生长,甚至通过食物链进入人体,造成重金属中毒,严重威胁人体健康。

(二)土壤重金属污染的主要特征

我国土壤重金属污染的分布特征呈现明显的区域性差异和广泛性分布的特点。由于受原生环境条件及经济社会发展模式差异的影响,砷、镉等重金属在我国的不同地区存在区域性分布特征。例如,南方土壤的重金属污染比北方更严重,其中长江和珠江三角洲工业区的重金属污染较为严重。

同时,我国土壤中重金属含量主要受地质背景和土地利用类型等因素的影响,导致不同土地利用类型间土壤重金属分布呈现显著差异性。例如,在矿产资源丰富的矿山区域,高强度的矿产开发活动使得含镉、铅的废渣与废气成为该地区土壤重金属污染的主要人为来源。而在农田生态系统中,化肥与农药的过量使用是引发农业重金属污染的关键因素,特别是村镇周边畜牧养殖、小型塑料生产工厂等场所,其附近土壤污染程度更为严重。此外,中心城区水源地土壤重金属含量相较于远郊区域偏高,表明工业污染与农业污染等人为因素是导致该地区土壤重金属超标的重要因素。

(三)土壤重金属污染对健康的影响

重金属一旦进入土壤,不仅会改变土壤的理化性质,还会通过食物链和水循环进入生物体,对生态环境和人类健康产生深远影响。在日常生活中,人类可能长期暴露于重金属,这些重金属被人体吸收后,在各器官中的累积浓度可呈现出明显的分布差异,因此产生的靶器官毒性也各不相同,其对人体的毒性效应更是多样且复杂。

本节内容将重点介绍铊、铬和镉3种常见的土壤重金属污染对人体健康的危害。

1. **土壤中铊污染对健康的影响**　铊是一种剧毒重金属,广泛用于电子工业和农药制造。由于铊盐属高毒类,有机铊盐较无机铊盐毒性大,三价铊较一价铊毒性大,各国已限制其使用。土壤铊主要有自然风化和人为排放两大来源,其中以铊矿的采矿活动和废渣堆放导致土壤铊含量增加为主要原因。土壤铊污染造成的环境危害,主要表现在土壤中铊极易被植物吸收,直接进入食物链,从而危害人体健康。

铊主要通过植物富集或附着在烟尘上,经消化道、呼吸道、皮肤进入人体,随着血液分布于全身各组织。通常情况下,对于成人而言,铊的最小致死剂量约12mg/kg。摄入铊后约2小时,血液中的铊浓度会达到峰值,而随后的24~48小时内,血铊浓度会显著下降。在人体组织器官分布上,铊主要集中于肾脏,其次是肌肉、骨骼、肝脏、心脏以及胃肠道等器官,同时,脾、神经组织以及睾丸、皮肤和毛发中也检测到一定含量的铊。铊主要通过肾和肠道排出,少量可从乳汁、汗腺、泪液、毛发和唾液排出。但铊的代谢缓慢,在人体内的半衰期为10~30天。

铊对人体的健康危害主要表现为急性和慢性铊中毒。其中,急性铊中毒多发生于个体通过皮肤接触或直接口服铊盐之后。铊中毒的急性症状包括恶心、呕吐、腹痛、腹泻和脱发。严重的急性中毒会导致呼吸衰竭和死亡。而环境中铊污染对人体的影响多为慢性损害,主要表现为:①周围神经系统受损,初期症状包括双下肢麻木与疼痛过敏,迅速演变为感觉与运动功能障碍。②视力损害严重,可出现视力下降乃至失明,伴随视网膜炎、球后视神经炎及视神经萎缩等眼部病变。③引发毛发脱落,如1958年西南某省村庄发生的群体性头发迅速脱落事件,该事件持续3年,发病人数逐年攀升,最终导致60名村民死亡,流行病学调查证实这与邻近汞铊矿床引发的慢性铊中毒密切相关。④对男性生殖系统产生不良影响,包括性欲丧失、睾丸萎缩及精子生成障碍。⑤致畸与致突变性,实验研究显示,当铊剂量达到0.83~2.5mg/kg时,可引起小鼠胚胎吸收率增加、胸骨与枕骨缺失等畸形;同时,铊化合物还能诱导细胞染色体畸形、断裂,增加姐妹染色单体交换率,以及增加小鼠骨髓多染红细胞微核与精子畸形率。

2. **土壤中铬污染对健康的影响**　铬是一种重要的工业重金属,其天然来源主要是岩石风化。土壤的含铬水平,因地质条件、土壤性质的不同差异较大,为5~3 000mg/kg,平均含铬量约为100mg/kg。土壤中的铬污染主要源自铬矿石的开采与金属冶炼过程、电镀及制革等工业生产活动中产生的废水、废气和废渣的不当处理,以及使用含有铬的工业废水进行灌溉等。

铬在环境中最常见的价态是三价和六价。其中,三价铬最稳定,而六价铬的毒性较大。土壤中六价铬具有很强的氧化性，极易溶于水，可随土壤中的水而迁移，其迁移速度大于三价铬，仅有8.5%～36.2%可被土壤胶体吸附固定。当高浓度的含铬淋滤液被贮存于坑中或直接排放时，它们会迅速在土壤表层达到饱和状态，随后渗透进入地下水系统，从而造成地下水的污染。此外，这些含铬淋滤液还可能被植物吸收，对植物产生显著的毒害效应。

铬的蓄积部位与其摄入途径有关。经口进入体内的铬主要分布于肝、肾、脾和骨骼。经气管进入的铬大量积聚在肺部，其次为脾。铬在人体内的生物半衰期为27天，代谢和被清除的速度缓慢。人体摄入的铬约有80%通过肾脏途径排出体外，而剩余的小部分则随粪便排出，乳汁和毛发样本中也能检测到铬的存在。目前普遍认为，铬在被吸收后会干扰体内的氧化、还原和水解过程，具有导致蛋白质变性的能力，并能促使核酸与核蛋白发生沉淀，进而对酶系统产生干扰作用。铬对人体健康的影响也与铬的价态密切相关。三价铬是铬最稳定的氧化态，是人体必需的微量元素。正常成人每天需三价铬的量为0.06～0.36mg，但一旦过量摄入三价铬亦可能对人体脏器造成损伤。六价铬的毒性显著大于三价铬。摄入高浓度的六价铬会导致急性中毒，表现为严重的消化系统症状，如呕吐、腹泻和腹痛。即便是低浓度的六价铬，长期暴露也可以导致接触性皮炎、支气管炎和肺癌等。

3. 土壤中镉污染对健康的影响　镉在自然界中多以化合态存在，大气中镉含量一般不超过0.003μg/m³，水中不超过10μg/L，而土壤中不超过0.5mg/kg。镉在工业上用途广泛，主要用于电镀、颜料、塑料稳定剂、合金、电池、陶瓷制造等，这些用途共占镉总消耗量的90%。此外，镉还可用于生产电视显像管磷光体、高尔夫球场杀真菌剂、核反应堆的慢化剂和防护层、橡胶硫化剂的生产等。

土壤镉污染主要是含镉废水灌溉农田所致。在镉污染区，大气中镉含量可超过1μg/m³，地表水的含量高达3.2mg/L，土壤中含量高达50mg/kg。环境受到镉污染后，镉不仅在环境中蓄积，而且可在生物体内及农作物中富集。

经消化道摄入是机体摄取镉的主要途径。吸收的镉进入血液后，部分与血红蛋白结合，部分与低分子硫蛋白结合，形成镉硫蛋白，通过血液循环到达全身，主要选择性地蓄积于肾、肝中。肾脏可蓄积吸收量的1/3，是镉中毒的重要靶器官。此外，镉在脾、胰、甲状腺、睾丸和毛发也有一定的蓄积。镉的排泄途径主要通过粪便，也有少量从尿中排出。镉在人体中的生物半衰期长达10～25年，可在体内不断累积。镉在正常人的血液中含量很低，接触镉后会增高，但停止接触后可得以恢复。

镉是国际癌症研究机构（IARC）确定的人类致癌物。长期暴露在镉超标的环境中，不但可能增加罹患癌症的风险，还可以引起肾脏、骨骼、内分泌、心血管、神经、呼吸和免疫等多器官和系统的损伤。慢性镉中毒（chronic cadmium poisoning）是人群长期暴露于受镉污染的环境，主要是水体与土壤镉污染和由此导致的稻米与鱼贝类食物镉含量增高，造成摄入者体内镉蓄积并超过一定阈值所引起的以肾脏和骨骼损伤为主要中毒表现的环境污染性疾病。痛痛病（itai-itai disease）是发生在日本富山县神通川流域部分镉污染地区的一种严重的环境污染性疾病，因以全身剧烈疼痛为主要症状而得名，是慢性镉中毒的典型案例。1968年，痛痛病被日本政府认定为公害病。痛痛病发生的主要原因是当地居民长期饮用受镉污染的河水，并食用此水灌溉的含镉稻米，致使镉在体内蓄积，发生慢性镉中毒，导致了痛痛病的发生。

二、土壤农药污染的健康危害

（一）土壤农药污染现况

作为全球最大的农业生产国，近年来我国农药使用总量每年稳定在24万吨（折百量）的阈值内,其中 80%～90% 最终将进入土壤环境。截至 2023 年底,我国在有效登记状态的农药有效成分共 738 个。农药根据其有机结构主要分为有机氯、有机磷、有机砷、有机汞、氨基甲酸酯、菊酯类化合物等;按其用途可分为杀虫剂、杀螨剂、杀细菌剂、杀霉菌剂、杀鼠剂、除草剂、脱叶剂和植物生长调节剂等。

这些农药施用后,其中一部分会附着于植物表面或渗透进入植物体内残留,进而污染粮食、蔬菜及水果等农产品。而另一部分农药则会直接散落在土壤上,或蒸发、逸散至大气环境中,又或随降雨及农田排水系统流入河流与湖泊,对水生生态系统造成污染。而且,农产品的残留农药也能够通过饲料污染禽畜产品。所以,尽管农药污染土壤后残留浓度很低,但由于其化学性质稳定、脂溶性强、与酶和蛋白质有较高的亲和力,易蓄积在生物体内,生物富集作用极强。残留农药通过食物链的传递和生物富集效应,能够在人体内累积至原始浓度的数千倍乃至上万倍,进而引发多种急性与慢性健康危害。

目前,生产生活中使用的农药种类繁多,性质各异,毒性大小亦悬殊,因而各种农药对人体健康造成的急慢性危害表现也不尽相同。有些农药实际无毒或基本无毒;而一些则可引起急性、慢性中毒。例如,有机磷农药敌百虫、敌敌畏和乐果对动物有致突变作用;内吸磷、倍硫磷和二嗪磷对动物有致畸作用;六六六的暴露则会引发小鼠肝癌。也有一些报道显示,敌百虫、敌敌畏等对生殖和免疫功能等均可产生不良影响。

（二）土壤农药污染对健康的影响

人类接触农药的主要途径是通过食物链、空气、水、土壤、植物群和动物群。农药通过血液分布于人体各处,但也可通过尿液、皮肤和呼出的空气排出体外。农药进入人体有 4 种常见途径:皮肤、口腔、眼和呼吸道。农药暴露的毒性会因接触方式的不同而有差异。已有大量研究表明,土壤农药污染能够引起急性中毒,同时也会引起血液、神经、免疫、内分泌和生殖等多系统的慢性损害。而且,儿童、孕妇或老年人等特定人群可能比其他人对农药暴露更敏感。

1. 土壤农药污染引发的急性中毒　土壤农药污染引发的急性中毒事件时有发生,如一些地产项目、道路筑路等工程因施工地为原农药厂或化工企业留下的"棕地",造成施工时人体不适或中毒,被迫停止施工。其中最为经典的案例是某地铁工程建筑工地发生的农药中毒事件。据报道,事发时有 3 名工人正在开挖深层土壤,随后便出现急性中毒事件。依据事后调查发现,该地点原是一家农药厂的旧址,该工程基坑土壤里含有 DDT、六六六等农药成分,污染深度从 0～6.5m 范围呈不规则分布,共计约 5 万 m³。这些污染物挥发性极强,人体通过吸入、皮肤、眼睛接触导致中毒、晕厥。

2. 土壤农药污染对免疫功能的影响　免疫系统是土壤农药污染所致健康损害的重要靶器官之一。流行病学及临床研究均揭示,农药暴露可对人体免疫功能产生广泛影响。例如,食用受杀虫剂污染的鱼类及动物可导致儿童和婴儿出现免疫缺陷,显著增加耳膜炎和脑膜炎的发病率。农药暴露还能抑制淋巴细胞增殖与转化,表现出对细胞免疫的毒性作用,并可通过减少 CD4⁺T 细胞等机制影响免疫功能。此外,农药暴露还与过敏性疾病、自身免疫性疾病的发病和加重相关,部分病例中检测到特异性 IgE 抗体。也有报道发现,农药用量大的地区居民肠道传染病发病率较高,进一步证实了农药对机体免疫力产生的不利影响。

3. 土壤农药污染对生殖内分泌系统的影响　部分有机氯农药(如 DDT、硫丹、狄氏剂和十氯酮等)虽结构不同于人体天然雌激素,但能模拟其作用,直接与激素受体结合或通过间接途径影响生殖系统,产生抗雌激素效应,导致生物体雄性化。DDT 等也具有长生物半衰期及雌激素效应,能竞争雌激素受体,改变 DNA 结构,影响性激素调节,促进乳腺癌细胞异常增殖等。长期农药接触对女性有生殖毒性,与月经异常、自然流产和早产均有一定程度的相关性。同时,农药暴露对男性生殖系统也有损害,主要包括降低精子活性、抑制精子生成等。

4. 土壤农药污染对神经系统的影响　大量流行病学调查显示,长期低剂量农药的环境及职业暴露与神经功能障碍密切相关,包括记忆认知能力下降和运动功能障碍,可能进一步发展为神经退行性疾病,如帕金森病、阿尔茨海默病等。并且,职业性接触杀虫剂可增加患病风险,尤其在易感人群(如儿童、老年人)中效应更显著,表现为儿童智商降低、认知能力下降及老年人认知障碍风险增加。

5. 土壤农药污染的致癌、致畸和致突变作用　已有众多研究证实农药暴露与恶性肿瘤之间的关联。IARC确认多种常用农药具有致癌性或潜在致癌风险。前瞻性队列研究表明,农药长期暴露与膀胱癌、肺癌和乳腺癌等多种癌症患病风险增加显著相关,且该风险可随暴露年限的增加而升高。多项实验研究发现,包括有机氯、有机磷在内的多种农药成分,在特定条件下能够诱发基因突变、染色体畸变等遗传损伤。孕妇在妊娠期间接触农药还可导致胎儿生长迟缓、神经功能发育异常、先天畸形甚至死亡或流产。

6. 土壤农药污染对血液系统的影响　接触杀虫剂与急性白血病风险增加之间存在显著关联。多项研究表明,母亲产前暴露于杀虫剂会增加儿童罹患淋巴瘤和白血病的风险。同时,职业农民因长期接触农药,其患急性白血病的风险也显著高于其他职业人群。

三、土壤持久性有机污染物的健康危害

(一)土壤POPs污染现况

持久性有机污染物(POPs)是一类天然或人工合成的有机化合物,它们具有在环境中长期持久存在的特性,并能通过大气、水体、土壤及生物体等多种环境媒介实现远距离迁移。POPs可在食物链中不断累积,对生态环境及人类健康构成了严峻威胁。POPs的暴露会对人体内分泌、生殖及免疫系统造成破坏,引发畸形、基因突变、神经系统疾病乃至恶性肿瘤等严重健康后果。尤为值得关注的是,POPs能在人体内长期滞留甚至跨代传递,对人类的生存繁衍和可持续发展构成重大威胁,这一全球性问题已引起国际社会的广泛关注和高度重视。

2001年5月23日,来自126个国家的代表在瑞典签署了旨在控制和消除POPs影响的《关于持久性有机污染物的斯德哥尔摩公约》,标志着全球针对POPs采取国际行动正式启动。我国人大常委会于2004年6月25日正式批准《关于持久性有机污染物的斯德哥尔摩公约》。随着人们对持久性有机污染物研究和认识的深入,POPs名单也进一步扩大。从《斯德哥尔摩公约》最初公布的管控和限制的12种POPs,到2023年5月公约第十一次缔约方大会时,现已有34种POPs被列入。目前,这些POPs可以分为农药类、工业化学品和非故意产生副产物3大类。

1. 我国土壤POPs的防控情况　作为《斯德哥尔摩公约》文书制定和首批签约国之一,我国大力推进POPs控制行动,全面淘汰了29种POPs的生产、使用和进出口,每年避免了数十万吨POPs的产生和环境排放。有效防范相关农产品、消费品中POPs的健康风险,POPs控制工作取得了令人瞩目的成效。同时,制订调查受POPs污染场地的方案。将六六六、DDT等POPs纳入农用地、建设用地土壤污染风险管控标准,明确土壤污染风险筛选和管控要求。开展POPs土壤污染风险识别、调查、评估、管控以及修复工作,将高关注度的POPs纳入土壤污染风险管控和修复框架,保障建设用地安全利用,实现已识别高风险农药用途类POPs污染场地的100%环境无害化管理。

2. 土壤环境中POPs的主要来源　虽然近年来我国加强了对POPs的治理,但其污染范围仍

在扩大,基本散布到全国各个地点。我国环境监测部门对国家实际环境情况的监测发现,POPs主要来源于工业排放、农业使用和废弃物处理等。

POPs可在大气-水体-沉积物或者大气-土壤等不同环境界面中相互迁移,进而污染地下水并迁移到地表系统的每个角落,这种迁移转化与POPs成分及环境介质的物理化学性质、温度、pH等因素密切相关。

当前土壤环境中POPs的主要来源可归纳为以下4个途径:①在生产过程中产生POPs或从事与POPs相关化工、农药生产活动的企业厂区及其周边区域;②一些长期施用有机氯农药、至今仍残留有高浓度POPs的农田;③堆放与填埋区域中POPs物质的泄漏问题;④随着工农业生产的持续发展,新的POPs问题也在不断涌现,例如石化工业与交通排放导致的部分PAHs污染,以及垃圾焚烧过程中产生的二噁英问题等。重要的是,各环境介质中POPs的污染程度不一,但污染范围在不断扩大,又由于生物具有富集放大作用,因此对人类健康产生的影响不容忽视。

(二)土壤中POPs的特性

1. 难消解性和环境持久性 POPs因其化学结构中富含卤族元素(如氯、溴、氟),化学键能大,热稳定性强,在自然条件下极难被生物、光、水或化学过程分解。POPs在大气中的半衰期虽仅为数天,但在土壤和水下沉积物中可长达数十年之久。POPs可通过皮肤、呼吸道和消化道摄入途径进入人或动物体内,而其排出则依赖于呼吸、排泄、代谢转化、生长稀释和生产流失(如哺乳)等,可对人体健康和生态系统产生长期潜在的风险(图7-2)。

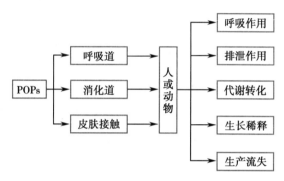

图7-2 人或动物对POPs的吸收和消除途径

2. 较强挥发性和长距离迁移性 大多数POPs具有显著的挥发性,能在常温条件下从土壤、水体及植被中挥发至大气,并以气相形式或与大气悬浮颗粒物、气溶胶结合。借助全球蒸馏效应(global distillation effect)和蚱蜢跳效应(grasshopper effect),POPs能在低温或适宜条件的环境介质表面吸附并沉降,这一过程可以以"挥发→冷凝→沉降"的形式反复进行,促使POPs在全球范围内广泛分布于湖泊、海洋、大气及其气溶胶、土壤、水体沉积物、冰雪、地下水、地表水及生物体。这种特性还使得POPs能够以这些环境介质为载体,在局部、区域乃至全球尺度上实现长距离迁移与转化。

3. 生物蓄积性和高生物毒性 典型POPs中,仅少数如α、β、γ-HCH异构体、PFOS、PFOA等具有较高水溶性,而绝大多数POPs表现出疏水亲脂特性,易在生物脂肪、有机质沉积物及颗粒物中累积。由于POPs的抗降解性、生物新陈代谢及其亲脂性,它们会在食物链中逐级富集,导致环境中原本低浓度的POPs能够通过食物链的逐级累积,在人体内达到高浓度水平,形成显著的生物放大效应,进而引发严重的健康危害。此外,某些POPs(如二噁英类)即使在低浓度下也对生物体具有较高毒性。

(三)土壤POPs对健康的影响

1. 土壤POPs对免疫系统的影响 PFOA和PFOS主要通过皮肤接触、肠道吸收等途径在体内蓄积,在脾、骨髓、胸腺等免疫器官以及非特异性和特异性免疫系统产生免疫毒性。流行病学研究已证实,早期接触POPs会对免疫和呼吸系统的发育造成不利影响,包括增加呼吸道感染风险及儿童免疫抑制现象。特别是,胎儿期高暴露于PCBs等POPs与儿童哮喘、上呼吸道疾病风险增加相关,并导致对疫苗的体液免疫反应下调及多种抗体水平显著降低,进一步削弱了儿童的免疫应答能力。

2. 土壤POPs对神经系统的影响　实验研究表明,生命早期(包括妊娠和哺乳期)暴露于POPs混合物会对后代的神经发育产生不利影响,具体表现为关键神经发育标志物(如Pax6和Grin2b)水平下调。进一步的人群研究也支持这一结论,即发现早期接触特定POPs(如β-HCH和PFOS)与儿童注意缺陷多动障碍密切相关,同时产前接触PFOA和PFOS对儿童的神经发育尤其是认知功能,亦有一定的影响。

3. 土壤POPs对内分泌系统的影响　多项流行病学调查结果发现,POPs暴露不仅与促甲状腺素(TSH)、游离四碘甲状腺原氨酸(FT$_4$)等甲状腺功能指标呈现相关性,还能显著干扰育龄妇女的类固醇激素稳态,表现为雌二醇(E$_2$)浓度与多种POPs含量强相关。另外也有一些证据显示,POPs与代谢性疾病,特别是与糖尿病、高血糖、胰岛素抵抗及肥胖症的发病风险高度相关,且这种关联在长时间随访研究中呈现一定的非线性特征。

4. 土壤POPs对生殖系统的影响　土壤中的POPs对生殖系统具有显著影响。POPs通过食物链进入人体后,能在脂肪组织中蓄积,对生殖系统造成干扰。研究表明,长期低剂量的POPs能够导致生殖功能障碍和发育畸形。例如,高浓度的POPs暴露与男性精子质量下降、女性生殖内分泌紊乱等问题紧密相关。此外,土壤POPs还可能通过胎盘传递给胎儿,对其生长发育产生长远的不良影响。

5. 土壤POPs的致癌作用　多项研究指出,POPs中的某些成分如二噁英、PCBs等,已被IARC列为致癌物或可能致癌物。这些POPs在人体内能引发基因突变和细胞异常增殖,增加患癌症的风险,包括肝癌、肺癌和皮肤癌等。

四、土壤中其他新污染物的健康危害

土壤环境中,目前备受关注的新污染物主要有POPs、内分泌干扰物(EDCs)、抗生素和微塑料。

(一)内分泌干扰物

内分泌干扰物(EDCs)在环境中分布广泛,其分布主要受到自身特性和人类行为的影响,工业和经济较为发达地区的土壤内分泌干扰物浓度相对较高。这些进入土壤中的EDCs不仅可以通过食物链进行生物蓄积并最终危害到人体的健康,同时还对土壤生态环境造成一定的影响。例如,已有研究发现,四溴双酚A对土壤中的细菌产生抑制作用,并影响土壤酶的活性,其抑制效果和四溴双酚A浓度呈正相关。而且,EDCs对人类健康具有严重的危害,双酚类化合物具有雌激素效应,可对人体内分泌系统产生不良影响,促使儿童性早熟。

(二)抗生素

随着药用和兽用抗生素的泛滥,大量的抗生素进入环境,并在环境介质中广泛传播,其中土壤是环境中抗生素的重要汇集地。抗生素不仅对土壤的理化性质如土壤酶活性产生影响,对植物的生长发育也会产生影响。同时,土壤中的抗生素可以通过蓄积在植物体内等途径进入人体,对人体健康造成潜在的威胁。土壤中的抗生素还会改变土壤微生物的丰度及群落构成,诱导产生抗生素抗性基因(antibiotics resistance genes,ARGs)或具有抗药性的微生物。携带抗性基因的微生物可以通过多种途径进行ARGs的增殖和传播,甚至将抗性基因水平传递给病原微生物从而产生多重抗药性的病原体,使人类面临重大传播性疾病的威胁,并对现有的医疗水平造成巨大压力。

(三)微塑料

微塑料在环境土壤中广泛分布,且目前每年仍有大量的微塑料通过各种途径进入土壤。进入

土壤的微塑料对土壤酶的活性、土壤水分等关键性质产生影响,而且可以通过土壤中的动植物进行生物蓄积,最终进入人体的各组织器官。土壤中的微塑料可以通过自身特性对环境产生影响,而且能够通过和不同的污染物耦合形成复合污染,对生态环境造成更大的毒性效应,并对土壤污染物性质的探究形成一定的干扰。

总之,新污染物在环境中的浓度较低,分布较为分散,因此尚未有成熟的专门针对新污染物的土壤修复技术。当前的研究主要是围绕微生物、植物、改性材料、化学药剂等对新污染物的去除以及观察新污染物在土壤环境中的各种行为等,亟待开发更多的防控新技术和新方法。

五、土壤电子垃圾污染的健康危害

(一)我国土壤电子垃圾污染现况

根据《2020年全球电子废物监测》数据,2019年全球共产生5 360万吨电子垃圾,达到了有记录以来的历史之最。我国曾经是世界上最大的电子垃圾进口国。2017年,我国开始逐步减少电子垃圾的进口,到2021年完全禁止了电子垃圾进口。然而,当前国内产生的电子垃圾数量仍与日俱增。电子垃圾集散处理场主要分布于东部沿海和部分中部地区。

土壤环境中的电子垃圾来源有以下3个途径。①非法倾倒:许多国家和地区缺乏有效的电子垃圾管理体系,导致电子垃圾被非法倾倒在未指定的地点,直接污染土壤。②露天焚烧:一些地方为了处理电子垃圾或回收其中有价值的金属,会采取露天焚烧的方式处理电子垃圾。这种方式不仅释放有毒气体,还会导致重金属和其他有害物质沉积到土壤中。③不当回收:在回收过程中若采用低效或不合规的处理方式,可能会导致有害物质泄漏,最终进入土壤。例如使用酸浴提取金属时,酸液和金属离子可能渗透至土壤。

我国电子垃圾处理面临严峻挑战,主要表现为复合污染问题突出,特别是在电子垃圾拆解场地,多种重金属(如铜、铅和镉等)与有机污染物(如多溴联苯醚、PCBs和二噁英等POPs)共存,对当地土壤、水体、沉积物及作物造成广泛污染。这些污染物不仅通过大气、水体等途径影响环境,还进一步威胁人体健康。已有研究证实,电子垃圾污染区人群血样中重金属与有机污染物含量显著偏高,呈现出明显的有机-无机复合污染特征。

(二)电子垃圾对土壤的影响

电子垃圾中含有多种重金属,如铅、汞、镉和铜等。这些金属会渗透到土壤中并蓄积,这不仅会破坏土壤的结构,导致土壤贫瘠,还会使土壤中的微生物受到损害,影响土壤的生态系统。此外,电子垃圾燃烧或处理过程中会释放出PAHs、PCBs等有机污染物。这些化合物可以在土壤中长时间存在并对土壤中的微生物产生毒性作用,影响土壤的生物多样性和生态平衡。同时,电子垃圾中的某些化学成分还可能导致土壤酸碱度的改变,从而影响植物的生长和土壤的生物活性。此外,电子垃圾对土壤的污染不仅限于土壤本身,还可能通过土壤渗透到地下水和地表水中造成水源污染,这种污染会影响到饮用水的安全性,进而对人类健康构成威胁。而且,水源的污染也会进一步影响到土壤的质量,形成恶性循环。

(三)土壤电子垃圾污染的特性

1. 累积性和隐蔽性 电子垃圾在土壤中不易扩散和稀释,因此容易在土壤中不断积累。而且,受电子垃圾污染的土壤通常需要通过土壤样品分析、残留检测或对人畜健康状况的研究才能得以确定,这便意味着电子垃圾污染不易被直接察觉。

2. 不可逆转性和难治理性　由于电子垃圾含有大量重金属,而重金属对土壤的污染很难清除,需要较长的时间才能降解,某些情况下,受污染的土壤可能需要100~200年时间才能恢复。同时,积累在污染土壤中的电子垃圾很难靠稀释和自净作用来消除,治理污染土壤通常成本较高,治理周期亦较长。

（四）土壤电子垃圾污染对健康的影响

1. 土壤电子垃圾污染对呼吸和心血管系统的影响　电子垃圾拆解场的流行病学研究显示,儿童暴露于重金属(铬、锰、镍)与其肺功能下降有显著关联,尤其体现在男童用力肺活量的明显降低,并且儿童的血铬浓度与用力肺活量之间亦存在负相关关系。此外,研究还发现电子垃圾拆解区空气污染物水平升高,与儿童心率增加及血浆去甲肾上腺素水平上升相关,提示电子垃圾导致的空气污染可能通过激活交感-肾上腺髓质系统,增加儿童心血管疾病的风险。

2. 土壤电子垃圾污染对免疫系统的影响　电子垃圾拆解区重金属暴露可干扰儿童的适应性免疫功能。研究显示,儿童体内铜、锌、铅水平与白喉、百日咳、破伤风等多种疫苗抗体滴度呈负相关,表明这些重金属暴露降低了儿童对病毒的免疫应答能力。同时,电子垃圾拆解区新生儿淋巴细胞DNA损伤更为严重,且与血中铬浓度呈现显著正相关。

3. 土壤电子垃圾污染对神经系统的影响　在电子垃圾中发现了几种已知的神经发育毒物,如铅、汞、镉和溴化阻燃剂等。这些毒物的暴露可能导致儿童不可逆的认知损害以及整个生命周期的行为和运动功能障碍。铅是电子垃圾中主要和典型的重金属污染物之一,电子垃圾衍生的铅污染主要来源于非正式的电子垃圾回收活动,包括燃烧、焙烧、酸浸和拆除,而不当的处置方式导致铅在土壤中积累进而影响人体健康。铅是一种具有明确神经毒性的重金属,即便是接触低浓度的铅也会对神经行为产生不良影响。例如,儿童的铅暴露量相对较低,但也会导致总智商(IQ)降低和一些行为异常,包括注意力持续时间减少、挫折感和破坏性行为增加。

4. 土壤电子垃圾污染对生殖功能的影响　处于电子垃圾拆解区暴露的成年男性精子质量显著下降,且与电子垃圾暴露时间、血铅浓度呈负相关。研究表明,电子垃圾暴露与精子质量及数量减少紧密相关,暴露者体内PCBs和铅含量升高,精子DNA损伤加剧,且损伤程度随暴露时间延长而加重。

5. 土壤电子垃圾污染对妊娠结局和子代生长发育的影响　多项研究调查发现,暴露于电子垃圾会引起自然流产、死产、早产、出生体重降低、胎儿体长缩短等不良出生结局。这些不良出生结局的出现,可能与电子垃圾中多溴联苯醚、PCBs等污染物的含量增高有关。此外,电子垃圾拆解区暴露的儿童生长发育迟缓也被证实与重金属、POPs的暴露有关。

六、土壤生物性污染的健康危害

土壤生物性污染是指由于病原体和带病的有害生物种群从外界侵入土壤,导致土壤中致病菌、病毒、寄生虫(卵)等病原微生物增多,对人体健康或生态系统产生不良影响的现象。其主要来源是用未经处理的人畜粪便施肥;用生活污水、垃圾渗滤液、含有病原体的医院污水和工业废水作农田灌溉或将其底泥施肥;以及病畜尸体处理不当等。

土壤生物性污染的致病特点主要表现为散发性,但如果污染水源或造成食源性污染,也可以导致大规模疾病的暴发。

病原微生物污染土壤危害人体健康的主要途径与方式:

1. 人-土壤-人　人体排出的含有病原体的粪便污染土壤,人直接接触受污染的土壤或生吃在这种土壤中种植的蔬菜瓜果等而引起肠道传染病和寄生虫病。许多肠道致病菌在土壤中能存活很长时间,如痢疾杆菌存活 25~100 天,伤寒杆菌存活 100~400 天,肠道病毒可存活 100~170 天,蛔虫卵在土壤中存活 7 年之久。

2. 动物-土壤-人　含有病原体的动物粪便污染土壤,人与污染土壤接触后,病原体通过皮肤或黏膜进入人体而感染发病。如钩端螺旋体病的传播主要是由于带菌动物(牛、羊、猪和鼠等)排出带菌尿液污染水和土壤等,人群经常接触疫水和土壤,病原体经破损皮肤侵入机体。与疫水等接触时间愈长,次数愈多,土壤偏碱,气温 22℃以上,钩端螺旋体容易生长,因而受感染的机会更多。炭疽芽孢杆菌抵抗力很强,在土壤中可存活 1 年以上,家畜一旦感染了炭疽病并造成土壤污染,会在该地区相当长时间内传播此病。

3. 土壤-人　天然土壤中常含有破伤风梭菌和肉毒梭菌,人接触土壤可能引发破伤风和肉毒中毒。这两种病菌抵抗力很强,在土壤中能长期存活。

目前切断土壤生物污染的重要途径是对粪便、垃圾和生活污水进行无害化处理。通过采用辐射杀菌、高温堆肥及好氧微生物发酵等方法处理垃圾,采用密封发酵法、药物灭卵法和沼气发酵法等无害化灭菌法处理粪肥,可消灭致病菌和寄生虫卵。合理使用粪肥,科学污水灌溉,防止医院污水直接流入土壤,及时监测和控制灌溉水质量,加强感染动物的管理。近年来,人们还运用微生物或植物进行生物防治,消灭土壤病原微生物。另外,改变土壤的理化性质和水分条件也可以控制土壤病原微生物的传播。

(陈承志)

第四节　土壤污染的预防对策

一、土壤污染防治法律

我国土壤污染防治法律体系主要由《中华人民共和国土壤污染防治法》(以下简称《土壤污染防治法》)、《中华人民共和国环境保护法》《土壤污染防治行动计划》《污染地块土壤环境管理办法》等组成,为我国土壤污染的防治工作提供了法律依据和制度保障。

2016 年 5 月 28 日,国务院发布了《土壤污染防治行动计划》(又称"土十条"),是全国第一份土壤治污领域的纲领性文件。"土十条"首要任务是"开展土壤污染调查,掌握土壤环境质量状况":在现有相关调查基础上,以农用地和重点行业企业用地为重点,开展土壤污染状况详查,2018 年底前查明农用地土壤污染的面积、分布及其对农产品质量的影响;2020 年底前掌握重点行业企业用地中的污染地块分布及其环境风险情况。"土十条"提出,到 2020 年,全国土壤污染加重趋势得到初步遏制;到 2030 年,全国土壤环境质量稳中向好;到 21 世纪中叶,土壤环境质量全面改善。

我国《土壤污染防治法》自 2019 年 1 月 1 日起施行。《土壤污染防治法》是我国首次针对土壤污染防治制定的专门法律,为开展土壤污染防治工作,扎实推进净土保卫战提供法治保障。在以预防为主、保护优先、风险管控、分类管理、污染担责、公众参与原则的基础上,《土壤污染防治法》明确了土壤污染防治规划,土壤污染风险管控标准,土壤污染状况普查和监测,土壤污染预防、保护、风险管控和修复等方面的基本制度和规则。其中环境风险管控是《土壤污染防治法》的重要概念,意味着我国土壤污染防治工作正在由质量管理向风险管控过渡。

二、土壤环境质量标准

土壤环境质量标准是国家为防止土壤污染、保护生态系统、维护人体健康所制定的土壤中污染物在一定时间和空间范围内的容许含量值。与环境空气质量标准、地表水环境质量标准等相比，土壤环境质量标准的制定更加复杂。这是由土壤和受体的复杂性所决定的：外源污染物进入土壤并达一定数量后，通过多种途径对生物、水体、空气和人体等各种受体产生影响。影响因素有两方面：一是土壤因素，由于气候、成土母质、地形、生物、时间和人为活动的深刻影响，土壤类型和性质的不同，因此同一污染物在不同土壤中的活性也有差异；二是受体因素，土壤中同一污染物对各类受体（植物、微生物、动物、人体以及水体、大气等）的影响是不同的，并且同一受体又有地区的差别。

（一）土壤环境质量标准制定的基本原则

在制定土壤环境质量标准时，通常考虑各种化学物生态毒害性、土壤环境背景值、污染程度、影响化学污染物迁移和暴露的环境因素，从土地利用功能保护和污染土壤修复目的出发，形成以重金属、有机污染物为主要指标，由土壤质量基准与标准、污染起始浓度、污染土壤修复行动值、修复基准与标准构成的土壤质量标准体系。以保护生态系统、人体健康为目标而确定的土壤污染物的临界含量，是制定土壤环境质量标准的基础依据。

土壤环境质量标准制定的基本原则：

1. 保护陆地生态安全　主要是指土壤自身、植物/农作物、土壤无脊椎动物、野生动物等生态受体以及大气、水等其他环境要素暴露于土壤污染物时不产生有害影响。

2. 保护人体健康　主要指人体长期暴露于土壤污染物时不产生显著的健康风险。

（二）土壤环境质量标准内容

我国1995年首次颁布了《土壤环境质量标准》（GB 15618—1995），规定了镉、汞、砷、铜、铅、铬、锌、镍、六六六和DDT在土壤环境中的最高允许浓度，根据土壤功能和保护目标划分为三类，不同应用功能的土壤执行不同标准值，在我国土壤环境保护工作中发挥了积极作用。2018年《土壤环境质量　农用地土壤污染风险管控标准（试行）》（GB 15618—2018）和《土壤环境质量　建设用地土壤污染风险管控标准（试行）》（GB 36600—2018）两项质量标准同时发布，《土壤环境质量标准》废止，这标志着我国土壤环境保护工作从污染物达标判定转向土壤风险管控和修复。与《土壤环境质量　建设用地土壤污染风险管控标准（试行）》配套实施的，还包括《建设用地土壤污染状况调查技术导则》（HJ 25.1—2019）、《建设用地土壤污染风险管控和修复监测技术导则》（HJ 25.2—2019）、《建设用地土壤污染风险评估技术导则》（HJ 25.3—2019）、《建设用地土壤修复技术导则》（HJ 25.4—2019）等建设用地土壤环境保护技术导则类标准。《土壤环境质量　农用地土壤污染风险管控标准（试行）》和《土壤环境质量　建设用地土壤污染风险管控标准（试行）》是我国土壤环境质量标准体系的主体内容，定位于识别土壤污染风险、启动土壤环境调查与风险评估，相当于土壤环境的"体检"标准。

1.《土壤环境质量　农用地土壤污染风险管控标准（试行）》　该标准是在继承和发展《土壤环境质量标准》（GB 15618—1995）的基础上，充分利用已有的全国土壤污染状况调查成果和数据，补充了国内新的土壤环境基准研究数据，采用了与国际接轨的物种敏感性分布法获得的新的研究成果，并参考发达国家具有一定可比性的标准，经过技术经济可行性分析制定。

该标准以保护食用农产品质量安全为主要目标，兼顾保护农作物生长和土壤生态的需要，分别制定农用地土壤污染风险筛选值和管制值,以及监测、实施和监督要求,适用于耕地土壤污染风险筛查和分类。园地和牧草地可参照执行。标准实施农用地分类管理,按照农用地土壤污染程度,结合农产品协同监测情况,将农用地划分为优先保护类、安全利用类、严格管控类。该标准考虑重金属生物有效性,按不同 pH 分档制定标准。风险筛选值共 11 项污染物指标,较《土壤环境质量标准》增加一项污染物苯并[a]芘,包括农用地土壤中镉、汞、砷、铅、铬、铜、镍、锌等基本项目(必测项目),以及六六六、DDT、苯并[a]芘等其他项目(选测项目)。风险管制值共 5 项指标,包括镉、汞、砷、铅和铬。

与水、空气环境质量标准的达标判定不同,该标准遵循风险管控的思路,提出了风险筛选值和风险管制值的概念,用于风险筛查和分类,这更符合土壤环境管理的内在规律,能更科学合理地指导农用地的安全利用,保障农产品质量安全。当农用地土壤中污染物含量等于或者低于风险筛选值时,对农产品质量安全、农作物生长或土壤生态环境的风险低,一般情况下可以忽略。对此类农用地,应切实加大保护力度。当农用地土壤中污染物含量超过风险管制值时,食用农产品不符合质量安全标准等农用地土壤污染风险高,且难以通过安全利用措施降低食用农产品不符合质量安全标准等农用地土壤污染风险,原则上应当采取禁止种植食用农产品、退耕还林等严格管控措施。农用地土壤污染物含量介于筛选值和管制值之间的,可能存在食用农产品不符合质量安全标准等风险,原则上应当采取农艺调控、替代种植等安全利用措施,降低农产品超标风险。

2.《土壤环境质量　建设用地土壤污染风险管控标准(试行)》　该标准是在《污染场地风险评估技术导则》(HJ 25.3—2014)规定的关于人体健康的风险评估方法基础上,优化风险评估参数,根据国内最新数据调整了人体暴露相关参数,采用了国际最新的污染物毒性参数,结合我国国情,总结地方已有的实践经验,并参考发达国家的具有可比性的土壤标准,经过技术经济可行性分析制定。

该标准以人体健康为保护目标,规定了保护人体健康的建设用地土壤污染风险筛选值和管制值,以及监测、实施与监督要求,适用于建设用地的土壤污染风险筛查和风险管制。标准共计 85 项污染物指标,基本涵盖了重点行业污染地块中检出率较高、毒性较强的污染物,其中包括重金属和无机物、挥发性有机物(VOCs)、半挥发性有机物(SVOCs)三类 45 项基本项目(必测项目),还包括重金属和无机物,VOCs,SVOCs,有机农药类、PCBs、多溴联苯和二噁英类,石油烃类六类 40 项其他项目(选测项目)。在特定土地利用方式下,土壤中污染物含量等于或低于风险筛选值的,对人体健康的风险可以忽略。超过该值的,对人体健康可能存在风险,应当开展进一步的详细调查和风险评估,确定具体污染范围和风险水平;并结合规划用途,判断是否需要开展风险管控或治理修复。在特定的土地利用方式下,土壤中污染物含量超过风险管制值的,对人体健康通常存在不可接受风险,需要开展修复或风险管控行动。

该标准主要根据保护对象暴露情况,并根据《污染场地风险评估技术导则》,将《城市用地分类与规划用地标准》规定的城市建设用地分为第一类用地和第二类用地。第一类用地,儿童和成人均存在长期暴露风险,主要是居住用地。考虑到社会敏感性,将公共管理与公共服务用地中的中小学用地、医疗卫生用地和社会福利设施用地,公园绿地中的社区公园或儿童公园用地也列入第一类用地。第二类用地主要是成人存在长期暴露风险,主要是工业用地、物流仓储用地等。城市建设用地之外的建设用地可参照上述类别划分。建设用地规划用途为第一类用地的,适用第一类用地的筛选值和管制值;规划用途为第二类用地的,适用第二类用地的筛选值和管制值。规划用途不明确的,适用于第一类用地的筛选值和管制值。

三、土壤卫生防护

（一）土壤卫生防护措施

1. 粪便无害化处理和利用

（1）厕所的卫生要求：厕所是收集和贮存粪便的场所，必须符合以下卫生要求：①位置适当，非水冲独立式公共厕所应与餐饮企业、托幼机构距离≥10m，与公共厕所地下取水构建物距离≥30m；独立式公共厕所周围不应设置敞开式生活垃圾池、污水池等易于鼠、蝇类孳生的设施。②粪池要高出地面，防雨雪水流入，应防渗漏，不污染地下水。③有防蝇、防蛆、防鼠、防臭和防溢的设施。④采光、照明、通风良好，使用方便，便于保洁。具体卫生要求见《公共厕所卫生规范》（GB/T 17217—2021）、《农村户厕卫生规范》（GB 19379—2012）。

（2）粪便的无害化处理和利用：粪便无害化处理方法很多，依据我国发展需要及《粪便无害化卫生要求》（GB 7959—2012），按好氧、厌氧与兼性厌氧发酵、密闭贮存、粪尿分离干式粪便处理和固液分离絮凝-脱水处理方法的类别，分别提出了卫生要求。

1）城乡采用的粪便处理技术，应遵循卫生安全、资源利用和保护生态环境的原则。

2）对粪便必须进行无害化处理，严禁未经无害化处理的粪便用于农业施肥和直接排放。

3）采用固液分离-絮凝脱水法处理粪便时，产生的上清液应与污水处理厂污水合并处理，污泥须采用高温堆肥等方法处理。处理后排放的水总氮、总磷等富营养化物质含量应符合《城镇污水处理厂污染物排放标准》（GB 18918—2002）。

4）应有效控制蚊蝇孳生，使堆肥堆体、贮粪池、厕所周边无存活的蛆、蛹和新羽化的成蝇。

5）清掏出的粪渣、沼气池的沉渣、各类处理设施的污泥须采用高温堆肥无害化处理合格后，方可用于农业施肥。

6）肠道传染病发生时，应对粪便、贮粪池及周边进行消毒。

7）经各种方法处理后的粪便产物应符合《粪便无害化卫生要求》（GB 7959—2012）中的具体要求。

2. 生活垃圾无害化处理和利用　依据《中华人民共和国固体废物污染环境防治法》（以下简称《固废法》），生活垃圾是指在日常生活中或者为日常生活提供服务的活动中产生的固体废物，以及法律、行政法规规定视为生活垃圾的固体废物。《固废法》提出了垃圾处理的"减量化、资源化和无害化"原则。随着城市的迅速发展，我国生活垃圾产量正逐年增加。生活垃圾成分复杂，主要受城市的规模、地理条件、居民生活习惯、生活水平和民用燃料结构等因素影响。我国生活垃圾中占比最高的组分是厨余类，占比为40%～60%，其次是橡塑类和纸类，分别占20%～30%和10%～20%，灰土、砖瓦陶瓷和金属等无机物占比通常不超过5%，垃圾含水率主要集中在50%～60%。根据《中国城市建设统计年鉴2023》，我国1980年城市生活垃圾无害化处理能力仅为2 107吨/d，2023年达到114.44万吨/d，无害化处理率达到99.98%，全国城市和县城生活垃圾基本实现无害化处理。

（1）生活垃圾的处理方法

1）生活垃圾的压实、破碎和分选：生活垃圾收集后进行压实，以减少容积，便于运输、存储和处理。压实处理一般考虑纸箱、易拉罐等，而厨余垃圾不适合压实。垃圾破碎后体积减少，便于运输、焚烧、填埋或堆肥。通过分选将垃圾成分进一步分开，以便分别处理和利用。

2）生活垃圾的焚烧：焚烧方法是将垃圾置于高温炉内，使其可燃成分充分氧化，并且通过高温杀灭垃圾中存在的病毒、细菌，促进垃圾实现无害化、减量化。垃圾经过焚烧后，体积可以减少

80%~95%,是目前世界上经济发达国家广泛采用的一种生活垃圾处理技术。我国垃圾焚烧处理能力逐年上升,已逐渐取代卫生填埋,成为我国生活垃圾处理的主要手段。根据《中国城市建设统计年鉴2023》,2023年我国生活垃圾清运量为25 407.76万吨,生活垃圾无害化处理量为25 401.74万吨。其中,焚烧处理量为20 954.45万吨,占82.5%;卫生填埋处理量为1 892.56万吨,占7.4%;其他处理方式占10.1%。垃圾焚烧应严格遵守《生活垃圾焚烧污染控制标准》(GB 18485—2014)的有关规定。

3)生活垃圾的卫生填埋:卫生填埋安全卫生,成本较低,已回填完毕的场地可以作绿化地、公园、游乐场等。我国不少城市已建起了大型垃圾填埋处理场。填埋法看似成本最低、最易实施,但必须做到卫生填埋,要解决渗漏、压实、覆盖、雨水导流、污水处理、环境绿化、沼气引流等一系列问题。所以,垃圾填埋应严格遵守《生活垃圾填埋场污染控制标准》(GB 16889—2024)等有关标准的规定。卫生填埋局限性一是消耗大量土地资源,不少城市很难找到新的填埋场;二是产生大量渗滤液,污染地下水及土壤,垃圾堆放产生的臭气严重影响场地周边的空气质量;三是填埋产生的甲烷气体既是火灾及爆炸隐患,排放到大气中又会产生温室效应。基于以上原因,我国垃圾填埋处理方式占比逐渐降低。

(2)生活垃圾资源化利用:生活垃圾是丰富的再生资源的源泉,大约80%的垃圾为潜在的原料资源,可以回收有用成分并作为再生原料加以利用。近年来,世界上许多工业发达国家都大力开展垃圾回收利用的研究工作。垃圾资源化利用不仅能进一步减少污染物的排放,还能带来经济效益。生活垃圾分类收集与处理是垃圾合理处置和资源化利用的重要基础,是实现减量化、资源化和无害化的必经之路,对保护人体健康、提升环境卫生具有重大意义。依据《生活垃圾分类标志》(GB/T 19095—2019),生活垃圾分为可回收物、有害垃圾、厨余垃圾(湿垃圾)和其他垃圾(干垃圾)4大类和11小类。生活垃圾的资源化利用主要分为两类:厨余垃圾和可回收物。目前,厨余垃圾的资源化利用常见方式包括好氧堆肥、厌氧发酵和饲料化利用。可回收物包含纸类、塑料、金属、玻璃和织物5小类,这类垃圾可以回收后再生利用。

近年来,国家和地方政府出台了一系列政策和法规,推动垃圾分类的实施。2020年《固废法》修订后,明确了垃圾分类的法律责任。21个省(自治区)、173个城市相继出台了垃圾分类方面地方性法规、政府规章,"省级负总责、城市负主体责任"的工作责任制全面落实。46个重点城市率先建立比较完备的垃圾分类投放、分类收集、分类运输、分类处理系统,其他地级城市分类体系建设加快推进。垃圾分类体系初步构建,分类习惯开始养成,全国地级及以上城市居民小区垃圾分类覆盖率达到92.6%。然而,实现生活垃圾资源化利用仍面临较大的困难和挑战:生活垃圾回收利用企业"小、散、乱"和回收利用水平低的情况仍普遍存在,城市生活垃圾资源化利用率约50%,有较大提升空间;厨余垃圾分类效果不佳,处理后的肥料消纳途径存在障碍,设施稳定运行难、处理成本高。

3. 危险废物的处理措施 根据《固废法》,危险废物(hazardous waste)是指列入国家危险废物名录或者根据国家规定的危险废物鉴别标准和鉴别方法认定的具有危险特性的固体废物。危险废物广泛来源于工业生产、居民生活、商业机构、农业生产、医疗服务等过程。其种类繁多,危害性质各异,如果处理不当,可污染环境,破坏生态平衡,引起人畜中毒。其处理措施主要有:

(1)安全土地填埋:亦称安全化学土地填埋,是一种改进的卫生填埋方法。对场地的建造技术比卫生填埋更为严格。安全填埋场必须设置人造或天然衬里,衬里的渗透系数要小于10^{-8}cm/s,最下层的土地填埋物要位于地下水位之上,浸出液要加以收集和处理,地表径流要加以控制,要控制和处理产生的气体。此法是一种完全的、最终的处理，最为经济，不受危险废物种类限制，适于处理大量的危险废物。填埋后的土地可用作绿化地和停车场等，但场址必须远离居民区。

（2）焚烧法：焚烧法是高温分解和深度氧化的综合过程。通过焚烧使可燃性的危险废物氧化分解，能够迅速而大量减少可燃性危险废物的容积，达到杀灭病原菌、去除有毒有害成分的目的，还能提供热能用于供热、发电和回收副产物。此法适合于有机性危险废物的处理。对于无机和有机混合性的危险废物，若有机固体废物是有毒有害物质，一般也最好用焚烧法处理，尚可回收无机物。使用焚烧法处理时要防止危险废物产生的大量酸性气体和未完全燃烧的有机组分及炉渣产生的二次污染。

（3）固化法：固化法是将水泥、石灰、塑性材料、细小玻璃质（如玻璃屑、玻璃粉）等凝固剂同废物加以混合进行固化。水泥固化技术已被广泛用于处理含各类重金属的危险废物，塑性材料固化主要用于处理放射性废物。固化法能降低废物的渗透性，并将其制成具有高应变能力的最终产品，从而使有害废物变成无害废物。

（4）物理法：通过溶剂萃取、蒸馏、沉降、破碎与分选等物理方法，将有毒有害物质去除或回收。

（5）化学法：是一种利用废物的化学性质，通过氧化还原、酸碱中和、沉淀及絮凝等方式，将有害废物转化为无害的最终产物。

（6）危险废物的回收处理与利用：化学工业生产中排出的许多固体废物具有毒性，须经过资源化处理加以回收和利用。例如：砷矿一般与铜、铅、锌、锑、钴、钨、金等有色金属矿共生。用含砷矿废渣可以提取三氧化二砷和回收有色金属。氰盐生产中排出的废渣含有剧毒的氰化物，可以采用高温水解-气化法处理，得到二氧化氮气体等有用的资源。

4. 污水灌溉的卫生防护措施 城市污水含有一定数量的氮、磷、钾等肥料成分，利用城市污水灌溉农田，既为农业生产提供了水和肥料，又解决了城市部分污水处理问题。污水灌田处理污水的原理是利用土壤的自净能力净化污水，同时供给农田水分和肥料。但是，土壤对有机污染物的自净能力和对毒物的容纳量都是有限的，超过了卫生上容许的限度就会增加健康危害风险。如肠道传染病和寄生虫病增多、癌症患病率增高等。我国利用城市污水灌溉农田已有悠久的历史，取得了丰富的经验。北京、沈阳、天津、广州、哈尔滨等城市多年的经验表明，卫生防护措施是保证污水灌田成功的关键，必须加强卫生防护措施。

（1）科学划分污水灌区：全面调查灌溉水源、水质、灌溉面积、作物、灌溉方式等，科学划分污水灌溉区域，明确哪些区域适宜污水灌溉、哪些地区应控制污水灌溉、哪些地区不宜污水灌溉。

（2）污灌水质达标：向农田灌溉渠道排放城镇污水以及未综合利用的畜禽养殖废水、农产品加工废水、农村生活污水，应保证其下游最近的灌溉取水点的水质符合《农田灌溉水质标准》（GB 5084—2021）的要求。城镇污水处理厂再生水进行农田灌溉，同时应执行《城市污水再生利用 农田灌溉用水水质》（GB 20922—2007）的规定。

（3）防止污染农作物：污水中有害物质通过作物的富集，经食物链对人体健康造成危害，因此不是所有作物都能利用污水进行灌溉。调查研究表明，作物株体不同部位对污染物累积程度不一，呈现根、茎、叶、籽粒果实递减的规律。因此食用根、茎、叶的蔬菜和土豆等作物应杜绝污灌，小麦、玉米、谷子、棉花等作物可适量引污灌溉。在作物苗期、接近拔节期、分蘖期等容易受污水危害的敏感期，应尽量避免用污水灌溉。

（4）设定安全检疫期：污灌田在末次灌溉之后和收获之前要有一定的安全检疫期，时间的长短视不同地区而定。参照国外标准：荒漠、半荒漠地带不少于8天；草原、森林草原地带不少于10天；

森林草甸地带不少于 14 天。每个具体场合的安全检疫期,依据种植的作物及其用途,由当地卫生监督机构规定。

（5）防止污染水源:污水沟渠和灌田土壤应防渗漏,灌田区应距水源地 200m 以上,防止污染水源。在集中式给水水源地上游 1 000m 至下游 100m 的沿岸农田不得用污水灌田。特别是距村庄较近的渠段,更应做好防渗处理,避免污染饮用水源。

（6）防止污染大气:灌区在居民区的下风侧,距居民区 500m 以上。防止灌田污水发生厌氧分解和腐败产生恶臭。

（7）防止蚊蝇孳生:灌区要土地平整,无积水、无杂草,防止有机物堆积腐败,以减少蚊蝇孳生。

（8）个人安全防护:必须对污灌田工作人员进行管理规则的安全技术、个人卫生等知识的培训。直接与污灌田操作有关的个人,每年进行一次蠕虫病和带菌状况的检查。

（9）加强监测管理:建立污水灌溉区水土环境评价指标体系及监测信息系统,建立健全污水灌溉的规范化管理体系。

（二）污染土壤的修复

20 世纪 70 年代的美国"拉夫运河事件"是美国最早也是最著名的"棕地"事件。棕地（brown field）泛指因人类活动而存在已知或潜在污染的场地,其再利用需要建立在基于目标用途的场地风险评估与修复基础之上。鉴于土壤污染的危害,世界上许多国家特别是发达国家均制订及开展了污染土壤治理与修复的计划。我国从 20 世纪 70 年代开始研究污染土壤修复技术,迄今已取得了显著进展,污染土壤修复治理的实践也在逐步增多。

1. 污染土壤修复的技术原理

（1）改变污染物在土壤中的存在形态或与土壤的结合方式,降低其在环境中的可迁移性和生物的可利用性。

（2）降低土壤中有害物质的浓度。

2. 污染土壤修复的技术体系　根据工艺原理划分,污染土壤修复的方法可分为物理、化学和生物 3 种类型,其中物理方法主要包括热脱附、阻隔填埋、气相抽提、电动修复和固化稳定等技术;化学方法主要包括化学淋洗、溶剂浸提、化学氧化、化学还原、化学钝化和光催化降解等技术;生物修复方法可分为植物修复、微生物修复和动物修复。不同修复方法的适用范围不同,且各自存在局限性。例如,物理和化学修复效率高,但往往破坏土壤的理化性质,其至引发二次污染,对于污染程度低但污染面积大的土壤基本难以应用。生物修复具有环境友好、安全、处理成本低的优点,但其耗时较长,且只适用于低至中等水平的污染。在解决实际问题时,需要综合考虑成本、技术和环境三方面因素,选择最佳的修复技术。此外,还可以综合应用多种修复技术进行土壤修复,这也是土壤修复技术发展的趋势。

土壤本身能够承载一定的污染负荷,对污染物具有净化作用,且土壤污染的形成是一个缓变过程。因此可以通过自然降解和衰减、提高土壤环境容量等方法对污染土壤进行修复。监测自然衰减技术是利用污染物在土壤或地下水中的自然反应和分解过程,使污染物浓度和总量减少,达到修复目标的一种方法。该方法适用于污染程度较低的土壤。土壤的自然降解和衰减作用主要包括扩散、稀释、挥发、吸附、沉淀、生物稳定、生物降解以及放射性衰减等。

四、土壤卫生监测

土壤卫生监测的任务是要查明土壤的卫生状况,阐明其对环境的污染和对居民健康可能产生

的影响,为保证生态环境和保障人体健康提出卫生要求和防护措施;或对个别复杂问题做专题调查。土壤卫生监测的内容如下:

（一）污染源的调查

查清污染来源和特点,要调查污染源的性质、数量、生产过程、净化设施、污染物的排放规律以及影响因素等。要随时掌握各污染源的污染方式、污染范围、生产规模和净化设施的变化情况,还要随时掌握新出现的土壤污染来源,以便弄清污染性质、范围和危害,为治理提供线索,指明方向。

（二）土壤污染现状调查与监测

根据土壤监测目的,土壤环境监测有4种主要类型:区域土壤环境背景监测、农田土壤环境质量监测、建设项目土壤环境评价监测和土壤污染事故监测[按原国家环境保护总局颁布的《土壤环境监测技术规范》（HJ/T 166—2004）中的规定]。

1. 采样点的选择和采样方法　土壤监测时,采样点的分布应根据污染特点决定。点源污染时,应以污染源为中心向周围不同方向布设采样点。面源污染时,则可将整个调查区划分为若干个等面积的方格,每个方格内采一个土样。详细调查时可以2.5～25公顷设一个采样点,粗略调查时可以1 000公顷设一个点。采样深度根据调查目的而不同,表层采样可取0～20cm深的土样,用金属采样筒打入土内采样。深层采样深度为1.0m,用土钻采样。

2. 土壤环境背景调查监测　当地天然土壤背景资料是评价土壤污染状况的基础。背景调查的主要内容是各种化学元素的背景值和放射性物质背景值的监测。背景调查的采样点选择必须是当地未受污染的天然土壤,并应包括当地各种不同类型的土壤。

3. 化学污染的调查监测　对污染土壤的有毒有害化学物质的调查,不仅要调查监测土壤中化学物质的含量,还要监测当地各种农作物中的含量,以观察该污染物在农作物中的富集情况。例如,氟污染应以茶叶为指示植物,镉污染则以稻米为指示植物等以观察土壤对各种化学污染物的容纳量,估计污染的危害程度。化学污染物在农作物中的残留是土壤污染调查的重要内容。另外,还必须监测化学污染物渗入土壤的深度,迁移到地下水中的浓度和扩散到空气中的浓度等,以估计其对周围环境的污染程度。

4. 生物性污染的调查监测　常用的监测指标有以下几种。①大肠菌值:发现大肠菌的最少土壤克数称为大肠菌值。它是代表人畜粪便污染的主要指标,也是代表肠道传染病危险性的主要指标。②产气荚膜杆菌值:发现产气荚膜杆菌的最少土壤克数称为产气荚膜杆菌值,也是代表粪便污染的指标。因为产气荚膜杆菌（也称产气荚膜梭菌）可以芽孢的形态存在于土壤中,其存活时间比大肠菌群长。所以,研究产气荚膜杆菌和大肠菌群在土壤中数量的消长关系,可以判定土壤受粪便污染的时间长短。例如,土壤中产气荚膜杆菌多（或产气荚膜杆菌值小）而大肠菌群相对少,则表明土壤的污染是陈旧性的;反之则表明是新鲜污染,危害性较大。③蛔虫卵数:对判定土壤污染有重要意义,因为它可以直接说明在流行病学上是否对人体健康有威胁。根据蛔虫卵在土壤中的不同发育阶段以及活卵所占的百分比来判断土壤的自净程度。例如,大部分蛔虫卵是死卵,表明土壤已达到自净,危险性较小。

（三）土壤污染对居民健康影响的调查

土壤污染对居民健康的影响是间接、长期的慢性危害。对个体健康状况的影响往往不明显,需要在大规模的人群中进行流行病学调查。土壤污染对居民健康影响的调查范围应当与土壤污染调查监测的范围一致,同时要选择对照人群进行对比分析。

1. 患病率和死亡率调查　调查污染区和对照区居民与土壤污染有关的各种疾病的患病率和死

亡率。也可收集和利用现有的死亡和疾病统计资料。例如,卫生部门的人口死亡统计、疾病统计、医院病例统计等。将污染区居民与对照区居民的健康状况进行对比分析,以分析土壤污染与居民健康的关系。

2. 居民询问调查　了解居民对土壤污染的主观感觉及对生活条件影响的反映,进行统计分析。

3. 居民健康检查　选择一定数量有代表性的居民进行临床检查,以及生理、生化和免疫功能等健康状况指标的检测,以便发现居民健康状况的变化与土壤污染的关系。

4. 有害物质在居民体内蓄积水平的调查　常用人体生物材料监测。应针对污染物质选择敏感指标,例如选用头发、血液、尿液、乳汁、唾液等,以判定体内蓄积水平和危险程度。

五、土壤卫生监督

(一)预防性卫生监督

土壤污染的预防要优于治理,应预防和控制新污染的产生。对于未污染土壤要防患于未然。卫生部门要从以下几方面强化土壤污染防治管理。

1. 场址选择的审查　审查有可能污染土壤的工程项目,如粪便垃圾处理厂、污水处理厂、垃圾填埋场、废渣堆积场、污水灌田以及其他各种污染土壤的项目和设施。在场址选择时必须有卫生部门参加,经过事先审查,符合卫生要求后才能实施。

2. 土壤污染的预测　对已造成土壤污染的工业企业,可预测工厂今后排放污染物在土壤中蓄积的趋势,以便提出限制其排放量的需求。下面以土壤气型污染为例,介绍预测方法的建立及其依据。

(1)土壤中污染物的蓄积计算:设某工厂每年通过废气或烟尘向大气排放某污染物的量为 W_1(吨/年),该工厂已排放污染物 T_1 年。现采样测定该厂周围某采样点土壤中该污染物含量的实测值为 C(mg/kg),当地土壤中该污染物背景值为 C_b(mg/kg),则过去 T_1 年中该厂每排放 1 吨污染物,使该采样点土壤中污染物含量增加 Q(mg/kg),即:

$$Q = \frac{C - C_b}{W_1 T_1} \qquad\qquad 式(7\text{-}1)$$

(2)土壤中污染物含量达最高容许限值的期限预测:设土壤中该污染物的最高容许限值,即土壤的标准为 S(mg/kg)。假如该厂今后每年排放该污染物的数量为 W_2(吨/年),则该采样点土壤中此污染物含量达到土壤卫生标准(S)的期限为 T_2 年,计算公式为:

$$T_2 = \frac{S - C}{W_2 Q} = \frac{W_1}{W_2} \times \frac{S - C}{C - C_b} \times T_1 \qquad\qquad 式(7\text{-}2)$$

式(7-2)中其他符号代表的意义同式(7-1)。T_2 年后土壤中该污染物含量将超过卫生标准。卫生部门和环保部门据此可要求工厂采取相应措施,减少污染物的排放量,以控制土壤污染。

应用上述模式推算时,最好在该厂周围不同方向和不同距离多设几个采样点,计算出不同采样点 Q 值。最后计算的土壤中污染物含量到土壤卫生标准的年限适用于当地该工厂。

3. 验收工作　一些可造成土壤污染的建设项目和设施在建成后投入使用之前必须经过有卫生部门参加的验收工作,确认是否符合卫生要求,投入使用时是否会造成土壤污染,以及提出改进措施和要求。验收工作是预防性卫生监督工作的重要环节。

（二）经常性卫生监督

土壤经常性卫生监督是卫生部门依照国家有关法规，对辖区内废弃物堆放和处理场地及其周围土壤进行经常监督和管理，使之达到卫生标准的要求。土壤环境经常性卫生监督的内容如下：

1. 对居民区内或附近土壤的卫生状况以及垃圾站（堆）、废渣堆、公共厕所等的污染情况，进行定期调查与监督管理。

2. 对废弃物的土地处置（包括土地填埋、土地处理、地面贮池和深井灌注等），其经常性卫生监督的重点在于防止渗出物对地下水和地表水的污染及气态污染物（硫化氢、甲烷、吲哚、甲基吲哚、硫醇等）逸散的危害。因此必须定期对有害成分进行监测分析与监督管理，检查其有效的管理制度和运行记录制度等。

3. 对污水灌田区的土壤、地下水、空气和农作物定期进行监督监测，了解居民反映，积累有关资料，进行动态分析，防止因污灌造成生态环境破坏和人群健康危害。

（周　雪）

案例

　　某地建成一家铅冶炼厂投产运营，但环保设施一直未按环评要求落实。因为一直排放乌黑的浓烟和浑浊的污水，造成农作物减产，当地村民曾多次找政府要求解决。该铅冶炼厂已被停产。当地村民自发到某医科大学附属医院进行末梢血血铅检测。共有 877 人在该院做过血铅含量检测，有 368 人被查出血铅超标，其中 14 岁以下儿童 149 人。

思考题

1. 分析可能的污染来源。
2. 危害健康的途径可能有哪些？
3. 为了客观评价该地区该污染物是否对当地人群产生健康危害，应如何进行科学的调查研究？请设计一个实施方案。

第八章
环境相关疾病

人类生存于复杂的生态环境中,当正常的生态环境被破坏或受到物理、化学和生物因素污染,这些破坏或污染环境的有害因素在一定强度和时间作用下,可对人体健康产生急性、慢性和远期危害,从而引发各种疾病,这些疾病统称为环境相关疾病(environment-related disease)。根据WHO和其他相关机构的资料定义,环境相关疾病是指由环境中的有害因素引发的疾病结局。这些疾病通常与空气、水、土壤污染,气候变化,化学物质接触等因素相关。全球疾病负担中,1/4是由环境污染与其他环境有害因素造成,约24%的死亡可归因于环境有害因素暴露引发的健康问题。因此,环境相关疾病是全球公共卫生关注的热点,明确环境因素暴露对疾病发病风险的影响,可为疾病防控关口前移奠定科学基础。

第一节　概　述

生物与其所处环境是在相互适应的条件下发展起来的,生物体与环境中的各种因素保持动态平衡。人类在进化过程中,机体形成了吸收、分布、代谢、排泄的精细调节系统,维持着机体与自然界中各种环境因素平衡交换的和谐状态,过多或过少地摄入环境化学与生物因素或暴露于异常物理因素,均可造成机体形态、功能和代谢的异常,从而引发疾病。近年来,由于环境质量恶化,造成环境中物理、化学、生物有害因素增多,这些环境有害因素及其复合暴露可引发诸多环境相关疾病。环境相关疾病具有以下特征:①在环境污染严重地区高发,有明显的地区性;②环境污染区域内的人群不分年龄、性别都可能发病;③发病者均出现与暴露的环境有害因素毒性特征相关联的症状和体征;④除急性危害外,大多具有低浓度长期暴露、陆续发病的特点,与有害因素暴露存在明显的剂量-效应关系;⑤发病过程隐匿性强,往往缺乏健康危害的早期诊断指标;⑥预防的关键在于消除环境有害因素、减少环境有害因素接触机会、加强对易感人群和早期损伤阶段人群的保护。

一、环境相关疾病的流行特征

(一)环境相关疾病人群发病与环境污染程度明显相关

环境相关疾病大多是因暴露于污染的环境中的有害因素所致,因此在环境污染严重的地区,人群环境相关疾病发病率高。此外,由于地球表面某种化学元素水平的不均衡,过高或过低的化学元素暴露也会引起典型的元素缺乏或中毒,这些疾病统称为生物地球化学性疾病。

(二)环境相关疾病的发生与环境中有害因素水平相关

引发环境相关疾病常常是持续的有害因素暴露所致,因此这些有害因素进入人体后,呈现浓度不断增高的蓄积效应。环境相关疾病在人群中流行强度与某种化学元素或有害因素的环境水平有明显的剂量-效应关系。

(三)影响环境相关疾病发病与流行的因素

目前认为影响环境相关疾病发病与流行的因素主要包括:①环境有害因素暴露剂量与时间;②个体对环境有害因素危害的敏感性,包括年龄、营养条件、社会经济状况等;③环境中多种有害因素的联合作用。

二、环境相关疾病的分类

环境相关疾病通常按照不同环境有害因素的类别进行分类。

（一）物理因素相关疾病

这些疾病是因长期暴露于环境有害物理因素所引起的。工业噪声、交通噪声和日常生活中的噪声常引起噪声性耳聋、高血压、心脏病、失眠、慢性疲劳等。非电离辐射源（如手机、WiFi 设备、电力线）、电离辐射（如 X 射线和放射性物质）和高能辐射（如核泄漏、放射性物质）等辐射暴露常引起甲状腺癌、白血病、脑瘤、头痛、疲劳、失眠等。高温暴露常引起中暑、脱水、热衰竭等。

（二）化学因素相关疾病

这些疾病是因长期暴露于污染的空气、水、土壤和食物中的有害化学物质所引起的。大气颗粒物（$PM_{2.5}$、PM_{10}）、臭氧、一氧化碳、氮氧化物（NO_x）、硫氧化物、甲醛、苯等有机化合物、重金属（如铅、汞）等有害化学物质的长期暴露，根据危害特点的不同，常引发过敏、哮喘、COPD、支气管炎、高血压、冠心病、脑卒中、糖尿病、贫血、癌症、不孕、早产、神经退行性疾病等疾病。

（三）生物因素相关疾病

这些疾病是因长期暴露于环境有害生物因素所引起的。霍乱、痢疾、伤寒、破伤风、病毒性肝炎、病毒引发的呼吸道感染、血吸虫病、蛔虫病等都是有害生物因素相关疾病。

三、环境相关疾病的疾病负担

（一）人群疾病负担的定义、现状及意义

1. 定义　全球疾病负担（GBD）是一个综合性的健康评价指标，用于描述疾病、伤害和相关危险因素对全球人口健康的影响。包括疾病、伤残和过早死亡对整个社会经济和健康的压力，具体体现在上述健康结局的人群疾病负担和经济负担两方面。

2. 环境因素造成的人群疾病负担现状　随着城市化、工业化和气候变化的加剧，环境污染问题愈发严峻，给公众健康带来了严重的威胁。物理、化学、生物等环境有害因素暴露可导致呼吸系统、心血管系统、肿瘤、代谢性疾病等疾病负担增加，严重影响人群的健康状况。

据 GBD 风险因素分析发现，空气污染中的颗粒物是造成 2021 年全球疾病负担的首要因素，其次是高收缩压、吸烟、低出生体重和短期妊娠，以及高空腹血糖等。环境因素对人群疾病负担的影响依然严峻，需要各国政府、科研机构和公众共同努力，通过改善环境质量、加强监管和制定政策来减轻疾病负担。

3. 环境因素所致人群疾病负担评估的意义　随着工业化和城市化进程的加速，环境污染问题日益严峻。空气污染、水污染和气候变化等因素对人类健康构成了严重威胁。为了有效应对这些挑战，评估环境因素所致的人群疾病负担显得尤为重要。

（1）健康政策制定和调整：对环境因素所致人群疾病负担的评估可以量化环境因素对健康的具体影响，政府和卫生部门可以更好地了解不同环境因素对健康的影响程度，从而制定针对性的健康政策和规划，帮助改善环境质量、减少疾病的发生，提高人群的整体健康水平。

（2）优化资源分配：环境因素所致人群疾病负担评估能够帮助识别最严重的环境健康问题和高风险人群，使资源分配更加精准。

（3）建立长期健康监测体系：持续的监测和评估可以及时捕捉环境健康风险的变化趋势，预警

潜在的健康威胁。

（4）促进科学研究：评估结果可以为科学家提供重要的参考数据，促进相关学科的科学研究和技术创新，并有利于深入了解环境因素与疾病之间的关联机制，推动环境健康领域的学术发展。

（二）环境因素人群疾病负担主要指标体系与评估方法

1. 人群疾病负担指标体系　人群疾病负担指标体系的建立、发展与应用经历了从简单到精细、从宏观到具体的发展过程，按照体系建立与评估方法的发展过程，应用可分为四个阶段。

（1）第一阶段指标：传统的健康状况指标。疾病负担最早以传统的健康状况如死亡率、发病率和病死率等进行描述。该方法以流行病学调查为基础，以死亡、残疾等疾病结局为测量指标。这些指标易于调查，计算分析简便，而且统计结果直观，可揭示人群中某种或某类疾病的发生强度，一定程度上反映人群受疾病影响的程度。

（2）第二阶段指标：潜在减寿年数。潜在减寿年数（potential years of life lost，PYLL）主要用于死亡原因顺位统计和年度间早死所致负担比较，是指某年龄人群因某病死亡者的期望寿命与实际死亡年龄之差的总和。该指标运用疾病所致的寿命损失评价疾病负担大小，考虑了疾病所致死亡引起个体或人群寿命的减少，是量化疾病负担的雏形。

（3）第三阶段指标：伤残调整寿命年。伤残调整寿命年（disability adjusted life year，DALY）是目前评价患者群体的死亡和失能等疾病负担的较理想指标，也是目前应用最多的、最具有代表性的疾病负担评价和测量指标。它由因早死所致的寿命损失年（years of life lost，YLL）和伤残寿命损失年（years lived with disability，YLD）两部分组成，该指标综合考虑了疾病造成的早死和失能对人群健康的危害，同时也考虑了年龄权重、疾病权重等多种因素，是生命数量和生命质量以时间为单位的综合度量。

疾病负担指标还有健康寿命年（healthy life years，HeaLY）、质量调整寿命年（quality adjusted life year，QALY）、伤残调整期望寿命（disability adjusted life expectancy，DALE）等。

（4）第四阶段指标：疾病负担综合评价。疾病综合负担指标（comprehensive burden of disease，CBOD）整合了生物、心理和社会等因素，系统分析了疾病给个人、家庭和社会造成的多层次负担。但是该指标在运用过程中较为复杂，尤其是权重系数容易受人为因素的影响，导致该指标的应用范围还比较有限。

人群疾病负担指标体系的四个阶段如图8-1所示。

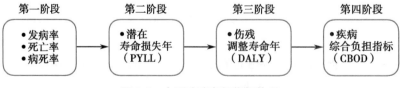

图 8-1　人群疾病负担指标体系

2. 环境因素所致人群疾病负担的评估方法　环境因素导致疾病负担的评估方法主要基于以下步骤：环境因素的人群暴露负荷评估、环境因素与健康结局的剂量-效应关系确定、人群归因分值的计算、健康结局疾病负担的评估、归因于环境因素疾病负担的计算，以及验证结果稳健性的不确定性和敏感性分析，具体流程如图8-2所示。

（1）环境因素的人群暴露负荷评估：环境因素人群暴露负荷评估内容包括选择指示环境有害因素、评估指示环境有害因素在暴露人群中的分布，进而评估人群暴露负荷。某一类环境因素之间往

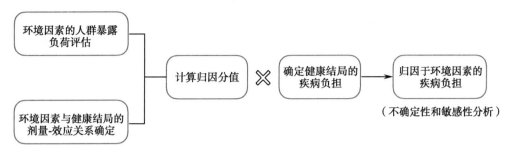

图 8-2　环境因素所致疾病负担的评估方法

往往存在共线性,不能简单叠加同一类环境因素中不同有害因素的健康效应。因此在进行暴露负荷评估前,首先应在同一类环境因素中选择指示有害因素,如大气污染包括多种有害因素,GBD 研究中选择了颗粒物和臭氧(O_3)作为大气污染的指示有害因素。评估指示有害因素的分布需要选择合适的暴露人群和监测数据。尽管理想情况下应使用个体水平的暴露数据,但实际操作中通常依赖区域或城市的环境监测站点数据,使得暴露人口的实际暴露水平与环境监测点的监测数据存在差异性,影响了暴露评价的准确性。

(2)环境因素与健康结局的剂量-效应关系确定:是环境因素疾病负担评估最重要的部分,直接关系到后续疾病负担计算的准确性。环境因素可通过直接或间接作用对一系列健康结局产生影响,因此首先需明确所关注的健康结局。确定健康结局后,可通过以下两种方式获得剂量-效应关系,进而提取剂量-效应关系系数。

第一种方法,可根据实际的人群暴露和健康结局数据,运用流行病学研究设计和统计学分析模型,建立长期暴露和短期暴露下的剂量-效应关系,获得剂量-效应关系系数。

第二种方法,在没有直接数据时,可以通过综述已有的流行病学研究文献,提取剂量-效应关系系数。优选因果关系明确、样本量大、具有代表性的研究结果。多个剂量-效应关系可通过荟萃分析进行合并或采用其他模拟方法进行预测评估,以获得综合的剂量-效应关系系数。

在实际分析中,不同群体(如不同性别、年龄等)的剂量-效应关系可能存在差异,评估这些因素差异的方法包括①分层分析:在已有数据中,根据性别和年龄分层进行分析,以确定不同群体的剂量-效应关系;②构建特定模型:构建统计学模型或机器学习模型,用于评估不同群体的剂量-效应关系。例如,可以建立广义线性模型、广义相加模型或随机森林等模型,纳入如性别和年龄等作为交互项。

(3)人群归因分值计算:暴露人群中由暴露危险因素引起的发病、伤残或死亡的部分占全部发病、伤残或死亡的百分比,称为归因分值(attributable fraction,AF)。通常情况下,大多数疾病都有几个潜在的原因,由于疾病负担是暴露于各种环境、社会和行为风险因素的混合体,计算归因分值可以将各种危险因素的相对重要性与疾病的负担进行对比。

除此之外,还可以利用增强回归树(boosted regression trees,BRT)模型进行计算,它具有分析自变量与因变量间强非线性关系的能力,同时具备良好的稳定性、高预测精度和结果展示直观的特点。

(4)健康结局疾病负担评估:在确定所关注的健康结局后,须采集研究地区人群死亡和发病信息建立数据库,以便进一步计算各健康结局所对应的疾病负担。为方便数据库建立和健康结局分类,在收集数据时须按照一定标准对疾病进行统一编码,如按国际统一的疾病分类方法——国际疾病分类(International Classification of Diseases,ICD)对疾病进行编码,当前全球通用的是国际疾病分类第 10 版（ICD-10）。将收集的数据按 ICD-10 编码分类汇总建立数据库后,可根据所关注的健康结局,按照不同疾病负担指标的计算公式,选择合适的疾病负担评估指标,以便进一步计算各健康结局所对应的疾病负担。

（5）归因于环境因素的疾病负担计算:确定了环境因素的归因分值和相关健康结局的疾病负担后,可进一步计算归因于环境因素的疾病负担。

（6）不确定性和敏感性分析:不确定性会在一定程度上影响研究结果的可靠性,在实际研究中需要进行综合考虑和评价。敏感性分析通过改变模型中的变量来进行,对于决策和未来分析工作也很重要,有助于通过更明确的数据模型来确定如何更大程度受益。

（周　舟）

第二节　环境污染与心血管疾病

心血管疾病（cardiovascular diseases,CVDs）是心脏和血管疾病的一个类别,泛指由于高脂血症、血液黏稠、动脉粥样硬化、高血压等所导致的心脏、大脑及全身组织发生的缺血性或出血性疾病,主要包括冠心病、脑血管病、心力衰竭、风湿性心脏病等疾病。据 2023 年 WHO 统计数据显示,CVDs 每年导致约 1 790 万人死亡,占全球死亡总人数的 32%。中国 CVDs 患病率和死亡率呈上升趋势,在全球疾病负担研究排位中位居世界前列。由于人口老龄化、城市化和多种危险因素叠加,发病情况更趋严峻。CVDs 在我国居民疾病死亡构成中居首位,占 40% 以上。大量流行病学研究显示,高血压、高血脂、糖尿病、使用烟草和过量饮用酒精、缺乏身体活动、不良饮食习惯等是 CVDs 的主要危险因素,而这些危险因素与环境有害因素的关系十分密切,识别其特点将助推 CVDs 一级预防策略的科学制定和实施。由此,WHO 已明确提出,大多数 CVDs 都可以通过解决行为和环境的危险因素得到预防。本节主要围绕常见的心血管疾病——脑卒中和冠心病进行阐述,介绍这些疾病的常见环境有害因素、流行病学规律和发病机制。

一、环境污染与脑卒中

脑卒中（stroke）又称中风,是一种急性脑血管疾病,是由于脑部血管突然破裂或因血管阻塞而引起脑组织损伤的一组疾病,包括缺血性脑卒中（脑梗死）和出血性脑卒中（脑实质出血、脑室出血、蛛网膜下腔出血）。脑卒中具有发病率、致残率、复发率和死亡率均高的"四高"特性,是中国居民的首要死亡原因。其中,缺血性脑卒中占所有脑卒中的 75%~90%。临床表现主要为肢体活动障碍、偏瘫、语言功能障碍,严重者可导致意识障碍、昏迷,甚至死亡。

（一）环境有害因素

脑卒中已成为中国一个重要的公共卫生问题,主要的风险因素有高血压、糖尿病、吸烟和肥胖等,直接和间接影响脑卒中发生的环境有害因素更加复杂多变,按性质可归纳为以下几类。

1. 物理因素　研究发现,温度与脑血管疾病之间存在非线性关系。一项针对超过 200 万卒中患者的荟萃分析显示,温度每升高 1℃,卒中风险增加 1.13%,这种相关性在 65 岁及以上的个体中尤为明显。此外,极端天气与脑卒中之间存在显著关联,较低的平均环境温度与较高的脑卒中发病风险显著相关。噪声也是增加脑卒中疾病发病率和死亡率的风险因素。来自丹麦和瑞典多项队列分析的结果显示,道路交通噪声增加了突发性脑卒中的风险。

2. 化学因素　金属暴露与脑卒中风险之间的联系一直是研究热点。研究发现血中较高的镉和铅浓度与急性缺血性脑卒中的风险明显相关；铜、钼和钛的浓度与缺血性脑卒中风险增高相关。长期饮用低砷污染的饮用水与缺血性脑卒中风险增加密切相关。在孟加拉国成年人群中，观察到饮用水中砷暴露与该人群脑卒中死亡率之间存在剂量-效应关系。在丹麦饮食、癌症和健康队列研究中发现，即使饮用水中砷浓度较低（≥10μg/L），也与较高的脑卒中发病率有关，尤其是缺血性脑卒中。此外，越来越多的流行病学研究表明，长期接触多环芳烃（PAHs）与脑卒中有关，尿中PAHs总代谢物与脑卒中呈正相关。一些被认定为POPs的有机化合物，如多氯联苯（PCBs）、二噁英和有机氯农药也被认为可以增加脑卒中的风险。全氟和多氟烷基物质（per-and polyfluoroalkyl substances, PFAS）广泛用于各种消费品和工业产品中，研究发现，居住在PFAS化工厂附近的个体与脑卒中发病率有一定的关联，PFAS水平升高会增加脑卒中的风险，尤其是男性。

大量研究表明，长期暴露于臭氧、二氧化氮（NO_2）等空气污染物中可增加脑卒中的风险。$PM_{2.5}$和PM_{10}等常见颗粒物对心、脑血管的影响明显，颗粒物理化性质特殊，是环境有害物质的重要载体。基于中国动脉粥样硬化心脑血管疾病风险预测（China-PAR）前瞻性队列研究结果显示，居民居住地空气中$PM_{2.5}$增加，可增加该地区人群脑卒中发病率，并可导致心脑血管疾病的入院率增加。美国一项队列研究表明，长期暴露于$PM_{2.5}$与所有不良结局的风险增加有关，其中对脑卒中的影响最大。2017年全球有1 050万例卒中致残病例和40万例卒中死亡病例与$PM_{2.5}$有关。2019年GBD研究总结的19个脑卒中危险因素中，环境$PM_{2.5}$污染排在高收缩压、高体重指数（body mass index, BMI）和高空腹血糖之后的第4位，在东亚地区，$PM_{2.5}$污染甚至排在第2位。

3. 生物因素 近来研究发现，肠道菌群及其代谢产物与缺血性脑卒中的发生、发展和预后有关。其中，氧化三甲胺（trimethylamine N-oxide, TMAO）作为一种肠道微生物代谢物，在CVDs研究中受到广泛关注。TMAO升高可通过影响动脉粥样硬化、心房颤动、高血压和2型糖尿病而增加缺血性脑卒中的风险。TMAO会加重缺血性脑卒中患者的神经损伤，增加复发的风险，被认为是患者脑卒中后认知障碍（post-stroke cognitive impairment, PSCI）的独立预测因子。SARS-CoV-2对心脑血管系统影响的研究结果显示，肠道微生物群在SARS-CoV-2感染与脑卒中结局中表现出明显的中介作用，提高了急性脑卒中患病率，这些患者通常症状更严重，预后更差。

（二）流行特征

2021年GBD资料显示，脑卒中是继缺血性心脏病和SARS-CoV-2之后第三大死亡原因，也是第四大DALY原因。2021年，脑卒中患病人数为9 380万，新发脑卒中人数为1 190万。不同国家或地区以及社会人口指数（socio-demographic index, SDI）的脑卒中负担和风险因素存在差异。在全球范围内，新发脑卒中中缺血性脑卒中居首位，占比65.3%。由于高BMI、高环境温度、高空腹血糖、高含糖饮食、低体力活动、高收缩压、铅暴露和饮食中缺乏omega-6多不饱和脂肪酸等因素影响，导致DALY大幅增加。

2019年GBD数据显示，我国有2 876万例脑卒中患者，比1990年增加147.5%。对于不同亚型脑卒中，患病人数增加最多的是缺血性脑卒中（195.2%），其次是蛛网膜下腔出血（54.8%）和脑出血（43.0%）。2019年脑卒中年龄标化患病率为1 468.9/10万，其中缺血性脑卒中为1 255.9/10万。2021年7月至2022年6月开展的"中国居民心脑血管事件监测"项目结果发现，≥18岁居民脑卒中年龄标化发病率为338.6/10万，男性高于女性。2019年中国脑卒中年龄标化死亡率为127.2/10万，与1990年相比下降39.8%，但其中缺血性脑卒中变化不显著。国家医院质量监测系统（hospital quality monitoring system, HQMS）数据显示，2022年收治脑卒中住院患者1 276.2万人次，住院患者的平均年龄为（68.5±12.0）岁。

（三）作用机制

脑卒中的发病机制非常复杂,相关研究涉及炎症反应、血液流变学、钙超载、谷氨酸的兴奋毒性、氧化应激、细胞凋亡、自噬和铁死亡等。

研究表明,高温刺激是脑卒中的潜在危险因素,而炎症、氧化应激和凝血系统改变是导致不良结局的可能机制。这种效应可能源于心血管系统对被动热应激和外部变暖的反应,启动了热致心血管损伤的过程。空气污染引发的氧化应激、全身性炎症和自主神经系统破坏等,都可能成为对血管系统有害影响的因素,导致内皮功能障碍、血小板聚集和促凝状态、血压升高、心率变异性降低和心律失常等。由此可能导致动脉粥样硬化斑块的进展或破裂、心房颤动或血栓形成。

环境化学物来源广,种类多,性质复杂,可以进入环境并污染空气、水、土壤和食物等,通过呼吸道和消化道摄入是增加人体暴露的主要途径。这些化学物质可以靶向主要器官,导致组织结构破坏,免疫细胞激活和上皮屏障部位通透性增加的促炎反应,进一步增加暴露于有害细菌和病原体的风险。另有研究表明,PAHs暴露可能通过增加神经炎症加重缺血性脑卒中后的运动障碍。纳米颗粒可能积聚在动脉粥样硬化病变部位,特别是脑卒中患者的颈动脉斑块粥样硬化导致局部炎症,从而产生直接的有害影响。某些摄入的环境化学物可被代谢并与相应受体结合,上调配体激活的转录因子和炎症信号通路(AhR,PPAR和NF-κB)。肠道和肺屏障的改变,可使外源性化学物质产生的代谢产物运输到大脑,并可能通过破坏的血脑屏障,激活大脑常驻免疫细胞和从外周运输的免疫细胞,导致细胞死亡,间接增加脑卒中的风险。

二、环境污染与冠心病

冠状动脉粥样硬化性心脏病,即冠心病(coronary heart disease,CHD),是指冠状动脉发生粥样硬化,导致心肌缺血、缺氧或坏死的一种缺血性心脏病。随着病程发展会伴随胸痛或不适、心绞痛,严重时会导致心力衰竭和心律失常。

（一）环境有害因素

CHD是遗传和环境因素共同作用所致,包括年龄、性别、遗传因素、吸烟、高血压、血脂异常、糖尿病、超重、肥胖、缺乏体力活动、精神压力大、不健康饮食和大量饮酒等。除了年龄、性别和遗传因素属于不可控的因素外,其余危险因素都是可以控制的。因此,有效控制和干预环境有害因素对防控CHD十分重要。CHD环境有害因素按性质可归纳为以下几类。

1. **物理因素**　主要有极端天气和噪声污染。研究表明,极端天气变化可能引发心血管系统的应激反应,导致CHD的发病率和死亡率上升。中国疾病预防控制中心发布的数据显示,每当气温升高1℃,心脑血管疾病的死亡风险就会上升3%左右。热浪、低温寒潮时,CHD死亡风险显著增加。心血管系统对噪声的反应主要是交感神经系统和下丘脑-垂体-肾上腺轴的激活,导致心率加快、血压升高。来自丹麦和瑞典的9项队列研究发现,暴露于交通噪声中心肌梗死的风险增加。一项加拿大人群队列研究观察到噪声暴露明显增加急性心肌梗死的发生率。

2. **化学因素**　镉、铅、汞、砷和铜与CHD的关系研究广为关注。研究表明,即使是低水平接触这些金属,也会增加CHD的风险和死亡率。已发现新污染物PFAS暴露导致CHD的风险增加。塑料及其添加剂,如邻苯二甲酸酯(PAEs)水平升高与动脉粥样硬化斑块、炎症和凝血标志物水平升高有关,邻苯二甲酸盐也与高血压风险增加、代谢综合征氧化应激和糖尿病风险增加有关,这些都会直接或间接导致CHD。另外,塑料在环境中分解后形成的微塑料(MPs)和纳米塑料(NPs)能够渗透到人体内部,在动脉血管中的积累可能引发内皮细胞和免疫细胞的氧化应激、血小板聚集、细胞衰老和炎症反应,增加斑块破裂的风险,从而导致 CHD 的发生。空气中 PM$_{2.5}$ 和超细颗粒物可通过肺泡进入体循环,诱发动脉粥样硬化和血栓形成,促进 CHD 的发病和死亡。PM$_{10}$ 暴露增加冠心病患者住院风险。空气中臭氧暴露可增加 CHD 的发病率。此外,窒息性气体、卤代烃类、有机溶剂、硝酸盐类等物质也与 CHD 的发生密切相关。

3. 生物因素 生物因素主要包括微生物、病毒和过敏反应。微生物和病毒侵入人体引发炎症反应,从而损害心血管系统,例如,牙周微生物、肠道微生物、流感病毒、人类免疫缺陷病毒(human immunodeficiency virus,HIV)和 SARS-CoV-2 等。研究发现,流感流行与 CHD 死亡率增加之间存在明确关联,这可能与流感病毒对心血管系统的直接损害有关。1999 年,科学家首次在冠状动脉搭桥术中取得的动脉粥样硬化斑块中检测到牙龈卟啉单胞菌和血链球菌这两种牙周致病菌,有力地支持了慢性口腔感染与动脉粥样硬化的相关性。某些感染性疾病如病毒性心肌炎、风湿性心脏病等,可累及冠状动脉,导致冠状动脉的炎症、狭窄或闭塞,从而引发 CHD。SARS-CoV-2 导致 CHD 患者的死亡风险明显增加。过敏反应可引发全身性炎症反应,导致血管通透性增加、血压波动等,进而增加 CHD 的发病风险。研究发现,过敏反应过程中机体释放的炎症介质可能作用于心脏,造成心肌毛细血管扩张、血浆外渗等情况,严重时可能导致心律失常、心功能改变。

(二)流行特征

CHD 已经成为目前世界上主要致死性和致残性心血管疾病,是缺血性心脏病的主要类型。2021 年 GBD 资料显示,缺血性心脏病是全球第一大死亡原因,是 DALY 的第二大原因,也是 YLL 的第二大原因。2021 年缺血性心脏病年龄标化死亡率为 108.7/10 万人,死亡人数高达 889 万人。

根据《中国心血管健康与疾病报告 2023》资料,我国 CHD 现患人数 1 139 万,年龄标化发病率从 1990 年的 177.1/10 万人年上升至 2010 年的 203.7/10 万人年。2020—2022 年,"中国居民 CVD 及其危险因素监测"项目调查结果显示,我国≥18 岁居民 CHD 患病率为 758/10 万,男性高于女性,城市高于农村。《中国卫生健康统计年鉴 2022》数据显示,2021 年中国城市居民 CHD 死亡率为 135.08/10 万,农村为 148.19/10 万,男性高于女性。2012 年以来冠心病死亡率持续上升,农村地区上升明显,到 2016 年已超过城市水平,如图 8-3 所示。

根据 HQMS 数据,2022 年 CVD 患者出院总人次为 5 187.0 万人次,CHD 排第二。2022 年以 CVD 为主要诊断的住院总费用中 CHD 住院总费用最高,占比 43.9%。

(三)作用机制

冠心病的发病机制非常复杂,近年来,研究发现环境因素通过炎症、氧化应激/抗氧化失衡、细胞自噬、程序性细胞死亡等过程,对冠心病的发生发展具有重要影响。

冠心病的发生率在不同季节有所不同,冬季及早春显著高于夏季和秋季。季节变化影响冠心病发病的原因可能是:

第一,在冬春季节气温变化幅度较大,当气温突然降低时,可对心脏直接产生影响,或通过对血压的影响而间接影响心血管的功能。寒冷可直接引起冠状动脉痉挛,导致心绞痛的发作,还能引起交感神经兴奋,使肾上腺素分泌增加、末梢血管收缩、外周阻力增加,导致左室负荷加重从而促进冠心病发生。

第二,很多血液学参数也会随着季节的变化而发生改变,包括血红蛋白、红细胞沉降率、血细胞比容、纤维蛋白溶解活性、血小板等。体内和体外实验表明,气温降低能使血小板、红细胞、血黏度增加,血浆容量减少。这些变化很容易引起血栓形成,甚至发生心肌梗死或脑血管疾病。

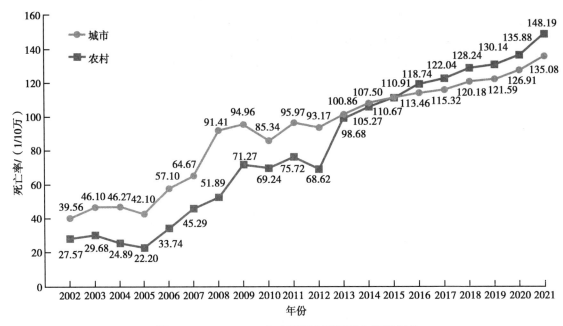

图 8-3   2002—2021 年中国城乡居民冠心病死亡率

（见《中国心血管健康与疾病报告 2023》第 628 页   图 4A）

第三，冬季是急性呼吸道感染的高发季节，呼吸道感染能加速冠心病患者心功能的恶化，增加其死亡率。

空气中的颗粒物、二氧化硫、氮氧化物等有害因素，被吸入后能够进入人体血液循环，作为一种刺激诱导因素，引起机体血压、血流动力学变化或促进细胞释放出一系列炎症介质，如白细胞介素 -8（IL-8）等，从而启动了炎症反应。例如，香烟烟雾会导致心肌细胞中的线粒体损伤，从而导致 STING 通路激活，引起炎症反应。此外，动物研究表明，柴油机废气颗粒可引起循环中的血小板快速激活，提示暴露于污染颗粒可能增加血栓形成的机会，但其具体机制尚不清楚。当长期暴露在噪声中时，由交感神经和内分泌系统介导的生理应激反应不断被激活，引起体内一系列病理生理的改变，造成长期的皮质醇过多分泌，从而引起体内脂肪蓄积、胰岛素抵抗、血压升高、心率加快等生理变化，这些变化可能加速冠状动脉的硬化过程，进而增加冠心病的发生风险。

另外，冠心病患者抵抗力较弱，更容易罹患呼吸道感染。病毒、细菌等感染可通过直接破坏动脉壁、介导炎症和促血栓形成因子、刺激平滑肌细胞增殖和迁移、增加脂质积聚和促进凝血、增加细胞因子、趋化因子和细胞黏附分子表达等，引发或加重冠心病。

（尹立红）

第三节   环境污染与呼吸系统疾病

呼吸系统（respiratory system）由呼吸道和肺组成，具有人体与外界环境气体交换的重要生理功能。呼吸道分为上呼吸道（鼻、咽、喉）和下呼吸道（气管、主支气管和各级支气管）。呼吸系统疾病（respiratory disease）是导致全球人群发病和死亡的主要疾病之一，其发病率和医疗卫生负担也在逐年增长。呼吸系统是环境有害因素影响人体健康的首要关口，相比机体其他系统，呼吸系统与外环境的接触面积最大，频率最高，因而更容易受到环境有害因素的侵袭。目前认为呼吸道感染、慢性阻塞性肺疾病（COPD）和哮喘是受环境有害因素影响的主要呼吸系统疾病。

一、环境污染与呼吸道感染

（一）环境有害因素

1. 物理因素　环境温度是影响呼吸道感染的重要环境有害因素之一。呼吸系统疾病死亡率和住院率具有显著的季节性波动特征，其中冬季为发病高峰，夏季则处于低谷，环境温度可能是关键的驱动因素之一。温度变异性（温度骤升骤降）也可影响呼吸道感染的风险。研究表明，我国冬季温度变异度每超过1℃，可引发总呼吸系统疾病和肺炎急诊住院风险分别增加20%和15%。此外，寒潮、热浪等持续异常的气象因素也可显著增加呼吸系统疾病的住院和死亡风险。在全球气候变化的背景下，频发的极端天气是呼吸系统健康的重要威胁之一。

低湿度环境可增强呼吸道病原体的生存和传播能力，增加呼吸道感染的发生风险。此外，湿度和温度存在潜在的协同效应。研究发现，湿度较低时，环境温度升高与呼吸系统疾病、上呼吸道感染以及支气管炎急诊风险增加有关。除温度、湿度常见的气象因素外，降雨、雷暴天气、日照时长也可间接影响呼吸道感染风险。

2. 化学因素　大气颗粒物可经上呼吸道吸入，抵达下呼吸道并沉积在肺泡，威胁呼吸系统健康。与呼吸系统疾病密切关联的大气颗粒物主要为可吸入颗粒物（PM_{10}），按照空气动力学直径大小，PM_{10}可划分为粗颗粒物（$PM_{2.5\sim10}$）、细颗粒物（$PM_{2.5}$）和超细颗粒物（UFP，$<0.1\mu m$）。大气颗粒物的空气动力学直径决定了其比表面积大小、有害物质吸附能力、在呼吸道的沉积部位及渗透能力强弱，进而影响对呼吸系统的损害效应。大气颗粒物急慢性暴露与上、下呼吸道感染的发生和加重风险密切相关。PM_{10}主要来自沙尘和扬尘，多滞留在鼻腔和咽喉部，降低上呼吸道的滤尘功能，增加鼻炎、咽炎、喉炎、气管炎和支气管炎等呼吸系统疾病风险。$PM_{2.5\sim10}$主要沉积在上呼吸道，而粒径更小的$PM_{2.5}$则可进入下呼吸道并沉积在肺泡中，引起肺组织炎症损伤。

3. 生物因素　致病微生物入侵呼吸道并繁殖是导致呼吸道感染的病因。上呼吸道感染以病毒为常见病因，少数由细菌所致；下呼吸道感染则多由细菌、病毒、衣原体、支原体等微生物所致。引起急性呼吸道感染排名前五的病毒依次为流感病毒、呼吸道合胞病毒、鼻病毒、副流感病毒和腺病毒。引起急性呼吸道感染排名前五的细菌及其他微生物依次为肺炎链球菌、肺炎支原体、流感嗜血杆菌、肺炎克雷伯菌和铜绿假单胞菌。此外，室内真菌污染可显著增加呼吸道感染性疾病的发生风险。

（二）流行特征

呼吸道感染是由致病微生物入侵呼吸道所导致的呼吸系统疾病，按照感染部位可分为上呼吸道感染与下呼吸道感染。上呼吸道感染为喉部以上呼吸道的感染，包括鼻炎、急性鼻咽炎、鼻窦炎、咽炎、扁桃体炎、喉炎、气管炎、会厌炎和声门上炎等。下呼吸道感染包括肺炎、支气管炎、细支气管炎等。

据WHO报告，下呼吸道感染是全球第四大死因，2019年全球近260万人死于下呼吸道感染。GBD结果显示，2021年下呼吸道感染患者数量约757万例，死亡218万例，DALY为8 250万人年。我国下呼吸道感染的疾病负担显著高于欧洲、北美洲地区国家。下呼吸道感染病原体复杂且变异性强，其发病和死亡风险受年龄、健康状态、营养状况、免疫状态等因素影响。儿童、老年人、慢性病患者是下呼吸道感染易感人群，且发生严重并发症和死亡的风险较高，对人群生命健康产生重大威胁，医疗负担较重。下呼吸道感染是5岁以下儿童感染性疾病死亡的首要原因，是全球疾病负担的重要贡献因素之一。上呼吸道感染同样好发于儿童、老年人、慢性病患者人群。根据GBD评估结果,2021年全球上呼吸道感染患者数量为1.77亿,死亡2.0万例,DALY为568万人年。

（三）作用机制

高温和低温均可影响呼吸道黏膜的防御能力。具体而言,高温会导致机体脱水,影响呼吸道黏膜的湿润度;而低温则可引起血管收缩,减少呼吸道血流,进一步影响呼吸道上皮细胞功能和呼吸道黏膜的防御功能,降低对病原体的清除能力。温度骤降还会引起气道中性粒细胞、巨噬细胞等免疫细胞的吞噬能力和杀菌活性降低,增加呼吸道感染风险。温度也可影响病原体活力,适宜病原体生存的温度可增加机体感染风险。研究发现,低温条件下病毒包膜磷脂分子排列更加规则有序,运动减缓,包膜稳定性增强,从而增加呼吸道感染的风险。与此同时,低温会影响人群行为活动模式,人群倾向于减少活动范围,容易聚集,从而增加呼吸道感染的发生风险。

低湿度环境可导致上呼吸道出现极端脱水现象,致使气道弹性降低,增加细菌、灰尘在黏膜上的附着力,还会损伤气道上皮细胞,抑制呼吸道纤毛的正常运动,使气道敏感性增强,进而增加感染病毒或细菌的风险。同时,湿度增加为真菌提供了良好的繁殖环境。研究证实,室外真菌如枝孢菌的浓度受到空气温度和湿度的双重影响。

噪声是主要心理应激源之一,可扰乱神经内分泌状态并导致先天性和适应性免疫系统紊乱,增加机体呼吸道感染的易感性。研究表明,道路交通噪声可短暂抑制人体自然杀伤(NK)细胞和淋巴细胞活性,提高感染风险。光照主要通过调控人体维生素D的合成来影响呼吸系统疾病的发生。维生素D具有免疫调节功能,可增强人体固有免疫、适应性免疫能力以及呼吸道黏膜的屏障功能,抵御病原体的侵入,还可调节免疫细胞活性,促进巨噬细胞的吞噬功能,增强T细胞与B细胞的免疫应答,从而提高机体对呼吸道病原体的抵抗力。

空气污染物如粉尘、烟雾、有害气体等可刺激呼吸道黏膜,损伤上皮细胞,降低呼吸道的防御功能。大气颗粒物中的黑碳是关键危害组分之一。黑碳可诱导巨噬细胞激活丝裂原活化蛋白激酶(MAPK)信号通路,该信号通路与炎症、凋亡、繁殖、转化和分化过程有关。SO_2对呼吸道黏膜具有强烈的刺激性,可直接诱发呼吸道炎症反应,对黏膜产生化学性灼伤、导致黏膜充血、水肿、分泌物增多等。重金属组分暴露也可导致免疫细胞异常活化或抑制,影响呼吸系统对病原体的防御能力。

病原体通过产生结构配体和代谢物与宿主相互作用,进而导致呼吸道感染。细菌的结构配体主要是细菌的表面分子,如脂多糖(LPS)、肽聚糖和外膜蛋白。这些表面分子可激活宿主的模式识别受体如Toll样受体(TLRs),引发炎症反应。其代谢产物如短链脂肪酸(SCFA)和生物胺可调节免疫细胞的活性,影响炎症和免疫耐受平衡。病毒的结构配体是表面蛋白,如血凝素和神经氨酸酶,可以与宿主细胞的受体结合,触发免疫反应。病毒在复制过程的代谢产物,如病毒蛋白酶和RNA中间体,可被宿主的免疫系统识别,引发抗病毒反应。而真菌细胞壁其结构主要由几丁质和β-葡聚糖构成,当其侵入人体时,细胞壁能够刺激并激活宿主的免疫细胞,如巨噬细胞和树突细胞,其代谢产物如真菌毒素和挥发性有机化合物(VOCs)能够进一步影响宿主的免疫反应和炎症反应过程。

二、环境污染与慢性阻塞性肺疾病

（一）环境有害因素

1. **物理因素** 研究发现,温度对COPD的影响呈"U"形的剂量-效应关系,即高温和低温均可增加COPD的住院和死亡风险,且通常低温对呼吸系统疾病的影响比高温更强。温度骤降与COPD

急性加重也存在显著关联。我国冬季温度变异度每增加1℃,可引起COPD急诊住院风险增加41%。其他的气象因素如降雨、气压、日照等因素也可显著影响COPD。研究发现,5年一遇的极端降雨事件可引起COPD疾病死亡率增加41%。

2. 化学因素 大气颗粒物急、慢性暴露与COPD的发生和加重风险密切相关。大气颗粒物中的有害组分如黑碳、重金属、有机污染物等可刺激呼吸道和肺组织,增加COPD的患病风险。$PM_{2.5}$的粒径较小,易深入下呼吸道及肺泡深部,诱导小气道炎症反应。大量流行病学研究表明,大气颗粒物暴露可损害肺功能,加重COPD患者呼吸道症状。此外,研究表明超细颗粒物(UFP)长期暴露与COPD的发生风险和住院风险增加密切相关。影响COPD的气态污染物主要包括NO_2、O_3、SO_2等,主要来源于化石燃料燃烧、机动车尾气排放、工业排放、散煤取暖等。

3. 生物因素 呼吸道感染是慢性阻塞性肺疾病急性加重(acute exacerbation of chronic obstructive pulmonary disease, AECOPD)的主要触发因素。既往研究发现,78%的COPD急性加重患者合并呼吸道病毒或细菌感染。病毒感染(如流感病毒、呼吸道合胞病毒和鼻病毒)、细菌感染(如流感嗜血杆菌、卡他莫拉菌和肺炎链球菌)、非典型病原体感染(如肺炎衣原体)均可诱发加重COPD。此外,变应原(花粉、尘螨)吸入也可加重COPD症状。

(二)流行特征

COPD是所有慢性呼吸系统疾病中致死率最高的疾病,具有患病率高、致残率高、病死率高和疾病负担高等特点。根据GBD研究,2021年全球COPD病例共2.13亿例,新发病例1 690万例,死亡372万例,DALY为7 980万人年,且多数来自中低收入国家。COPD也是我国最常见的非传染性慢性病之一。2018年发布的"中国成人肺部健康研究"调查数据显示,20岁及以上成人的COPD患病率为8.6%,40岁以上则高达13.7%,首次明确我国COPD患者人数近1亿,患病人数仅次于高血压、糖尿病,发病形势严峻,构成重大疾病负担。

(三)作用机制

COPD的发病机制较为复杂,涉及氧化应激、炎症反应、有害环境因素等多种因素的影响。温度对COPD的影响在低温条件下更为显著,由于冷空气进入肺部后会增加肺血管阻力,加重心脏负担,为维持正常的气体交换,人体会不自觉地改变呼吸模式,如降低潮气量、增加呼吸频率等。这种代偿性的呼吸变化往往会进一步扰乱呼吸系统的正常生理功能,长期处于这种状态下,COPD等呼吸系统疾病的发作频率和严重程度会显著提高。此外,冷空气会刺激气道黏膜肥大细胞释放组胺、缓激肽和前列腺素等,引起气道高反应性、气管平滑肌收缩、肺循环和肺灌注减少,从而诱发COPD。高温条件下机体会增加呼吸频率,进而诱发呼吸急促、气促等症状。而低湿度环境会使气道分泌物变得黏稠而不易排出,甚至堵塞小气道,加重COPD患者呼吸困难症状。气压也可影响呼吸系统功能,低气压可降低肺泡内气体压力与外界气压的压力差,导致肺泡扩张不充分,影响肺内气体交换和分布,使肺通气功能受限。

氧化应激是大气颗粒物引起COPD的重要作用机制。研究发现,$PM_{2.5}$能够以剂量依赖的方式,通过引发NOX4与Nrf2两个蛋白质之间的氧化还原失衡,激活支气管上皮BEAS-2B细胞中的氧化应激反应。这种失衡进一步导致活性氧(ROS)的过量生成,参与介导$PM_{2.5}$诱导的线粒体自噬异常增强,增加机体对COPD急性加重的易感性。颗粒物中的重金属组分也可诱导氧化应激反应,引起细胞内氧化还原平衡失调,损伤肺泡上皮细胞。重金属组分(如镉、铅)还可激活炎症细胞如巨噬细胞和中性粒细胞,增强炎症因子如肿瘤坏死因子α(TNF-α)和白细胞介素6(IL-6)等的激活和释放,从而加重肺部炎症,并进一步导致气道炎症和肺实质破坏。此外,颗粒物暴露还可通过影响表观遗传状态如 DNA 甲基化、特定基因转录调控、改变肺部微生物组平衡等方式促进 COPD 的发展。

气态污染物 NO_2 进入呼吸道后，通过激活免疫细胞引发呼吸道炎症，炎症反应持续存在会导致气道壁增厚，气道狭窄，加重 COPD 病情。O_3 是一种具有强氧化性和高反应性的气体，进入肺部时会与肺内层液体中的抗氧化剂发生反应进而消耗 O_3，减少其对肺部的直接损伤作用。但当 O_3 进一步与肺内层液体中的其他底物如蛋白质或脂质发生反应时，则会产生次级氧化产物，将毒性信号传递给下层肺上皮。在到达肺表面时，O_3 产生的次级氧化产物会引发许多细胞反应，包括细胞因子的产生、黏附分子的表达和紧密连接的修饰等。这些反应可导致炎症细胞进入肺部，进一步导致肺渗透性增加并发生水肿，加重气流受限。此外，反复的呼吸道感染，特别是病毒和细菌感染可加重气道炎症，破坏呼吸道结构，导致 COPD。

三、环境污染与支气管哮喘

(一) 环境有害因素

1. 物理因素　气象因素(温度和相对湿度)是诱发支气管哮喘发作重要的环境有害因素。研究发现，高温和低温均可增加支气管哮喘发作风险。热浪和寒潮也可显著增加支气管哮喘的发作风险，且持续时间越长，极端程度越高，风险越大。此外，温度变异性增加(温度骤升骤降)可影响呼吸道黏膜功能，也是增加支气管哮喘发作风险的重要因素。环境湿度变化也是引起支气管哮喘发作的一个重要因素。对于支气管黏膜处于高度敏感状态的哮喘患者而言，外界湿度过低更容易刺激呼吸道，诱发支气管哮喘的急性发作。

极端降水通常伴随着有害生物气溶胶(例如花粉和真菌孢子)含量的增加、传播范围扩大以及空气质量和温度的剧烈波动，从而增加支气管哮喘的发作风险。雷暴天气可浓缩空气中的花粉和孢子颗粒，并把这些颗粒通过冲击破裂后释放到空气中，通过水合和电解反应使花粉、孢子释放出更多的致敏物质，加剧支气管哮喘的发病风险。有研究表明，在强雷暴发生当天，空气花粉浓度高达 400 粒/m^3，哮喘住院人数增加了近 10 倍。

2. 化学因素　大气污染物急慢性暴露与支气管哮喘的发生和加重风险密切相关。据估计，全球每年约有 400 万例儿童支气管哮喘新发病例可归因于 NO_2 污染，占全球哮喘发病率的 13%。研究表明，NO_2 和 SO_2 也可诱发哮喘、支气管症状，导致肺部炎症和肺功能减退等。此外，NO_2 是典型的一次污染物，可在阳光照射下和烃类物质反应产生 O_3，并增加呼吸道对变应原的敏感性。O_3 是导致哮喘发生及加重的另一重要环境因素。

3. 生物因素　花粉是引发支气管哮喘的重要变应原。在花粉产生较多的春季和秋季，支气管哮喘进入高发期。室内尘螨也是支气管哮喘的重要变应原。大气颗粒物可作为变应原的载体，将变应原输送至呼吸道深部，加重呼吸道症状。此外，气候变化可通过影响花粉、霉菌和孢子等变应原的产生和传播过程，直接或间接影响支气管哮喘的发生。全球气候变暖可增加无霜期，使花粉产生季节提前，刺激植物产生更多花粉，延长致敏植物的传粉时间，提高致敏蛋白表达量，增强花粉的致敏性，增强花粉对支气管哮喘发作和加重的影响。另外，室内霉菌污染也可显著增加支气管哮喘的发生风险。

(二) 流行特征

支气管哮喘是一种以气道慢性炎症为特征的呼吸系统疾病，多表现为反复发作的喘息、气促、胸闷及咳嗽，多在夜间及凌晨发作，病情严重者可出现呼吸困难甚至死亡。支气管哮喘是患病率最高的慢性呼吸系统疾病，且通常发达国家的患病率更高。根据 GBD 评估，2021 年全球支气管哮喘的患者数量约 2.6 亿例,新发病例 3 790 万例,死亡 436 万例,DALY 为 2 100 万人年。2019 年发布的"中国成人肺部健康研究"调查数据显示,我国 20 岁及以上人群哮喘患病率 4.2%,患病人数达到 4 570 万。哮喘死亡率有随年龄增长呈现上升的趋势,50 岁之后更加明显,且存在明显的性别差异,男性死亡率更高。我国支气管哮喘死亡人数从 1990 年的 4.0 万(3.0 万~5.8 万)降至 2019 年的 2.5 万(2.0 万~3.1 万)。

（三）作用机制

冷空气可使哮喘患者的气道阻力在短时间内显著升高,激活气道内的免疫细胞释放多种炎症介质,如组胺、白三烯等,其中白三烯具有很强的支气管收缩作用,使气道平滑肌持续收缩,导致哮喘症状加重。而高温可通过刺激迷走神经,增强反射性支气管收缩,加重支气管哮喘症状,其造成的体液丢失可加重支气管黏膜炎症,降低支气管收缩阈值,增加支气管哮喘发作的风险。

大气污染物可通过诱导氧化应激损伤、气道重塑、炎症反应和免疫反应的异常激活等方式诱发或加重哮喘。颗粒物除诱导并加强炎症反应外,可激活树突细胞,促进树突细胞的成熟和极化,影响 T 细胞的分化及功能,增强 Th2 型免疫反应,干扰 Th1/Th2 平衡状态,从而调控免疫反应,诱导哮喘等过敏性呼吸系统疾病的发作。NO_2 是交通相关空气污染的代表性污染物,能够与大气中高浓度的 O_3 和 VOCs 结合,产生高度混杂的氧化剂,如羟自由基($·OH$)、过氧自由基($HOO·$)、单线态氧($^1O_2$)等,在这个过程中,O_3 与 NO_2 共同作用削弱呼吸道内衬液体(RTLF)的抗氧化防御能力,影响呼吸系统健康,对哮喘及过敏性呼吸系统疾病患者的损伤作用尤其显著。

花粉中携带了多种变应原,当其进入呼吸道后,可被呼吸道黏膜表面的抗原呈递细胞如树突状细胞识别,并将其抗原信息传递给 T 细胞,T 细胞激活后可促使 B 细胞产生特异性免疫球蛋白 IgE 抗体,这些 IgE 抗体可与呼吸道黏膜表面的肥大细胞和嗜碱性粒细胞表面的 Fc 受体结合而使机体处于致敏状态,增加人体对变应原的易感性。此外,常见的致敏真菌烟曲霉、细菌中肺炎链球菌、流感嗜血杆菌均会诱导 IgE 的产生增加,进而触发过敏反应或激活免疫系统;烟曲霉和铜绿假单胞菌还具有激活嗜酸性粒细胞的能力,这些被激活的细胞会进一步诱发或加重支气管哮喘症状。

（吴少伟）

第四节　环境污染与肿瘤

肿瘤是全球仅次于心血管疾病的第二大死因,其发病人数和死亡人数逐年上升。肿瘤的发生发展受多种危险因素的影响,环境因素是肿瘤发生的重要原因之一,70% 以上的致癌和促癌因素与环境污染相关,由环境污染导致的肿瘤负担在发展中国家尤为严重。根据国际癌症研究机构(IARC)发布的《2022 全球癌症统计报告》,2022 年全球和中国癌症发病和死因顺位前 10(按照例数排序)的癌症见表 8-1,这 10 种癌症占癌症总体新发病例和死亡病例的 60% 以上。环境污染中的有害物质大多可经呼吸道吸入或消化道吸收并由肝脏分解代谢,进而诱导呼吸及消化系统恶性肿瘤发生,本节以我国癌症死因顺位前三的肺癌、肝癌及胃癌为代表进行阐述。

一、环境污染与肺癌

肺癌是起源于支气管黏膜或腺体的恶性肿瘤,发病后进展迅速且具有高度侵袭性,随着社会经济的迅速发展和人们生活方式的改变,肺癌的发病率和病死率呈现逐年上升的趋势,在恶性肿瘤中居首位,已成为严重的公共健康问题。多种环境有害因素对肺癌的发生和发展起关键作用。

表8-1 2022年全球和中国前10位癌症数据统计结果

顺位	全球 发病情况			全球 死亡情况			中国 发病情况			中国 死亡情况		
	癌症	例数/万例	占比/%	癌症	例数/万例	占比/%	癌症	例数/万例	占比/%	癌症	例数/万例	占比/%
	全部癌症	1 997.6	100.0	全部癌症	974.4	100.0	全部癌症	482.5	100.0	全部癌症	257.4	100.0
1	肺癌	248.1	12.4	肺癌	181.7	18.7	肺癌	106.1	22.0	肺癌	73.3	28.5
2	乳腺癌	229.7	11.5	结直肠癌	90.4	9.3	结直肠癌	51.7	10.7	肝癌	31.7	12.3
3	结直肠癌	192.6	9.6	肝癌	75.9	7.8	甲状腺癌	46.6	9.7	胃癌	26.0	10.1
4	前列腺癌	146.8	7.3	乳腺癌	66.6	6.8	肝癌	36.8	7.6	结直肠癌	24.0	9.3
5	胃癌	96.9	4.9	胃癌	66.0	6.8	胃癌	35.9	7.4	食管癌	18.7	7.3
6	肝癌	86.6	4.3	胰腺癌	46.7	4.8	乳腺癌	35.7	7.4	胰腺癌	10.6	4.1
7	甲状腺癌	82.1	4.1	食管癌	44.5	4.6	食管癌	22.4	4.6	乳腺癌	7.5	2.9
8	宫颈癌	66.2	3.3	前列腺癌	39.7	4.1	宫颈癌	15.1	3.1	脑肿瘤	5.7	2.2
9	膀胱癌	61.4	3.1	宫颈癌	34.9	3.6	前列腺癌	13.4	2.8	宫颈癌	5.6	2.2
10	非霍奇金淋巴瘤	55.3	2.8	白血病	30.5	3.1	胰腺癌	11.9	2.5	白血病	5.0	1.9

注：数据来源于国际癌症研究机构（IARC）GLOBOCAN数据库。

（一）环境有害因素

1. **物理因素**　氡及其子体污染是导致肺癌的主要危险因素之一，氡广泛存在于自然界中，是来自铀放射性衰变的一种无味无色惰性气体，该物质可渗透地壳在居室中沉积。国内外学者研究发现，即便是低浓度的氡（如住宅环境中的浓度水平）也可造成健康风险。长期平均氡浓度每增加 $100Bq/m^3$，肺癌的风险就会增加约 16%，相较于非吸烟者，氡暴露使吸烟者面临的肺癌风险提高 25 倍。

2. **化学因素**　吸烟（包括主动吸烟和被动吸烟）是目前公认的影响人体健康的首要危险因素，与肺癌的发病密切相关。根据 WHO 报道，烟草烟雾中含有 4 000 多种化学物质，包括 PAHs、烟草特有的 N-亚硝胺、芳香胺等 8 类 70 余种致癌物质。国内外学者研究发现，长期暴露于烟草烟雾提取物、苯并芘和烟草特异性亚硝胺等外源性化学物质中可诱发支气管上皮细胞恶性转化，出现癌细胞样生物学特性。

空气污染暴露是导致肺癌发病率增加及病理类型演变的关键因素，空气污染包括室外大气污染、室内空气污染。室外大气污染物包括 $PM_{2.5}$、PM_{10}、二氧化硫（SO_2）、二氧化氮（NO_2）等，上述物质吸入到呼吸系统后，可引发炎症、DNA 损伤和基因突变。国内外研究探索大气污染与肺癌的关联，发现随着大气中 SO_2 和 NO_x 等气态污染物含量的增加，当地居民的肺癌患病风险显著升高。室内烹饪和取暖过程中固体燃料不完全燃烧是造成室内空气污染的主要原因，煤炭不完全燃烧状态下可生成气相与固相产物，包括苯、甲醛、苯并芘等半挥发和非挥发有机化合物以及硫、砷、氟、铅等污染物，长期吸入上述物质与肺癌发病风险升高相关。此外，排除吸烟影响，烹调油烟可能是女性罹患肺癌的独立危险因素，国外学者对 71 320 名非吸烟女性随访发现，在通风不良的烹饪环境中使用燃煤 20 年及以上的女性，发生肺癌危险性增加 1.03 倍。

长期暴露于粉尘（如石棉、二氧化硅）、重金属及类金属（如镉、铬、镍、砷）、农药和柴油废气等环境中，与肺癌的患病率和死亡率增加相关。短纤维的石棉粉尘具有引起肺癌和胸膜间皮瘤的作用，且石棉吸入与吸烟有协同作用。研究发现，在石棉矿井工作的吸烟工人，肺癌死亡率为一般吸烟者的 8 倍，为不吸烟且不接触石棉者的 92 倍。砷是公认的致癌物，大量研究已证实，砷及无机砷化合物和多种癌症的发生相关，长期吸入含砷化合物可导致以鳞癌为主的肺癌发生。

3. **生物因素**　人乳头瘤病毒（human papilloma virus, HPV），特别是高危型 HPV-16 和 HPV-18 感染，与肺腺癌发病存在相关性。

（二）流行特征

据 IARC 发布的《2022 全球癌症统计报告》显示，肺癌在 2022 年全球发病和死亡例数顺位排序中均为首位，新发病例约 248.1 万例，死亡病例约 181.7 万例，分别占全球癌症发病和死亡总数的 12.4% 和 18.7%；其发病和死亡在男性中均位居首位，在女性中均位居第 2 位。不论是全球范围内还是中国，男性的肺癌负担均高于女性，而且男性的肺癌死亡增速也高于女性。肺癌发病率随年龄增长而逐渐上升，不论男性还是女性，40 岁以下的肺癌发病率均较低，40 岁之后则迅速上升，在 80 岁左右达到高峰。此外，不同国家和地区人群中肺癌发病年龄高峰会略有不同。全球男性及女性肺癌发病风险存在地区差异，北美及北欧地区男性与女性肺癌发病风险相当，而北非及东欧地区男性罹患肺癌风险为女性的 4～5 倍。此外，全球高度/极高度发展地区男性及女性的肺癌发病及死亡风险均显著高于中度/低度发展地区。

（三）作用机制

肺癌的发病与环境中致癌物的多样性和作用机制的复杂性有关。环境污染产生的有害物质存在于水体、土壤和空气中,通过呼吸道途径进入机体,损伤肺组织并诱导肺癌发生,其主要机制包括氧化应激与炎症、信号通路转导异常、DNA 甲基化等。氡及其子体衰变时可产生 α 粒子,其可附着于空气中的灰尘及其他粒子,通过呼吸道途径进入机体,沉积在呼吸道壁层的细胞中,可使支气管和肺上皮细胞 DNA 链断裂、原癌基因 K-ras 和 PTK 等突变激活、抑癌基因 p53 突变和 p16 基因甲基化等失活,最终导致肺癌的发生。

烟草烟雾中含有多种致癌物质,暴露于烟草烟雾中可使机体发生氧化应激反应,释放的大量氧自由基、氧化产物、炎症细胞和炎症因子可在烟雾诱发下相互作用,促进肺组织的损伤。大气中的细颗粒物($PM_{2.5}$)可穿透肺部屏障进入血液系统,影响机体所有重要器官,颗粒物也可深入肺部,通过氧化应激、损伤 DNA 等方式损害呼吸道内膜,增加肺癌患病风险;$PM_{2.5}$ 还可作用于免疫细胞,诱导巨噬细胞进入肺部并释放 IL-1β,导致肺泡 II 型上皮细胞发生祖细胞样转化。重金属因其毒性、环境持久性和生物蓄积性而被公认为环境危害物,它们可干扰机体多种生物学功能,包括增殖、分化、损伤修复和细胞凋亡,从而在癌症发展中发挥作用。例如,砷可作用于支气管上皮细胞,诱导细胞内产生过量的 ROS,破坏 DNA 分子、蛋白质和脂质膜,影响 DNA 损伤修复,激活致癌相关信号通路,导致肺癌的发生。

二、环境污染与肝癌

原发性肝癌(primary liver cancer, PLC)是发生于肝细胞或肝内胆管细胞的一种高发病率、高病死率的恶性肿瘤,是全球第 6 大常见恶性肿瘤及第 3 大肿瘤致死病因,其发生发展是多因素、多途径、多阶段作用的结果。

(一)环境有害因素

1. **物理因素** 接触核辐射的人群肝癌发病率高于未接触核辐射的人群。针对广岛和长崎原子弹事件幸存者的队列研究发现,急性暴露于伽马-中子辐射的人群,其患肝癌、胆道癌和胰腺癌的风险增加,且辐射剂量与肝癌发病风险显著相关。

2. **化学因素** 空气和水体中的重金属(如铅、镉和汞)、砷、有机氯农药、POPs(如 PAHs、氯乙烯单体)、邻苯二甲酸酯(PAEs)和烟草烟雾中的致癌物进入机体后,在肝脏进行代谢和解毒,长期蓄积可使肝功能损伤,与肝癌发生相关。研究发现,肝癌患者的镉水平明显高于健康对照组,提示镉积累可能在肝细胞的肿瘤转化中发挥重要作用;饮用水中的无机砷暴露与肝癌、肺癌、前列腺癌、皮肤癌和膀胱癌的发病率增加关系密切。氯乙烯单体、PAEs 广泛运用于塑料工业生产中,其可通过工业废水排放、农用塑料薄膜、塑料垃圾等,经雨水淋洗、土壤浸润等方式进入水体中,通过消化道途径进入人体后在肝脏蓄积,增加肝硬化和肝癌患病及死亡的风险。

3. **生物因素** 肝癌的发生与多种因素有关,其中乙型肝炎病毒(hepatitis B virus, HBV)感染和黄曲霉毒素 B_1(aflatoxin B_1, AFB_1)高暴露是最主要的两大危险因素,两者可单独作用于肝脏,也可协同发挥致癌作用。研究发现,我国约 85% 的肝癌患者携带 HBV 感染标志物,慢性 HBV 感染者罹患肝癌风险是健康人群的 5～15 倍。黄曲霉毒素污染常见于花生及花生制品、玉米、粮油及其制品中,其产生的 AFB_1 是一种强烈的肝脏毒素,毒性是氰化钾的 10 倍,砒霜的 68 倍。研究发现,机体内 AFB_1 含量与肝细胞癌的生长率呈正相关,摄入含有 AFB_1 污染的食物能够增加罹患肝癌的风险,其中携带 HBV 的患者风险更高,AFB_1 与 HBV 两者协同致癌作用比单因素 HBV 诱导肝癌高 30～60 倍。

此外,寄生虫感染和藻类释放的毒素也与肝癌发生相关。华支睾吸虫是一种区域性高发的人畜共患寄生虫,人通过食用寄生在淡水鱼虾中活的囊蚴或饮用污染的水而感染,感染后可损伤肝脏,诱发胆管癌和肝细胞癌。水体藻类污染也可产生致癌物质,如微囊藻毒素(MC),它是富营养化水体中蓝藻所释放的一类强烈的肝致癌物质,其中微囊藻毒素-LR(MC-LR)是较为常见且毒性最强的亚型。研究发现血清 MC-LR 水平与原发性肝癌患者预后相关,血清 MC-LR 水平越高则患者生存期越短。

(二)流行特征

据 IARC 发布的《2022 全球癌症统计报告》显示,2022 年全球肝癌新发病例约 86.6 万例,死亡病例约 75.9 万例,分别占全球发病和死亡总数的 4.3% 和 7.8%。国内学者结合 2018—2022 年全球癌症统计报告进行分析发现,在全球和中国,肝癌发病和死亡情况包括肝癌发病和死亡占所有癌症百分比、粗发病率、粗死亡率均平稳或呈下降趋势,全球女性的肝癌发病和死亡情况均最低;中国全人群和男性的肝癌发病和死亡情况均高于全球总人群;此外,中国和全球的新发病和死亡情况变化趋势均比较一致;肝癌新发病例和死亡病例均在 60~79 岁年龄段最高,粗发病率和粗死亡率均随年龄增长呈持续上升趋势,而且中国男性的上升趋势更快、更明显。

不同地区因肝癌危险因素暴露不同,肝癌负担也有显著差异。亚洲是肝癌最高发地区,70.1% 的肝癌病例来自亚洲,其中又以中国、日本及印度居于前列。在我国,肝癌的分布特点是南方高于北方,沿海高于内地,城市略高于农村。

(三)作用机制

环境有害因素可通过直接或间接作用诱导肝癌发生。核辐射可直接作用于肝细胞,也可通过干扰肝功能间接诱发肝癌,其作用机制包括干扰细胞周期调控、损害 DNA 修复机制和增加致突变物质的形成。环境砷污染主要来源于砷和含砷金属的开采、冶炼、含砷煤的燃烧以及用砷或砷化合物作原料的玻璃、颜料的生产等过程中产生含砷废水、废气和废渣。砷进入机体在肝中代谢造成肝损伤,表现为慢性肝炎、肝纤维化、肝硬化甚至肝癌,其损伤机制包括 DNA 甲基化、氧化应激与炎症、肝细胞凋亡、肝纤维化及自噬等。氯乙烯单体可通过呼吸道或以液体形式经皮肤吸收进入机体,在肝脏代谢成多种诱变和致癌化合物,如二氯乙烯和环氧氯乙烷,这些副产物可诱导肝细胞发生 DNA 断裂和染色体畸变,引起肝炎、肝纤维化、肝细胞癌及肝血管瘤等多种肝脏疾病。

HBV 通过直接或间接方式导致肝细胞癌变。HBV 可在肝细胞内复制影响肝功能,结合宿主免疫反应导致肝损伤、纤维化和肝硬化发生,也可通过整合或诱导宿主基因突变,使癌基因、抑癌基因异常表达,导致肝细胞癌变。AFB$_1$ 可使 $p53$ 肿瘤抑制基因的第 249 密码子突变(AGG 到 AGT),导致丝氨酸被精氨酸替代(即 R249S 突变),这一突变很少在原发性肝癌以外的癌症中观察到。此外,AFB$_1$ 的代谢产物可通过环氧化物代谢物结合 DNA 和烷基化碱基,诱导细胞周期紊乱和基因突变,增加原发性肝癌的发生风险。HBV 和 AFB$_1$ 协同致癌作用可能与两者进入体内共同诱导或调节肝脏代谢酶基因的表达有关,HBV 能够干扰肝脏代谢 AFB$_1$ 的能力,使 AFB$_1$-DNA 加合物在肝脏中蓄积,加重对机体的损伤;两者也可共同影响癌基因与抑癌基因的表达调控相关,HBV 中的 HBx 蛋白可与 $p53$ 基因结合并抑制 $p53$ 和其他抑癌基因的表达,促进 AFB$_1$ 的致癌效应,这种损伤效应远大于 AFB$_1$ 和 HBV 单独效应的总和。

肝吸虫进入机体后可在肝胆管内寄生,通过成虫活动时引起的机械损伤、虫体的分泌、代谢产物及死虫裂解物等刺激,使肝内胆管产生病变,进而累及肝实质,使肝功能受损,进一步增大患癌风险。水体富营养化产生的 MC 进入机体后,可通过多种途径对肝脏造成损伤,MC 可抑制蛋白磷酸酶2A(PP2A)的活性,使细胞内蛋白磷酸化和去磷酸化水平失衡,细胞骨架过磷酸化最终导致肝细胞死亡;MC也可通过激活MAPK和Akt等细胞增殖途径影响癌基因的表达,从而促进肝癌的发生和发展。

三、环境污染与胃癌

胃癌是一种高度异质性的消化道常见恶性肿瘤,是全球第5大常见恶性肿瘤,其发生是多因素、多阶段长期作用的结果,与环境暴露和个体遗传易感等因素有关。

(一)环境有害因素

1. **物理因素** 电离辐射如X射线、γ射线、β粒子等,可穿透人体组织,对细胞造成损伤,甚至导致DNA损伤和突变,长期接触高剂量的电离辐射可能会增加胃癌的发病风险。

2. **化学因素** 工业排放物、车辆尾气和燃烧排放物中的化学致癌物质,如PAHs和二噁英,与胃癌的发生密切相关。PAHs具有生物蓄积效应,除呼吸道吸入外,也可通过消化道摄入被PAHs污染的食物进入人体。动物实验发现,PAHs可致胃癌、肺癌和皮肤癌;对胃癌患者胃癌组织中PAHs含量检测发现,胃癌组织中PAHs水平明显高于正常胃组织。根据WHO报道,全世界水体中检测出2 221种化学物质,包含20种致癌物,18种促癌物和56种致突变物。长期接触和饮用由致癌物污染的水源可增加患癌风险。硝酸盐是水中最常出现的污染物质,IARC将硝酸盐和亚硝酸盐列为ⅡA类致癌物,水中硝酸盐的污染主要来自农业使用的硝酸盐化肥和畜牧业动物的粪便污染。饮水和食物中摄入硝酸盐与胃癌发病相关,国内外学者对胃癌高发地区居民的饮水中硝酸盐含量进行调查,发现胃癌及胃内病变的发生与摄入硝酸盐的含量有密切关系。

N-亚硝基化合物(NOC)作为化学致癌物质广泛存在于环境中,食品加工厂、个人卫生用品生产厂等排放的废水、废气中均可检出NOC及其前体。其可通过饮食、饮水等消化道途径直接进入人体,也可通过硝酸盐、亚硝酸盐和酰胺等前体在胃酸的作用下合成内源性NOC,作用于胃组织,诱导胃内病变及胃癌的发生。农药化肥的暴露与胃癌的发病有关,国内学者针对福建省胃癌高发地区开展的匹配病例对照研究显示,使用农药者发生胃癌的风险是不使用农药者发生胃癌风险的2.531倍,且随着农药使用量和使用年限的增加,发生胃癌的危险性相应增高。国内外流行病学调查均证实,在农业工作中长期接触农药会增加胃癌的发病风险。

3. **生物因素** 微生物(如病毒、细菌和寄生虫等)感染会增加特定癌症的发病风险。幽门螺杆菌(*Helicobacter pylori*, Hp)感染是胃癌发生和发展过程中的重要危险因素之一。国外学者开展前瞻性队列研究,对在2000—2002年招募的9 949名50~75岁的研究对象进行10年的随访,发现慢性萎缩性胃炎和消化道癌(胃癌、结直肠癌、胰腺癌)相关性人群Hp感染率为49.9%。EB病毒(Epstein-Barr virus, EBV)是第一个被表征的人类致瘤病毒,被WHO确认为Ⅰ类致癌物,研究发现EBV与鼻咽癌、口腔癌、胃癌等多种上皮细胞恶性肿瘤疾病的发生发展有密切联系。此外,人类巨细胞病毒(HCMV)、人乳头瘤病毒(HPV)、John Cunningham病毒(JCV)等致癌病毒与胃癌发病风险存在相关性。

(二)流行特征

据IARC发布的《2022全球癌症统计报告》显示,2022年全球胃癌新发病例和死亡病例顺位均排第5位,其中新发病例约96.9万例,死亡病例约66.0万例,分别占全球发病和死亡总数的4.9%和6.8%,男性发病率高于女性,胃癌在男性癌症发病谱和死因谱中均居第4位。与全球相同的是,中国男性人群的胃癌发病和病死风险均高于女性人群,全球在50岁及以上、中国在45岁及以上人群进入胃癌高发病率阶段。胃癌的发病存在一定地域差异,在亚洲一些国家(阿富汗、伊朗、吉尔吉斯斯坦和塔吉克斯坦)中,胃癌是男性最常见且死亡率最高的恶性肿瘤;东亚地区是全球胃癌发病率及死亡率最高的地区,而非洲胃癌发病率及死亡率为全球最低。在我国,西北与东部沿海地区胃癌发病率高于南方,主要集中在东北地区、山东、内蒙古、青藏高原地区、太行山脉地区、福建和江苏、浙江等地。与全球胃癌发病和死亡情况比较,我国胃癌发病率和死亡率均呈持续降低趋势,其降幅明显超过全球降幅,但新发和死亡例数居全球首位,总体负担仍较重。

(三)作用机制

环境污染产生的 PAHs 是间接致癌物质,其通过消化道途径进入机体,经小肠吸收后,与乳糜微粒结合,经淋巴系统入血并转移至肝脏,通过细胞色素 P450、环氧化物水解酶等代谢活化后产生具有致癌作用的代谢产物,其代谢产物可与 DNA 形成共价键结合,造成 DNA 损伤,导致基因突变,也可使表观遗传学发生改变,破坏细胞内稳态,诱导胃癌发生。环境中的硝酸盐和亚硝酸盐进入机体后,可在胃中与胺类物质发生亚硝化反应生成亚硝胺,亚硝胺通过羟基化途径代谢活化生成烷基重氮离子,使 DNA 烷基化,造成 DNA 损伤,并触发包括慢性胃炎、萎缩、肠化生、异型增生、癌症序列,激活致癌基因或灭活肿瘤抑制基因的突变。此外,亚硝胺还可激活氧化应激和炎症反应信号通路,炎症细胞浸润可产生 ROS,增加 DNA 损伤,导致癌基因转录表达,促进上皮细胞转化。

除环境中的化学致癌物质外,Hp 感染等生物因素也与胃癌发病相关。饮用或食用 Hp 污染水源或食物、不良的饮水习惯和口腔卫生均可感染 Hp。Hp 进入胃内后可通过鞭毛介导作用向胃上皮细胞移动,黏附于宿主细胞后释放毒素,细胞毒相关抗原(CagA)和空泡细胞毒素(VacA)是 Hp 主要的毒力因子,二者可增加胃癌发病的风险。CagA 可使胃黏膜受损,引起严重的炎症反应,加重胃上皮细胞损伤,使癌症风险增加。VacA 则通过干扰胃黏膜细胞生长因子的调节机制抑制细胞修复,影响上皮愈合,使其出现黏膜萎缩、肠上皮化生和异型增生等癌前病变,最终导致胃癌的发生。

(马 艳)

第五节　环境污染与代谢性疾病

代谢性疾病是指由于体内生物化学过程发生紊乱而导致的一类疾病。近年来,代谢性疾病负担日趋加重,对全球健康构成了重大挑战。与其他慢性非传染性疾病一样,代谢性疾病是遗传因素和环境因素共同作用下的结果。代谢性疾病与环境因素间存在着复杂关联,环境因素在代谢性疾病发生发展中的作用已成为公共卫生领域中的研究热点。本节主要围绕常见的代谢性疾病糖尿病、非酒精性脂肪性肝病和骨质疏松症进行阐述,介绍这些疾病的常见环境有害因素、流行特征和作用机制。

一、环境污染与糖尿病

糖尿病(diabetes mellitus, DM)是一组由于胰岛素分泌缺陷和/或胰岛素作用缺陷引起的,以慢性高血糖伴糖类、脂肪和蛋白质的代谢障碍为特征的代谢性疾病,可造成眼、肾脏、心脏、血管和神经系统等多种器官的慢性损害、功能障碍和衰竭。DM 主要分为 1 型(T1DM)、2 型(T2DM)和妊娠糖尿病 3 种类型,其中 T2DM 最为常见,占所有 DM 病例的 85%～95%。

(一)环境有害因素

高能量的西式饮食和久坐不动的生活方式被认为是 T2DM 的主要病因。近几十年来,在西欧等食物供应未发生重大变化的地区发现,经年龄校正后的 T2DM 病例大幅增加。这提示,其他环境和生活方式因素在 T2DM 风险中发挥作用。

1. **物理因素** 物理因素与 T2DM 之间关系的证据相对有限。噪声可作为一种环境压力源,抑制胰岛素分泌和外周胰岛素敏感性,研究发现居住楼层较高的噪声暴露与 T2DM 风险增加之间存在确定的联系。日本开展的流行病学调查显示,夜间光照与 T2DM 风险有关。噪声和光污染与 T2DM 的关联可能与其对生活方式的影响有关,特别是导致睡眠中断。较高的体温会降低棕色脂肪组织的质量和活性,从而对葡萄糖代谢产生负面影响,因此温度也是 T2DM 风险的潜在影响因素。有研究显示,适当暴露于寒冷环境可有效治疗 T2DM。建筑环境可通过与体育活动相关的途径影响T2DM 发病风险。居民区绿地多、步行率高可降低 10%~20% 的 T2DM 发病风险。

2. **化学因素** 环境化学物暴露能增加 DM 风险,包括 POPs、空气颗粒物、杀虫剂和有毒金属等。这些污染物来自复杂的化学环境,包括空气或水污染、职业接触以及食物污染物。低剂量POPs 暴露可直接抑制胰岛 β 细胞的胰岛素分泌,与 T2DM 风险关联较为明确。有趣的是,在有关POPs 与 DM 的研究中发现,肥胖可能是有益因素,因为健康的脂肪可蓄积 POPs,减少其到达其他器官的数量。空气污染中的 $PM_{2.5}$、PM_{10}、NO_x、SO_2 等与妊娠 DM 风险显著增加有关,尤其是在孕前和妊娠前 3 个月。而妊娠 4~6 个月接触 $PM_{2.5}$ 组分中的黑碳和前 3 个月接触硝酸盐可增加患妊娠 DM的风险。

农药中,有机氯杀虫剂与 T2DM 之间的联系最为显著,包括 DDT、七氯、六氯苯、反式壬氯和氯丹等。有毒金属中砷暴露与 T2DM 风险关联的证据较多,美国、孟加拉国、中国的流行病学研究均发现饮用水砷暴露增加 T2DM 风险,实验研究发现砷暴露可导致胰岛 β 细胞功能障碍和胰岛素抵抗。近年来研究还发现孕早期多种金属混合暴露可能增加妊娠 DM 风险。

3. **生物因素** 有些病毒感染,如风疹病毒、腮腺炎病毒、柯萨奇病毒等可直接损伤胰岛 β 细胞,参与 T1DM 的发生。例如,风疹病毒的芽体在穿过被感染宿主细胞膜时可能插入、暴露或改变膜上的抗原,胰岛 β 细胞上的风疹病毒抗原或 β 细胞表面的风疹病毒修饰抗原可能被宿主免疫系统认定为异物,导致 β 细胞特异性的自身免疫应答。

（二）流行特征

2021 年 GBD 研究显示,T2DM 患者已达 5.29 亿,占比高达 96.0%。全球 DM 年龄标准化总患病率为 6.1%,地区差异明显,在大洋洲最高,为 12.3%,北非和中东地区为 9.3%。卡塔尔是世界特定年龄 DM 患病率最高的国家,75~79 岁人群的患病率为 76.1%。2021 年,52.2% 的全球 T2DM 的DALY 可归因于高体重指数,且从 1990—2021 年,高体重指数贡献率上升了 24.3%。预计到 2050年,全球将有超过 13.10 亿人患 DM。

有研究将关于室内空气污染和 $PM_{2.5}$ 的队列研究与病例对照研究进行系统汇编,构建剂量-效应曲线,再与全球疾病负担数据进行整合分析,发现 2019 年全球 T2DM 负担的 1/5 可归因于 $PM_{2.5}$ 暴露。受人口增长和老龄化的影响,与 1990 年相比,可归因于 $PM_{2.5}$ 的 T2DM 负担增加了50%。室内空气污染改善可减轻 T2DM 负担,但很大程度上被室外 $PM_{2.5}$ 相关疾病负担的增加所抵消。

（三）作用机制

T1DM 和 T2DM 发病的不同阶段都会受环境因素影响。T1DM 绝大多数是自身免疫性疾病,环境因素参与其发展,常伴发桥本甲状腺炎、艾迪生病等。T2DM 发病的两个主要环节,胰岛 β 细胞功能缺陷导致不同程度的胰岛素缺乏和外周组织（如肝脏、脂肪、骨骼肌等）胰岛素抵抗,环境因素可通过直接损伤胰岛 β 细胞和引发外周组织的胰岛素抵抗,促进 T2DM 的发生。

环境有害因素可通过扰乱机体内分泌,诱发慢性炎症、氧化应激、肠道菌群紊乱等,损伤胰岛 β 细胞功能并降低胰岛素敏感性,增加 DM 风险。如,多氯联苯(PCBs)、二噁英等 POPs 可与体内激素受体结合,影响胰岛素分泌和作用,同时可干扰胰岛 β 细胞上的受体,影响胰岛素的合成和释放,导致胰岛素分泌不足。镉可通过产生活性氧,破坏胰岛 β 细胞的线粒体功能,影响胰岛素合成和分泌。病毒感染后,一方面可对胰岛 β 细胞直接攻击杀伤细胞,另一方面可诱发免疫病理损伤,触发 T 细胞介导的 β 细胞特异性的自身免疫应答,最终导致 DM。空气污染可改变内皮功能,引发炎症和胰岛素抵抗,改变肠道微生物群,增加 DM 风险。

二、环境污染与非酒精性脂肪性肝病

非酒精性脂肪性肝病(non-alcoholic fatty liver disease, NAFLD)是一种与胰岛素抵抗和遗传易感密切相关的慢性代谢应激性肝损伤,疾病谱包括非酒精性脂肪肝、非酒精性脂肪性肝炎及相关的肝纤维化、肝硬化和肝细胞癌。近年来,全球 NAFLD 患病率和发病率均不断升高。在我国,NAFLD 已成为第一大慢性肝病。2020 年和 2023 年,国际脂肪肝专家组和专业学术机构分别将 NAFLD 更名为代谢功能障碍相关性脂肪肝(metabolic dysfunction-associated fatty liver disease, MAFLD)和代谢功能障碍相关性脂肪变性肝病(metabolic dysfunction-associated steatotic liver disease, MASLD)。2024 年,中华医学会肝病学分会将 MAFLD 和 MASLD 均翻译为 "代谢相关脂肪性肝病" 并发布诊疗指南。

(一)环境有害因素

NAFLD 是多因素所致的高度异质性疾病,其中肝脏代谢功能障碍发挥核心作用。肝脏作为外源性化学物质代谢的重要器官,其代谢酶活性易受化学物质影响而发生改变,出现糖脂质代谢紊乱和功能障碍,导致 NAFLD。此外,其他类别环境因素也可影响 NAFLD 风险。

1. **物理因素** 有关 NAFLD 与物理因素间关联的研究相对较少。有研究发现暴露于 75dB 声压级(sound pressure level, SPL)噪声 3 个月可显著加剧高脂饮食所致的小鼠肝脏脂肪变,这可能与噪声对下丘脑-垂体-肾上腺轴(HPA)的激活作用有关。另外,一定范围内的日光暴露(低剂量紫外线辐射)有益于预防 NAFLD 的发生,而日光暴露减少可能加重 NAFLD 的发展,日光对 NAFLD 风险的影响主要与其影响维生素 D 代谢有关。

2. **化学因素** 研究表明,NAFLD 发病密切相关的环境化学物质主要是有毒金属、POPs 和空气颗粒物。砷和镉暴露与 NAFLD 关联的流行病学研究与机制研究最为丰富且已获得广泛共识,此外,铅、汞暴露也与 NAFLD 风险相关。多种金属在环境中通常共存,且不同金属之间可能存在相互作用,故金属混合暴露也是研究热点。我国东风-同济队列研究结果显示,中至重度 NAFLD 与尿砷水平呈非线性相关,且受砷的甲基化效率影响。2005—2014 年美国国家健康和营养调查(NHANES)数据显示,NAFLD 风险与尿砷水平呈正相关,其中肥胖人群的患病风险更高。

POPs 具有很强的亲脂性,易富集于肝脏。在肠肝循环中,POPs 与其他脂溶性物质共同进入肠道并被重新吸收进入血液循环,致其在体内长期残留。此外,POPs 在肝脏中需经历复杂的代谢过程,可能产生毒性远高于其母体的代谢产物。常见 POPs 中,PAHs、有机氯农药、二噁英和呋喃暴露均与成人 NAFLD 风险相关。NAFLD 患儿中,尿中 PFAS 水平越高,NAFLD 病理损伤程度越重。在 POPs 与 NAFLD 风险关联的流行病学研究中,我国研究者对 NAFLD 发病风险与血清中 PFAS 水平进行相关分析,发现全氟戊酸(PFPeA)、全氟辛酸(PFOA)和 9-氯十六氟-3-氧杂壬烷-1-磺酸钾(9Cl-PF3ONS)暴露显著增加 NAFLD 发病风险,且各种 PFAS 间存在相互作用。

空气颗粒物 $PM_{2.5}$ 和 PM_{10} 除颗粒物自身外,还携带着与 NAFLD 相关的化学物质,一些气态污染物,如 NO_x、硫氧化物、一氧化碳和臭氧也可增加 NAFLD 发病风险。燃烧产物和汽车尾气暴露与 NAFLD 风险相关,长期使用固体燃料(煤、木材)烹饪与 NAFLD 风险呈正相关。

3. **生物因素**　肝炎病毒感染所致肝脏疾病曾是我国重要的肝病负担,目前研究多表明病毒性肝炎患者的 NAFLD 患病率和发病率往往低于一般人群,但由于 NAFLD 的发病率逐年上升,病毒性肝炎合并 NAFLD 患者的患病结局也亟待研究。HIV 感染者中 NAFLD 的发病率较高,这可能与 HIV 感染本身及抗逆转录病毒的治疗有关。其他生物因素,如食物中的真菌毒素和淡水湖泊中的藻毒素,也与 NAFLD 的发生和不良预后具有一定的相关性。

4. **其他因素**　近年来,由于塑料垃圾分解和一次性塑料制品广泛使用,微塑料污染备受关注,其暴露导致的肝脏脂肪变也进入研究者的视野。

(二)流行特征

NAFLD 已成为全球最常见的慢性肝病,影响全球约 38% 的成年人健康。据一项针对 NAFLD 的荟萃分析显示,2021 年,NAFLD 的全球发病率为 4 613/10 万人年,其中男性和超重或肥胖者的发病率较高,各地域中中国大陆的 NAFLD 发病率最高。随着生活方式和环境的变化,近年来 NAFLD 的全球患病率呈不断上升趋势,1990—2019 年 NAFLD 全球患病率为 30.05%,从 1990—2006 年的 25.3% 上升至 2016—2019 年的 38.2%。NAFLD 患者最常见的死亡原因是肝外癌症和心血管疾病。美国一项队列研究对 1995—2021 年间的 9 340 名 NAFLD 患者的死亡事件进行了分析,肝外癌症相关死亡占 36.16%,心血管相关死亡占 32.47%。

(三)作用机制

NAFLD 的发病涉及多种因素和病理过程,主要是肝脏对代谢应激的反应,与胰岛素抵抗、遗传易感性紧密关联,并受环境和遗传因素的共同影响。环境因素主要可通过损伤肝细胞线粒体功能、诱导氧化应激和内质网应激、促进炎症反应和表观遗传学改变等途径,引起肝脏糖脂代谢紊乱和胰岛素抵抗,导致 NAFLD 发生。砷和镉可损伤线粒体结构和功能,影响线粒体 β- 氧化功能,加重氧化应激,致使脂肪堆积和细胞损伤。PFAS 可直接与转运蛋白、核受体和细胞膜及细胞器膜结合,造成肝细胞损伤。一些 POPs 具有类似雌激素的作用,可通过干扰体内激素平衡影响肝脏的代谢功能,增加 NAFLD 的发生风险。此外,噪声等物理因素可干扰神经内分泌系统,导致机体代谢紊乱和 NAFLD 发病风险升高。

三、环境污染与骨质疏松症

骨质疏松症(osteoporosis,OP)是一种因骨量降低、骨组织微结构损坏,导致骨脆性增加,引起骨相关疾病发生的代谢性疾病。该疾病以骨强度下降(即骨密度和骨质量)、骨折风险性增加为特征,主要分为原发性 OP 和继发性 OP。原发性 OP 包括绝经后 OP(Ⅰ型)、老年 OP(Ⅱ型)和特发性 OP;继发性 OP 是由于疾病、服用药物和器官移植等明确原因造成的代谢性骨病。

(一)环境有害因素

研究发现,多种类型的环境有害因素暴露可降低骨密度,存在诱发 OP 的潜在风险。

1. **物理因素**　电离辐射和重力变化等物理因素通过影响骨骼的机械负荷、骨细胞的功能和骨重塑平衡,导致骨密度降低,增加 OP 的风险。长期暴露于电离辐射的人群,如放射相关职业人群和接受放疗的患者,骨密度显著下降,患 OP 的风险增加。太空中的微重力环境同样会加速骨质流失,宇航员在太空中驻留超过 6 个月时,骨密度每个月可下降 0.5%~2.0%。气候、地域、绿地等对 OP

发生的影响也日益受到关注,这些因素通过影响维生素 D 的合成和骨骼血液循环功能起到关键作用。高纬度地区如北欧,由于日照时间短,特别是冬季,人体维生素 D 的合成大幅降低,增加了 OP 风险。寒冷气候可影响血液循环,导致关节僵硬和活动减少,加速骨量丢失。另外,绿地覆盖率高、户外活动空间充裕的地区,居民受日照时间更长,有利于维生素 D 合成,降低患 OP 风险。

2. 化学因素 许多化学因素长期暴露与 OP 风险密切相关,包括有毒金属(如镉、砷和汞)、POPs(如 PCBs 和 PAHs)、有机磷类化合物(如久效磷、噻嗪酮和草甘膦)和空气颗粒物等。20 世纪初日本富山县神通川流域的镉污染导致的"痛痛病",典型表现为显著的骨痛和骨折风险增加,是著名的公害病。我国东风-同济队列对血浆中 23 种金属和 OP 风险进行分析,发现砷与男性 OP 呈正相关,而锌与女性 OP 呈正相关;血浆金属评分与较高的 OP 风险呈显著正相关,血浆金属评分极端四分位数相比 OP 发病风险在男性中可增加 4 倍,在女性中可增加 0.76 倍。研究表明,PM_{10}、$PM_{2.5}$ 和二氧化氮对骨骼健康具有负面作用,影响骨密度。目前,有关环境有害因素对 OP 风险的影响仍需要大规模人群的前瞻性研究予以证实。

3. 生物因素 微生物感染可加剧 OP 风险。HIV 感染者更容易发生 OP,患病率高达 10%~15%。此外,HIV 感染者骨折风险较对照人群增加 75%,尤其易发生髋部骨折,发病风险是正常人近 5 倍。幽门螺杆菌和牙龈卟啉单胞菌等牙周致病菌的感染也可增加 OP 风险。

(二)流行特征

全球范围内 OP 患病率呈上升趋势,特别是在老龄化程度较高的国家。国际骨质疏松症基金会的数据显示,2020 年全球 OP 患者超过 2 亿,平均每 3 秒就有 1 例 OP 引起的骨折发生,全球髋部骨折患者从 1990 年起呈增加趋势,预计到 2050 年女性患者将增加 240%,男性患者将增加 310%,且约 50% 的 OP 骨折患者还会发生二次骨折。不同地区患病率有所不同,绝经后 OP 患病率在发达国家较高,而近年来随着生活方式的变化,在发展中国家也出现上升趋势。2018 年 10 月国家卫生健康委员会公布:我国 50 岁以上人群中,OP 患病率为 19.2%,其中女性患病率为 32.1%,男性为 6.0%;在 65 岁以上人群中,OP 患病率上升至 32.0%,其中女性患病率为 51.6%,男性为 10.7%。我国男性 OP 患病率与其他国家差异不大,但女性患病率明显高于欧美国家,与日本、韩国等亚洲国家相近。

OP 本身不会直接导致死亡,但其最严重也是最常见的并发症——骨质疏松性骨折(或称脆性骨折,指受到轻微创伤或日常活动中即可发生的骨折)是导致老年人残疾甚至死亡的主要原因之一,尤其是髋部骨折,显著增加了老年人的死亡率。《老年髋部骨折诊疗与管理指南(2022 年版)》显示,髋部骨折的老年人约有 35% 无法恢复独立行走,25% 需长期家庭护理,骨折后 6 个月病死率为 10%~20%,1 年病死率高达 20%~30%。我国学者预计,与 OP 有关的骨折事件数量到 2035 年将增加到 483 万例/年,到 2050 年将增加到 599 万例/年。

(三)作用机制

骨骼的健康依赖于成骨细胞与破骨细胞之间的动态平衡。当破骨细胞活性增加或成骨细胞功能减弱时,骨强度下降,进而导致 OP。

化学因素可通过干扰内分泌、诱发炎症反应及引起氧化应激等途径,抑制成骨细胞分化和骨形成、促进破骨细胞分化和骨吸收、抑制骨髓间充质干细胞分化,导致骨密度下降,增加 OP 的风险。电离辐射和重力变化等物理因素可通过影响骨骼的机械负荷导致细胞骨架组装改变,并通过增加破骨细胞活性,增强骨矿物分解,导致骨密度降低。微生物感染通过损害免疫系统或引起慢性炎症,影响人体对钙、维生素 D 等营养物质的吸收,增加 OP 风险。

代谢性疾病间本身就存在着相互关联,一种环境有害因素常与多种代谢性疾病的发病风险相关。不同的环境因素导致代谢性疾病风险升高既有共性机制,也存在差异性机制。同时,不同的环境有害因素往往伴随存在。在制订相应防治策略时,需充分考虑这些复杂的多因素作用和机体代谢的整体性,以采取综合性的干预措施。

(徐苑苑)

第六节　环境污染与生殖发育

生殖发育是生命延续的基础,也是自然界最为精细与神秘的生命奇迹之一。生殖发育涉及从配子形成、受精、胚胎发育至新生儿出生的复杂生物学过程,然而,随着环境污染问题日益严峻,多种环境污染物在空气、水体、土壤乃至食物链中广泛分布与积累,人类的生殖健康正面临前所未有的挑战,已成为全球共同关注的公共卫生问题。有研究认为不良环境暴露与生育力下降密切相关,因此,本节以不孕不育、胚胎发育异常、不良妊娠结局为代表,介绍环境有害因素对生殖发育的影响及损伤机制,为寻求相应的预防控制措施提供理论依据。

一、环境污染与不孕不育

不孕不育是指夫妻在未采取避孕措施的情况下,经过一年或更长时间的规律性生活后仍未能实现妊娠。这一现象可由多种因素引起,包括男性因素、女性因素以及不明原因等。随着现代工业的发展和城市化进程的加快,环境污染对不孕不育的影响逐渐受到广泛关注;环境有害因素可通过干扰内分泌功能、影响生殖激素的平衡等影响生殖健康,增加不孕不育发生的风险。

（一）环境有害因素

1. 物理因素　物理污染物如电磁辐射、噪声、微波、红外线、紫外线等均可对生殖健康产生影响。尤其是电离辐射,如 X 射线和 γ 射线,能够破坏生殖细胞的 DNA,导致基因突变和细胞死亡,从而影响精子和卵子质量,导致不孕不育发生。此外,长期暴露于高温环境,如长时间使用热水浴或工作在高温环境中可导致睾丸温度升高,影响精子的生成和活力,严重者可导致男性不育症的发生。噪声污染也被认为是一种潜在的生殖危害因素,长期暴露于高噪声环境中,可能会通过影响内分泌系统,干扰性激素的正常分泌,进而影响生殖功能。

2. 化学因素　颗粒物、二氧化硫等大气污染物,持久性有机污染物(POPs)、内分泌干扰物(EDCs)、农药和重金属等化学因素,均与不孕不育有着密切的联系。颗粒物和二氧化硫等大气污染物通过呼吸道进入人体,长期暴露可能影响生殖系统的正常功能。研究表明,长期暴露于高浓度的颗粒物和二氧化硫环境中,男性的精子质量和数量可能会显著下降,从而增加不孕的风险。POPs如多氯联苯(PCBs)等可干扰内分泌系统,影响性激素的正常分泌,从而导致生殖功能障碍。内分泌干扰物如双酚 A(bisphenol A,BPA)和邻苯二甲酸酯(PAEs)广泛存在于塑料制品中,通过食物链进入人体,干扰雌激素和雄激素的平衡,影响生殖细胞的发育和功能。重金属如铅、汞等,也是导致不孕不育的重要环境因素。重金属通过食物、水和空气进入人体,在体内蓄积并影响生殖细胞的正常分裂和发育,导致不孕或不育。农药中的某些成分具有内分泌干扰作用,长期接触可能导致生殖系统功能紊乱。

3. 生物因素　某些病毒如单纯疱疹病毒(HSV)可以直接感染生殖系统,导致炎症和组织损伤,影响生殖功能。细菌感染如沙眼衣原体和淋病奈瑟菌感染可引起生殖道炎症,导致输卵管阻塞和不孕。寄生虫感染如血吸虫病,可以通过影响生殖器官的正常结构和功能,导致不孕不育。

（二）流行特征

不孕不育的流行现状在全球范围内呈现出显著的差异。根据 2023 年 WHO 数据，全球约有 17.5% 的育龄夫妇面临不孕不育问题。在发达国家，不孕不育的患病率通常较高，可能与生活方式、环境因素以及生育年龄的推迟有关。而在发展中国家，尽管生育率较高，但不孕不育问题同样不容忽视，尤其是在城市地区，由于生活压力和环境污染等因素，不孕不育的患病率也在逐渐上升。在中国，不孕不育的流行特征同样表现出多样性和复杂性。中国的不孕不育率已经从 20 年前的 2.5%～3% 上升到近年来的 12.5%～15%，这意味着每 8 对夫妇中就有 1 对面临不孕不育问题。这一现象与社会经济发展、生活方式变化和环境污染等因素密切相关。在人群特异性方面，中国的不孕不育问题在不同年龄段和职业群体中表现出不同的特征。例如，城市居民和白领阶层由于工作压力大、生活节奏快，更容易面临不孕不育的困扰；随着女性年龄的增长，尤其是在 35 岁之后，不孕比例显著升高。性别差异在中国也较为明显，男性因素如精子质量和数量下降及女性因素如多囊卵巢综合征（polycystic ovary syndrome，PCOS）和子宫内膜异位症等，都是导致不孕不育的重要原因。

近年来，我国新生人口数量持续呈现逐年递减的趋势，2023 年新出生人口总量已缩减至 902 万，较 2016 年减少 50% 以上。这一趋势不仅与居民生育意愿的普遍低迷密切相关，同时也凸显了环境污染对不孕不育问题潜在影响的严峻性。

（三）作用机制

已有研究发现，不良环境暴露可影响卵子和精子的生成与成熟，而该过程受阻是不孕不育的主要原因。卵子的生成主要发生在女性的卵巢中，经历了一系列复杂的细胞分裂和分化过程。如果这一过程中出现任何异常，如卵泡发育不全或多囊卵巢综合征等疾病的发生，都可能引起卵子质量低下或排卵障碍，从而导致不孕。同样，精子的生成在男性睾丸中进行，涉及精原细胞的分裂和成熟，任何影响这一过程的因素，如激素水平异常或细胞分裂错误，都可能影响精子的数量和质量。一些 EDCs 如 BPA 和 PAEs 等可能会干扰精子的正常发育，导致精子数量减少、活力降低及形态异常。

激素信号通路在生殖过程中起着至关重要的作用。镉、铅等重金属可通过干扰下丘脑 - 垂体 - 性腺轴引起性激素调控紊乱，进而通过氧化应激、炎症等通路造成生殖功能损伤。女性的月经周期和排卵过程受到多种激素的精细调控，如促卵泡激素（FSH）、黄体生成素（LH）和雌激素等。这些激素的分泌和相互作用如果出现异常，可能导致排卵障碍或子宫内膜异常，从而引发不孕。值得注意的是，多种不良环境因素暴露已被证实可导致 PCOS 发生，而 PCOS 患者可出现 LH 水平升高而 FSH 水平相对正常或降低等激素失衡，这进一步加剧了排卵障碍，导致女性不孕的发生。在男性中，睾酮等雄激素的分泌和作用对精子的生成和成熟至关重要，任何影响这些激素分泌或作用的分子机制都可能导致精子生成障碍。

此外，包括染色体异常和基因突变等遗传因素改变均可能直接或间接影响生殖细胞的生成和功能。热应激会对精原干细胞中的部分基因表达产生影响，而包括辐射在内的多种因素会诱导生殖细胞凋亡。而与传统遗传因素相比，表观遗传因素更可能受不良环境暴露的影响。已有研究发现 DNA 甲基化、组蛋白乙酰化、非编码 RNA 等表观遗传改变均可参与环境因素对不孕不育的影响。分子信号通路在不孕不育的发生中同样不可忽视。例如，重金属、PAHs 等通过影响 Wnt 信号通路，导致生殖细胞的发育障碍。另外，多种环境有害因素影响包括 PI3K/Akt 在内的信号通路，造成细胞生长和代谢异常，影响卵子和精子的生成与成熟。这些对环境有害因素响应敏感的分子信号通路异常可以通过多种机制影响生殖过程，从而导致不孕不育的发生。

二、环境污染与胚胎发育异常

胚胎发育异常是指在胚胎发育过程中出现的各种异常情况,主要包括宫内发育迟缓(intrauterine growth retardation,IUGR)和发育畸形等。IUGR是指胎儿在子宫内的生长速度低于正常水平,导致出生时体重低于同胎龄的正常胎儿。发育畸形则是指胚胎在发育过程中出现的结构或功能异常,如心脏畸形、神经管缺陷等。这些异常可能由遗传因素、母体健康状况、环境因素等多种原因引起。

(一)环境有害因素

1. 物理因素　物理因素对胚胎发育的影响是多方面的。温度是一个关键的环境因素,极端温度如寒潮和热浪可以直接影响胚胎发育。寒潮可能导致胚胎的代谢减缓,影响细胞分裂和器官形成;热浪则可能导致胚胎过热,增加细胞损伤和基因突变的风险。湿度也是影响胚胎发育的重要因素,过高或过低的湿度可能影响胚胎的氧气供应和代谢废物排出,从而影响其发育。光污染和紫外线辐射可能通过影响母体内分泌系统,间接影响胚胎发育。辐射尤其是电离辐射,可以直接损伤胚胎细胞DNA,导致基因突变和发育异常。噪声是另一个影响胚胎发育的重要环境因素,其可能通过影响母体激素水平和心理状态,间接影响胚胎发育。研究表明,长期暴露在高噪声环境中的孕妇,其胎儿出现听力障碍和神经系统发育问题的风险增加。因此,控制和减少这些物理因素的影响,对于保障胚胎的正常发育至关重要。

2. 化学因素　颗粒物、二氧化硫、臭氧等大气污染物可通过呼吸系统进入人体,影响母体和胚胎的健康。颗粒物中的细小颗粒能够穿透肺泡进入血液循环,进而影响胚胎发育。研究表明,长期暴露于高浓度颗粒物环境中可增加IUGR的发生风险。二氧化硫和臭氧则可通过氧化应激机制,损害胚胎细胞DNA,增加先天性畸形的发生风险。POPs、EDCs、农药和重金属等化学物质也是导致胚胎发育异常的重要因素。POPs如PCBs和二噁英具有高毒性和持久性,能够通过食物链和生物富集作用蓄积在体内,干扰内分泌系统,影响胚胎的正常发育。EDCs如BPA和PAEs,广泛存在于塑料制品中,能够模拟或干扰激素的功能,导致生殖系统异常和胚胎发育障碍。农药和重金属如铅和汞,通过污染水源和食物链进入机体,对胚胎的神经系统和器官发育造成严重损害。

3. 生物因素　微生物和病原体也是影响胚胎发育的重要生物因素。孕妇感染某些病毒或细菌,如风疹病毒、巨细胞病毒和弓形虫,可以直接感染胚胎,引起先天性感染,导致发育畸形或智力障碍。例如,妊娠早期风疹病毒感染可能导致胎儿出现先天性心脏病等严重畸形。寄生虫感染同样可以对胚胎发育产生不良影响。疟原虫感染可以通过母体血液进入胎盘,影响胎儿的氧气和营养供应,导致IUGR。弓形虫感染后,包囊可因内含的缓殖子增殖而膨大挤压周围组织器官,导致胎盘等器官功能障碍,也可引起IUGR和发育畸形。

(二)流行特征

胚胎发育异常是全球性的健康问题,其中IUGR是新生儿死亡及长期健康问题的主因之一。全球范围内,IUGR的流行现状较严峻。在发展中国家,尤其是非洲和亚洲的部分国家,IUGR患病率高达15%~20%。我国IUGR发生率约为10%,略低于全球平均水平,但仍是一个不容忽视的公共卫生问题。发育畸形的发生率在不同国家和地区有所不同,但总体上呈现上升趋势。

胚胎发育异常的流行受多重因素影响,包括母亲营养状况、环境污染、不良生活习惯(如吸烟、饮酒)以及社会经济因素。母亲营养不良以及高血压、糖尿病等慢性病是胚胎发育异常的重要风险因素。同时,吸烟、饮酒等不良习惯会损害母亲健康并通过胎盘影响胎儿生长,增加胚胎发育异常的风险。低收入和教育水平等社会经济因素与胚胎发育异常的高发密切相关,也可与环境有害因素联合作用直接或间接地增加胚胎发育异常的发生率。

（三）作用机制

环境污染通过多种机制影响胚胎发育。部分环境有害物质（如重金属）通过多种途径进入体内后可穿过胎盘屏障，直接影响胚胎细胞的正常分裂、分化和增殖，从而干扰其正常发育。同时，空气污染和室内污染物（如甲醛、苯）可能导致孕妇食欲缺乏和消化系统功能下降，减少营养物质摄入，间接导致胚胎发育异常。同时，这些污染物干扰营养代谢，阻碍营养物质有效传递给胎儿，导致胚胎发育异常。颗粒物、聚苯乙烯纳米塑料（PS-NPs）等可引起胎盘滋养层细胞过度凋亡，干扰血液循环和物质交换，直接影响胚胎发育。

环境因素导致的遗传因素改变也可能在环境因素致胚胎发育异常的过程中发挥重要作用。血管紧张素 I 转换酶的基因插入/缺失多态性（ACE I/D）可能影响胎儿宫内发育时的胰岛素水平。具体来说，*ACE* 基因多态性可能对小于胎龄儿产生胰岛素抵抗有调节作用，这可能干扰胚胎发育。某些有机污染物如 PCBs 可以通过与 DNA 结合，干扰基因的正常表达，导致胚胎发育异常。此外，环境污染物如尼古丁和酒精可以通过改变 DNA 甲基化、组蛋白修饰等表观遗传模式，影响胚胎基因的表达，导致胚胎发育异常。

三、环境污染与不良妊娠结局

不良妊娠结局的定义通常包括一系列对新生儿健康产生负面影响的情况，这些情况可能从出生时即刻显现，也可能在出生后的一段时间内逐渐显现。不良妊娠结局主要包括早产、低出生体重、新生儿窒息、先天性畸形、流产、死胎和新生儿死亡等。这些情况不仅对新生儿的生存和健康构成威胁，还可能对其生活质量和生长发育产生深远的影响。不良妊娠结局是全球范围内新生儿死亡和长期健康问题的主要原因之一，其发生发展与环境暴露密切相关，不仅影响新生儿的生存率，还可能导致一系列成长过程中的健康问题，如呼吸系统疾病、神经系统发育障碍和学习困难等。

（一）环境有害因素

1. 物理因素　温度和湿度是影响孕妇健康的重要物理因素。极端温度，如寒潮和热浪，可能导致孕妇体温调节失衡，影响子宫内环境，进而增加不良妊娠结局发生的可能性。尤其是在高温且高湿的环境中，孕妇更容易出现脱水或热应激，这些都可能触发不良妊娠结局。光污染也是不可忽视的环境因素。光污染可能干扰孕妇的生物钟，影响激素分泌，进而影响胎儿的发育。紫外线暴露可增加胎儿低出生体重的发生风险。电离辐射，如 X 射线和 CT 扫描等带来的医疗辐射可能直接损害胎儿发育，增加早产、出生缺陷等不良妊娠结局的风险。非电离辐射，如来自手机和电脑的辐射，虽然其对不良妊娠结局的具体影响尚不明确，但长期暴露在辐射环境中可能增加孕妇的压力和焦虑，这些心理因素也可能间接导致不良妊娠结局。噪声是另一个重要的不良妊娠结局相关环境有害因素。长期暴露在高噪声环境中，孕妇可能出现睡眠障碍、压力增加和血压升高等问题，这些都可能增加早产等不良妊娠结局的风险。除直接增加不良妊娠结局风险外，噪声还可能通过影响孕妇的心理健康，间接增加不良妊娠结局的风险。

2. 化学因素　颗粒物尤其是细颗粒物（$PM_{2.5}$），能够通过呼吸道进入人体，影响肺功能和心血管功能，进而增加早产和低出生体重等不良妊娠结局的发生风险。二氧化硫和臭氧等大气污染物则可损害胎盘功能，也可导致新生儿窒息等不良妊娠结局的发生。EDCs 如 BPA 广泛存在于塑料等日常用品中，长期暴露可增加早产和新生儿死亡的风险。农药和重金属如铅和汞，可通过食物链进入人体，影响神经系统和免疫系统，也可增加早产、低出生体重、新生儿死亡等不良妊娠结局的发生风险。此外,最新研究发现,PS-NPs可抑制滋养层细胞的迁移/侵袭和迁移体的形成,从而促使流产发生。

3. **生物因素**　某些生物毒素如黄曲霉毒素已被证实与胎儿发育不良和低出生体重有关。此外,微生物和病原体也是重要的环境有害因素。孕妇感染风疹病毒、巨细胞病毒和寨卡病毒等,可能导致胎儿先天性畸形或增加新生儿死亡风险。某些特定的病原体如李斯特菌、沙门菌等,可以通过感染孕妇的生殖道或血液引发炎症反应,导致不良妊娠结局。李斯特菌是一种常见的食源性病原体,孕妇感染后可能导致流产或不良妊娠结局。沙门菌感染则可能通过引发严重的肠道炎症,影响孕妇的营养吸收和免疫功能,间接导致早产、低出生体重等不良妊娠结局。孕妇感染B组链球菌则在分娩时可能导致新生儿感染,增加新生儿窒息和死亡的风险。寄生虫如弓形虫感染在孕妇中较为常见,尤其是在发展中国家。这种感染可能导致胎儿的先天性弓形虫病,表现为胎儿脑积水、视网膜炎等不良健康结局。疟原虫感染尤其是恶性疟原虫感染,也是导致不良妊娠结局的重要因素。孕妇感染疟疾后可能会出现贫血、胎盘功能障碍,从而增加早产和低出生体重的风险。此外,钩虫感染会导致孕妇贫血,影响胎儿的营养供应,进而增加低出生体重和死胎的风险。

（二）流行特征

在全球范围内,不良妊娠结局的流行现状令人担忧。据2022年WHO全球早产儿报告显示,全球每年约有1 500万婴儿在出生时体重低于2.5kg,其中大多数是早产儿。此外,据联合国儿童基金会2018年数据显示,全球每年约有260万新生儿在出生后28天内死亡,另有270万死胎。这些数据表明,不良妊娠结局是一个全球性的公共卫生问题,在不同地区和国家的分布存在显著差异。例如,撒哈拉以南非洲地区和南亚地区的不良妊娠结局发生率显著高于其他地区,这主要与这些地区的经济水平、医疗资源分配不均、营养不良和感染性疾病的高发有关。在发达国家,尽管医疗技术和保健服务相对先进,但不良妊娠结局的发生率仍然不容忽视。例如,美国每年约有10%的新生儿属于低出生体重,而早产率也保持在较高水平。这些情况往往与社会经济因素、孕产妇的慢性疾病以及孕期并发症等因素密切相关。

我国的不良妊娠结局发生率在过去几十年中有所下降,但仍存在显著的地域差异。例如,华中地区（包括河南、湖南等）早产率为2%~3%,低于全国平均水平,这些差异反映了环境因素、社会经济、文化背景和医疗资源分配等多方面因素的影响。我国在改善不良妊娠结局方面取得了一定的进展,如2023年我国新生儿死亡率首次降至0.45%以下,但仍需继续缩小地域差异和提高农村地区的医疗服务质量。

（三）作用机制

妊娠期间不良环境暴露,如重金属、POPs和生物毒素等可影响母体和胎儿 *SOD2*、*MTHFR* 等基因的表达,这些基因涉及胎盘发育、子宫收缩、免疫反应以及叶酸代谢等多个关键生理过程,可能通过干扰胎盘的正常功能、影响子宫收缩调节或引发过度的免疫反应,从而增加自然流产、死胎死产的风险,或在活产中导致出生缺陷等问题。环境因素对细胞因子的异常调节可能是不良妊娠结局的另一重要机制。白细胞介素、肿瘤坏死因子等炎症介质的异常表达,可引发或加剧子宫和胎盘的炎症反应,导致组织损伤,促进子宫收缩,从而增加自然流产、早产的风险。这些细胞因子还可能干扰胎儿的正常发育,导致死胎死产或出生后的健康问题。此外,氧化应激和线粒体功能障碍也是不良环境暴露致不良妊娠结局发生的重要机制。妊娠期间受不良环境暴露（如大气污染、极端天气）的影响,母体和胎儿的氧化应激水平升高,氧化应激可以通过产生过多的活性氧（ROS）以破坏细胞的结构和功能,影响胎盘的血液供应和子宫的收缩力,进而引发早产。线粒体是细胞维持正常功能的核心细胞器,作为细胞的"能量工厂",其功能异常不仅导致能量供应不足,还可通过产生过量 ROS 而加剧氧化应激,形成恶性循环,进一步增加不良妊娠结局的风险。

(巴 月)

第七节　环境污染与神经系统疾病

神经系统疾病(nervous system diseases or neurological disorders)是影响中枢或周围神经系统的功能障碍性疾病,可导致感觉、运动、行为和认知等功能的异常,严重者可致残甚至死亡。其种类多、范围广,病因复杂,环境有害因素可直接引起神经系统疾病,如铅中毒性神经系统疾病,或间接参与神经系统疾病的发生发展,如注意缺陷与多动障碍、阿尔茨海默病。本节主要介绍几种常见神经系统疾病的环境有害因素、流行病学规律和发病机制。

一、环境污染与神经发育障碍相关疾病

神经发育障碍性疾病(neurodevelopmental disorders, NDDs)是指一类影响大脑功能区正常发育的脑功能障碍性疾病。通常在处于发育阶段的儿童期或青少年早期发病,表现为认知、社交、语言、运动、社会适应能力及行为等方面的功能异常。此类疾病主要有注意缺陷与多动障碍、孤独症谱系障碍、智力障碍、学习障碍、语言和沟通障碍、运动协调障碍等,其临床特征多样,严重程度不一,对个体的日常生活和社会功能造成显著影响。其中常见的有注意缺陷与多动障碍、孤独症谱系障碍。

（一）注意缺陷与多动障碍

注意缺陷与多动障碍(attention deficit hyperactivity disorder, ADHD)是一种常见的神经发育障碍,其特点是个体出现与年龄不相符的注意缺陷和/或多动/冲动行为。其病因包括遗传因素、环境因素和饮食因素等,其中环境因素占 ADHD 发病风险的 10%～40%。孕期和围生期不良环境暴露与后代 ADHD 发病风险密切相关。

1. 环境有害因素

（1）化学因素:孕期吸烟和饮酒、宫内或儿童早期暴露于重金属(如铅、锰和汞)、POPs(如有机磷农药、PCBs、多溴联苯醚和双酚 A 等)、增塑剂(如邻苯二甲酸盐等)和空气污染(如大气颗粒物及其组分)等,这些因素可能通过影响胎儿大脑发育和神经系统的功能,增加 ADHD 的发病风险。

（2）其他:营养缺陷(如锌、镁和多不饱和脂肪酸的缺乏)、营养过剩(如糖和人工食品色素的过量摄入)、微量元素(如锌、铜、铁及维生素 D)摄入不足等均与 ADHD 患病风险的增加显著相关。不良的家庭环境,例如父母关系紧张、家庭冲突频繁、父母教育方式不当(过于严厉或溺爱)等可能增加儿童患 ADHD 的风险。

2. 流行特征　根据 2019 年的 GBD 研究,ADHD 的全球患病率为 1 131.9/10 万人。儿童和青少年的发病率约为 5.4%,且呈现逐年增长的趋势。2016 年的数据显示,美国 2～17 岁儿童有 8.4% 被诊断为 ADHD。2017 年统计数据显示,我国学龄期儿童的 ADHD 发病率约为 6.3%。在诊断为 ADHD 的人群中,男性的比例显著高于女性,约为 3∶1 甚至更高。

3. 作用机制

（1）神经递质失衡:ADHD 与大脑内多种神经递质系统的失衡有关,如多巴胺能系统、5-羟色胺能系统和去甲肾上腺素能系统。ADHD 患者可存在大脑中多巴胺功能不足,尤其是在额叶皮质等区域,从而影响注意力、执行功能和行为抑制能力。去甲肾上腺素水平异常可能导致 ADHD 患

者难以集中注意力和保持警觉。5-羟色胺参与情绪调节和行为控制，5-羟色胺紊乱可与ADHD患者的情绪不稳定和冲动行为有关。重金属锰可干扰谷氨酰胺-谷氨酸-γ氨基丁酸（γ aminobutyric acid，GABA）能循环，尤其影响额叶皮质功能，导致ADHD症状的发生。

（2）氧化应激：ADHD儿童往往处于较高的氧化应激状态，整体抗氧化能力显著低于健康儿童。氧化应激使活性氧（ROS）过量产生，可引发一系列炎症反应。炎症和免疫系统功能紊乱与ADHD密切相关，患者常伴有炎症因子水平的升高。此外，高水平氧化应激具有细胞毒性，能诱导细胞凋亡或坏死，导致ADHD儿童的大脑神经元受损，这是引起ADHD病理性损伤的关键机制之一。重金属铅和汞、空气颗粒物等都促使发生氧化应激，促进ADHD的发展。

（3）其他：下丘脑-垂体-肾上腺轴是机体应对压力的主要系统，微生物-肠-脑轴涉及肠道微生物与大脑之间的相互作用，两系统的功能紊乱可能影响神经系统的功能和行为，例如金属铅和农药可破坏肠道微生物群落的平衡，从而可能诱发或加重ADHD的症状。

（二）孤独症谱系障碍

孤独症谱系障碍（autism spectrum disorder，ASD）是一种儿童早期神经发育障碍性疾病，也称"自闭症"，其核心症状包括社会交往与交流障碍，兴趣狭窄和行为重复刻板，同时可伴有智力、感知觉和情绪等方面异常，常起病于婴幼儿时期。

1. 环境有害因素

（1）物理因素：辐射与儿童ASD发病风险显著相关。冬季受孕出生的儿童患ASD的风险比夏季受孕出生的儿童高，可能因孕早期母亲接受阳光的时间和强度少，导致母体维生素D缺乏，影响胎儿神经系统发育。

（2）化学因素：$PM_{2.5}$和PM_{10}可增加ASD的发生率。母亲妊娠期药物暴露与儿童ASD发病风险存在显著相关性，例如，母亲妊娠期间服用丙戊酸或沙利度胺（"反应停"），其子代患ASD的患病率远高于普通人群。妊娠期暴露于环境污染物包括汞、有毒气体、多种农药、全氟辛烷磺酸盐（PFOS）和全氟辛酸（PFOA）等，或缺乏叶酸、维生素D、硒、锌等营养物质，也与儿童ASD发病风险显著相关。

（3）生物因素：妊娠期间感染风疹病毒与儿童ASD的发生相关。

2. 流行特征　截至2020年，WHO统计全球ASD患者已高达7 000万。根据国家卫生健康委员会2019年的《中国自闭症教育康复行业发展状况报告Ⅲ》统计数据，我国ASD患者已超过1 000万，ASD儿童数量超过200万，其中0～14岁儿童患者高达300万～500万，患病率为3.9‰，男性患病率（7.3‰）约为女性（1.6‰）的4.4倍。2019年纳入204个国家和地区的研究发现，北美高收入地区5岁以下儿童ASD的发病率、患病率和DALY均最高，其次是高收入亚太地区和西欧。中国和印度作为主要的发展中国家，分别占全球5岁以下儿童ASD DALY的12.9%和14.2%。1990—2019年，全球5岁以下ASD患者从603万例增至604万例，患病率从431.7例/10万增至439.4例/10万，DALY从425万人年增至455万人年。

3. 作用机制　生殖细胞DNA特定CpG位点甲基化程度随年龄增长而降低，30岁以上孕母的子代患ASD风险增加，父方生殖细胞基因突变概率高，且肥胖可改变表观遗传信息，影响胎儿神经发育相关基因表达。重金属、PAHs、双酚S（BPS）等可通过影响表观遗传增加ASD发生。内外环境有毒物质可致氧化应激亢进诱发ASD，如孕母孕期$PM_{2.5}$暴露可诱导氧化应激反应，干扰神经系统发育，患儿血清相关指标显示氧化反应增强，补充抗氧化物质可改善症状。妊娠期糖尿病以及新生儿缺氧、窒息等可通过缺血缺氧机制引起ASD症状。另外，ASD人群胃肠问题发病率高，肠道菌群失衡引起代谢产物变化或改变肠 - 血 - 脑屏障通透性，导致脑局部炎症反应，损害神经系统发育产生症状。

二、环境污染与神经退行性疾病

神经退行性疾病（neurodegenerative disease，NDD）是一类以神经元进行性丧失为特征的疾病，主要包括阿尔茨海默病、帕金森病、亨廷顿病和肌萎缩侧索硬化症等。其中常见的有阿尔茨海默病和帕金森病。

（一）阿尔茨海默病

阿尔茨海默病（Alzheimer's disease，AD）是最常见的中枢神经系统退行性疾病，好发于老年期和老年前期，以进行性认知功能障碍和行为损害为特征。临床上表现为渐进性记忆障碍、认知障碍及运动障碍伴日常生活能力下降等。AD 是老年期最常见的痴呆类型，占老年期痴呆的 60%～80%。该病在病理上以细胞外 β- 淀粉样蛋白（amyloid β protein，$A\beta$）为中心的老年斑（senile plaque，SP）与脑细胞内高度磷酸化的微管相关蛋白（tau）构成的脑细胞内神经原纤维缠结（neurofibrillary tangles，NFTs）为两大特征。2024 年《柳叶刀》中"痴呆症预防、干预和护理重大报告"指出，AD 发病的危险因素包括生命早期教育水平较低、生命中期听力障碍、创伤性脑损伤、高血压、过度饮酒、肥胖，以及生命晚期患抑郁症、患糖尿病、吸烟、社会接触少、缺乏体育锻炼、空气污染暴露、视力受损和低密度脂蛋白（low density lipoprotein，LDL）胆固醇增高等。

1. 环境有害因素

（1）物理因素：长时间暴露在手机信号塔、高压线等电磁辐射下可能增加 AD 的发病风险。AD 患者在极端温度下住院风险高于健康老年人，而在洪水等自然灾害中的死亡率也高于普通人群。

（2）化学因素：早期发育阶段的环境铅暴露与生命后期的 AD 发病有关。饮水中铝含量过高时，人群患 AD 的危险性比饮用普通水人群高 4.5 倍。双酚类物质可穿透血脑屏障，加重 AD 的发展。另外，农药以及颗粒物、臭氧、挥发性有机化合物（VOCs）等空气污染物也与 AD 发生发展关系密切。纳米颗粒物可加重 AD 的进展。

（3）生物因素：单纯疱疹病毒 1 型、伯氏疏螺旋体、梅毒螺旋体和肺炎衣原体与 AD 发生发展过程有密切关系。

2. 流行特征 2019 年 GBD 报告指出，全球痴呆患者约有 5 740 万，预测 2050 年将增长至 1.528 亿人，其中 60%～70% 为 AD 患者。65 岁以上老年人 AD 患病率在发达国家为 4%～8%，在我国为 3%～7%，女性高于男性。《中国阿尔茨海默病报告 2024》指出，AD 患者占痴呆患者的 63%～70%，2021 年，中国现存的 AD 及其他痴呆患病人数近 1 700 例，患病率为 1 194.2/10 万，年龄标化患病率为 900.8/10 万，患病率、死亡率等相关数据随着年龄增长不断上升。女性发病率明显高于男性，约为男性的 1.8 倍。AD 的患病率在全球范围内存在差异。发达国家由于人口老龄化，报告的 AD 病例较多。不同种族和民族的人群之间也存在差异，非裔美国人和拉丁裔美国人患 AD 的风险较高。

3. 作用机制 $A\beta$ 的积累是 AD 的标志性病理特征。重金属铝可促进 $A\beta$ 的产生、聚集并抑制其降解，铝还可以抑制 tau 蛋白去磷酸化，促进其聚集形成 NFTs。镉离子可与 $A\beta$ 相互作用，促进斑块形成。铅能激活小胶质细胞，通过 NF-κB 等转录因子上调炎症因子表达，引发神经炎症。铜与 $A\beta$ 形成的复合物能诱导小胶质细胞激活，释放炎症因子，影响 $A\beta$ 的清除。锰可降低胶质细胞谷氨酸转运体 -1（GLT1）的表达，引起谷氨酸兴奋性毒性，并诱导炎症反应和自噬功能障碍，促进

AD 发生。在生理条件下，微量金属维持神经元金属离子微环境的稳态，但在 AD 中，金属离子（如 Fe^{2+}、Cu^{2+} 和 Zn^{2+}）的稳态失衡与病理蛋白沉积密切相关。在 AD 患者大脑中，金属积累、相关酶的过表达以及线粒体功能障碍等因素导致 ROS 产生过多，超过了内源性抗氧化系统的能力，从而导致氧化失衡。金属离子的异常沉积可能通过多种方式导致神经元损伤，如诱导氧化应激、改变蛋白质构象以及破坏清除途径等。颗粒物、臭氧、VOCs 等可导致氧化应激、脑血管损伤、神经炎症和 $A\beta$ 肽积累，从而促进 AD 的发生发展。氨基甲酸酯类、联吡啶类、氟虫腈、拟除虫菊酯类等农药可引起线粒体功能障碍、多巴胺水平改变、tau 蛋白磷酸化失衡和神经元损失，加剧 AD 的神经退行性变化。

（二）帕金森病

帕金森病（Parkinson's disease，PD）是仅次于 AD 的第二类常见神经退行性疾病，临床特征以静止性震颤、肌肉强直、运动迟缓和姿势步态异常为主。该病的病理特点为黑质多巴胺能神经元的损失、路易小体（Lewy body）形成以及神经炎症反应等。2024 年《柳叶刀》杂志发表了有关 PD 的专题，指出有毒化学物品暴露，尤其是经常接触百草枯、鱼藤酮、2,4-二氯苯氧乙酸（2,4-D）、二硫代氨基甲酸盐和有机氯化物等农药，与 PD 风险增加有关，另外暴露于铁和铅等金属环境也会增加患 PD 的风险。

1. 环境有害因素　重金属锰暴露，以及同时暴露于多种重金属，如铁和镁、铁和铜、铁和铅同时暴露具有较高的 PD 发病危险。多氯联苯（PCBs）通过影响脑组织的黑质、纹状体和嗅束等区域，从而增加 PD 的发病风险。接触百草枯等除草剂和杀虫剂等农药能增加人群 PD 的患病风险。三氯乙烯可能与 PD 具有潜在的病因相关性。

2. 流行特征　根据 2019 年 GBD 报告，全球约有 850 万人患有 PD，相比 1990 年增长了 1 倍，PD 导致的 DALY 增加了 81%。PD 发病率在 40 岁以下较低，但随着年龄增长迅速增加，尤其体现在 65 岁及以上的老年人群，发达国家 65 岁以上人群 PD 的患病率为 1.6%。我国 65 岁以上人群患病率为 1.7%，80 岁以上人群患病率超过 4%。男性患病率高于女性，男女比例为（1.5～2）∶1。一项利用 2021 年全球疾病、伤害和危险因素负担等数据的流行病学研究，分析了我国 33 个省/地区 PD 的发病率、患病率、死亡率和 DALY 负担，显示在 1990—2021 年，我国 PD 年龄标准化发病率增长 89.7%，年龄标准化患病率增长 167.8%，均为 G20 国家中增幅最大的国家；PD 在不同地理区域和种族群体中发病率有所差异，发达国家的发病率通常较高，欧美白种群体比东亚人群患 PD 的风险更高，PD 的疾病负担在我国各省之间差异很大，我国东南沿海地区的年龄标准化发病率和患病率普遍高于西部地区，而年龄标准化 DALY 率在北部地区较高。

3. 作用机制　PD 是一种渐进性的神经退行性疾病，和黑质致密部多巴胺能神经元大量变性死亡有关。百草枯可通过多巴胺转运体（DAT）进入多巴胺能神经元，增加 ROS 产生和细胞毒性，导致氧化应激。锰可通过影响线粒体功能，产生过多的线粒体衍生 ROS，破坏线粒体的正常代谢和功能，干扰细胞内 Ca^{2+} 稳态，促进 α-突触核蛋白聚集，还可激活小胶质细胞，释放促炎细胞因子，引发神经炎症反应。锰可破坏肠道微生物群与大脑之间的双向信号轴，导致 PD 的发生。

三、环境污染物直接引起的中毒性神经系统疾病

神经毒物（neurotoxicant）是以神经系统为靶器官，选择性地损伤神经系统的毒物，可通过各种途径进入环境中，作为环境污染物对神经系统产生损害性生物学效应，引起中枢和/或周围神经组织结构与功能的改变，主要表现为使生物体在整体水平上出现意识、认知、行为、运动、感觉及反射

等障碍。引起中毒性神经系统疾病的神经毒物主要包括重金属和农药。

重金属（如铅、汞和镉等）暴露与多种神经系统疾病的发生密切相关，在长期低剂量暴露或急性高剂量暴露的情况下，通过不同的机制引发神经毒性。重金属中毒的患病率在全球不同地区呈现显著差异，尤其在发展中国家，由于工业污染和环境管理不足，重金属暴露的风险较高。在高收入国家，由于职业安全管理的改善，重金属中毒的患病率有所降低，但仍在某些特定职业群体中高发。与重金属相关的神经系统疾病常见于从事采矿、冶炼、化工制造等行业的工人。此外，生活在工业污染区的居民、儿童（因发育中的神经系统对毒性物质更为敏感）和孕妇也是高风险人群。农药暴露是与多种神经系统疾病相关的另一个重要环境因素。农药通过呼吸道、消化道或皮肤进入人体，具有神经毒性作用，尤其是有机磷、拟除虫菊酯类农药对中枢和外周神经系统的影响最为明显。农药暴露主要发生在农业工人、农村居民以及食物链中的农药残留摄入者中。农药中毒的全球发病率较高，尤其是在低收入和中等收入国家，由于农药使用管理不善，暴露风险更大。全球每年有数百万农药中毒的案例，其中多数是急性中毒，但慢性低剂量暴露的长期神经系统影响也在增加。例如有机磷类农药是全球范围内使用最广泛的杀虫剂之一，长期低剂量暴露则可能引发慢性神经损伤，如认知功能下降和记忆力障碍。南亚和东南亚地区因大量使用有机磷农药，神经毒性事件较为常见。下面主要介绍铅中毒性神经系统疾病。

重金属铅的慢性中毒在全球范围内广泛存在，尤其在发展中国家和工业化进程较快的地区更为突出。2021 年 WHO 更新的《化学品的公共卫生影响：已知与未知》中指出，2019 年因接触已知化学品而丧生的 200 万人中，近一半由铅暴露所致。由于铅暴露对健康尤其是神经系统具有长期影响，其引起的特发性智力残疾负担占全球的 30%。儿童相较于成人更易吸收生物可利用的铅，由于儿童处于生长发育的特殊阶段，其摄入铅后的吸收率（40%～50%）高于成人，而铅的排泄率仅为成人的 2/3。我国儿童存在慢性铅中毒的危险较高。近十年来，国内多个省市的流行病学调查结果显示，城市工业区婴儿血铅平均水平多在 200～400μg/L，明显高于西方发达国家。即使在无明显工业污染的普通市区，婴儿的血铅水平也在 100μg/L 左右。美国疾病控制与预防中心 2014 年的数据显示，每十万的 1～4 岁儿童中血铅浓度超过 100μg/L 的有 50.66 人，1 岁以下儿童中有 19.9 人。铅易穿透血脑屏障并在大脑中累积，进而引发神经毒性。由于儿童的血脑屏障尚未完全发育，其神经系统相较于成人更为脆弱，因此更容易受到铅的神经毒性作用。美国产前队列研究结果显示幼儿期血铅水平升高，其视觉运动功能和单词理解能力显著下降，提示血铅升高与认知能力降低密切相关。

铅引起中毒性神经系统疾病的作用机制包括①神经递质的不平衡或异常：铅是非竞争性的 N- 甲基 -D- 天冬氨酸受体（N-methyl-D-aspartate receptor，NMDAR）拮抗剂，可破坏海马区域中 NMDAR 依赖性的长时程增强（long-term potentiation，LTP）和突触可塑性，造成认知功能障碍。此外，慢性铅暴露还会对突触前神经递质的释放产生负面影响。②氧化应激：铅暴露可导致 ROS 水平急剧增加，而且抑制线粒体中的抗氧化系统，同时，铅离子还能与巯基（—SH）基团结合，进而降低谷胱甘肽的抗氧化活性，加剧氧化应激反应。③神经炎症：铅暴露能诱导海马小胶质细胞增生和激活，导致炎症细胞因子如肿瘤坏死因子 -α 和白细胞介素 -1β 分泌增加，最终诱导神经炎症的发生。④线粒体功能障碍：铅暴露显著抑制电子传递链复合物相关蛋白的表达水平，损伤线粒体呼吸链，阻碍 ATP 合成并导致线粒体功能障碍。⑤肠道菌群紊乱：慢性铅暴露可影响肠道微生物群的组成和多样性，补充益生菌可改善铅暴露导致的神经系统损伤。

（孟晓静）

第八节　生物地球化学性疾病

一、碘与健康

碘（iodine，I）是人体必需的微量元素，以碘化物形式广泛分布自然界中。人体主要从水和食物摄取碘。在适碘地区，饮用水碘含量为 $40\sim100\mu g/L$，陆产食物碘含量为 $10\sim100\mu g/kg$。海产品碘含量较高，可达 $100\mu g/kg$ 以上，海藻类碘含量更高。

1. **碘在人体内的代谢**　人体所需碘 90% 以上来源于食物。食物中的碘由消化道吸收，经肝脏门静脉进入体循环，分布到全身组织器官，但一般仅存在于细胞间液而不进入细胞内。甲状腺是富集碘能力最强的组织，24 小时内可富集摄入碘的 15%～45%。在碘缺乏地区其浓集能力更强，可达 80%。正常成人体内含碘量 20～50mg，其中 20% 存在于甲状腺。血碘被甲状腺摄取后，在甲状腺滤泡上皮细胞内合成甲状腺激素。碘主要通过肾脏由尿排出，少部分由粪便排出，极少部分可经乳汁、毛发、皮肤汗腺和肺呼气排出。正常情况下，每日由尿排出 50～100μg 碘，占排出量的 40%～80%，因此可用尿碘排出量来估计碘的摄入量。

2. **碘的生理作用**　碘的最低生理需要量为每人 75μg/d，供给量为生理需要量的 2 倍，其生理作用主要通过合成甲状腺素和三碘甲状腺原氨酸实现。

（1）甲状腺激素的合成：甲状腺激素包括四碘甲状腺原氨酸（3，5，3'，5'-tetraiodothyronine，T_4）和三碘甲状腺原氨酸（3，5，3'-triiodothyronine，T_3），由甲状腺上皮细胞合成。碘通过甲状腺上皮细胞基底膜从血液进入细胞并逐渐移至顶部微绒毛附近，在过氧化物酶的作用下被活化，并与甲状腺球蛋白上的酪氨酸基团结合。首先生成一碘酪氨酸残基（MIT）和二碘酪氨酸残基（DIT），然后两个分子的 DIT 偶联生成 T_4；一个分子的 MIT 与一个分子的 DIT 发生偶联，形成 T_3。合成后的 T_4 或 T_3 仍连在甲状腺球蛋白分子上，分泌到滤泡胶质中贮存。贮存中的胶质被甲状腺上皮细胞微绒毛包围，通过胞饮作用进入细胞，在蛋白水解酶作用下 T_4 和 T_3 解离，通过细胞基底膜进入血液循环。甲状腺激素的合成、分泌等受垂体腺分泌的促甲状腺激素（thyroid stimulating hormone，TSH）及下丘脑分泌的促甲状腺激素释放激素（thyrotropin-releasing hormone，TRH）调节。机体通过下丘脑-垂体-甲状腺轴的反馈与负反馈作用，维持 T_4 和 T_3 正常水平。

（2）甲状腺激素的生理作用：血液中的甲状腺激素有 2% 是 T_3，98% 是 T_4。T_4 含碘 65%。可在外周组织中脱去一个碘形成 T_3。T_3 含碘 58%，其发挥生理作用的能力却为 T_4 的 3～5 倍，但持续时间较短。T_4 的生理作用很可能是通过 T_3 形式而发挥的。甲状腺激素的生理作用包括：促进生长发育，维持正常新陈代谢，影响蛋白质、糖类和脂肪的代谢，调节水和无机盐，维持神经系统正常功能等。

3. **碘缺乏与碘过量引起的健康危害**　碘摄入量不足和过量均对健康造成危害。

碘缺乏病（iodine deficiency disorder，IDD）是由于自然环境碘缺乏造成机体碘营养不良所表现的一组疾病和危害的总称。包括地方性甲状腺肿、地方性克汀病、地方性亚临床克汀病，以及碘缺乏导致的流产、早产、死产、先天畸形等。甲状腺肿和克汀病则是碘缺乏病最明显的表现形式。我国曾是世界上碘缺乏病流行最严重国家之一，自 1979 年起，在一些重病区推广实施以食盐加碘为主的综合防治措施，1995 年起实施全民食盐加碘，2005 年全国第五次碘缺乏病监测结果显示，儿童甲状腺肿大率由 1995 年的 20.4% 下降到 5.0%。2005 年后我国处于持续消除碘缺乏病状态。

地方性甲状腺肿(endemic goiter)是由于某一地区环境碘缺乏或碘过量造成机体碘摄入不足或过量而发生的甲状腺肿大的现象。碘缺乏或碘过量所致甲状腺肿临床表现相似,主要症状是甲状腺肿大。患者仰头伸颈,可见肿大的甲状腺呈蝴蝶状或马鞍状,早期无明显不适,随着腺体增大,可出现周围组织的压迫症状。我国河北及山东沿海曾发现饮用高碘深井水(100~1 000μg/L)及腌海带盐(含碘约200μg/kg)高碘引起的甲状腺肿流行,目前高碘地区主要是水源性高碘地区。

地方性克汀病(endemic cretinism)是由于外环境较严重缺碘引起的以脑发育障碍和体格发育落后为主要特征的地方病。主要表现为较严重的智力障碍、聋哑、神经运动功能障碍、体格发育落后等,可概括为呆、小、聋、哑、瘫。根据临床表现,地方性克汀病分为神经型、黏液水肿型和混合型3种。①神经型:特点为精神发育迟缓,听力、言语和运动神经障碍,没有甲状腺功能减退的症状。②黏液水肿型:特点为以黏液性水肿、体格矮小或侏儒、性发育障碍、克汀病形象、甲状腺功能减退为主要表现。③混合型:兼有上述两型的特点。

此外,长期摄入过量碘可加重肾脏负担,影响肾脏功能,出现蛋白尿、血尿等症状,严重时可发展为肾衰竭;还可对神经系统产生不良影响,引起记忆力减退、注意力不集中、失眠等症状。

二、氟与健康

(一)氟在自然界中的分布

氟(fluorine,F)在自然界中分布广泛,其化学性质活泼,常温下几乎能同所有的元素化合,所以一般是以化合物形式存在。氟的成矿能力很强,各种岩石都含有一定量的氟;地下水中含氟量较地表水高,空气含氟较低,受到较严重的氟污染时,可从空气中吸入较多氟。各种食物都含有不同浓度氟,除奶类外,动物性食物含氟量往往高于植物性食物,且与动物生长环境有关。此外,动物食品中骨组织及筋腱等部位含氟较高。砖茶中氟含量很高,一般在100mg/kg以上。

(二)氟在人体内的代谢

人体氟主要来源于饮水及食物,少量来源于空气。氟主要经消化道吸收,其次是经呼吸道。皮肤虽可吸收少量的氟,但与消化道和呼吸道相比其量甚微。溶解于水溶液中的氟(包括饮水和饮料)几乎可以全部被消化道吸收,食物中的氟80%左右可被吸收。环境受到燃煤污染时,空气中含有大量的氟化物,可经呼吸道进入体内。

氟化物性状、携氟介质、食物成分、个体因素等可影响氟在消化道中的吸收。一般来说,饮水氟的吸收率高于食物氟。胃酸分泌过多者氟吸收比胃酸分泌低者多,主要对食物中氟吸收有较大影响。含氟烟尘或粉尘颗粒大小对氟的吸收也有较大影响。吸收后进入血液的氟约75%存在于血浆,25%与血细胞结合,血浆中氟约75%与血浆白蛋白结合。血浆中氟离子与血浆白蛋白结合氟之间呈动态平衡。氟在体内分布于全身各器官组织,以硬组织如骨骼和牙齿等分布较多。氟通过尿液、粪便和汗液等途径排出体外,其中以肾脏排氟的途径最为重要。此外,乳汁、唾液、头发、指甲等也可排出微量的氟。

(三)氟的生理作用

氟对人体健康具有双重作用,适量的氟是人体必需的微量元素,而长期大量摄入氟可引起氟中毒。

氟是构成骨骼和牙齿的重要成分。正常人体内的氟主要分布在富含钙、磷的骨骼和牙齿等硬组织中。氟易与硬组织中的羟基磷灰石结合,取代其羟基形成氟磷灰石,后者的形成能提高骨骼和牙齿的机械强度与抗酸能力,增强钙、磷在骨骼和牙齿中的稳定性。此外,氟与口腔液体中磷酸根、钙离子共同作用,引起釉质表面再矿化等,也是氟增强牙齿抗龋齿的原因。此外,氟可促进生长发育和生殖功能。氟也可抑制胆碱酯酶活性,从而使乙酰胆碱的分解减慢,提高神经传导效果。适量氟对动物造血功能也有刺激作用。

(四)氟中毒

地方性氟中毒(endemic fluorosis)是由于一定地区的环境中氟元素过多,而致生活在该环境中的居民经饮水、食物和空气等途径长期摄入过量氟所引起的以氟骨症(skeletal fluorosis)和氟斑牙(dental fluorosis)为主要特征的一种慢性全身性疾病,又称地方性氟病。

长期摄入过量氟是氟中毒发生的根本原因,人体摄入总氟量超过 4.0mg/d 时即可引起慢性氟中毒。国家卫生计生委 2016 年发布的卫生行业标准《人群总摄氟量》(WS/T 87—2016)规定,8~16周岁:≤2.4mg/(人·日);16 周岁以上:≤3.5mg/(人·日)。

1. 发病机制 慢性氟中毒的发病机制与过量氟破坏钙磷正常代谢、抑制某些酶活性、损害细胞原生质以及抑制胶原蛋白合成等有关。

(1)氟斑牙的发病机制:过量氟对牙齿的损伤主要发生在牙釉质。氟化物对成釉细胞发育的各阶段均有影响,尤其是转换期和成熟期的成釉细胞对氟的敏感性较高。过量氟会干扰釉基质蛋白的合成、分泌和清除,导致釉原蛋白滞留,并使釉柱及其基质中的无机物晶体出现异常的形态、大小和排列,从而破坏釉面的正常晶体结构,影响釉质的光学特征,出现白垩样改变。如果釉柱间隙内存在外源性色素沉积,牙面会出现不同程度的着色。严重中毒时,造釉细胞可能大量凋亡甚至坏死,导致釉质缺损。氟还会干扰成釉细胞蛋白和蛋白酶的分泌功能,促使成釉细胞凋亡。此外,氟斑牙的发生存在个体易感性,如成釉蛋白基因、钙代谢相关基因和胶原基因等的多态性与氟斑牙的发生存在关联。过量氟还会影响钙代谢,导致釉柱的结构不规则和排列紊乱,牙本质前期出现不规则增厚,牙本质出现低矿化区。

(2)氟骨症发病机制:慢性氟中毒的骨相损伤复杂多样,包括骨硬化、骨软化、骨质疏松、骨周软组织骨化以及软骨和关节的退行性改变。

氟可影响成骨细胞(osteoblast, OB)和破骨细胞(osteoclast, OC)功能。氟的基本作用是激活OB,使骨转化加速。成骨活跃和骨转换加速也被视为氟骨症进展期的重要特征。OB 的激活可能涉及多种信号转导途径,如 BMP/Smad、Wnt/β-catenin、PI3K/Akt 等。过量氟还可能通过氧化应激和内质网应激反应影响 OB 的分化。在氟骨症中,OC 的功能活跃和破骨性吸收增强起到关键作用,导致骨转换加速,氟骨症发展为骨质疏松和骨软化。甲状旁腺激素是影响 OC 的最强刺激因子。氟与钙结合形成氟化钙,导致钙磷代谢紊乱,引发继发性甲状旁腺功能亢进,增加甲状旁腺激素分泌,破骨性吸收增强。多种激素或细胞因子也可参与氟骨症的发生。

氟影响骨和软骨细胞基质。氟中毒时 OB 活跃,导致骨和软骨胶原蛋白代谢异常,改变 I 型胶原的排列和表达,形成未成熟的编织骨,其结构与成熟的板层骨明显不同。此外,过量氟可促进 OC 分泌溶酶体酶,从而加速基质的降解,导致骨转换过程加快。

此外,遗传多态性和表观遗传变化可能对氟骨症的发病起一定作用。在相似的氟暴露剂量下,不同民族之间存在氟骨症发病程度的差异,这种差异可能与不同民族人群骨代谢调节关键基因的多态性有关。此外,最新的研究结果表明,组蛋白修饰和 DNA 甲基化水平也可能影响氟骨症的发生和发展过程。

2. 流行病学特征

(1)病区类型和分布:地方性氟中毒在全球范围内广泛分布,在 50 多个国家和地区都有不同程度的流行。亚洲是氟中毒最严重的地区,地方性氟中毒在我国分布广泛,除上海市和海南省以外的省、自治区和直辖市均有病区分布。

由于饮用高氟水而引起氟中毒的病区称为饮水型病区,也是最主要的病区类型。一般以地下水氟含量高为主要特征,可分为干旱、半干旱浅层高氟地下水地区,深层高氟地下水地区,地热水和温泉高氟地区,以及高氟岩石和富氟矿床地区4种类型。由于居民燃用当地含高氟煤做饭、取暖,敞灶燃煤、炉灶无烟囱,并用煤火烘烤粮食、辣椒等,导致室内空气和食品严重污染,居民吸入污染的空气和摄入污染的食品引起的地方性氟中毒病区称为燃煤污染型病区。这类病区是20世纪70年代确认的中国特有的氟中毒类型,主要分布在长江两岸及其以南的边远山区,北方也有散在发生。由于长期饮用含氟过高的砖茶而引起氟中毒的病区称为饮砖茶型病区。病区主要分布在内蒙古、西藏、四川、青海、宁夏、甘肃和新疆等习惯饮砖茶的少数民族地区。我国氟中毒病区分布特点为:北方以饮水型为主,南方以燃煤污染型为主,交汇区大致在长江以北,秦岭、淮河以南。

(2)人群分布:地方性氟中毒的发生与摄入氟的剂量、时间长短、个体排氟能力及对氟敏感性、蓄积量、生长发育状况等多种因素有关,显示出其人群分布规律。

地方性氟中毒与年龄密切相关。氟斑牙发生有明显的时间特征。出生后11个月以内如果在高氟环境中发育,婴幼儿可能患乳牙氟斑牙,但相较于恒牙氟斑牙症状较轻。恒牙氟斑牙发生在7~8周岁之前一直生活在高氟环境中的儿童,一旦形成,终身存在。氟骨症发病主要在成年人,发生率随着年龄增长而升高,且病情加重。地方性氟中毒的发生一般无明显性别差异。但是,由于生育、授乳等因素的影响,女性的病情往往较重,特别是易发生骨质疏松软化,而男性则以骨质硬化为主。恒牙萌出后迁入者一般不会再发生氟斑牙,但氟骨症发病往往较当地居民更敏感。在病区居住年限越长,氟骨症患病率越高,病情越重。非病区迁入者发病时间一般较病区居民短,迁入重病区者,可在1~2年内发病,且病情严重。

(3)时间分布:地方性氟中毒的发生与季节、年份没有明显关系,但气候因素影响水消耗量,从而影响发病。燃煤型地方性氟中毒发病与燃煤量消耗多少、户外活动多少等有关。

此外,地方性氟中毒的发生也受饮食营养因素、经济状况、居民生活条件和生活习惯及遗传因素影响。营养不良,特别是蛋白质、钙、维生素供给缺乏时,机体对氟的敏感性增高。

按照国家《地方性氟中毒病区划分》(GB 17018—2011)标准,我国地方性氟中毒病区程度划分为轻度病区、中度病区和重度病区。

3. 氟中毒的临床表现和诊断

(1)临床表现:氟斑牙是指在牙发育形成期间,由于机体摄氟过多导致牙釉质矿化不全而引起的牙体硬组织改变。主要包括①釉面光泽度改变:釉面失去光泽,不透明,可见白垩样线条、斑点、斑块,白垩样变化也可布满整个牙面。②釉面着色:牙表面出现点状、片状浅黄褐色、黄褐色、深褐色病变,重者呈黑褐色,着色不能被刮除。③釉面缺损:牙釉质破坏、脱落,牙面出现点状甚至地图样凹坑,缺损呈浅蜂窝状,深度仅限于釉质层,缺损的程度不一,严重者釉质大片缺失。

地方性氟骨症是指地方性氟中毒病区的居民,因摄入过量氟化物而引起的以四肢大关节、颈和腰疼痛,关节功能障碍、神经功能障碍以及骨和关节X线征象异常为主要表现的慢性代谢性骨病。氟骨症发病缓慢,症状也无特异性。临床主要表现为四肢大关节、颈和腰等3个及以上部位具有不受季节、气候变化影响的持续性休息痛症状、关节活动受限和继发性神经损伤。

此外,地方性氟中毒也可引起机体非骨相损伤。非骨相损害中神经系统损害最为常见,另外有骨骼肌、肝、肾、生殖系统、心血管系统等的损害。神经组织对氟毒性作用较为敏感,可产生直接的毒害作用。人群流行病学调查发现,氟暴露不仅影响儿童的智商,并且是60岁以上老年人认知功能障碍的危险因素。氟的肾损伤主要表现为肾功能不全,因而肾排氟能力下降,造成机体氟潴留而加重氟中毒。过量氟对大鼠肝脏产生毒作用,致肝细胞肿胀和空泡样变性,酶活性改变,肝功能异常。长期慢性氟暴露会影响男性精子的形成和质量,导致男性及其后代的生殖能力下降。氟的暴露也会影响女性下丘脑-垂体-卵巢轴激素的分泌,损害卵母细胞的成熟能力,并阻碍卵母细胞的排卵和受精过程。此外,氟中毒能引起继发性甲状旁腺功能亢进;氟对心血管系统也有一定影响。流行病学调查发现,过量摄入氟与人群高血压的发病率、颈动脉粥样硬化的检出率以及病变程度之间存在一定关联。

（2）诊断:氟斑牙患者在牙发育期间有明确的摄氟过量史,或幼年时长期摄氟过量。牙齿釉质出现不同程度的白垩样变,伴不同程度釉质缺损或棕黄、棕黑色色素沉着等釉质着色现象,排除其他非氟性改变者即可诊断为氟斑牙。需与氟斑牙鉴别的牙齿损伤有:外源染色、釉质发育不全、釉质浑浊、四环素牙和龋齿。

氟骨症的诊断依据国家卫生健康委员会《地方性氟骨症诊断标准》(WS/T 192—2021)规定,患者应具有明确的地方性氟中毒病区生活史,具有明确临床症状、体征和典型 X 线征象改变。其中 X 线征象是诊断氟骨症的必备条件,但对于病情程度的判定仍以临床症状和体征为依据。氟骨症诊断分度根据症状和运动障碍的严重程度进行评估。轻度患者主要表现为四肢大关节、颈和腰等 3 个及以上部位具有不受季节、气候变化影响的持续性休息痛症状,无运动障碍;除上述症状加重外,伴轻微运动障碍,进食、大小便、洗漱、翻身和穿衣等虽有一些困难,但基本可以自理为中度患者;伴严重运动障碍,需在他人帮助下完成进食、大小便、洗漱、翻身和穿衣等日常活动,或出现继发性神经损伤表现者为重度患者。临床上氟骨症应与骨关节炎、风湿性关节炎、强直性脊椎炎、类风湿性关节炎等鉴别。

三、砷与健康

地方性砷中毒(endemic arsenicosis)是由于长期自饮用水、室内煤烟、食物等环境介质中摄入过量的砷而引起的一种生物地球化学性疾病。临床上以末梢神经炎、皮肤色素代谢异常、掌跖部皮肤角化、肢端缺血坏疽、皮肤癌变为主要表现,是一种伴有多系统、多脏器受损的慢性全身性疾病。

砷的天然来源主要来自火山活动、土壤母质、岩石和矿物的风化、高砷的特殊自然环境如高砷地下水等。人为来源包括含砷矿物的开采、工业"三废"的排放、农业和畜牧业中含砷化肥、农药的使用等。砷污染物进入环境后可通过化学和生物转化,以不同形态存在于水、土壤、植物和人体中,并且在各类砷化合物之间形成循环,对生态环境和人类健康产生持续影响。

(一)砷在体内的代谢

1. 砷的吸收　室内外空气中的砷来自含砷煤炭的燃烧,常以氧化物的形式存在,其中三氧化二砷毒性较强。空气中的三价砷常吸附于颗粒物,经呼吸道进入体内沉积在肺组织中。除呼吸道吸入外,饮用水、粮食、蔬菜中的砷以三价或五价砷的形式经消化道摄入,大部分在胃肠道吸收。

2. 砷的运输、分布与蓄积　砷吸收入血后首先在血液中聚集,其中95%的三氧化二砷、砷酸盐、亚砷酸盐与血红蛋白的巯基结合,然后被运输至肝、肾、脾、肺、脑、皮肤及骨骼中,对多个组织器官造成毒性作用。砷在体内有较强的蓄积性,三价砷极易与巯基结合,并于吸收后数小时内分布于富含巯基的组织器官,例如肝、肾、脑等实质性脏器。此外,三价砷可与角蛋白结合,易蓄积于角蛋白含量高的皮肤、指(趾)甲、毛发之中。

3. **砷在体内的代谢产物** 砷主要在肝脏代谢,最常见的是砷甲基化,在砷甲基化过程中,砷被转化成不同价态的砷形态,包括一甲基亚砷酸(MMA^{3+})、一甲基砷酸(MMA^{5+})、二甲基亚砷酸(DMA^{3+})和二甲基砷酸(DMA^{5+})。不同价态、不同形式的砷代谢产物毒性差异很大,其毒性由大到小依次为:$MMA^{3+} \geqslant DMA^{3+} > iAs^{3+} > iAs^{5+} > MMA^{5+} = DMA^{5+}$。在众多砷化物中,$MMA^{3+}$的急性毒性是无机砷化合物毒性的4倍。

4. **砷的排泄** 肾脏是砷化物排泄的主要器官,砷及代谢产物可随尿液排出体外,故尿砷和尿中MMA^{5+}、DMA^{5+}或DMA^{3+}等砷代谢产物是反映机体砷内暴露水平的标志物。经消化道摄入的砷由门静脉入肝,经甲基化或其他代谢反应后,还可由胆汁排入肠道,然后随粪便排出体外。另外,经皮肤、汗腺、泌乳、毛发、指(趾)甲脱落等途径也可排出部分砷。

（二）发病机制

迄今,有关地方性砷中毒的发病机制研究大多集中在砷对酶活性的抑制、诱导氧化应激、DNA损伤修复、诱导细胞凋亡等方面。

1. **抑制酶的活性** 三价砷与酶蛋白分子上的双巯基或羧基结合,形成较稳定的络合物或环状化合物,从而抑制酶的活性。最易受到三价砷抑制的酶有转氨酶、丙酮酸氧化酶、丙酮酸脱氢酶等。酶活性降低或灭活均能影响细胞氧化还原过程,并改变染色体结构和核分裂过程。

2. **诱导氧化应激** 砷暴露通过活性氧(ROS)的产生或抗氧化反应系统的损伤这两种机制诱导氧化应激。ROS的生成可直接通过细胞内的砷代谢过程发生。此外,在环境相关的砷水平下,砷可诱导NADPH氧化酶和一氧化氮合酶的激活,进而造成氧化损伤。

3. **DNA损伤与修复异常** 砷可引起DNA单链断裂,其损伤程度与砷暴露之间具有明显的剂量-反应关系和时间-效应关系。DNA损伤改变了染色体的完整性,使微核率、染色体畸变率、姐妹染色单体交换、DNA-蛋白交联等实验研究屡有阳性结果报告。

4. **诱导细胞凋亡** 砷对机体的损伤与细胞凋亡有密切关系。砷及其化合物诱导的细胞凋亡可在多种细胞中发生,砷致细胞凋亡的机制有以下几种。

（1）影响细胞凋亡调控基因的表达:砷可对调控细胞凋亡的多种基因发生作用,如 *p53*、*bcl-2*、*bcl-x*、*bax* 等,其中砷对 *bcl-2* 基因表达的影响在细胞凋亡中尤为重要。研究表明,三氧化二砷可使人急性早幼粒细胞白血病细胞(NB_4细胞)*bcl-2* 表达下降,使得 *bcl-2/bax* 比值下降,从而诱导 NB_4 细胞大量凋亡。

（2）改变端粒酶活性:端粒酶活性调节与 *p53*、*bcl-2* 和 *c-myc* 等凋亡相关基因有关,当上述基因表达异常时,端粒酶活性发生变化,进而使细胞端粒水平改变;此时细胞稳定性降低,容易发生凋亡。

（3）细胞信号转导异常:在人类基因组中,胱天蛋白酶(caspase)家族至少包含12个成员,它们参与细胞凋亡、发育等许多重要的病理生理过程。其中,caspase-3被证实处于该级联反应的下游,是凋亡反应的执行者。当砷进入细胞内与游离巯基结合后,可选择性地激活caspase家族成员。由于caspase-3酶活性增高,可改变细胞信号转导系统,从而诱发细胞凋亡。

（三）流行病学特征

1. **地区分布** 依据摄入砷的介质不同,地方性砷中毒可分为饮水型和燃煤污染型病区,此等病区遍布世界各地,呈高度分散的灶状分布。

（1）饮水型病区:由于饮用水中含砷量较高,造成机体摄入过量的砷,从而导致砷在体内蓄积,使暴露人群表现出砷中毒症状。据调查,目前全球范围内70多个国家和地区都有高砷地下水分布,具有地源性特征,主要包括印度、孟加拉国、柬埔寨、中国、越南等国家,影响人口超过 2 亿,且呈现出升高的趋势。

（2）燃煤污染型病区:燃煤污染型地方性砷中毒是我国特有的一种生物地球化学性疾病,病区主要分布于贵州和陕西省的 12 个县。

2. 人群分布　无论是饮水型还是燃煤污染型地方性砷中毒,只有暴露于高砷水或燃用高砷煤者才会发病。由于饮水型地方性砷中毒病区高砷水井呈散在、点状分布,一般情况下,一口高砷井多为一个家庭所用,故患者呈家庭聚集性。燃煤污染型病区患者发病类似饮水型,也以同一燃用高砷煤的家庭发病为特点。

3. 发病时间分布　地方性砷中毒的潜伏期较长,饮水型发病潜伏时间为 10 年左右,燃煤污染型潜伏期较短,且具有发病急、病情重的特点。随着我国砷中毒防控工作的开展,目前大多数县区已达到基本消除状态。《全国地方病防治巩固提升行动方案（2023—2025 年）》提出:到 2025 年底基本消除饮水型地方性砷中毒危害,全国 95% 以上的病区县或高砷区县达到消除水平。

（四）临床表现与诊断

1. 地方性砷中毒早期多表现为末梢神经炎症状,四肢呈对称性、向心性感觉障碍,出现痛温觉减退、麻木、蚁走感等异常;四肢肌肉疼痛、收缩无力,甚至出现抬举、行走困难;患者毛发干枯,易脆断、脱落。

2. 皮肤损害是慢性砷中毒特异体征,典型病例常具有掌跖角化、躯干色素沉着和色素脱失斑点,称为皮肤三联征,在临床诊断上具有特异性。患者皮肤早期可出现弥漫性褐色、灰黑色斑点条纹;同时部分皮肤出现点状、片状、条纹状色素脱失,呈现白色斑点或片状融合。皮肤"色素沉着"与"色素缺失"多同时出现在躯干部位,以腹部（花肚皮）、背部为主。皮肤角化、皲裂以手掌、脚跖部为主。皮肤角化、皲裂处易形成溃疡,合并感染,病程较久者可继发鲍恩病、皮肤癌、内脏癌。

3. 地方性砷中毒可以造成多系统、多脏器损害。①肝损伤:肝脏作为机体重要的解毒器官,长期慢性砷暴露可使砷在肝脏内蓄积,进而导致肝脏病变,如肝功能异常、肝纤维化、肝硬化等,甚至发生癌变。②神经系统损伤:砷中毒患者典型的末梢神经炎症状是其特异性损害指征之一。此外,患者多主诉头痛、头晕、失眠、健忘、多梦、心烦、易怒、多汗、易激动等自主神经功能紊乱症状,部分患者可表现为短暂性脑缺血发作。③肾脏损伤:慢性砷暴露可致肾小球肿胀、肾小管空泡变性、炎症细胞浸润、肾小管萎缩等改变,严重者可使肾皮质、肾髓质广泛坏死。④心血管系统损伤:长期砷暴露可引起高血压、冠状动脉粥样硬化、脑动脉硬化等缺血性疾病,病情的轻重与砷暴露剂量和时间有关。⑤其他毒作用:砷暴露可引起红细胞、白细胞减少,使患者表现出程度不同的贫血症状。另外砷具有较强的生殖毒性,可引起人类少精、不育等。

4. 砷暴露有致癌、致畸作用。砷可诱发多种脏器癌瘤,以不同方式接触不同形式的砷可诱发皮肤癌、膀胱癌、口腔癌等。砷也具有一定致畸作用,人群调查显示,印度、墨西哥和中国部分地区饮用水及大米中的砷暴露与这些地区胎儿畸形的发病率增加有关。

四、硒与健康

硒（selenium）是人体必需微量元素,摄入量不足可引发硒缺乏相关的生物地球化学性疾病。反之,若摄入量过大,超出机体需要,则可导致一系列不良健康效应。因此,研究硒在环境中分布、生物学效应、环境适宜浓度及环境硒相关疾病具有重要意义。

（一）硒在自然界的分布

硒是参与地壳构成的稀有元素。不同种类岩石的硒含量有较大差异。火成岩和变质岩硒含量较低，而沉积岩硒含量一般较高。硒在土壤中的分布呈现明显的地区性差异。在南北半球各呈现一条低硒地带，范围基本上位于 30° 以上的中高纬度，且具有不连续的特征，在我国由东北向西南有一低硒地带。土壤中的硒多以硒酸盐、亚硒酸盐、元素硒和有机硒化合物的形式存在，其中硒酸盐较易溶解，形成水溶性硒，可被植物根系吸收利用。元素硒、金属硒化物、亚硒酸盐因水溶性差，易被黏土矿物胶体吸附，不容易被溶解、吸收、迁移。由于各地土壤中硒水平的差异，致使地表水、地下水和农作物中硒含量差别很大。一般来讲，棕褐土壤生产的农作物（如粮食、蔬菜）硒含量较低；红黄土壤生产的粮菜硒含量相对较高。

多种重金属硫化物矿石中含有硒元素，在开采、冶炼过程中可产生含硒废气和含硒颗粒物。另外，在煤炭、石油燃烧过程中亦可产生含硒污染物。某些农业杀虫剂、过磷酸钙或硫酸铵肥料，在使用过程中也可向环境中释放一些含硒杂质。另外，在化工生产行业亦可产生含硒的废气、废水、废渣。上述污染来源均可增加硒的人群外暴露水平，故应予以高度重视，加强高硒暴露所致健康效应研究。

（二）硒的生物学作用

1. 硒的有益生物学作用　硒在生物体内以硒蛋白的形式构成谷胱甘肽过氧化物酶（glutathione peroxidase，GSH-Px）的活性中心，能有效地清除机体产生的自由基和脂质过氧化物，阻断其对生物膜和生物大分子的损害，可以认为硒在体内拮抗过氧化损伤中发挥重要作用，因此，硒具有提高机体细胞免疫功能、维护生殖功能、抗肿瘤等作用。此外，硒对心血管系统具有保护作用，WHO 和国际原子能机构已把硒列为与冠心病有密切关系的 5 种元素之一。也有研究发现硒在阻断老年白内障的进程、缓解老年前列腺增生、促进甲状腺激素的合成等方面发挥重要作用。

2. 硒摄入过量所致的不良生物学效应　硒的生理需要量与中毒剂量范围很窄。环境介质中硒水平过高，可导致机体摄入过量的硒。当土壤中硒含量在 0.5mg/kg、植物中硒含量在 5mg/kg 以上时，可能引起人和动物患地方性硒中毒。患者早期表现多无特异性，可出现食欲缺乏、腹胀、恶心、呕吐等症状，呼出气中有大蒜臭味。若一次大量摄入过量的硒，可使患者在 1～2 天全部头发脱落。长期摄入含硒较高的食物，可使头发、胡须、眉毛、指（趾）甲逐渐脱落；皮肤湿疹样改变、发痒、刺痛，或出现感觉迟钝、麻木等末梢神经炎症状。

目前，有关硒的毒作用机制尚不十分清楚，但可概括归纳为以下两方面。一是自由基形成学说。研究认为亚硒酸盐（SeO_3^{2-}）与谷胱甘肽反应，可产生硒化氢（H_2Se）；与氧反应可产生超氧阴离子或其他形式的活性氧，而上述物质均可引起过氧化损伤。二是硒能抑制生物氧化过程中的某些脱氢酶活性。如脱氢酶体系中的许多酶结构中富含巯基，当大量的硒化物进入体内后可取代巯基，从而使酶失去活性。硒化物与巯基结合后，形成三硫化硒，其结果使以巯基作为功能基团的酶激活受阻，从而干扰细胞的正常生物氧化和蛋白质、脂肪合成过程。另外，在无机硒代谢转化（解毒）过程中，使 S-腺苷甲硫氨酸大量耗损，亦可妨碍细胞正常生化代谢过程。

（三）克山病

克山病（Keshan disease）是一种以心肌变性坏死为主要病理改变的生物地球化学性疾病。1935年我国黑龙江省克山县发现大批急性病例，主要表现为心脏扩大、心力衰竭、心律失常。因其病因未明，故被称为"克山病"。半个多世纪以来，我国预防医学专家对克山病的病因、病理学、流行病学特征、临床诊断及其防治措施进行了深入的研究，取得了可喜的成绩。

1. 病因与发病机制

（1）生物地球化学说：主要有硒缺乏和膳食营养失衡两种学说。

"环境低硒"与克山病发生密切相关。地质工作者从地质地貌、水土环境、人畜毛发等多方面确定了我国存在与克山病分布一致的、从东北到西南的低硒地带。病区粮菜中硒含量在0.003～0.01mg/kg，而非病区为0.021～0.044mg/kg，具有显著差异。克山病流行区补硒人群急型、亚急型克山病的发病率明显低于对照人群。然而，硒缺乏与克山病的消长及时间-效应关系存在一些矛盾现象，低硒可能并不是克山病早期心肌损害的"始动因素"。此外，克山病流行区居民膳食同时伴有优质蛋白、钙、铁、锌、维生素B族和维生素E等营养素的缺乏。特别是低钙和低硒膳食可能会对心肌和其他组织产生损伤，导致克山病的发生。同时，低硒和低维生素E的情况下，自由基代谢紊乱可能加重心肌损伤。

（2）生物感染因素：主要包括肠道病毒感染和真菌毒素中毒学说。

急型、亚急型克山病存在年度多发、季节多发的流行特点，部分患者可能出现腹痛、腹泻或呼吸道感染等症状。这些流行特点不能完全用生物地球化学因素来解释。而在某种程度上符合肠道病毒特别是柯萨奇病毒感染的流行规律。真菌感染也可能是另一重要感染因子。已有学者从克山病病区玉米等粮食中分离出串珠镰刀菌素、T-2毒素和黄绿青霉毒素等。

2. 流行特征

（1）病区分布：我国克山病病区主要分布在从东北到西南的狭长地带，包括黑龙江、吉林、辽宁、内蒙古、山东、河南、湖北、重庆、西藏、四川、贵州、云南等16个省（自治区、直辖市）。克山病病区分布多沿大山系两侧、水系上游，分布于中低山区、丘陵地带及其相邻的平原地带，海拔大多在100～2 500m。病区多呈侵蚀区地貌，地表水流失严重，各种可溶性化学元素被淋溶冲刷过度，因而造成硒、碘等元素贫瘠。

（2）时间分布：克山病年度发病率波动较大，有高发年、低发年、平年之区别，亦可间隔年数不等出现暴发。急型克山病病区在北方多集中在11月至翌年2月之间，被称为"冬季型"。西南部病区小儿亚急型克山病多集中于6～9月份，称为"夏季型"。介于东北和西南之间的陕西、山西、山东、河南等省区多流行"春季型"克山病，发病时间集中于4～5月份。

（3）人群分布：克山病以农业人口为主；同一地区中非农业人口则发病率极低。南方各省病区以急型克山病病例为多见，生育期妇女为高发人群。北方各省病区，以亚急型克山病病例为多见，断奶后及学龄前（3～7岁）儿童为高发人群。生育期女性比同年龄组男性发病人数较多。克山病在贫困家庭中普遍存在家庭聚集现象，尤其是那些新移民到流行地区的家庭。在民族混居地区，如果生产和生活方式相似，克山病在不同民族之间的发病差异不明显。

3. 临床表现与诊断　克山病临床表现可分为急型、亚急型、慢型和潜在型克山病。①急型克山病：多见于成人和大龄儿童，发病急骤，表现为急性心肌变性坏死广泛而严重，心肌收缩力明显减弱，发生心源性休克或急性肺水肿者为重症急型克山病。此型多为原发，但也可由潜在型、慢型因过劳、受凉、精神刺激或合并感染而诱发。②亚急型克山病：是小儿克山病常见类型。病程进展较缓慢，多在出现症状1周左右发生充血性心力衰竭，有部分病例同时发生心源性休克。多发生于断奶后、学龄前儿童。此型有类似急型的临床发作症状，但心肌变性坏死不如急型严重和广泛，心脏增重和扩张较明显，散在的瘢痕多见。如自发病日起3个月后未痊愈者，即转为慢型。③慢型克山病：发病缓慢，临床表现为慢性心功能不全，心腔明显扩张，心壁变薄，心肌陈旧性瘢痕较为广泛，可由其他类型转变而来或自然缓慢起病。④潜在型克山病：可由急型、亚急型、慢型好转而成，但大多数人起病即为潜在型。患者多无明显不适，仅在活动后出现心悸、气短、乏力、头晕等自觉症状。

在克山病病区连续生活 6 个月以上，具有克山病发病的时间、人群特点，具有心肌病或心功能不全的临床表现，或心肌组织具有克山病的病理解剖改变，能排除其他心脏疾病，尤其是心肌疾病者，可诊断为克山病（WS/T 10025—2024《克山病诊断》）。

（四）大骨节病

大骨节病（Kashin-Beck disease）是儿童和青少年发生的地方性、变形性骨关节病。其原发病变主要是骨发育期骺软骨、骺板软骨和关节软骨的多发对称性变性、坏死，以及继发性退行性骨关节病；临床上表现为四肢关节疼痛、增粗、变形、活动受限，肌肉萎缩，严重者出现短指、短肢甚至矮小畸形。

1. 病因与发病机制　大骨节病自发现以来，先后提出 50 余种病因假说。国内外广泛和深入研究的病因假说主要集中在生物地球化学学说、饮水中有机物中毒学说和粮食镰刀菌毒素中毒学说。

（1）生物地球化学学说：环境低硒是大多数学者所认可的"生物地球化学"因素。我国大骨节病病区分布于从东北至西南的宽阔缺硒地带；病区土壤、粮食中硒含量明显低于非病区；病区人群生物样品（毛发、血清、指/趾甲等）中硒含量亦明显低于非病区人群。病区推广口服亚硒酸钠片，使大骨节病的发病率明显下降。但是，低硒并非大骨节病直接和唯一病因。如某些低硒地区并不发生大骨节病，补硒不能完全控制该病的发生。

（2）饮水中有机物中毒学说：饮水有机物污染是大骨节病的可能原因，从大骨节病病区饮水中检测出阿魏酸（ferulic acid）、对羟基桂皮酸（p-hydrocinnamic acid）、黄腐酸（fulvic acid）等植物自然腐败产物，其中黄腐酸与大骨节病因果联系较为密切。用含黄腐酸饮水饲喂大鼠，可引起膝关节软骨细胞变性、纤维化。从病区水源周边土壤中提取的黄腐酸对体外培养的软骨细胞染毒，可引起细胞损伤、变性、坏死。同样饮水有机物中毒假说也不能完全解释大骨节病的发生。

（3）粮食镰刀菌毒素中毒学说：大骨节病病区粮食易被镰刀菌污染，可产生某些对机体有害的毒素，如 T-2 毒素。T-2 毒素是单端孢霉烯族真菌毒素中致病性较强的代表性毒素，进入体内后，可通过多种机制使骨骺板软骨和干骺区的血管变窄、软骨基质降解、软骨细胞变性坏死。

此外，研究显示长期暴露在大骨节病病区环境的危险因素可能影响人群的环境应答基因多态性，从而导致特定疾病表型特征的出现。随着现代分子生物学技术的发展，从多个层次（环境、人群、个体、组织、细胞、基因、代谢物）认识大骨节病的病因和发病机制，并通过动物实验开拓新的研究方向，将为大骨节病的病因和发病机制提供新的研究途径。

2. 流行特征

（1）地域分布：大骨节病流行区均位于东南沿海湿热季风区和西北干旱寒冷内陆的交界地带，属于大陆性气候区，夏季短，霜期长，昼夜温差明显。病区的地形多为浅山区和丘陵，其中在低洼潮湿地区，如河谷和山间山谷大骨节病发病最为严重。病区内病村呈灶状分布，病区与非病区相邻或相间，形成灶状或镶嵌分布，可出现"健康岛"和"病岛"，或者以片状或带状分布。大骨节病病区或非病区是可变的，但大骨节病不具有传染性。

（2）时间分布：大骨节病具有年度波浪性和季节性变化。发病在不同年份有波动，受霜期和秋雨等因素影响。在一些地方春季多发，但在致病因子活跃的地方四季都可能有新发病例，而致病因子不活跃地区发病率低，季节性多发现象不明显。

（3）人群分布：大骨节病主要发生在儿童青少年，成人较少发病。在流行严重地区，2～3 岁儿童即可患病；而在轻度流行地区，发病年龄可推迟到 10 岁以上。发病与病区居住年限无关，从外地迁入病区的儿童青少年,发病率与本地人群相等或略高;从外地迁入病区的成年人不发病。农业人口高发,且有明显的家庭聚集倾向。

3. 临床表现与诊断

(1)症状与体征:大骨节病病程进展缓慢,多数患者发病初期无明显症状,常在不知不觉中手指、脚趾、肘、膝、踝等关节增粗、弯曲、变形。部分患者可出现四肢关节晨起性僵硬,并伴有疼痛。由于关节僵硬、疼痛,可造成患者行走、下蹲、弯腰、抬臂等困难,严重者影响生活和劳动能力。按照卫生行业标准《大骨节病诊断》(WS/T 10026—2024),根据6个月以上病区接触史,症状和体征以及手(足)部X线改变并排除其他相关疾病,大骨节病可诊断为典型病例、非典型病例和X线病例3种类型;按照轻重程度临床上分为Ⅰ度、Ⅱ度和Ⅲ度。

(2)X线表现:大骨节病X线诊断以手部X线片具有骨端X线征或干骺端多发对称性X线征者,排除其他相关疾病诊断为大骨节病。手部X线检查不能明确诊断时,须结合临床体征和踝关节、跟骨X线征加以确定。按照手部X线表现,诊断结果分为活动型、非活动型和陈旧型。

(3)大骨节病的实验室检查:大骨节病是一种进行性、营养不良性软骨组织病,通过实验室检测生物样品(血清/毛发/尿)中硒水平、胶原代谢和血清酶学指标等,能反映机体低硒、胶原代谢紊乱等病理改变。

(徐苑苑 巴月 马艳)

第九节 环境相关疾病的预防对策

环境因素作用于机体到疾病临床症状的出现通常是一个长期的过程,根据疾病发生发展过程,对于环境相关疾病的三级预防策略总体可分为病因预防、疾病的早期预防和病残预防。

一、病因预防

病因预防又称一级预防(primary prevention),主要针对疾病尚未发生时期,目的是采取各种措施消除和控制危害健康的环境因素,促进人群健康,防止健康人群发病,是预防环境相关疾病的根本措施。根据预防措施的实施主体,总体上可分为群体预防措施和个体预防措施。

(一)群体预防措施

从群体层面上,应以政府为主体,多部门协同,推进疾控、卫生健康、环境、水利、气象等部门的政策融合,推动各层级、多元化环境健康风险防控政策与协同行动,出台重点地区和重点领域的环境健康与公共卫生政策及综合干预措施,降低环境污染水平,提升环境风险防范能力。通过制定法规、政策或指南,收紧环境质量标准,完善环境质量监测网络,减少工业源、交通源、生活源污染物排放。如我国国务院分别于2013年、2018年和2023年发布《大气污染防治行动计划》《打赢蓝天保卫战三年行动计划》和《空气质量持续改善行动计划》,以减少重污染天气和解决人民群众身边的突出大气环境问题为重点,2022年我国339个地级及以上城市六项常规污染物年平均浓度均达到我国《环境空气质量标准》要求,表明我国大气污染治理取得了显著成效。

制定环境健康风险评估技术标准,建立公众应对环境健康风险的行为规范与准则。优化城市设计,改善建成环境,增加绿色空间,优化交通路线,鼓励新能源汽车替代燃油车。改善重点场所工作环境卫生状况,优化配备健康防护设备设施和个人防护用品。加强对孕妇、儿童、老年人及高血压等慢性病患者等脆弱人群的基本公共卫生服务,提高基层健康服务能力,针对性制订脆弱人群健康干预方案。逐步建立环境与健康的调查、监测和风险评估制度。加强与群众健康密切相关的饮用水、空气、土壤等环境健康影响监测与评价,开展环境污染与疾病关系、健康风险预警以及防护干预研究,加强伤害监测网络建设,采取有效措施预防和控制环境污染相关疾病。

加强健康教育,普及环境与健康知识,提高居民公共卫生意识与健康素养,宣传"人与自然和谐共生""健康既是一种权利,也是一种责任",普及环境健康知识,营造全民关心、全民参与环境健康的良好氛围。倡导每个人是自己健康的第一责任人理念。针对不同类型、不同人群制订宣教策略,推动环境保护和健康宣教进乡村、进社区、进场所、进学校。

(二)个体预防措施

在个体层面上,常用的病因预防措施包括使用清洁能源、佩戴防护措施、使用降温设备以及合理膳食、加强锻炼等健康生活方式。引导、促进公众践行简约适度、绿色低碳的生活方式,如使用公共交通,从煤、木柴等固体燃料转变为电、天然气等清洁能源的使用等,从而减少个人对环境污染的贡献,同时也降低个体对于环境污染的暴露,增强居民热爱环境、追求健康的主观能动性。一项在我国5个城市开展的前瞻性队列研究发现,与一直使用固体燃料相比,改用清洁能源后居民全因死亡率和心肺疾病死亡率快速下降,在5年内超额死亡风险可下降60%以上。

须提升居民的自我防护意识,鼓励居民在空气质量不佳时佩戴口罩、家庭或者工作场所使用空气净化器等防护措施,减少户外活动。室内温度较高时,可以使用降温设备降低环境温度;夜间和清晨时段可通过开窗通风降低温度。室内湿度不适宜时,可以使用除湿或加湿设备调节室内湿度。

WHO提出的人类健康四大基石为"合理膳食、适量运动、戒烟限酒、心理平衡"。应倡导居民养成文明健康的生活习惯,讲究个人卫生、环境卫生,注意饮食有节、起居有常、动静结合、心态平和。健康生活方式包括但不限于:①养成良好、规律的生活习惯,保证充足的睡眠,鼓励早睡早起以及午间小憩。②提倡戒烟,尽量避免二手烟的吸入,减少含有酒精的饮料和食物的摄入。③提倡合理膳食,饮食定时、定量,食物品种多样,以谷类为主,注意能量平衡。高盐、高糖、高脂等不健康饮食是引起心、脑血管疾病等环境相关疾病的危险因素。④倡导动则有益、贵在坚持。鼓励适当体力活动,减少静坐、倚靠或平躺等久坐行为。运动前须了解患病史及家族病史,评估身体状态,鼓励在家庭医生或专业人士指导下制订运动方案,选择适合自己的运动方式、强度和运动量,减少运动风险。⑤提高心理健康意识,追求心身共同健康。普及心理健康知识,帮助居民使用科学的方法缓解压力和焦虑情绪,增强免疫力,改善身体健康。

二、疾病的早期预防

疾病的早期预防又称临床前期预防,即在疾病的临床前期做好早期发现、早期诊断、早期治疗的"三早"预防工作。环境相关疾病通常是一个多因素、多阶段、复杂渐进的过程,因此难以完全做到病因预防,"三早"预防是有效预防环境相关疾病的重要手段,其根本手段包括群众宣教,提高基层医务人员诊断水平和开发微量、敏感、特异、实用的诊断方法与诊断技术。

首先,应倡导科学就医。鼓励居民平时主动与全科医生、家庭医生联系,定期体检,遇到健康问题及时到医疗机构就诊,早诊断、早治疗,避免延误最佳治疗时机。根据病情和医生的建议,选择合适的医疗机构就医,小病诊疗首选基层医疗卫生机构,大病到医院。针对高危人群应开展重点项目检查,并设立专科门诊。通过普查、筛检和定期健康检查以及群众的自我监护,及早发现疾病初期(亚临床型)患者,并使之得到及时合理的治疗。例如,呼吸困难、慢性咳嗽和/或咳痰是COPD最常见的症状,40岁及以上人群,长期吸烟、粉尘、化学物质暴露等环境有害因素接触者,有活动后气短或呼吸困难、慢性咳嗽咳痰、反复下呼吸道感染等症状者,建议每年进行1次肺功能检测。

其次,鼓励、支持红十字会等社会组织和急救中心等医疗机构开展群众性应急救护培训,普及全民应急救护知识,使公众掌握基本必备的心肺复苏等应急自救互救知识与技能。对于心、脑血管疾病等重点疾病,加强普及发病初期正确的自救措施及紧急就医指导。

最后,针对发病率高、筛查手段和技术方案比较成熟的重点环境相关疾病,制定筛查与早诊早治指南。各地根据本地区环境相关疾病流行状况,创造条件普遍开展筛查。我国从2006年起即开展农村癌症早诊早治项目、淮河流域癌症早诊早治项目和城市癌症早诊早治项目等多项国家重大公共卫生服务专项,逐步建立起我国癌症早筛早诊早治工作网络,切实提高我国居民癌症筛查参与率和早诊率,提高我国整体的癌症防治水平。

三、病残预防

病残预防亦称临床预防,是对疾病进入后期阶段的预防措施,此时机体对疾病已失去调节代偿能力,可能出现伤残或死亡的结局。病残预防的目的在于及时治疗、防止伤残和促进功能恢复,延长寿命,降低病死率,提高生存质量,促进康复。对已患病者通过医学监护,减少疾病的不良作用,预防并发症和伤残;对已丧失劳动力或伤残者通过康复医疗,使其能参加社会活动并延长寿命。

首先应制定并推广应用常见环境相关疾病诊疗规范和临床路径。对症治疗可改善症状、减少疾病的不良反应,防止复发转移,预防并发症和伤残等。对已丧失劳动力或伤残者应加强包括功能、心理、社会和职业在内的康复治疗,做好患者康复指导、疼痛管理、长期护理、营养和心理支持,积极调整身体免疫力,保持良好心理状态,促进其身心方面早日康复,使其恢复劳动力,争取病而不残或残而不废,保存其创造经济价值和社会价值的能力。具体内容包括建立各种工、娱治疗站,对患者进行各种康复训练,同时进行健康教育和疾病咨询,使患者早日恢复家庭生活和社会功能。对出院患者开展定期随访工作,使患者能够接受及时而有针对性的医疗指导和服务。调整出院患者的生活环境,动员家庭成员支持和参与患者的康复活动,指导家庭成员为患者制订生活计划,努力解决患者的心理健康问题和日常生活中的实际困难。关心和满足患者的合理要求,重视心理、社会环境对疾病预后、复发的影响,妥善解决患者的工作与就业问题。这对患者良好心理状态和社会功能的维持有重要作用。重视对疾病终末期患者的管理,推进安宁疗护试点工作。开展患者基本需求与服务状况调查,持续组织实施精准康复服务行动,提供康复医疗、康复训练、康复辅助器具配置等基本康复服务。2021年6月,国家卫生健康委等八部门联合印发了《关于加快推进康复医疗工作发展的意见》,要求健全完善康复医疗服务体系、加强康复医疗人才培养和专业队伍建设、提高康复医疗服务能力、创新康复医疗服务模式、加大支持保障力度,目标到2025年,每10万人口康复医师达到8人、康复治疗师达到12人。康复医疗服务能力稳步提升,服务方式更加多元化,康复医疗服务领域不断拓展,人民群众享有全方位、全周期的康复医疗服务。

三级预防是健康促进的首要和有效手段,是现代医学为公众提供的基本健康保障。对于任何环境相关疾病,病因预防均是最为关键的预防策略。但是,针对不同类型的疾病可制定不同的三级预防策略。比如克山病目前病因尚不清楚,但均发生于低硒地带,患者头发和血液中的硒浓度明显低于非病区居民,采取病因预防策略,通过口服亚硒酸钠可以预防克山病的发生。对于心脑血管疾病和肿瘤等多因素共同、长期作用导致的疾病,则需根据其发病特点,结合病因预防和三早预防,在疾病尚未发生或者早期阶段予以控制,以疾病早期预防为重点,避免疾病进展。

(周　舟)

案例

为切实改善室外空气质量,我国国务院于 2013 年颁布了《大气污染防治行动计划》(以下简称《大气十条》)。《大气十条》是我国历史上最严格的空气污染治理措施,在中国乃至全球空气污染治理史上具有里程碑意义。自《大气十条》实施以来,我国空气质量显著改善。基于我国 292 个地级及以上城市室外空气 $PM_{2.5}$ 及其主要组分的模拟数据显示,2013 至 2017 年间,$PM_{2.5}$ 平均浓度降低了 $16.32\mu g/m^3$(28.61%),其主要组分之一黑碳平均浓度降低了 $0.65\mu g/m^3$(20.35%),其他主要组分如硫酸根、硝酸根、有机颗粒物等浓度也均有不同程度的降低。基于上述城市城镇职工和居民每日住院记录,纳入呼吸、心血管、精神/神经和泌尿等系统 10 大类主要疾病及其包含的 14 种主要疾病亚型,研究发现 $PM_{2.5}$ 及其主要组分暴露可显著增加多种疾病的住院风险,其中黑碳与上述主要疾病住院风险的关联独立于 $PM_{2.5}$ 其他组分,是 $PM_{2.5}$ 主要组分中对其健康危害起主要贡献的组分。进一步评估空气污染治理政策带来的人群健康效益,结果显示《大气十条》实施后的 5 年间(2013 至 2017 年),随着 $PM_{2.5}$ 和黑碳浓度的逐年下降,与 $PM_{2.5}$ 和黑碳浓度降低对应的不同疾病住院例数平均年度归因百分比的相对下降幅度(2017 年相对于 2013 年)分别为 30.00% 和 21.14%。《大气十条》的实施可避免的住院病例数以心血管系统疾病(冠心病、卒中等)为主要构成疾病。上述研究证据充分显示我国空气污染治理行动取得了显著的人群健康收益。

思考题

1. $PM_{2.5}$ 的组分主要包括哪些?其关键组分黑碳的主要来源有哪些?
2. 黑碳影响心血管健康的主要作用机制有哪些?
3. 易感人群可采取哪些措施以降低空气污染相关心血管系统疾病的风险?

第九章
公共场所卫生

公共场所是公众生活活动和社会活动的重要场所,具有独特的卫生学特点。根据公共场所的卫生特点,制定相应的卫生要求并进行卫生管理与监督,是保障人群健康的有效手段。通过科学的管理与监督措施,提升公共场所的卫生水平,能够有效预防疾病传播,保障公众的身体健康。

第一节 公共场所种类和卫生学特点

公共场所(public place)是根据公众生活活动和社会活动的需要,人工建成的具有多种服务功能的公共建筑设施,供公众进行学习、工作、休息、文体、娱乐、参观、旅游、交流、交际、购物、美容等活动。对公众来说,它是人为的生活环境(某些场所如公园、休闲度假胜地等也有自然环境的属性),而对公共场所的从业人员来说,它又属于职业环境。

一、公共场所的分类和范畴

公共场所种类繁多,根据我国《公共场所卫生管理条例》(1987 年发布,2019 年修订,以下简称《条例》),能依法进行卫生监督的公共场所共 7 类 28 种,分别是:①住宿与交际场所(8 种),包括宾馆、饭馆、旅馆、招待所、车马店、咖啡馆、酒吧、茶座;②洗浴与美容场所(3 种),包括公共浴室、理发店、美容院;③文化娱乐场所(5 种),包括影剧院、录像厅(室)、游艺厅(室)、舞厅、音乐厅;④体育与游乐场所(3 种),包括体育场(馆)、游泳场(馆)、公园;⑤购物场所(2 种),包括商场(店)、书店;⑥文化交流场所(4 种),包括展览馆、博物馆、美术馆、图书馆;⑦就诊与交通场所(3 种),包括候诊室、候车(机、船)室、公共交通工具(汽车、火车、飞机和轮船)。

近三十年来,由于我国经济和社会的快速发展,公众生活娱乐方式发生改变,上述公共场所有些已逐渐消失,如车马店、录像厅(室)等,但总的来说公共场所的种类不断增多,会展中心、网吧、KTV 歌厅、按摩店、足浴室、棋牌室、养生会所、婴儿游泳馆、月子中心、老年人活动中心、高速列车、娱乐城、儿童乐园、温泉度假村、高尔夫球场等都是近三十年出现的。此外,我国幅员辽阔,民族风俗习惯各异,社会经济发展水平参差不齐,不同群体的需求和生活方式差异很大,因此全国各地存在许多形态各异的民众聚集地,从广义上都被认为是公共场所。

二、公共场所的卫生学特点

与居住、办公等场所比较起来,公共场所有其自身特点,主要是:①人群密集,流动性大。公共场所常在一定的空间和时间内接纳众多人群,不同性别、不同年龄、不同职业、不同身体状况(健康和非健康)的人员密切接触,给疾病传播提供了机会。此外,由于人群多为短期停留,流动性大,保洁意识差,也给卫生管理带来难度。②设备及物品易被污染。由于公共场所的设备和物品供公众长期反复使用,极易造成致病微生物污染,如不消毒或消毒不彻底,可通过交叉污染危害人群健康。③涉及面广。无论城乡,只要是有人群居住的地方,都会有大小不一、数量不等、建筑各异及功能不同的公共场所。④从业人员流动性大,素质参差不齐。随着社会经济的不断发展,公共场所不断增多,从业人员数量也随之增加,这些人员素质参差不齐,流动性大,给卫生制度的落实和卫生监督工作的开展带来一定的困难。

三、公共场所卫生研究的内容

公共场所卫生是研究各种公共场所存在的环境卫生问题,阐明其对公众健康产生的影响,制定公共场所的卫生标准和卫生要求,研究改善公共场所卫生的措施,预防和控制疾病,保障公众健康的科学。公共场所卫生涉及环境卫生学的许多领域,包括大气卫生、饮用水卫生、室内空气卫生以及噪声、采暖、采光、照明、公共用品污染等卫生问题。

(张志勇)

第二节 公共场所环境污染及对人体健康的影响

公共场所卫生工作的核心是创造良好、方便、舒适和卫生的环境。它属于生活环境,大多数具有围护结构,因而许多环境因素与居室、办公场所相似,但也有其特点。我国自 2016 年开始,在全国范围开展了公共场所健康危害因素监测,以了解公共场所卫生基本现状,掌握重点公共场所主要健康危害因素,评价健康风险,为加强公共场所卫生管理和防控疾病提供依据与技术支持。公共场所污染可分为物理性污染、化学性污染以及生物性污染,均可对人体健康产生不良影响。

一、公共场所物理性污染与健康影响

影响公共场所环境质量的物理因素包括温度、相对湿度、风速、采光照明和噪声。适宜的微小气候、舒适的采光和照明、安静的环境能够使人身心愉悦,有助于健康。与之相反,长期处于不良物理环境因素中,如高温、高湿、不良采光和照明、噪声等,会使人焦躁不安,降低机体抵抗力,影响人体的体温调节,进而影响消化、呼吸、循环等系统的功能,导致亚健康状态的出现。

集中空调通风系统是为使房间或密闭空间空气温度、湿度、净度和气流速度等参数达到给定的要求,而对空气进行处理、输送和分配,并控制其参数的所有设备、管道、附件及仪器仪表的总和。目前我国许多公共场所都安装了集中空调通风系统,它在改善室内微小气候方面起着重要作用,但也存在许多卫生问题。集中空调通风系统设置不合理,运行时可产生噪声污染;新风量不足和/或新风口与污染源水平距离不合格,可导致公共场所室内空气质量下降。游泳池、桑拿室等公共场所可出现高温和高湿的情况;管理不规范的小剧院、网吧、KTV 包厢、商场等,可出现光线过强或过弱、噪声刺耳、视距视角不合理等现象;图书馆、博物馆、美术馆、展览馆是人们进行学习、文化交流的场所,如果条件不合适,不仅影响人们的观看效果,而且对健康有害,例如长期照度过低会使人视力下降。公共场所中也可能存在放射性污染,如氡及其子体,主要来源于建筑物的地基和建筑材料,长期接触高浓度的氡及其子体可引起肺癌。

二、公共场所化学性污染与健康影响

公共场所可能存在大量化学性污染。建筑和装饰材料、家具、涂料和胶粘剂等是甲醛、苯、甲苯、二甲苯等挥发性有机物(VOCs)的主要来源。甲醛、苯是高毒性、致病性、致癌性物质,经呼吸道进入人体会引起头晕、头痛等症状,严重时会造成呼吸困难,长期暴露存在致癌风险。商场、网吧、KTV 等场所由于大量聚集人群的自身代谢、吸烟、空气流速慢等原因,可使二氧化碳(CO_2)浓度

增高。当CO_2浓度升高到一定程度时会出现不良气味,使人感到不舒服,甚至头痛、耳鸣、脉搏迟缓、血压升高。密闭的环境吸烟、饭馆及烧烤店使用火炭、燃气炉、小型煤油加热器等可致一氧化碳(CO)增多,使人出现头痛、头晕、恶心、呕吐等症状,严重时使人痉挛、昏迷,甚至死亡。可吸入颗粒物(PM_{10})来源于围护结构外大气污染、公共场所内大量人群的活动、地面的清扫等,高浓度的PM_{10}可损害呼吸系统,诱发哮喘等。空调系统空气一般是由新风和回风空气混合而成,这使得空调系统内的污染物既来自室外,也来自室内,包含悬浮颗粒物(粉尘、微生物、花粉、气溶胶)和各类有机与无机化合物。

游泳池水和公共浴池水易受污染。在游泳场(馆)中,水质污染的程度往往随着游泳者人数的增多而加重。由于部分使用者未进行淋浴冲洗便进入游泳池或浴池,或存在其他不良卫生习惯导致浴池水或游泳池水中的尿素含量超标。尿素无法通过水质循环净化设备去除,只能通过补充新水加以改善。泳池水需要保持一定的余氯,以保证消毒效果,同时避免对人体产生危害。因此,泳池水中余氯过高或者过低均可影响人体健康。此外,如果水池的内壁涂料、填充剂、水管密封剂等不符合国家卫生标准,可能释放有害物质,危害人体健康。

三、公共场所生物性污染与健康影响

公共场所空气中生物性污染物包括细菌、病毒、真菌、病媒生物(蚊子、苍蝇、蟑螂、尘螨等)、植物花粉等,致病性微生物主要通过飞沫、气溶胶或空气传播。因此,当有流行性感冒、百日咳、流行性脑脊髓膜炎、肺结核、新型冠状病毒感染等呼吸道传染病流行时,密闭拥挤的公共场所将对人体健康构成威胁。如医院候诊室(楼)往往是患者在门诊就医过程中停留时间最长的场所,空气质量常可因候诊人数众多而恶化。候诊者多为患病者,往往抵抗力低下,心理承受能力较差,与传染性疾病患者近距离接触易发生交叉感染。

集中空调通风系统的风道内遗留建筑垃圾,或疏于清理,灰尘堆积,细菌总数和真菌总数超标,甚至检出致病微生物,为送风质量留下隐患。开放式水塔易受到空气中尘埃和病原微生物污染,空调系统冷却水和冷凝水易受到军团菌污染。军团菌在自然界广泛存在,如果进入水温适宜且缺少定期清洗和消毒的冷却水系统中,这些微生物会在其中蓄积或繁殖,在一定条件下会对人体健康构成威胁。一份研究调查显示,2020—2021年,某市公共场所集中空调通风系统检测指标总体合格率为93.8%;集中空调送风指标PM_{10}、细菌总数、真菌总数的合格率分别为97.8%、92.4%以及89.5%;风管内表面细菌总数、真菌总数的合格率分别为98.4%和89.5%;冷却水中嗜肺军团菌检出率约为10.5%。空调系统收集空气,经处理后又把空气送回到室内的过程中,可能把空气中及空调系统本身的污染物扩散到其他房间,从而使其可能成为传播、扩散污染物的媒介。因此,集中空调通风系统的卫生管理最主要的目的是预防空气传播性疾病在公共场所传播。

公共场所用水包括生活饮用水、游泳池水及沐浴用水。公共场所提供的饮用水不洁,可引起介水传染病流行及其他胃肠道疾病。在我国一些地区,池浴仍是人们主要的洗浴方式,随开放时间的延长,浴池水中细菌总数和大肠菌群数随之增加。如不定期消毒和科学管理,会成为接触传播和介水传播疾病的隐患。

公共用品用具的生物性污染是公共场所健康危害因素监测的重点内容之一。公共场所人群密集,流动性大,保洁意识差,健康状况不同的人员相互密切接触,设备和物品供公众长期反复使用,如不消毒或消毒不彻底,可通过交叉污染危害人群健康。宾馆、旅店、招待所的床单、枕套、被套、毛巾、浴巾、浴衣等各种棉纺织品,以及杯具、洁具、拖鞋等用品用具,若消毒不规范,可能传播皮肤

病；地毯、床垫若不经常清洁，可能因尘螨导致过敏症。公开发表的数据显示，某省住宿场所用品用具监测总体合格率为 95.37%，常见的问题是毛巾 pH、漱口杯及电梯按钮细菌总数不合格。美发美容类场所人口相对集中，流动性大，相互接触频繁，公共用品如剪刀、剃须刀、毛巾等供公众反复使用或接触，为疾病的传播创造有利条件。2016—2021 年对某市美容美发场所监测数据显示总体合格率为 75.86%，突出的卫生问题是毛巾 pH、美容面盆大肠菌群及菌落总数不合格。

（张志勇）

第三节　公共场所的卫生要求

公共场所种类繁多、功能各异，但是一些基本卫生要求对各类场所都是适用的。

一、公共场所的基本卫生要求

（一）选址、设计和装修要求

公共场所的设置，通常应根据市政建设总体规划由市政建设部门统一安排设计。但是，公共场所从选址、设计、施工到竣工验收，根据《条例》规定均应在卫生行政部门会同有关部门的监督指导下进行，以防止公共场所建成后，因不符合国家规定的卫生要求而返工。设计上的不合理，往往会造成公共场所卫生无法补救的困难局面。所以，无论哪类公共场所，在选址设计时都必须接受卫生监督部门预防性设计卫生审查。

1. **选址的基本原则**　根据《公共场所设计卫生规范　第 1 部分：总则》（GB 37489.1—2019）的要求，公共场所位置的选择，除符合城市总体规划外，不得设在自然疫源地，应远离粉尘、有毒有害气体、放射性物质等污染源，与暴露垃圾堆、旱厕、粪坑等病媒生物孳生地的间距不应小于 25m，所选择的地址具备安装给排水设施和电力供应的条件。

2. **总体布局与功能分区的基本要求**　总体布局明确，功能分区合理，人员物资通道宜分开设置。不同类别场所应分区设置，并与锅炉房、空调机房、水泵房、厨房操作间等辅助用房保持适当的距离。应在公共区域设置公共卫生间。卫生间、盥洗室、浴室、游泳池等不应设在餐厅、厨房、食品贮藏等有严格卫生要求用房的直接上层。

3. **内部结构的基本要求**　公共场所的内部结构应以满足卫生学要求为前提，以有利于群众健康为目的。一般的公共场所，鉴于人数众多，使用时间集中，容易受到污染，所以，在建筑物的进深、净高、采光、照明、通风和基本卫生设施等方面，应根据场所性质充分满足卫生标准的要求。

4. **建筑装修的基本要求**　公共场所建筑装修要选用绿色环保的材料，并且耐用、表面光滑、易于清洁。严格执行《民用建筑工程室内环境污染控制标准》（GB 50325—2020）。含甲醛及其他挥发性有机物的装修材料可选用已在室外放置一段时间的产品。加强通风换气，以便及时有效地排出有害物质。

（二）基本卫生要求

1. **良好的环境**　公共场所是人们休息、娱乐和强身健体的地方，所以应该有良好的环境条件。首先，地理位置要好，周围绿化美观大方，空气清洁新鲜，并有良好的采光及照明；其次，场所布置典雅、颜色协调，使人感到精神愉快、心旷神怡；再次，公共场所建筑物应美观大方，地面、墙壁、天花板、门窗等使用的材料应便于清洗保洁、无毒无害，以保证室内清洁卫生。

2. **良好的微小气候**　公共场所适宜的微小气候，通过合理的通风、防暑降温、供暖防寒和采光照明等措施来实现。由于各类公共场所性质不同,设备条件和服务功能各异,所处地理位置也有差别,所以必须根据具体情况创造和改善微小气候。例如,在南方炎热季节,公共场所必须有完善的防暑降温和通风换气设备。相反,在北方的冬季,公共场所应有适当的防寒保暖和适宜的采暖设施。无论哪类和哪些地区的公共场所,都要根据自己的特点和条件,适当调节厅内和室内的温度、湿度、风速等,以保证适宜的微小气候。

3. 良好的空气质量　公共场所大多具有围护结构,有的密闭性较强,因而保持良好的空气质量非常重要。空气中的新风量、CO_2、CO、PM_{10}、细菌总数、甲醛等浓度都要符合相应公共场所卫生标准的要求,集中空调通风系统符合公共场所集中空调通风系统要求并运转正常,且符合相关卫生规范和规定。

4. 清洁卫生的公共用品用具及运转正常的卫生设施　无论是旅店业、洗浴业还是理发美容业以及其他多种公共场所,都要备足餐具、茶具、浴巾、面巾、床上用品、拖鞋及其他各种公共用品。由于这些用品反复使用,难免带有病原微生物,公共场所的从业人员必须保证这些公共用品的清洁卫生。另外,要保证公共场所内各类卫生设施使用正常,并定期进行维护和检测。

5. 健康的从业人员　公共场所的各类从业人员直接为顾客服务,为防止交叉感染和传播疾病,须确保其身体健康,通过就业前体检和定期体检加以保障。此外,公共场所的从业人员应具备基本的卫生知识和技能,以便更好地开展公共场所的自身卫生管理工作。因此,从业人员上岗前及工作期间,须接受必要的卫生知识培训。应保持衣着整洁,根据岗位性质,穿戴规范的工作服和鞋帽,注重个人卫生,做到勤剪指甲、勤理发、及时洗换工作服。

二、各类公共场所的具体卫生要求

由国家卫生健康委员会组织制定的《公共场所卫生指标及限值要求》(GB 37488—2019)于2019年11月1日起正式实施,成为我国各类公共卫生场所指标限值新的统一国家标准。该标准对1996年版标准的许多检验项目和标准值进行了更新,总体上提出了更高的要求。新标准还对检测指标进行分类,包括强制性指标与推荐性指标。强制性指标包括:照度、噪声(有睡眠、休憩需求的公共场所)、新风量、CO_2、细菌总数、CO、PM_{10}、甲醛、苯、甲苯、二甲苯、氨、硫化氢、地下空间室内空气质量、生活饮用水、人工游泳池水及天然游泳池水质指标、沐浴用水嗜肺军团菌等;此外还增加了公共场所集中空调通风系统的卫生学指标及公共用品用具的种类和卫生学指标。推荐性指标为:室内温度、相对湿度、风速、自然采光系数、噪声(非睡眠、休憩的公共场所)、臭氧、总挥发性有机物、氡、人工游泳池水温、三卤甲烷、沐浴池水温。

本标准适用于宾馆、旅馆、招待所、公共浴室、理发店、美容店、影剧院、录像厅(室)、游艺厅(室)、舞厅、音乐厅、体育场(馆)、游泳场(馆)、展览馆、博物馆、美术馆、图书馆、商场(店)、书店、候诊室、候车(机、船)室与公共交通工具等公共场所,其他公共场所也可参照使用。

标准提出六方面的卫生要求。

(一)物理因素

物理因素包括室内温度、相对湿度、风速、采光照明及噪声。公共浴室的更衣室、休息室冬季室内温度宜≥25℃;普通浴室冬季室内温度宜30~50℃;桑拿浴室冬季室内温度宜60~80℃;游泳场(馆)冬季室内温度宜为池水温度±(1~2)℃。其他公共场所采用空调等调温方式的,冬季室内温度宜在16~20℃,夏季室内温度宜在26~28℃。带有集中空调通风系统的游泳场(馆)相对湿度不宜大于80%,其他带有集中空调通风系统的公共场所,相对湿度宜在40%~65%。宾馆、旅店、招待所、理发店、美容店及公共浴室的更衣室、休息室风速不宜大于0.3m/s，其他公共场所风速不宜大于0.5m/s。公共场所应充分利用自然采光，室内游泳馆自然采光系数不宜低于1/4，其他利用自然采光的公共场所室内自然采光系数不宜低于1/8。游泳场（馆）游泳池区域的水面水平照度不应低于200lx，理发店、美容店工作面照度不应低于150lx，其他有阅读需求的公共场所照度不应低于100lx。对有睡眠、休憩需求的公共场所环境噪声不应大于45dB（A计权）；候诊室、候车（机、船）室及公共交通工具客舱环境噪声宜小于70dB（A计权）；影剧院、录像厅（室）、游艺厅、舞厅、音乐厅等娱乐场所及轨道交通站台环境噪声宜小于85dB（A计权）；其他场所的环境噪声宜小于55dB（A计权）。

（二）室内空气质量

室内空气质量包括新风量、CO_2、细菌总数、CO、PM_{10}和其他化学物浓度指标。对有睡眠、休憩需求的公共场所，室内新风量不应小于30m³/(h·人)，室内CO_2浓度不应大于0.10%；其他场所室内新风量不应小于20m³/(h·人)，室内CO_2浓度不应大于0.15%。对有睡眠、休憩需求的公共场所，室内空气细菌总数不应大于1 500CFU/m³或20CFU/皿；其他场所室内空气细菌总数不应大于4 000CFU/m³或40CFU/皿。公共场所室内空气中的CO浓度应≤10mg/m³，PM_{10}≤0.15mg/m³，甲醛≤0.10mg/m³，苯≤0.11mg/m³，甲苯≤0.20mg/m³，二甲苯≤0.20mg/m³，臭氧≤0.16mg/m³，总挥发性有机物≤0.60mg/m³，氡≤400Bq/m³。理发店、美容店室内空气中氨浓度不应大于0.50mg/m³；其他场所室内空气中氨浓度不应大于0.20mg/m³。使用硫磺泉的温泉场所室内空气中硫化氢浓度不应大于10mg/m³。除地铁站台、地铁车厢外，公共场所是地下空间的，其室内空气质量应符合《人防工程平时使用环境卫生要求》（GB/T 17216—2012）的要求。

（三）生活饮用水

公共场所提供的生活饮用水应符合《生活饮用水卫生标准》（GB 5749—2022）的要求。

（四）游泳池水、沐浴用水

游泳池水分为人工游泳池水及天然游泳池水。

人工游泳池水浑浊度NTU≤1，pH 7.0～7.8。使用氯气及游离氯制剂消毒时要求游离性余氯0.3～1.0mg/L，化合性余氯≤0.4mg/L，浸脚池游离性余氯5～10mg/L。使用臭氧消毒时，水面上方20cm空气中臭氧浓度≤0.2mg/m³，采用氯和臭氧消毒时，氧化还原电位（ORP）≥650mV。采用二氯异氰尿酸钠和三氯异氰尿酸消毒时，氰尿酸≤50mg/L；尿素≤3.5mg/L；菌落总数≤200CFU/mL。不得检出大肠菌群。其他毒理指标按GB 5749—2022执行。人工游泳池水温度宜在23～30℃，三卤甲烷（THMs）浓度不宜高于200μg/L。

天然游泳池水pH 6.0～9.0，透明度≥30cm。无油膜及漂浮物。有毒物质按《地表水环境质量标准》（GB 3838—2002）I类、Ⅱ类和Ⅲ类水或按《海水水质标准》（GB 3097—1997）第一类和第二类执行。

沐浴用水中不得检出嗜肺军团菌，池水浊度不应大于5NTU，池水原水及补充用水应符合《生活饮用水卫生标准》（GB 5749—2022）的要求。沐浴池水温宜在38～40℃。

（五）集中空调通风系统

公共场所集中通风系统应符合《公共场所集中空调通风系统卫生规范》（WS 10013—2023）的要求。

（六）公共用品用具

公共用品用具应符合表9-1的要求，棉织品的pH应在6.5～8.5。

表9-1 公共场所公共用品用具卫生要求

公共用品用具	外观	细菌总数	大肠菌群[a]	金黄色葡萄球菌[a]	真菌总数
杯具	表面光洁、无污渍、无水渍、无异味、无破损	≤5CFU/cm²	不得检出	—	—
棉织品	清洁整齐、无污渍、无破损、无毛发、无异味	≤200CFU/25cm²	不得检出	不得检出	—
洁具	表面光洁、无污渍、无异味	≤300CFU/25cm²	不得检出	—	—
鞋类	表面清洁、无破损、无污渍、无异味	≤300CFU/25cm²	—	—	≤50CFU/50cm²
美容美发工具	表面清洁、无异味	≤200CFU/25cm²	不得检出	不得检出	—
修脚工具	表面清洁、无异味	≤200CFU/25cm²	不得检出	不得检出	≤50CFU/50cm²
其他用品用具	表面清洁、无污渍、无破损、无异味	≤300CFU/25cm²	不得检出	—	—

注：[a] 大肠菌群、金黄色葡萄球菌在与检验方法相对应的采样面积内，该指标不得检出。

与1996年版标准相比，新标准新增指标要求有棉纺织品pH，公共用品用具卫生要求的适用范围扩大至所有公共场所内顾客可重复使用且与皮肤、黏膜等接触的物品，以及部分公共用品用具的金黄色葡萄球菌和真菌总数。

（李晓波）

第四节 公共场所污染的预防对策

一、公共场所的卫生管理

2011年5月我国颁布了现行的《公共场所卫生管理条例实施细则》（以下简称《细则》），并分别于2016年1月和2017年12月进行了修订，明确规定公共场所的法定代表人或负责人是其经营场所卫生安全的第一负责人。公共场所卫生管理是指公共场所经营者依照国家有关卫生法律法规的规定对公共场所进行的预防疾病、保障公众健康的卫生管理工作，主要有如下方面的责任。

（一）设立卫生管理部门或者配备卫生管理人员

各类公共场所要从保护群众的身体健康出发，本着《条例》基本精神，设立卫生管理部门或者配备专（兼）职卫生管理人员。经营者的卫生管理是国家法律法规赋予的法定义务，同时也是公共场所日常经营管理的重要组成部分。卫生状况的好坏，也反映了一个场所的整体经营管理水平。

（二）建立健全卫生管理制度和卫生管理档案

建立健全卫生管理制度，提出做好卫生工作的具体要求，把卫生服务纳入整个服务工作的考核内容中，促使单位全面达到公共场所卫生标准规定的各项卫生要求。建立卫生管理档案，内容应该包括卫生管理部门、人员设置情况及卫生管理制度；空气、微小气候（湿度、温度、风速）、水质、采光、照明、噪声的检测情况；顾客用品用具的清洗、消毒、更换及检测情况；卫生设施的使用、维护、检查情况；集中空调通风系统的清洗、消毒情况；安排从业人员健康检查情况和培训考核情况；公共卫生用品进货索证管理情况；公共场所危害健康事故应急预案或者方案等。卫生管理档案应当有专人管理,分类记录,至少保存两年。

(三)建立卫生培训制度和从业人员健康检查制度

公共场所从业人员必须学习与掌握《条例》和《细则》的内容及一些卫生法律知识。通过学习使其熟悉有关其本职岗位上的卫生工作,掌握必要的卫生操作技能和常用的消毒方法,了解常见传染病的传播途径和预防措施,了解常见突发事故的现场救护方法。从业人员经考核合格后方可从事本职工作。公共场所的经营者应负责组织本单位从业人员的健康检查工作,获得有效健康证方可上岗,患有甲型病毒性肝炎、戊型病毒性肝炎、细菌性痢疾、伤寒、活动性肺结核、化脓性或渗出性皮肤病等疾病的从业人员,在治愈前不得从事直接为顾客服务的工作。

(四)配备健全卫生设施设备及维护制度

公共场所经营者应当根据经营规模、项目设置清洗、消毒、保洁、盥洗等设施设备和公共卫生间。建立卫生设施设备维护制度,定期检查,确保其正常运行,不得擅自拆除、改造或者挪作他用。公共场所设置的卫生间,应当有单独通风排气设施,保持清洁无异味。应当配备安全、有效的预防控制蚊、蝇、蟑螂、鼠和其他病媒生物的设施设备及废弃物存放专用设施设备,并保证相关设施设备的正常使用,及时清运废弃物。

(五)加强禁烟控烟管理

室内公共场所禁止吸烟,公共场所经营者应当设置醒目的禁止吸烟警语和标志。室外公共场所设置的吸烟区不得位于行人必经的通道上,公共场所不得设置自动售烟机。应当开展吸烟危害健康的宣传,并配备专(兼)职人员对吸烟者进行劝阻。

(六)定期开展卫生检测

公共场所经营者应当按照卫生标准、规范的要求,对公共场所的空气、微小气候、水质、采光、照明、噪声、顾客用品用具等进行卫生检测,检测每年不得少于一次;检测结果不符合卫生标准、规范要求的应当及时整改。经营者不具备检测能力的,可以委托检测。应当在醒目位置如实公示检测结果。

(七)制订危害健康事故预案

公共场所危害健康事故指公共场所内发生的传染病疫情或者因空气质量、水质不符合卫生标准、用品用具或者设施受到污染导致的危害公众健康事故,常见于:①因微小气候或空气质量不符合卫生标准所致的虚脱或休克;②因饮水受到污染而发生介水传染病流行或水源性中毒;③因放射性物质污染公共设施或场所造成的内照射或外照射健康损害;④因公共用具、卫生设施被污染所致的传染性疾病流行和暴发;⑤因意外事故造成的CO、氨气、氯气、消毒杀虫剂等中毒;⑥因发生或者发现不明原因的群体性疾病;⑦因强烈噪声造成顾客短暂性听力损害。公共场所经营者应当制订公共场所危害健康事故应急预案或者方案,定期检查各项制度、措施的落实情况,及时消除危害公众健康的隐患。发生危害健康事故的,应当立即启动预案,防止危害扩大,并及时向县级人民政府卫生行政部门报告,不得隐瞒、缓报、谎报。

二、公共场所的卫生监督

公共场所卫生监督是指卫生行政机关依照国家有关卫生法规的规定对公共场所进行的预防疾病、保障健康的卫生监督检查工作。国家卫生健康委员会主管全国公共场所卫生监督管理工作。县级及以上地方各级人民政府卫生行政部门负责本行政区域的公共场所卫生监督管理工作,应当根据公共场所卫生监督管理需要,建立健全公共场所卫生监督队伍和公共场所卫生监测体系,制订公共场所卫生监督计划并组织实施。国境口岸及出入境交通工具、铁道部门所属的公共场所由这些部门系统的卫生行政部门负责监督管理。公共场所卫生监督分为预防性卫生监督和经常性卫生监督两大类。

（一）预防性卫生监督

公共场所预防性卫生监督是指卫生行政部门对新建、改建和扩建公共场所的选址、设计和竣工验收实施的预防性卫生监督活动。通过对建筑项目进行环境卫生的预防性卫生监督，把影响人体健康的因素和可能出现的卫生问题消除在规划实施、项目设计过程中，它是卫生监督最积极、最有效的预防措施，并为公共场所经常性卫生监督奠定工作基础。预防性卫生监督与建设项目同步进行，即在设计、施工、竣工验收三个阶段进行公共场所预防性卫生监督。

1. 公共场所设计审查　凡受周围环境质量影响和有职业危害以及对周围人群健康有影响的公共场所建设项目，必须执行建设项目卫生评价报告书制度。在向卫生行政部门呈报卫生审查申请书时，同时应提交以下相关材料：项目一般情况、建筑物地址的地理和周围环境状况、设计说明书及设计图纸、卫生专篇（根据建设工程的性质，从卫生学角度提供的包括设计依据、主要卫生问题、卫生设施、措施及其预防效果等的报告）及卫生行政部门要求提供的其他相关材料。在进行技术审查论证和综合分析后，卫生行政部门对审查同意的建设项目发给"建设项目卫生许可证"。

2. 施工监督　在工程建设过程中，卫生监督员应深入施工现场对卫生防护设施的施工情况进行监督。发现有违背原审定设计方案的行为，应该及时制止，责令按原定设计方案进行施工，必要时有权要求停止施工。

3. 建设竣工的卫生验收　公共场所建筑项目竣工进行试营业，卫生防护设施须同时投入运行使用。卫生行政部门应根据建设工程的性质和卫生标准进行审查与监测，对工程设计的卫生质量进行全面评价，形成卫生评价报告书，对于符合卫生要求的，卫生行政部门应向被监督单位发出"建设项目竣工卫生验收认可书"。此后，该公共场所建筑可以交付使用，同时可向卫生行政部门申请"公共场所卫生许可证"。

（二）经常性卫生监督

所谓经常性卫生监督是指卫生行政部门对公共场所卫生有计划地进行定期或不定期的检查、指导、监督和监测，主要有如下几方面的工作。

1. 发放"卫生许可证"　国家对公共场所实行卫生许可证管理。卫生许可证是卫生行政部门在开业之前，依据经营者申请进行预防性卫生监督之后，认为所经营的项目符合卫生标准和要求而制发的卫生许可证明书。未取得卫生许可证的，不得营业。公共场所经营者申请卫生许可证应当提交下列资料：卫生许可证申请表；法定代表人或者负责人身份证明；公共场所地址方位示意图、平面图和卫生设施平面布局图；公共场所卫生检测或者评价报告；公共场所卫生管理制度。使用集中空调通风系统的，还应当提供集中空调通风系统卫生检测或者评价报告。县级及以上地方人民政府卫生行政部门应当自受理公共场所卫生许可申请之日起 20 日内，对申报资料进行审查，对现场进行审核，符合规定条件的，做出准予公共场所卫生许可的决定；对不符合规定条件的，做出不予行政许可的决定并书面说明理由。公共场所卫生许可证有效期限为 4 年，每 2 年复核一次。变更经营项目、经营场所地址的，应重新申请卫生许可证。对已经开业需要复核卫生许可证的，如有不合格者，卫生行政部门应给予技术指导并限期改进或停业整顿。对在短期内无法改进或拒不改进者，停发"卫生许可证"，已有工商营业执照的，可通知工商部门吊销其营业执照。公共场所卫生许可证应当在经营场所醒目位置公示。

2. **开展公共场所健康危害因素监测**　卫生行政部门指定县级及以上疾病预防控制机构对公共场所的健康危害因素进行监测、分析,为制定法律法规、卫生标准,实施监督管理,科学评估场所健康风险以及促进人群健康提供科学依据。

3. **实施量化分级管理**　卫生行政部门应当根据卫生监督量化评价的结果确定公共场所的卫生信誉度等级和日常监督频次。信誉度等级分为 A、B、C 三级,A 级监督频次不少于 1 次/两年;B 级监督频次不少于 1 次/年;C 级监督频次不少于 2 次/年。不符合卫生要求的公共场所,应限期改进或停业整顿。以此促进公共场所自身卫生管理,增强卫生监督信息透明度。公共场所卫生信誉度等级应当在公共场所醒目位置公示。

4. **处理危害健康事故**　卫生行政部门对发生的公共场所危害健康事故,可以依法采取封闭场所、封存相关物品等临时控制措施。经检验,属于被污染的场所、物品,应当进行消毒或者销毁;对未被污染的场所、物品或者经消毒后可以使用的物品,应当解除控制措施。

5. **处罚公共场所卫生问题**　卫生行政部门采取现场卫生监测、采样、查阅和复制文件、询问等方式,检查和监督各公共场所执行《条例》的情况,对违反《条例》的经营者依据《细则》进行处罚。出现下列情况的,根据情节轻重,分别给予警告、罚款、停业整顿、吊销卫生许可证等处罚。①未依法取得公共场所卫生许可证,擅自营业或未办理公共场所卫生许可证复核手续。②未对公共场所进行卫生检测;未对顾客用品用具进行清洗、消毒、保洁,或者重复使用一次性用品用具的。③未建立卫生管理制度、设立卫生管理部门或者配备专(兼)职卫生管理人员,或者未建立卫生管理档案。④未组织从业人员进行相关卫生法律知识和公共场所卫生知识培训,或者安排未经相关卫生法律知识和公共场所卫生知识培训考核的从业人员上岗;或安排未获得有效健康合格证明的从业人员从事直接为顾客服务工作。⑤未设置与其经营规模、项目相适应的卫生设施,或擅自停止使用、拆除卫生设施设备,或者挪作他用;或未配备预防控制鼠、蚊、蝇、蟑螂和其他病媒生物的设施设备以及废弃物存放专用设施设备,或者擅自停止使用、拆除预防控制鼠、蚊、蝇、蟑螂和其他病媒生物的设施设备以及废弃物存放专用设施设备。⑥未索取公共卫生用品检验合格证明和其他相关资料。⑦未对公共场所新建、改建、扩建项目办理预防性卫生审查手续。⑧公共场所集中空调通风系统未经卫生检测或者评价不合格而投入使用。⑨未公示公共场所卫生许可证、卫生检测结果和卫生信誉度等级。⑩对发生的危害健康事故未立即采取处置措施,导致危害扩大,或者隐瞒、缓报、谎报等,构成犯罪的,依法追究刑事责任。经营者违反其他卫生法律、行政法规规定,应当给予行政处罚的,按照有关卫生法律、行政法规规定进行处罚。同时卫生行政部门及其工作人员玩忽职守、滥用职权、收取贿赂的,由有关部门对单位负责人、直接负责的主管人员和其他责任人员依法给予行政处分。构成犯罪的,依法追究刑事责任。

三、公共场所的卫生调查

公共场所卫生调查是了解公共场所卫生基本现状,掌握重点公共场所主要健康危害因素水平的重要环节,调查结果为加强公共场所卫生管理提供支持。

(一)公共场所空气卫生状况监测

室内空气样品采样前应关闭门窗、空气净化设备及新风系统至少 12 小时。采样时门窗、空气净化设备及新风系统仍应保持关闭状态。使用空调的室内环境,应保持空调正常运转。

1. **监测点选点要求**　采样点的数量应根据所监测的室内面积和现场情况而定,正确反映室内空气污染物水平。单间小于 25m² 的房间应设 1 个点;25～50m²(不含)应设 2～3 个点;50～100m²

（不含）应设 3～5 个点；100m² 及以上应至少设 5 个点。单点采样在房屋的中心位置布点，多点采样时应按对角线或梅花式均匀布点。采样点应避开通风口和热源，离墙壁距离应大于 0.5m，离门窗距离应大于 1m。采样点高度原则上与人的呼吸带高度相一致。

2. 监测时间和频率　年平均浓度采样至少 3 个月，24 小时平均浓度采样 20 小时，8 小时平均浓度采样 6 小时，1 小时平均浓度采样 45 分钟，采样时间应涵盖通风最差的时间段。

3. 监测记录　采样时应对现场情况、可能的污染源、检测指标、采样日期、时间、地点、采样点数量、布点方式、大气压力、温度、相对湿度、风速、采样编号（采样点位、采样器、采样管等）及采样人员等进行详细记录，随样品一同送至实验室。检验时应对检验日期、实验室、仪器和编号、分析方法、检测依据、实验条件、原始数据、测试人、校核人等做出详细记录。

4. 监测指标及方法　公共场所室内空气监测指标及方法参见《室内空气质量标准》（GB/T 18883—2022）。

（二）公共场所用品用具卫生状况监测

1. 监测样本量要求　公共用品用具与公共设施设备的监测样本量按各类物品投入使用总数的 3%～5% 抽取。当投入使用总数不足 30 件时，此类物品的采样数量至少应为 1 件。

2. 监测记录　记录采样日期、场所名称、场所地址、采样项目、采样环境、采样依据、采样记录、采样人、校验人等信息。

3. 监测指标及方法　公共场所用品用具卫生状况监测指标参见《公共场所卫生指标及限值要求》（GB 37488—2019）公共用品用具部分。检验方法参照《公共场所卫生检验方法　第 4 部分：公共用品用具微生物》（GB/T 18204.4—2013），棉织品 pH 值的检测按《纺织品　水萃取液 pH 值的测定》（GB/T 7573—2009）执行。

（三）公共场所集中空调通风系统卫生状况监测

1. 监测范围　公共场所集中空调通风系统卫生状况的主要监测范围包括空调冷却水、冷凝水中嗜肺军团菌，空调系统新风量，空调送风中 PM_{10}，空调送风中细菌总数，空调送风中真菌总数，空调送风中乙型溶血性链球菌，空调送风中嗜肺军团菌，空调风管内表面积尘量，空调风管内表面微生物，空调系统净化消毒装置。

2. 监测点选点要求　不同监测指标的选点要求不同，参照《公共场所卫生检验方法　第 5 部分：集中空调通风系统》（GB/T 18204.5—2013）进行。以冷却水中嗜肺军团菌监测为例，每个正在运行的冷却塔设置 1 个采样点。冷却塔冷却水采样点设置在距塔壁 20cm、液面下 10cm 处，每个采样点依无菌操作取水样约 500mL。

3. 监测时间和频率　各类公共场所内的集中空调通风系统卫生监测，按《公共场所集中空调通风系统卫生学评价规范》（WS/T 10004—2023）中要求的频次与样本量进行。

4. 监测记录　记录采样日期、场所名称、场所地址、采样项目、采样环境、采样依据、采样记录、采样人、校验人等信息。

5. 监测指标及方法　公共场所集中空调通风系统卫生状况监测指标及检验方法，参照《公共场所卫生检验方法　第 5 部分：集中空调通风系统》（GB/T 18204.5—2013）。

（四）公共场所游泳池水、沐浴水卫生状况监测

1. 监测点选点要求　儿童泳池布置 1～2 个采样点；成人泳池面积≤1 000m² 的布置 2 个采样点，成人泳池面积>1 000m² 的布置 3 个采样点。浸脚池布置 1 个采样点。样品采集在泳池水面下 30cm 处，采集水样 500mL。总体按均匀布点原则设置采样点，具体依采样点的数量分类设置，

1个采样点设置在中央,2个采样点设置在对称点上,3个采样点设置在对角线四等分的三个等分点上。

淋浴水采集随机选择5个喷头,各采集淋浴水样500mL;公用沐浴池采集投入使用浴池的3个水样,3个采样点设置在对角线四等分的三个等分点上,采集水面下30cm处水样。

2. 监测时间和频率 人工游泳场所经常性卫生监测应在场所营业的客流高峰时段进行。沐浴水经常性卫生监测为随机监测。

3. 监测记录 游泳场(馆)及沐浴场所记录采样日期、场所名称、场所地址、采样项目、采样环境、采样依据、采样记录、采样人、校验人等信息。

4. 监测指标及方法 公共场所游泳池水、沐浴水卫生状况监测指标及检验方法参照《公共场所卫生指标及限值要求》(GB 37488—2019)和《公共场所卫生标准监测检验方法》(GB/T 18204.1-18204.30—2000)。

四、改善公共场所卫生的一般措施

公共场所的卫生状况直接关系到公众健康,因此改善其卫生水平是预防传染病传播、提升公共健康的关键。

(一)强化公共场所管理

定期进行公共场所空气、水质、集中空调通风系统、用品用具监测。集中空调、通风系统以及供水设施等设备需要定期维护和清洁,确保正常运行,避免交叉污染。规范公共场所卫生设施的配置,公共场所须配备卫生相关产品(如消毒产品、涉水产品、杀虫剂等),应严格执行进货验收制度,确保产品符合质量标准,并设置明确标识。加强公共场所员工健康管理,定期对公共场所的工作人员进行健康检查,特别是直接与公众接触的工作人员(如餐饮、清洁等),应确保其持有健康证明,避免带病上岗。针对有害生物建立定期防治机制,尤其是在餐饮区、垃圾集中点等虫害高发区域,定期进行有害生物(如老鼠、蟑螂、蚊蝇等)的监测与消杀。

(二)加强日常清洁和维护

加强场所内的自然或机械通风,保持空气流通。安装空气净化设备或定期清洁空调滤网,确保空气中污染物和病原微生物被有效过滤。加强饮用水管理,确保饮水设施的清洁卫生,并定期进行消毒和维护。自来水和其他饮用水源的水质应定期检测,确保符合国家饮用水卫生标准。强化消毒措施,针对高频接触的物体(如门把手、电梯按钮、座椅等),应定期进行消毒处理。特殊时期或流感季节,应加大消毒频率。针对人流量大的区域(如大厅、通道、洗手间等),应适当增加清洁频率,确保地面、墙壁和公共设施表面整洁无污渍。清洁应覆盖角落、缝隙等易积尘区域。配备洗手间、洗手设施以及垃圾分类回收设备,确保公众能方便地维护个人卫生,减少随地丢弃垃圾的行为。垃圾桶应设置在明显、便捷的地方,垃圾分类收集并及时清理,以防止异味和细菌孳生。垃圾存放点应保持干净,防止污染扩散。

(三)开展健康教育

加强对员工的卫生知识培训,提升卫生意识,规范操作程序,确保其严格遵守清洁、消毒、防护等规定,减少卫生隐患。在醒目位置张贴卫生标识,提醒公众注意卫生,如勤洗手、佩戴口罩、不随地吐痰、不在公共场所吸烟等。结合宣传活动,提高公众对卫生保护的重视程度。

(四)强化监督与自查

积极配合卫生监督部门的检查,并根据其建议及时改进卫生管理措施,确保持续符合卫生标准；公共场所管理人员应建立卫生自查机制，定期对场所卫生状况进行评估，及时发现问题并迅速整改。

（李晓波）

案例

2021 年 6 月 10 日，某市一区卫生健康局对 B 游泳馆进行监督检查，检查时该游泳馆正在营业中。现场未见"严禁肝炎、重症沙眼、急性出血性结膜炎、中耳炎、肠道传染病、精神病、性病等患者和酗酒者进入"的标志。检查还发现该游泳馆存在消毒剂乱摆放，急救用品过期的情况。卫生监督员对游泳池水进行了监督采样，并将样品送至区疾病预防控制中心进行检测，同时制作了现场检查笔录和非产品样品采样记录。2021 年 6 月 17 日，区疾病预防控制中心出具的检测报告显示，该游泳馆泳池水采用氯气进行消毒，1 号样本（游泳池水）余氯含量为 0.1mg/L，2 号样本（游泳池水）pH 为 9.0，均不符合相关卫生标准，检测结论为不合格。2021 年 6 月 20 日，卫生监督员向 B 游泳馆经营者告知了检验结果，并送达了检测报告单，同时制作了询问笔录。在调查过程中，B 游泳馆经营者承认未设置禁泳标志，对检验结果无异议，认可其游泳池水质余氯含量和 pH 两项主要卫生指标不合格的事实。

思考题

1. 与居住、办公等场所相比，公共场所有什么卫生学特点？
2. 游泳馆的主要卫生问题可能有哪些？
3. 《公共场所卫生指标及限值要求》（GB 37488—2019）中关于人工游泳池水 pH 的要求是多少？使用氯气及游离氯制剂消毒时，余氯含量的要求是多少？

第十章
城乡规划卫生

　　城乡,包括城市、集镇和村庄,是基于自然环境创建的次生环境。城市是历史上形成的具有一定规模的非农业人口聚居的地域单元,是国家或者地区的政治、经济、文化中心,包括国家按行政建制设立的直辖市、市、建制镇。集镇是指乡、民族乡人民政府所在地和经县级人民政府确认,由集市发展而形成的作为农村一定区域经济文化和生活服务中心的非建制镇。村庄是指农村居民居住和从事各种生产活动的聚居点。

　　城乡规划是指为了实现一定时期内城市、集镇和村庄的经济与社会发展目标,确定城市、集镇和村庄的性质、规模和发展方向,合理利用城乡土地,协调城乡空间布局和各项建设的综合部署和具体安排。城乡规划是集社会科学和自然科学为一体的综合科学,需要多学科多部门合作。城乡规划卫生(city and village planning health)是在城乡规划中贯彻可持续发展战略和以人为本的指导思想,利用各种自然环境信息、人口信息、社会文化经济信息,以维持和恢复生态系统为宗旨,以人类与自然环境的和谐共处为目标,建立优良的人居环境,以获得人类生存所需的最佳环境质量。随着小康社会的建设,我国的城乡建设也得到迅速发展。实践证明,要把城市和乡村建设好、管理好,首先必须规划好。科学的城乡规划和设计是构建美观舒适的生活场所、安全健康的生态系统、富有寓意的物质与精神空间,创造人与自然和谐共处的宜居环境、保护居民健康的重要保障。

第一节　城乡规划卫生概论

　　城市和乡村是人类生活的家园,为人类的生存繁衍提供重要的生活环境,为人们的聚居、交往和精神需求提供社会、人文环境,其健康安全是人类文明得以发展和延续的基础。《中华人民共和国城乡规划法》为我国城乡科学合理的建设和发展提供了法律保障,是国家通过立法手段,加强城乡规划管理,协调城乡空间布局,改善人居环境,促进城乡经济社会全面协调可持续发展的重要举措。

一、城乡人居环境

(一)人居环境

　　人居环境(human settlement)是人类聚居、生活的环境,包括城市、集镇和村庄,是人类文明发展到一定阶段的产物。人居环境的核心是人,人居环境研究以满足人类居住需要为目的。人居环境是人类与自然之间发生联系和作用的中介,人居环境建设本身就是人与自然相联系和作用的一种形式,理想的人居环境是人与自然的和谐统一。人在人居环境中结成社会,进行各种各样的社会活动,努力创造人的居住地,并进一步形成更大规模、更为复杂的支撑网络。

　　我国学者吴良镛提出人居环境学的概念,即以环境和人的生产、生活活动为基础,研究保护和发展从建筑到城镇的人工和自然环境的学科。人居环境科学(science of human settlement)是以区域、城市、集镇、村庄等人类聚居环境为研究对象,着重探讨人与环境之间相互关系的科学。人居环境科学把人类聚居作为一个整体,从政治、社会、文化、技术等方面进行研究,其目的是要了解、掌握人类聚居发生发展的客观规律,从而更好地建设符合人类理想的聚居环境。

人居环境与人群健康紧密相连,优质环境能提升生活品质,促进身心健康,减少疾病风险,并有助于心理健康的维护。同时,良好的环境还能为教育和职业发展提供有利条件。因此,加强环境保护、提升绿化水平、保持室内整洁、选择舒适环境以及加强社区建设,都是维护人群健康、提升生活品质的重要措施。

（二）人居环境的构成

人居环境作为次生环境,包括自然环境和人文环境的要素,可分为5个系统。①人类系统:指人在人居环境中与自然环境相联系,开展社会活动;人居环境由人类创建,又对人类产生影响。②居住系统:指住宅、社区设施（如办公场所）、城市中心（如公共场所）等。③自然系统:指气候、水土、动植物种类、地理资源等,是聚居产生并发挥功能的基础。④社会系统:指公共管理和法律、社会关系、人口趋势、文化特征、经济发展、卫生服务和政策等。⑤支撑系统:为人类活动提供支持的、服务于聚落并将聚落联为整体的所有人工和自然的联系系统、技术支持保障系统,如公共服务设施、交通通信系统、物质环境规划等。

人居环境可包括五大层次:全球、国家与区域、城市、社区（邻里）、建筑。①全球层次:关注全球范围内的人居环境问题,强调在全球范围内寻求解决方案,以实现可持续的人居环境发展,如全球气候变化、环境污染、资源短缺等对人类居住环境的影响。②国家与区域层次:关注特定国家或地区的人居环境问题。这些问题可能包括地区性的环境污染、资源分配不均、城市规划与建设等。③城市层次:城市是人居环境的重要组成部分,需要关注城市基础设施、公共服务设施、住房条件、交通状况等方面的问题。通过城市规划、建设和管理,可以打造宜居、宜业、宜游的城市环境。④社区（邻里）层次:社区是居民日常生活的重要场所,需要关注社区环境、绿化、卫生、安全等方面的问题。通过加强社区管理和服务,可以营造和谐、舒适、安全的居住环境。⑤建筑层次:建筑是人居环境的基本单元,需要关注建筑的设计、施工、材料使用等方面的问题。通过采用绿色建筑材料、节能技术、智能化系统等手段,可以提高建筑的能效和舒适度,同时减少对环境的影响。人居环境是一个多层次的复杂系统,需要从全球到建筑各层次进行综合考虑和规划,通过加强各层次之间的协调与合作,可以实现人居环境的可持续发展和改善。

（三）人居环境建设

人居环境建设的目标是充分运用规划手段,建设可持续发展的、宜人的居住环境,使人类达到作为生物的人在生物圈内生存的多种条件的满足,即生态环境的满足,以及作为社会人在社会文化环境中多种需求的满足,即人文环境的满足。这包括提供安全、舒适、便利、和谐的居住条件,以及改善生态环境、提升公共服务水平、促进经济社会发展等多方面。人居环境建设目标与城乡规划之间存在着紧密的关系。城乡规划通过指导与引领、空间布局与功能优化、生态环境保护与治理以及促进城乡一体化发展等多方面,为人居环境建设提供了重要的支撑和保障。

人居环境建设的原则包括①生态原则:正视生态困境,提高生态意识。②经济原则:人居环境建设与经济建设良性互动。③技术原则:发展科学技术,推动社会发展。④社会原则:关怀广大人民群众,重视社会整体利益。⑤文化原则:科学追求与艺术创造相结合。

二、城乡规划与国土空间规划

工业革命以来,城市人口的大规模集聚与城市空间密度的大规模提升,诱发了一系列包括疫情、火灾、工业污染等在内的健康问题。为了治理这些问题,城市空间规划的思想、概念、方法和案例等不断得到发展，并逐步扩展到新城、卫星城、乡镇和农村，由此形成城乡规划的理论和实践。例如，早在 19 世纪，城乡规划便通过改善卫生设施和住房、隔离住宅区与工业污染，抑制了早期工业化过程中的疾病暴发。20 世纪早期，欧洲和北美一些城市的工程师们已经开始着手解决交通拥堵和交通伤害的问题。进入 21 世纪后，人们越来越认识到绿地等公共空间可以促进居民体育锻炼，而亲近自然也更有益于心理健康。

国土空间规划是在城乡规划不断积淀基础上发展起来的覆盖全域的空间规划。城乡规划和国土空间规划在国土空间管理与发展中相辅相成：城乡规划是国土空间规划的先导和奠基，具有具体化、区域性、局部性的特征；国土空间规划旨在统筹国家资源配置、生态保护、区域发展协调等，是自上而下地对全域全要素国土空间开发和保护在空间与时间上做出的整体统筹，强调整体性、战略性和长远性。在现代国家治理体系中，国土空间规划是实现可持续发展战略，优化土地资源配置的关键手段。

国土空间规划不仅是土地利用的管理，更是通过科学合理的规划和管理手段，促进城市、集镇和村庄等地区的健康环境设计和营造，国土空间规划的质量和实施效果直接关系到人群的生活质量和身体健康。科学合理的规划能够最大程度地减少不良环境因素对人群健康的负面影响，为居民创造一个安全、健康和舒适的工作生活环境。例如，通过在城市建成区周围设置控制边界和绿化带来限制城市蔓延，有助于改善城市居民的通勤时间和出行环境，同时有效提升其幸福感。

三、城乡规划中的建成环境因素

建成环境是由人类设计并建造的各种建筑和设施所构成的环境，尤其指那些可以通过政策、人为行为改变的环境。它不仅包括住宅、商业、办公、学校及其他建筑的选址与设计，还包括步行道、自行车道、绿道、道路的选址与设计，是与土地利用、交通系统和城市设计相关的一系列要素的组合。建成环境在城乡规划中的地位至关重要，它直接关系到城乡的空间布局、人居环境的改善及城乡经济社会全面协调可持续发展的实现。

建成环境覆盖了人类活动的所有领域，从城市到乡村，从住宅区到工业区，其范围广泛、形态多样。建成环境的特点主要体现在其人为性、物质性、功能性和动态性。它以满足人类社会活动的需求为核心，具有明确的功能区域划分。在城乡规划领域，建成环境主要由土地利用、交通系统和城市设计三部分组成。土地利用指的是不同土地用途和各种社会活动的空间分布，包括各类活动的位置和密度等，通常将空间区域划分为工业区、商业区和住宅区等；交通系统包括各种交通基础设施（如人行道、公共交通、自行车道、路网机构等）及其能提供的服务质量，如公交频率等；城市设计指的是城市中各种要素的空间安排及外观，与街道和公共空间的功能与吸引力有关。

建成环境对人群健康的影响是多维度的，主要体现在生理健康和心理健康两个维度。在生理健康方面，高密度的土地利用对居民身体健康状况有负向影响，而功能混合、支路网通达的城市肌理以及充足的健康设施则有助于抑制超重和减少慢性病。在心理健康方面，建成环境的多样性和公园绿地可达性与居民心理健康呈正相关，而地理空间实体密度与心理健康呈负相关。例如，基本服务设施的邻近性和聚集程度，步行道路的密集度和连通性，休闲、景观和锻炼设施的多样性等，都对老年人的心理健康有重要影响。

四、城乡规划中的环境卫生问题

城市规划中的环境卫生问题与工业化驱动下城镇化进程的加快密切相关。在城市地区，空气污染已成为高发病率与致死率的主因之一,尤其对婴幼儿和老年人群影响更大。城市蔓延导致的人口分散居住增加了个人对私家车的依赖,从而使得机动车使用量激增,进而增加了尾气排放中的有害物质,如苯、一氧化碳、颗粒物、氮氧化物和碳氢化合物等,不仅直接危害人体健康,还能形成光化学烟雾和酸雨。城市水污染问题主要源自工业废水与生活污水未经有效处理即直接排放,这些问题与城市污水处理系统的规划和管理密切相关。由于城市污水处理设施不足或处理能力有限,未经处理或处理不彻底的污水直接排入河流和湖泊,严重威胁了饮用水的安全。长期饮用受污染的水会显著增加罹患消化系统癌症(如胃癌、肝癌、食管癌和大肠癌)的风险。同时,水源性传染病如甲型肝炎、霍乱、痢疾以及其他感染性腹泻和血吸虫病等疾病的发生率也随之升高。

噪声污染和光污染也是现代城市规划中亟待解决的环境卫生问题。长期暴露于城市交通、建筑施工、娱乐场所等产生的噪声和强光中,可能引发听力下降、睡眠障碍、焦虑和抑郁情绪等健康问题。城市夜晚的强光照明和城市建筑物表面反射的强烈光线,可引起眼睛不适或损伤视力,扰乱人体生物钟,导致睡眠质量下降,甚至引发头痛、恶心、注意力不集中等症状。随着城市规模的不断扩张和人口密度的增加,城市热岛效应日益凸显,加剧了能源消耗,增加了中暑、热射病等热相关疾病的风险。城镇人口的迅速集中,促使了"拥挤综合征"发生频率上升,人口高密度聚集加剧了传染病传播,显著提高传染病暴发和流行风险。

乡村规划中的环境卫生问题包括化肥农药的过度使用、畜禽养殖废弃物的随意排放、废水和垃圾的无序处理、饮用水安全保障不足以及公共卫生设施的缺乏等。随着农业现代化的推进,化肥和农药的广泛使用虽然显著提高了农作物的产量,但也带来了农药残留的食品安全问题和环境隐患。过量或不当使用农药不仅会导致土壤和水体污染,破坏生态平衡,还可能通过食物链积累,对人体健康构成潜在威胁。畜禽养殖废弃物的处理也是乡村环境卫生的一大挑战。传统的养殖方式往往导致畜禽粪便和尿液直接排放,从而污染地表水和地下水,孳生蚊蝇,加剧了疾病传播的风险。

随着乡村生活水平的提高,生活污水和固体垃圾的产生量不断增加。塑料制品的广泛使用以及餐饮业的发展,导致乡村地区的生活污水中化学物质含量增加,固体垃圾中不可降解成分的比例也在上升。此外,传统旱厕作为农村地区常见的卫生设施,因其缺乏适当的污水处理系统,不仅导致恶臭弥漫,而且极易吸引苍蝇等害虫,成为细菌、病毒和寄生虫的孳生地。因此,乡村公共卫生设施的建设和完善,如厕所的改造升级,对于提升乡村环境卫生水平具有重要意义。

五、城乡规划卫生的主要任务

在城乡规划卫生的设计和实施中,考虑人居环境卫生改善、城乡系统规划以及城乡建设的长期绿色发展至关重要。这三方面相辅相成,共同构成了促进健康、宜居和可持续发展的城乡规划框架。首先,改善人居环境卫生状况是健康的基础,它直接影响着居民的日常生活质量和健康水平;其次,系统性的城乡规划有助于从整体上统筹公共卫生设施的布局和资源的合理分配,从而更好地促进居民的健康;最后,推动面向健康的城乡建设绿色发展,确保在规划过程中兼顾生态环境保护并实现可持续发展。通过以上三方面的综合考量,确保城乡规划的全面性、连贯性和系统性,从而构建健康、宜居和可持续发展的城乡环境。

(一)城乡人居环境卫生状况改善

城市规划中,卫生设施建设是实现干净卫生居住环境的重要手段。针对日益凸显的室内污染问题,建立并完善住宅建筑卫生防疫与居住安全健康的保障体系,推进具有卫生防疫和健康安全性能的新产品和新技术,如环保材料和新风换气等。城市垃圾的处理目标是"无害化、减量化和资源化",根据城市规模与垃圾产量建设城市垃圾处理设施,对于暂时无法利用的垃圾进行适当处理。城市排水系统的设计,应综合考量城乡规划与自然条件,确保污水、废水和雨水的高效排除与处理。污水处理厂的规划需与城市工业企业分布和人口规模相协调,实现排水管网与污水处理设施的同步建设。建立深度处理系统、再生水回用系统和集蓄雨水等非常规水源利用系统,用于绿化、消防和道路清洁等。发展低噪声施工设备,合理安排工期,降低建筑噪声污染。夜景照明合理布置方案,少用大功率强光源,减少光污染。

在乡村卫生规划中,通过加强生物防治、合理使用农药,降低农药残留。处理畜禽粪污应倡导畜禽圈养管理,及时清理粪污,通过堆积腐熟发酵达到无害化处理或者集中处理。建立完善的污水处理系统,纳入附近城镇管网或建设集中污水处理设施。加强水源地保护,定期检测地下水水质,实施水源净化工程,保障乡村饮用水安全。优化厕所卫生条件,依照国家卫生健康委员会颁布的改厕技术标准,对厕所进行规范化管理,进行日常检修维修和粪污收集处理服务,逐步建立农户合理付费、村级组织统筹、政府适当补助的运行管护经费保障制度。

(二)促进健康的城乡系统规划

城乡各功能区的位置规划需要根据总体布局和各项设施对用地环境的要求,对用地的自然环境条件、建设条件等进行用地的适用性分析和评定等。例如,居住区应布置在自然条件和卫生条件最好的地段。工业副业区、饲养区位于外围,主导风向的下风侧、河流的下游。各功能区还应具备相应的卫生防护条件。居民区与产生有害因素的企业、交通运输、农贸市场及医院等场所之间应设立一定的卫生防护距离,在严重污染源的卫生防护距离内应设置防护绿化带。

城市运输区和道路系统规划在考虑交通便捷的同时,也应考虑城市安全、城市环境及美化城市景观等因素。规划城市道路网时,应科学、合理地确定城市主干道路的走向,合理避让城市中噪声敏感的建筑物区域,同时应留出步行道、人行过街设施、非机动车绿色通道和防护绿化带,创造安全、舒适和宜人的慢行交通环境,减少汽车废气和交通噪声对居民的影响。还应高度重视防灾医疗设施体系建设。合理确定各类医疗设施职能、规模、选址和协作方式,建立健全各级突发公共卫生事件应急响应机制,有效提高城市的急救与防灾医疗的总体水平,并以提升中心主城区应急能力为核心,推动城乡应急能力协调联动。

(三)面向健康的城乡建设绿色发展

2021年,国务院办公厅印发了《关于推动城乡建设绿色发展的意见》,绿色建筑、生态公园、水利绿色设施、绿色能源及绿色交通网络的推广,可减少工业排放和增加绿化面积,降低空气污染和相关健康风险。大力建设高质量绿色建筑,积极推广绿色化、工业化、信息化、集约化、产业化建造方式,加强技术创新和集成,利用新技术实现精细化设计和施工。

在水利方面,绿色基础设施的引入,如湿地恢复和雨水花园,可有效净化城市水体,从而降低水源性疾病的传播风险。绿色植被还有助于调节城市微气候,改善城市热岛效应和空气质量,减少紫外线暴露,有助于缓解炎热天气带来的不适感。加快绿色能源先进技术的研发应用,大力发展水利能、风能和生物质能等清洁绿色能源。在城市交通规划中融入绿色交通理念,减少私人机动车的使用、提倡步行和自行车等低碳出行方式,可有效降低空气污染和噪声。城乡建设的绿色发展策略通过各部门发布的相关文件,如住房和城乡建设部印发的《"十四五"建筑节能与绿色建筑发展规划》、各地区的《绿色城市建设规划》等顺利实施,为实现城市的可持续发展以及构建更加健康、宜居的人居环境提供了坚实基础。

六、城乡规划卫生的发展历程

中国、古埃及和古印度等古代文明中都有关于卫生的礼仪,来保障城市饮水安全和有效地进行污水处理。18世纪中叶起,随着工业革命的爆发,城市人口大量迁入聚集,各类传染病传播,给城市的公共健康带来严峻挑战。1848年,英国颁布了《公共卫生法》,成为人类历史上第一部综合性的公共卫生法案,强调物质环境建设,对现代城市规划实践产生了深远影响。1829—1851年,霍乱肆虐欧洲,推进城市规划形成干净的水、土壤、良好卫生设施、安全的街区等改革。

19世纪中后期,公共卫生领域的关注点从物质环境建设转向细菌学研究,专注从疾病的源头加强人们对传染病的控制能力,政府对应加强城市基础设施建设,如铺设排污管道、改善供水系统、建立公共卫生实验室等,提高公共卫生水平。该时期,城市规划开始重视功能分区,通过科学规划城市空间布局和基础设施建设,为公共卫生政策的实施提供有力保障。

20世纪中期,随着疾病谱和死亡谱的变化,公共健康领域开始关注慢性非传染性疾病的病因探索和预防。战后各国经济的复苏和快速发展,城市发展带来的社会、经济、政治和空间结构规划等问题,进一步突出慢病病因的多维度和多要素,以及健康不公平性。因此,城市规划要素开始关注且纳入了慢病发生和发展的驱动因素。

在生态学的全局观和持续观影响下,公共卫生开始不断扩展健康概念的范畴,“健康领域”“全民健康”的概念相继被提出,而城市规划则开始将人居环境和居民健康作为重要议题。1984年,“健康多伦多2000”会议提出了“健康城市”的概念。进入21世纪后,随着城市化进程的加速和公共健康问题的复杂化,跨学科研究成为重要趋势。城市规划与公共卫生领域的学者开始共同探讨城市空间布局、基础设施建设、环境治理等问题对城市居民和个体健康的影响,形成了两大学科协同发展的局面。此外,随着跨学科研究的深入和新技术的应用(如大数据、人工智能等),城市规划卫生学科出现新理论和新方法,如智慧城市理论、韧性城市理论和健康驱动城市等,为学科发展提供了新的思路和方向。

（黄存瑞）

第二节　城市规划卫生

城市是以人为主体,利用地表空间和自然环境,以集聚经济效益为目的,集约人口、经济、科学技术和文化的空间地域系统,是国民经济、社会文化、自然环境和居民生活等各种成分组成的综合复杂体系。概括地说,城市是政治、经济、文化、交通、人们交往和生活的中心。

一、城市环境与健康城市建设

（一）城市环境

随着全球城市化快速推进,城市人口比例不断上升。据2018年统计,全球超过半数人口居住在城市,预计到2050年这一比例将增至68%。自20世纪70年代起,发展中国家的城市人口超越发达国家,并在2020年达到3.5∶1的比例,标志着发展中国家的城市化成为全球主流趋势。中国城市化步伐迅猛,中华人民共和国成立时城镇化率仅为10.64%,而到2023年底已达到66.16%,城镇常住人口达9.3亿。

城市是人、环境、资源三者复合的复杂人工生态系统。城市生态系统由生物群落及其生存环境组成,具有自然生态系统的某些共性,同时具备人为性、不完整性、复杂性和脆弱性等独特个性。与自然生态系统相比,城市中的自然环境因素如生物种类、植被、水源、光照、清洁空气、能源和土地均处于不同程度的稀缺状态。城市生态系统通过高度密集的物质流、能量流、信息流相互联系,物质和能量流通量大、运转快、高度开放,加上人口、文化、信息、建筑、交通的高度密集,使人工控制和人为作用对城市生态系统的存在与发展起着决定性作用。因此,城市生态系统的特征是稀缺性与聚集性共存。

城市化是人类社会发展不可避免的趋势,都市圈、城市群、城市带和中心城市的出现标志着中国城市化进程明显加快。人口密集使城市资源和环境面临巨大压力,住房拥挤、交通堵塞、水源短缺、空气污浊、土地紧张等问题成为全球面临的挑战。人口增长使地球生态不堪重负,环境污染严重破坏人居环境,物种灭绝危及整个生物圈。因此,贯彻人居环境科学和环境卫生学理念,改善和保护城市生态系统,建设健康城市,是城市规划和发展中应高度重视的现实问题。

(二)健康城市建设

为了应对城市问题,WHO提出了"健康城市"概念。WHO定义的健康城市是不断创造和改善自然环境、社会环境,扩大社区资源,使人们在享受生命和发挥潜能方面能够相互支持的城市。健康城市建设的目的是通过提高认识,动员市民与地方政府和社会机构合作,形成有效的环境支持和健康服务,从而改善市民的健康状况和城市的人居环境。因此,健康城市在城市规划、建设、管理、服务等各方面都以健康为中心,营造高质量的自然环境和舒适的生活环境,保障市民健康的生活和工作,实现健康人群、健康环境和健康社会的有机结合。

WHO认定健康城市需具备以下10项标准:①为市民提供清洁、安全的环境;②为市民提供可靠和持久的食品、饮水、能源供应,具有有效的垃圾清除系统;③通过富有活力和创造性的各种经济手段,保证市民在营养、饮水、住房、收入、安全和工作方面的基本需求;④拥有相互帮助的市民群体,其中各种不同的组织能够为改善城市而协调工作;⑤市民参与制定涉及日常生活,特别是健康和福利的各种政策;⑥提供各种娱乐和休闲场所,方便市民之间的沟通和联系;⑦保护文化遗产并尊重所有居民;⑧把保护健康视为公共决策的组成部分,赋予市民选择有利于健康行为的权利;⑨努力改善健康服务质量,并能使更多市民享受健康服务;⑩能使人们更健康、长久地生活。

人居环境对居民健康影响的因素复杂多样,控制这些因素超越了规划部门和卫生部门的责任和能力。因此,要有效解决城市的健康问题,必须充分理解健康城市的基本特征。①和谐性:人与自然、人与人的和谐;②整体性:兼顾社会、经济和环境三者的整体利益,不仅重视经济发展与生态环境,更注重人类生活质量的提高;③持续性:以可持续发展思想为指导,合理配置资源,公平地满足现代与后代在发展和环境方面的需要;④高效性:提高一切资源的利用效率,物质和能量得到多层次分级利用,废弃物循环再生;⑤区域性:健康城市作为城乡统一体,必须考虑城乡之间的相互联系和相互制约,但表现出明显的区域特征;⑥参与性:强调政府承诺、部门合作和社区居民的共同参与;⑦独特性:WHO虽然制定了10条标准,但每个城市要针对自身情况制定目标,因此每个健康城市都有其特征。

二、城市规划卫生的原则和内容

健康城市的建设需要通过城市规划的设计、实施和评价来实现。城市规划卫生的目标就是要建设和发展健康城市。城市规划卫生必须以系统化原则统筹环境、社会与人这三大要素,充分考虑城市发展的环境承载能力、历史沿革影响、居民人文背景以及区域地理特点和城市形象定位,进行综合整体的规划,创造真正的可持续发展的城市人居环境,全面实现健康城市的建设目标。

（一）城市规划卫生的基本原则

1. **确定城市性质,控制城市规模** 根据城市在政治、经济、文化中的功能,分析自然环境、资源条件、历史背景和现状特点,确定产业结构和发展主导要素,避免城市规模过大导致的资源消耗和环境污染。

2. **远期规划与近期规划相结合,总体规划与详细规划相结合** 远期规划以 20 年为期,近期规划以 5 年为期。城市规划要有预见性和超前性,包括城市性质、规模、容量和发展形态,统筹安排各项建设用地,合理配置基础设施和公共服务设施,制定旧城区改造规划和专业规划,落实实施步骤。详细规划是总体规划的具体化,对近期建设用地、专业规划和工程项目做出详细安排。

3. **保护城市生态环境** 将可持续发展战略作为首要目标,运用生态学观点进行综合规划,合理开发和保护自然资源,保护和改善城市生态环境,保持生物多样性,防止污染和其他公害,提高城市绿化水平,妥善处理废物,提高人居环境质量。

4. **维护城市文脉,改善景观环境** 城市规划要注意保持人类文明和文化的可持续发展,保护历史文化遗产和风景名胜,维护城市传统风貌、地方特色和自然景观,充分体现城市特色。

5. **加强安全防患,促进人际交往** 考虑城市的交通安全、公共安全、防灾减灾能力,保障公众利益。通过物质环境建设促进人们面对面的交往,降低信息技术带来的负面影响,保持社会生活和谐。

（二）城市规划卫生的内容

城市规划卫生旨在保持城乡生态平衡、保护居民健康,创造美丽舒适的居住环境。其内容涵盖:

1. **城市布局规划** 合理安排城市功能区划分,避免工业、居住区和商业区的混杂,注重绿化带建设,提高绿化覆盖率,改善生态环境。

2. **基础设施与健康服务设施建设** 全面考虑卫生需求,合理布局医疗机构和社区卫生服务中心,加强预防保健设施和应急处理能力。道路建设须缓解交通拥堵对空气质量的影响,排水系统确保污水和雨水的有效排放,公共设施提供足够的公共卫生间和垃圾处理设施。

3. **环境卫生管理** 加强对城市环境卫生的管理,包括定期清扫消毒公共场所,分类收集处理生活垃圾,监测空气质量和水质,及时发现并解决环境污染问题。

4. **社区卫生服务** 加强社区卫生服务体系建设,提供基本医疗、预防保健、康复等服务,加强社区卫生监督和信息化建设,提高服务效率和质量。

5. **健康产业发展** 支持和引导健康产业的发展,鼓励养生保健、健康旅游等产业,支持健康产业园区建设,加强监管,保障居民健康权益。

6. **健康教育、宣传与政策管理** 加强居民健康教育和宣传工作,提高健康意识,引导良好生活习惯。研究城市规划卫生标准、法规及管理机制,增强科学性和有效性,促进居民健康与福祉。

三、城市规模、功能分区与健康

（一）城市规模与公众健康

城市规模(city size)是以城市人口和城市用地总量所表示的城市大小,包括城市人口规模和用地规模。由于用地规模随人口规模而变,所以城市规模通常以人口规模来表示。

1. **城市规模与人口动态** 2014 年中国国务院明确了城市规模的划分标准,以城区常住人口为统计口径。城市人口规模是编制城市规划的一项重要基础指标,它包括小城市(城区常住人口<50万)、中等城市(城区常住人口50万～100万)、大城市(城区常住人口100万～500万)、特大城市(城区常住人口500万～1 000万)以及超大城市(城区常住人口>1 000万)。城市人口状态不断变化,受自然增长和机械增长影响,规划时须研究年龄、性别、家庭、劳动和职业等构成情况。要考虑城市性质、公共服务设施、就业条件及流动人口影响,以预测城市人口规模和制定相应规划。流动人口已成为城市人口重要组成部分,对公共设施和交通等产生影响,必须列为规划的重要因素。

2. **城市环境容量**　城市环境容量(carrying capacity of urban environment)是指环境对于城市规模以及人类活动提出的限度,是在一定的经济技术和安全卫生要求前提下,在满足城市经济、社会等各种活动正常进行的前提下,通过城市的自然条件、现状条件、经济条件、社会文化历史条件等的共同作用,对城市建设发展规模以及人们在城市中各项活动的状况可承受的容许限度。

城市的用地规模,住宅建筑和公共服务、市政公用设施的组成和规模,交通运输以及绿地、广场等规划,都需要以城市人口规模为依据。在城市扩张时代,人口、城市规模、建设用地功能是在不断变化的,而由土地上的河流山川、绿地森林、水系湿地所构成的生态基础条件则永远为城市所必需,是恒常不变的。因此在城市规划中,应高度重视城市环境容量。

3. **城市规模与公众健康**　城市规模对公众健康有着深远影响。良好的规划能提供基础卫生设施和服务,构建支持性环境,促进健康的生活方式,减少疾病风险,提高公共卫生水平。

(1)城市规模影响基础设施供给和需求:大型城市因经济集聚效应,通常能提供更先进的医疗设施和多样的卫生服务。但若规划不当,可能导致医疗资源分布不均,部分社区无法获得必要卫生服务。超大城市还可能面临更高的传染病暴发风险和慢性疾病高发问题。

(2)城市规模决定居民生活方式和行为习惯:大城市能够提供更多就业机会和教育资源,但也增加通勤时间和生活成本,加大生活压力,影响心理健康。过度扩张导致驾车增多,步行和骑行减少,不利身体活动,增加肥胖、糖尿病和心血管疾病风险。

(3)城市规模与生态环境状况相关:大城市工业集中、车辆多、能源消耗大,常伴随严重空气污染和噪声问题,与呼吸系统疾病、心血管问题及早死有关。缺乏绿地和休闲空间限制了放松和锻炼场所,影响个体身心健康和社区生活质量。

(二)城市功能分区与公众健康

城市功能分区(urban functional zoning)是将城市中各种物质要素,如住宅、工厂、公共设施、道路、绿地等按不同功能进行分区布置,组成一个相互联系的有机整体。在城市规划中将城市用地按不同功能进行分区,使之配置合理,从而最大限度地消除和防止环境污染对人群健康的影响。

1. **城市功能分区的原则**　城市功能分区从卫生学角度应考虑下列原则:

(1)合理配置各功能区:城市一般设居住区、工业区、对外交通运输和仓储区、郊区。根据具体情况还可设文教区、高科技区、风景游览区、金融贸易区等。各功能区应结合自然条件和功能特点合理配置,避免相互交叉干扰和混杂分布。

(2)居住用地选择:居住用地应选择城市中卫生条件最好的地段。要求远离沼泽,地势高燥,不受洪水淹没威胁,土壤清洁或受污染后已经完全无害化,靠近清洁的地表水或大片绿地。地形稍向南或东南方倾斜,以获得充足的日照。对冬季寒风和夏季台风,最好能通过地形和绿化布置来减轻其影响。

(3)工业用地选择:工业用地应按当地主导风向配置在生活居住用地的下风侧、河流的下游。工业用地与生活居住用地之间应保持适当距离,中间配置绿化防护带。

（4）预留发展余地：保证在到达规划期时，各功能分区仍有进一步扩展的余地，并保证城市各部分用地协调发展。在卫生上不允许工业区发展到包围生活居住区，或铁路包围城市。

（5）分区选择同时进行：为了保证生活居住用地的卫生条件，各功能分区的用地选择应同时进行。改建、扩建的城市在选择新区用地时，应考虑旧城的改造利用及与新区的关系。

2. 城市各功能分区的卫生学要求

（1）居住区：居住区（residential district）是由城市主要道路或自然界线所围合，设有与其居住人口规模相应的、能满足居民物质与文化生活所需公共服务设施的相对独立的生活聚居地区。一个完整的居住区由住宅、公共服务设施、绿地、建筑小区、道路交通设施、市政工程设施等实体和空间经过综合规划后而形成。居住区可分为三级：①居住区，指被城市干道或自然分界线所围合的居住生活聚居地，人口规模 3 万～5 万；②居住小区，指被居住区级道路或自然分界线所围合的生活居住单元，人口规模 1 万～1.5 万；③居住组团，是居住区的基本居住单位，由若干幢住宅组成，人口规模 1 000～3 000 人。

1）居住区规划布局与空间环境

A. 居住区规划的原则：①自然环境优良，注重自身和周边环境污染影响；②方便居民生活，有与居住人口规模相对应的公共活动中心，方便使用和社会化服务；③合理组织人流、车流，有利于安全防卫和物业管理；④留有发展余地，构思新颖，体现特色。

B. 居住区规划的布局：①集中布置。当城市规模不大，有足够的用地且在用地范围内无自然或人为障碍，可以成片紧凑地组织用地时，居住区采用集中布置可以节约城市市政建设投资，密切城市各区在空间上的联系，便利交通，减少能耗时耗。②分散布置。当城市用地受到地形等自然条件的限制，或因城市的产业分布和道路交通设施的影响，居住区可采取分散布置。③轴向布置。当城市用地以中心地区为核心，沿着多条由中心向外围放射的交通干线发展时，居住区可依托交通干线进行轴向布置。

2）居住区的公共服务设施

A. 主要公共服务设施：居住区应配备教育、医疗卫生、文化体育、商业服务、金融邮电、社区服务、市政公用和行政管理等设施。配置水平需与居住人口规模对应，通过分级布置确保居民便利使用。规划还应考虑老龄化问题，配建老年文化娱乐和卫生服务设施。

B. 公共服务设施服务半径：居住组团级公共建筑服务半径不超过 150m；居住小区级日常性使用设施服务半径不超过 300m；居住区级经常性使用设施服务半径不宜超过 500m；偶然性使用设施如百货商店、影剧院等，可集中形成服务中心，服务半径一般为 800～1 000m。

C. 合理布置公共服务设施：根据公共建筑性质和功能合理布置。噪声、烟尘、气味大的商店如菜场、餐馆不宜设在住宅底层。中小学宜设在小区边缘次要道路，避开交通噪声，并有足够的运动场地。大型公共建筑如购物中心、大剧院等应设专门地段形成城市中心。全市性或分区性医疗卫生设施宜设在环境优良、交通方便、安静且接近居民区的地段。传染病医院应设在郊区。

3）居住区规划与公众健康：居住区是居民日常生活的主要场所，其环境质量直接关系到居民健康。规划时应确保足够的绿地和开放空间，促进居民身心健康。公园和绿地缓解热岛效应，提供运动休闲场所。规划应考虑充足的自然光照和良好通风条件，减少空气污染和噪声干扰，营造安静、舒适的居住环境。

（2）工业区：工业区（industrial district）是城市中工业企业比较集中的地区，其规划布局直接影响着城市环境质量。根据城市规模和工业企业数量、性质，可设一个或几个工业区。每个工业区内可相对集中布置若干工业企业,便于生产协作和原材料及三废的综合利用。布置工业用地时,必须严格遵守安全和卫生要求,执行国家环境保护规定。工业区与居住区之间应设置卫生防护距离。

卫生防护距离(sanitary prevention distance)是指产生有害因素车间的边界至居住区边界的最小距离。卫生防护距离内应尽量绿化,可设置消防站、车库、浴室等非居住性建筑物,但不得修建公园、体育场、学校和住宅。危害最大、要求防护距离最远的工厂应设在离居住区最远的地段,由远及近配置危害由大到小的工厂。

按照工厂对环境的影响程度,可分为:①消耗能源多、污染严重、运输量大的工业,如大型冶炼、石油化工、火力发电、水泥、化工及易燃易爆工厂,应设在远郊;②污染较轻、运输量中等的工业,可布置在城市边缘;③污染轻微或无污染及运输量不大的工业,可设在居住区内独立地段,用城市道路或绿化隔开。

盆地和谷地不宜布置排放有害气体的工业,以免引起严重大气污染。有河流的城市,工业区必须位于居住区下游。特别是在城市水源上游保护区内,严禁设置排放有害废水的工厂。配置工业区时,可考虑集中布置废水性质近似的工厂以便统一处理,也应考虑工业垃圾综合利用项目。对暂时无法综合利用的垃圾,应考虑合适堆置场地,防止废渣飞扬或污染水源和土壤。

旧城市中许多工厂与居民住宅交错,布局混乱,对卫生、消防、交通和城市发展带来负面影响。应通过技术改造、工艺改革和设备更新等措施,消除三废和噪声危害。对环境污染严重或有火灾、爆炸危险的工厂,应尽早迁至远郊,否则应改为无污染、无危险性工艺,或转产甚至停产。

工业区通常存在化学污染、噪声和粉尘等健康风险。规划时应尽量远离居住区,设置卫生防护距离,并配备现代化污染控制设备以减少污染物排放。规划中应重视工业区环境监管和管理,降低对周边环境和公众健康的影响。

(3)城市道路和仓储区

1)城市道路交通运输:城市道路交通是城市的动脉,是城市发展的重要基础设施。城市道路交通规划布局是否合理,不仅直接关系到城市经济、社会的发展,也将对人们的生产生活环境、生活方式、公共安全及健康产生长远的影响。

A.城市道路系统:城市道路系统(urban road system)是城市中各种道路所组成的交通网络和有关的设施,是城市基础建设的重要组成部分。它是城市骨架,联结各部分形成有机整体,承载交通运输、公共空间、防灾救灾和引导城市布局的功能。

城市道路分为快速路、主干路、次干路和支路四类。①快速路:具有单向双车道或以上多车道,中央设分隔带,控制出入口间距及形式,实现连续流通,是大运量快速交通干道,配有交通安全与管理设施。快速路两侧不应设置吸引车流、人流的公共建筑物进出口,一般建筑物进出口应加以控制。②主干路:连接城市主要分区,以交通功能为主,机动车和非机动车应分道行驶。主干路沿线不宜设置吸引大量人流的公共建筑(特别是交叉口附近),必须设置时应后退让出停车和人流疏散场地。③次干路:相当于城市地区级或居住区级道路,配合主干路组成道路网,起联系各部分和集散交通作用,兼有服务功能。次干路两侧可设置公共建筑物及机动车和非机动车停车场、公共交通站点。④支路:联系次干路或供区域内部使用,以服务功能为主。支路上不宜通行过境交通,只允许通行为地区服务的交通,并满足公共交通线路正常通行要求。此外,根据城市情况可规划自行车专用道、商业步行街、货运道路等。

B.城市交通:城市交通(urban transportation)是城市范围内采用各种运输方式运送人和货物的运输活动以及行人的流动,是城市综合功能的重要组成部分。城市交通规划应遵循可持续发展的原则,在满足社会经济发展对城市交通需求的同时,将资源优化利用和环境保护引入城市交通规划过程,构建"畅通、高效、安全、绿色"的城市交通体系。城市交通规划要体现绿色交通的理念。

交通设施的设计和规划直接影响到居民的日常出行和生活质量。公共交通系统的完善可以降低私家车依赖,减少交通引起的空气污染和噪声。道路规划应充分考虑行人和非机动车的安全,同时提倡绿色出行方式,如步行和骑自行车。

2)城市仓储区域:港口的客运和货运码头应分开设置。石油、危险品以及水泥、煤炭、矿石、石灰等散发粉尘的港口作业区应设在城市主导风向下风侧和河流的下游。飞机场应布置在郊区,从机场到市区的距离以乘机动车辆需时30分钟左右为宜。

仓储区(warehouse district)是城市中为储藏生产生活资料而集中布置仓库、储料棚或储存场地的独立地区或地段。应设置在铁路、公路或码头附近。石油、煤炭、危险品、易燃品仓库应设在城市主导风向下风侧的远郊区,并与居住建筑之间有一定隔离地带。屠宰厂、皮毛加工厂的仓库以及禽畜宰前的圈舍,均须设在下风侧的市郊,并防止对水源的污染。

城市仓储区域的规划对于保障居民的健康具有深远的影响。仓储区的位置选择应避免与居住区、学校和医院等密集人口区域过于接近。合理规划仓储区的位置,可以有效减少噪声、空气污染和交通事故的风险,从而保护居民的健康。另外,仓储区域内的绿化和通风设计也至关重要。良好的绿化可以净化空气,提高空气质量,减少有害气体在仓储区内的积聚,确保工作人员和附近居民的健康。

(4)郊区:城市郊区包括市辖郊县、卫星城镇等,对提高城市环境质量有重要意义。郊区的绿地和卫生防护带对改善城市小气候和防风有良好的作用,村庄、水系或风景点则为城市提供旅游休息的场所。城市的给水水源、污水处理厂、垃圾处理厂和填埋场、火葬场、墓地、机场、铁路编组站、仓库等一般均设在郊区。占地面积大、污染严重的工业应设在远郊,加上配套的居住区和生活服务设施,形成相对独立的卫星城镇。

随着城市的扩张,许多居民选择在郊区居住以寻求更为宁静和绿色的生活环境。然而,郊区的基础设施建设,如公园、步行道和自行车道,对于鼓励居民进行身体锻炼和户外活动至关重要。此外,郊区的交通规划也是一个不容忽视的问题。便捷的公共交通可以减少居民对私家车的依赖,从而降低交通拥堵和空气污染。

四、城市废水和垃圾处理

(一)城市废水的健康危害

随着城市人口的增长和工业化进程的加速,废水和垃圾的产生量急剧增加,给城市管理和居民健康带来了巨大挑战,若未经处理或处理不当即排放到环境中,可能对公众产生以下健康风险:

1. 水质污染　未处理的废水会污染河流、湖泊和地下水,导致饮用水源受到污染。受污染的水源中可能含有病原体、重金属和有机污染物,引发如霍乱、伤寒、肝炎等介水传播疾病。

2. 食物链污染　废水中的有害物质可能通过灌溉进入土壤,进而污染农作物和水产品。这些污染物通过食物链传递,可能造成消费者慢性中毒或长期健康问题,如积累性重金属中毒(例如汞、铅和镉)。

3. 生态系统破坏　废水排放可破坏水生生态系统,减少生物多样性。这种生态失衡可能导致鱼类和其他水生生物的数量减少,影响人们的营养摄入和生计。

城市排水系统主要负责排出和处理各类污水、废水和雨水。应结合城镇总体规划和自然条件制定排水系统规划,并根据工业企业分布和人口规模规划污水处理厂,实现排水管网与污水处理厂同步发展。规划污水处理厂时,可建立污水深度处理和再生水回用系统,将符合标准的再生水用于绿化浇灌、消防、车辆和道路冲洗等市政用水,缓解供水紧张。污泥无害化处理是污水处理的重要部分,以稳定化为主要途径,填埋为主要处置方式,符合标准的稳定化污泥也可综合利用。

（二）城市垃圾的健康危害

城市垃圾包括居民生活垃圾、商业垃圾和市政维护垃圾,其处理目标是"无害化、减量化和资源化"。在城市规划中,应根据城市规模和垃圾产量建设垃圾处理设施。首先要减少垃圾产量,然后尽可能回收、综合利用和资源化,暂时不能利用的再进行处理。城市垃圾处理不当会对居民健康造成多方面威胁:

1. 病媒生物孳生　垃圾堆积场所常常成为害虫和病原体的孳生地,如老鼠、蟑螂和苍蝇。这些生物可以携带并传播多种疾病,如鼠疫、痢疾和食物中毒。

2. 化学物质渗漏　家庭垃圾和工业废料中可能含有各种有毒化学物质。如果这些物质渗漏到土壤和地下水,人们可能通过饮用受污染的水或食用受污染的食物而暴露于这些毒素,导致癌症风险增加,以及内分泌系统、免疫系统和生殖系统的损害。

3. 有毒气体排放　垃圾焚烧会产生并释放有毒气体,如二噁英、苯和多环芳烃（PAHs）。这些气体对呼吸系统有刺激性,长期暴露还可能引起心肺疾病,甚至增加癌症的风险。

4. 社会心理影响　大量未处理的垃圾不仅占用土地资源,还影响城市景观,造成不良的社会心理影响,如降低居民生活质量和增加精神压力。

为了减少垃圾对公众健康的危害,有效的管理和预防措施包括:推广垃圾分类,有效分离可回收物、有机垃圾和有害垃圾;建设完善的回收体系,鼓励市民参与回收活动;采用现代化的垃圾处理技术,如厌氧消化、废物能源化技术;建立卫生填埋场,采用科学填埋方法,减少渗滤液和沼气的产生;加强公众环保意识教育,宣传垃圾分类的重要性;制定并严格执行垃圾管理法律法规,对非法倾倒和不当处理行为进行处罚;建立垃圾处理和环境卫生监测体系,定期评估管理效果,及时调整策略。

五、城市规划与大气污染治理

在快速城市化的进程中,城市环境空气污染问题逐渐显现,并已成为阻碍城市经济和社会发展的重大问题。大型城市的建成区土地利用模式、人口分布和交通系统等关键要素不仅决定了污染物排放的特征,还改变了污染物的扩散条件和局部气候,从而直接或间接地影响城市环境空气质量。因此,在总体规划阶段必须高度重视环境保护问题,充分考虑城市规划对城市空气环境的影响。

（一）土地利用模式与空气污染治理

城市的土地利用模式直接影响着污染物的排放特征。商业区和工业区的高密度开发往往伴随着大量的能源消耗和污染物排放。住宅区的布局也会影响居民的生活方式,例如,密集型高层住宅可能会导致通风不良,增加局部空气污染物的浓度。因此,合理的土地利用规划对于控制空气污染至关重要。

（二）交通系统与空气污染治理

交通系统是城市空气污染的主要来源之一。道路网络的设计、公共交通的发展以及非机动车道的规划都会影响车辆的行驶状况和排放水平。例如,过度依赖私家车的城市往往会有更多的尾气排放,而发展高效的公共交通系统则可以显著减少单车排放量。此外,交通拥堵也会加剧空气污染,因此,优化交通流线和提高道路容量也是改善空气质量的重要措施。

（三）绿地布局与空气污染治理

城市绿地具有吸收污染物、降低气温、增加湿度等作用，对改善空气质量有积极作用。通过合理规划公园、绿带和其他绿色空间，可以有效地减少城市的"热岛效应"，同时吸收空气中的二氧化碳和其他有害气体。绿地还能提供生物多样性的保护区，增强城市的生态韧性。

（四）建筑设计与室内空气质量治理

除了室外空气质量，建筑设计还直接影响室内空气质量。建筑物的通风系统、隔热材料的选择以及室内装修材料都会影响室内空气中的有害物质浓度。例如，使用低挥发性有机化合物的材料可以减少室内空气污染。此外，合理的建筑布局和窗户设计可以改善自然通风，减少对机械通风的依赖。

（五）城市规划与局地气候治理

城市规划还会影响局地小气候，进而影响空气质量。例如，高楼大厦可能会造成风速变化，形成涡流，这可能会捕获污染物，导致某些区域的空气质量下降。同时，城市下垫面的不透水面积增加会减少雨水渗透，增加地表径流，影响城市的水循环和空气质量。

城市规划对大气空气质量有着深远的影响。因此，在城市规划的各阶段都需要综合考虑环境保护的要求，采取科学的方法和技术手段，以实现可持续发展的目标。

六、城市环境噪声与光污染治理

（一）城市环境噪声

环境噪声污染是指环境噪声超过国家规定的环境噪声限定标准并干扰他人正常生活、工作和学习的现象。

1. **城市环境噪声的来源及其健康危害** 城市环境噪声主要来源于交通、工业运作、建筑施工以及众多公共和娱乐场所。噪声对公众健康的危害主要包括：

（1）听力损害：长期暴露在高分贝的噪声环境中，最直接的健康影响是听力下降甚至永久性耳聋。噪声引起的听力损失通常是逐渐的，并且一旦受损，听觉细胞是不可再生的，因此预防和早期干预至关重要。

（2）心理健康影响：噪声污染可导致睡眠障碍，如入睡困难、睡眠中断或睡眠质量下降，长期睡眠不足会引起疲劳、注意力不集中和记忆力减退。此外，持续的噪声压力可以引发压力反应，导致焦虑、抑郁和总体心理健康水平降低。

（3）生理健康影响：噪声还可能引起一系列生理反应，如心率加快、血压升高，这些反应若长期存在，可能增加心血管疾病的风险。有研究表明，居住在噪声污染较重区域的居民患高血压的风险较高。

（4）社会行为影响：环境噪声可能会影响人们的社会交流和行为表现。在噪声环境中，人们倾向于减少社会交往并表现出更多的攻击性行为。儿童和青少年如果在学习环境中受到噪声干扰，可能会导致学习能力和学习成绩的下降。

（5）认知功能受损：对于正在成长中的儿童来说，长期暴露在噪声环境中可能会影响他们的认知发展，包括语言能力、记忆和阅读技能。成年人同样会经历认知能力的下降，尤其是在处理复杂任务和记忆方面。

（6）生活质量下降：持续的噪声干扰会影响人们的生活享受，减少日常活动的满意度，如休闲、社交和家庭生活，从而整体上降低生活质量。

2. 城市环境噪声的治理措施

（1）规划治理措施：城乡规划应考虑国家声环境质量标准要求，将声环境影响评价纳入各类专项规划中。合理安排功能区和建设布局，采取有利于声环境保护的经济、技术政策和措施，最大限度地减轻环境噪声污染。

（2）工程技术治理措施：在交通干道、高速公路、高架桥旁修筑声屏障，保护噪声敏感建筑物。利用地物地貌、绿化带等作为隔声屏障。新建城市轨道交通线路宜选择地下通行方式，避免形成声廊。

（3）管理治理措施：城市环保部门应会同有关部门加强对各领域噪声污染的监督管理，严格执行噪声排放标准。在噪声敏感区域和时段采取禁鸣、限行、限速等措施，合理控制道路交通参数。采用自动信号管理减少车辆鸣笛次数和持续时间，路政部门应维护道路平整度，降低交通噪声。

（二）城市光污染

过量的光辐射对人体健康和人类生存环境造成的不良影响称为光污染（light pollution）。光污染包括可见光、红外线和紫外线等造成的污染。

1. 光污染来源及其健康危害

（1）白亮污染：指白天阳光照射强烈时，城市建筑物表面的玻璃幕墙、釉面砖墙、磨光大理石和各种涂料等反射光线引起的光污染。白亮污染强烈的反射眩光可使人感到刺眼，引起眼睛酸痛、流泪，降低行人和司机的视觉功能，从而诱发交通事故。夏季，建筑物的玻璃幕墙将强烈的太阳光反射到居民楼内，使室内温度增高，有些半圆形的玻璃幕墙，反射光汇聚还容易引起火灾。

（2）人工白昼：城市中的夜景照明、霓虹灯、灯箱广告等的强光直刺天空，使夜间如同白日，称为人工白昼。这种光污染可影响地面天文台的空间观测；可干扰人体正常的生物节律，造成失眠；影响动物对方向的辨认并对其行为产生误导，从而影响它们觅食、繁殖、迁徙和信息交流等行为习性；破坏植物的生物钟节律，对植物的生长造成不同程度的影响。

（3）彩光污染：歌舞厅、夜总会安装的黑光灯、旋转灯、荧光灯以及闪烁的彩色光源构成了彩光污染。黑光灯所产生的紫外线强度高于太阳光中的紫外线，人如果长期接受这种照射，可诱发流鼻血、脱牙、白内障，甚至可导致白血病和皮肤癌等癌变。彩色光源让人眼花缭乱，对眼睛有害，还可干扰大脑中枢神经系统，出现头晕目眩、恶心呕吐、失眠、注意力不集中等症状。

（4）其他：室内装修采用的镜面、瓷砖和白粉墙，电脑、雪白的书本纸张等，这些物体表面对光的反射系数特别高，比草地、森林或毛面装饰物高10倍左右，超过了人体所能承受的生理适应范围，对人的角膜和虹膜造成损伤，抑制视网膜感光功能的发挥，引起视力疲劳和视力下降，还可使人出现头昏、失眠、食欲下降、情绪低落、乏力等症状。

2. 城市光污染的治理措施

（1）预防为主：在城市规划和建设时，应防止光污染的发生。建筑物外墙尽量不用玻璃、大理石、铝合金等材料，选择反射系数低的涂料。对已产生光污染的玻璃幕墙，可采取补救方法，如用新型亚光外墙建筑材料置换或增加隔光措施。

（2）夜景照明规划：设计城市夜景照明时，应注意防止光污染。合理选择光源、灯具和布置方案，少用大功率强光源，尽量使用光束发散角小的灯具，并加遮光罩或隔片；加强灯箱广告和霓虹灯的控制管理。

（3）绿色植物防治：绿色植物可将反射光转变为漫射光，减少光污染。重视城市绿地景观规划，扩大绿地面积，加强立体绿化。

（4）室内装修注意：室内装修要合理分布光源，注意色彩协调、避免眩光，光线照射方向和强弱适宜,避免直射眼睛,以消除眼睛疲劳,保护视力。

（5）监管机制:建立和健全光污染防控监管机制,加强对光污染的监管。相关部门应制定光污染环境影响评价指标体系,对新建和改扩建项目、市政工程及夜景照明工程进行光污染环境影响评价,不合格项目不予审批。

七、城市热暴露与热舒适度

城市热暴露与热舒适度是当前城市规划和公共卫生领域关注的重要议题。城市热暴露是指城市居民在高温环境中面临的热压力,不仅对人们的日常生活造成不适,而且可能对公共卫生和城市生态系统产生深远的影响。热舒适度是指大多数人对客观热环境从生理与心理方面都达到满意的状态。随着全球气候变暖和城市化进程的加快,城市热岛效应日益显著,对城市的热暴露和热舒适度产生了深远影响。

（一）城市热岛效应对城市热暴露的影响

城市热岛效应(urban heat island, UHI)是指城市中心的气温明显高于外围郊区的现象。城市热岛效应不仅影响城市的温度分布,还对城市的气候和环境产生重要影响。

1. 增加高温频率与持续时间　城市热岛效应使城市日间最高温度更高,延长高温天气持续时间。这对户外工作者和老年人构成直接健康威胁,易引发中暑和热射病。夜间降温缓慢,导致最低温度升高,减少凉爽时段,加剧居民热暴露。建筑物和道路白天吸收的热量晚上释放,使城市温度难以下降。

2. 降低相对湿度　城市中绿地和水体的减少,降低了水分的蒸发量,进而减少了空气中的相对湿度。低湿度环境加速了人体汗液的蒸发,虽然有利于散热,但长期处于干燥环境中可能会导致皮肤干燥、呼吸系统不适等问题。

3. 空气质量恶化　高温条件下,空气中的污染物(如臭氧和颗粒物)更易积聚,形成光化学烟雾,进一步恶化空气质量。恶化的空气质量增加了居民吸入有害物质的风险,尤其是对于老人、儿童和患有呼吸系统疾病的人群。长期暴露在污染的空气中会导致各种健康问题,包括哮喘、慢性支气管炎、心脏病等。

4. 能源消耗增加　为了应对高温,居民和商业建筑会增加空调使用频率和强度,导致能源消耗激增。能源消耗的增加不仅加重了电网负荷,还可能引发能源危机,同时增加了温室气体排放,形成恶性循环。

5. 生态系统受损　高温环境不利于某些物种的生存,可能导致城市生物多样性下降。许多植物和动物无法适应城市中的高温环境,这将破坏生态平衡并影响食物链的稳定性。生态系统失衡会影响城市的自然调节能力,使城市的可持续发展面临挑战。

（二）控制城市热岛效应、提高热舒适度的措施

1. 增加绿地和水体　城市绿化不仅能够吸收太阳辐射,降低地表温度,还能通过蒸腾作用释放水分,增加空气湿度。恢复和保护城市中的河流、湖泊等自然水体。水体具有很高的比热容,能够在白天吸收大量的热量而在夜间释放,有助于调节城市的温度。

2. 优化建筑布局与材料　使用浅色或高反射率的屋顶和墙面材料,以减少建筑物对太阳辐射的吸收,从而降低建筑物的表面温度,减少热量向室内传递。另外,优化建筑设计,增强自然通风,减少空调依赖,从而降低能源消耗和温室气体排放。

3. 交通管理与能源政策　发展高效的公共交通系统,减少私家车使用。公共交通工具如地

铁、公交车相比私家车具有更高的载客率,能够减少道路上的车辆数量,降低交通拥堵和尾气排放,从而减轻城市热岛效应。推广太阳能、风能等可再生能源的使用,减少化石燃料的燃烧。

4. 城市规划与管理 合理规划城市空间布局,避免过度密集建设。通过分散人口和产业,可以减少特定区域的热负荷,降低热岛效应的影响。建立城市热岛监测系统,定期评估热岛效应的变化趋势。提高公众对城市热岛效应的认识,鼓励居民参与绿化和节能活动。

5. 政策法规与激励措施 制定相关法律法规和标准,规范城市建设和管理行为。为采用绿色建筑技术和可再生能源的企业及个人提供财政补贴和税收优惠。建立碳交易市场机制,鼓励企业减排并投资于环保项目。

八、城市绿化与城市生态环境

城市绿化(urban afforestation and greening)是在城市中栽种植物和利用自然条件以改善城市生态、保护环境、为居民提供游憩场地和美化城市景观的活动。绿色植物是生态系统中的生产者,是生命之源。

（一）绿地系统

城市绿地(urban green belt, urban green space)是指以自然和人工植被为地表主要存在形态的城市用地。城市绿地系统(urban green space system)是城市中各种类型和规模的绿化用地组成的整体。城市绿地系统按主要功能分为五大类。

1. 公园绿地 是向公众开放,以游憩为主要功能,兼具生态、美化、防灾等作用的绿地。包括综合公园、社区公园、专类公园(动物园、植物园、游乐公园等)、带状公园、街旁绿地等。

2. 生产绿地 为城市绿化提供苗木、花草、种子的苗圃、花圃、草圃等生产园地。

3. 防护绿地 防护绿地指城市中具有卫生、隔离和安全防护功能的林带及绿化用地。包括卫生隔离带、道路防护绿地、防风林、城市组团隔离带等。

4. 附属绿地 城市建设用地中除公园绿地、生产绿地、防护绿地之外的各类用地中的附属绿化用地,包括居住绿地、公共设施绿地、道路绿地等。居住绿地是城市居住用地内社区公园以外的绿地,包括组团、宅旁绿地、配套公建绿地、小区道路绿地等。

5. 其他绿地 其他绿地对城市生态环境质量、居民休闲生活、城市景观和生物多样性保护有直接影响。其包括风景名胜区、水源保护区、郊野公园、森林公园、野生动植物园、湿地、垃圾填埋场恢复绿地等。绿地面积计算包括实际绿化覆盖面积(含水面)、屋顶绿化覆盖面积及零散树木覆盖面积。我国《城市用地分类与规划建设用地标准》(GB 50137—2011)规定人均绿地面积标准为≥10.0m²/人,其中人均公园绿地面积不应小于8.0m²/人。

（二）城市绿化与城市生态环境

城市绿化是城市规划中不可或缺的一部分,对于改善城市生态环境具有重要作用和意义。

1. 调节和改善小气候 植物吸收热量降低气温,树冠减弱太阳辐射,叶面蒸发水分调节湿度,树林减低风速。冬季挡风、夏季遮阴,分散并减弱城市热岛效应,降低能耗。

2. 净化空气,降低噪声 绿色植物吸收二氧化碳和有害气体,阻挡、过滤尘埃,反射和吸收噪声,阻隔放射性物质和辐射。

3. 保护生物多样性 城市绿地为野生动植物提供栖息地,维护生物多样性,促进生态平衡。绿地中的树木、灌木和草地构成了多层次的生态系统,为鸟类、昆虫和其他小型动物提供了丰富的食物来源和栖息地。例如,城市公园中的湿地和水体是许多水鸟和两栖动物的重要栖息地。

4. 美化城市景观 绿化带、公园和花园等不仅提升了城市的美观度,也为市民提供了休闲娱乐的空间。绿地景观的设计和布局可以提升城市的整体形象,吸引更多的游客和投资,促进经济发展。

5. 减少噪声污染 植被可以有效吸收和隔绝噪声,减少城市噪声对居民生活的影响,显著改善居民的生活环境。特别是在交通繁忙的城市道路两旁种植绿化带,可以有效减少车辆行驶产生的噪声。

6. 防止水土流失 植被的根系有助于固定土壤,减少雨水冲刷造成的水土流失。在城市开发过程中保留和恢复自然植被,可以有效防止水土流失,保护土地资源。

7. 提升居民生活质量 绿色环境有助于缓解压力,提高居民的身心健康水平。研究表明,居住在绿地附近的居民心理压力较小,幸福感较高。同时,绿地提供了休闲和锻炼的场所,鼓励居民进行户外活动,促进健康的生活方式。

九、城市安全及防灾减灾

城市公共安全(urban public safety)是指城市在生态环境、经济、社会、文化、人群健康、资源供给等方面保持的一种动态稳定与协调状态,以及对自然灾害和社会经济异常或突发事件干扰的一种抵御能力。城市公共安全需要政府和社会共同预防与控制重大事件、事故和灾害的发生,以减少社会和经济损失,维护居民健康。随着工业化水平的提高和城市规模的扩大,城市基础设施的承载能力面临挑战,自然灾害与人为灾害的关联性增强,导致潜在的危险增多。近年来,我国频繁发生重大公共安全事故,造成人员伤亡、财产损失、环境污染和生态破坏,影响城市的可持续发展和社会稳定。因此,制定城市发展规划时,必须同时制定城市公共安全与防灾规划,以保护人民生命财产安全,减少社会危害和经济损失。

城市公共安全事件主要分四类。①自然灾害:包括风灾、水灾、火灾、雪灾、地震、泥石流、海啸等;②事故灾难:包括各类生产安全事故,如交通运输事故、公共设施事故、环境污染、核事故等;③公共卫生事件:包括食物中毒、传染病流行事件等;④社会安全事件:包括恐怖袭击、信息安全、金融安全、经济安全、群体性事件等。

城市公共安全规划(urban public safety planning)是通过对城市风险进行分析研究,为最大化地降低突发事件对城市的不利影响,而对城市用地、设施以及人类活动进行的空间和时间上的安排。该规划的核心在于预防、预警、应对及灾后处理各类城市灾害和事故,以降低城市风险并保障人民生命财产安全。其涵盖的对象广泛,包括工业危险源、重要机构、公共场所、基础设施、自然灾害、交通事件、公共卫生危机、恐怖活动以及紧急救援力量和设备等。

城市防灾(urban disaster prevention)是为抵御和减轻各种自然灾害、人为灾害以及由此引起的次生灾害,对城市工程设施、居民生命财产可能造成的危害和损失所采取的各种预防措施。在编制城市规划时应纳入防灾思想与措施,规划防灾救灾环境,加强城市防灾能力,尤其是各类重要生命线工程(道路、通信、电力、供水、煤气等)自身的防灾救灾能力,使城市有一个良好的防灾支持环境,以实现防灾行为的可控性、物流运转顺达简捷及防灾减灾的技术保障。

城市公共安全规划与防灾减灾规划的关系:两者都是为了预防和应对城市灾害、保障城市安全而编制的规划,又有各自的侧重点。从内容上来看,公共安全规划比防灾减灾规划更为全面。传统的防灾减灾规划一般只注重单一灾害防治或由单灾种的规划整合而成,特别是自然灾害,如抗震减灾规划、防洪规划、地质灾害防治规划等,而对于事故灾难、公共卫生事件和社会安全突发事件研究较少。城市公共安全规划不仅研究各种灾害,还将风险评估、应急管理、灾害救援等诸多与城市安全相关的因素纳入进来,使得城市规划从传统的防灾减灾体系转向城市公共安全综合保障体系的建设。

（王百齐）

第三节　乡村规划卫生

我国是一个历史悠久的农业大国,乡村地域广阔,人口众多。乡村规划卫生是从环境卫生角度对未来一定时间和范围内的乡村用地规模、空间资源配置的总体部署和具体安排,对于提升乡村居住环境和居民生活质量至关重要。科学的卫生规划可以有效预防和控制传染病、减少环境污染,确保饮用水安全和卫生设施的完善。同时,良好的卫生规划能够保护乡村生态环境,促进自然资源的合理利用,实现健康和环境的双赢。此外,乡村环境和城市环境并非"城优乡劣"的二元格局,而是一个有机联系的整体。在城乡规划布局、产业发展、生态保护等方面相互融合和共同发展的当下,合理的乡村规划及卫生也会促进城市居民生活质量和整个社会的可持续发展。

一、乡村环境与美丽乡村建设

整治人居环境和开展美丽乡村建设是乡村规划卫生的重要内容。乡村人居环境包括住宅、基础设施和公共服务设施构成的建筑环境,以及人、建筑环境和自然环境叠加形成的人文环境。狭义上,它指村域内的人类生产生活环境;广义上,还包括乡村生态与旅游环境、文化风俗、社会经济发展、基础设施和公共服务水平等。乡村人居环境主要特征有:①乡村空间基本保存着原有自然地理形态和多样性的相互联系,土地和空间的非农业化会对生态循环链产生影响;②乡村生活与生产在土地与空间使用上混合,乡村生活生产都十分依赖自然环境,乡村居民点所在区域对乡村居民的资源供应能力和废物吸收能力是确定的;③乡村具有鲜明的自然文化特征和地域文化特征。

（一）我国乡村环境现状

当前我国已经进入城镇化工业化进程的中后半段,随着乡村振兴战略和美丽乡村建设工作的深入推进,农村的交通、水利、环保、信息、文化等基础设施建设水平,以及产业兴旺程度、整体面貌和治理能力等都得到大幅提升,绿色农产品、优质生态环境、乡村文化资源等正在成为特色优势。2018年、2021年和2022年,中共中央办公厅、国务院办公厅先后印发《农村人居环境整治三年行动方案》《农村人居环境整治提升五年行动方案（2021—2025年）》《乡村建设行动实施方案》等,实施以来农村人居环境和卫生状况得到明显改善。截至2023年,全国农村卫生厕所普及率超过73%,农村生活污水治理（管控）率达到40%以上,生活垃圾得到收运处理的行政村比例保持在90%以上。目前,全国95%以上的村庄开展了清洁行动,农村从普遍脏乱差转变为基本干净整洁有序,农村生活基础设施大幅改善;各地区立足实际,打造了数万个不同类型的美丽宜居村庄。

农民群众环境卫生观念及生活质量普遍提高,认识到人居环境整治不仅可以改善村庄环境,还有利于促进卫生健康。特别是各地通过村庄清洁行动、厕所改造和生活污水垃圾治理等,降低了疫病传播风险。乡村卫生体系建设方面,目前我国县、乡、村三级医疗卫生体系网络基本健全。截至2021年底,全国2 844个县（区、市）、2.96万个乡镇、49.0万个行政村共设县级医院1.7万个,乡镇卫生院3.5万个,村卫生室59.9万个。人民群众对农村人居环境和医疗卫生状况的期待,从"摆脱脏乱差"逐步提升为"追求乡村美"。

尽管我国乡村建设和环境卫生有了大幅改善,其环境总体质量水平仍有待提升。由于我国土地辽阔、城乡及区域发展水平不同、自然条件和生产建设条件差异等，很多乡村地区仍然存在村庄空间布局散乱、基本生活设施不完善、农村农业面源污染、村庄村民聚集地生活垃圾污染治理任务重、环境治理滞后等问题。目前乡村环境卫生存在的部分突出问题有：①生产生活相关垃圾与废水数量巨大、成分复杂，不规范处理破坏了乡村生态环境，导致地下水和地表天然水水体质量严重恶化并威胁健康；②乡村工厂废气、汽车尾气、餐饮服务业等因缺乏必要除尘脱硫处理，导致大气污染严重；③排水管道、沟渠缺乏维护，存在不同程度的淤积，出现水体发黑发臭、富营养化等现象；④建设过程中部分绿地被硬化路面所替代，以及其他不合理设计导致部分道路积水，易孳生蚊虫；⑤房屋建设过程中的防火消防规划不合理、消防基础设施建设滞后，导致火灾隐患多；⑥医疗卫生服务供给总量及服务水平相对不足，防灾减灾体系及相关公共设施建设滞后。

（二）美丽乡村建设

美丽乡村建设是美丽中国建设的重要组成部分，是全面建设社会主义现代化国家的重要目标，也是实现中华民族伟大复兴中国梦的重要内容。2023 年 12 月发布的《中共中央 国务院关于全面推进美丽中国建设的意见》明确了到 2035 年，美丽乡村基本建成。

美丽乡村建设主要目标是：①因地制宜推广浙江"千万工程"经验，统筹推动乡村生态振兴和农村人居环境整治；②加快农业投入品减量增效技术集成创新和推广应用，加强农业废弃物资源化利用和废旧农膜分类处置，聚焦农业面源污染、突出区域强化系统治理；③扎实推进农村厕所革命，有效治理农村生活污水、垃圾和黑臭水体；④建立农村生态环境监测评价制度；⑤科学推进乡村绿化美化，加强传统村落保护利用和乡村风貌引导。到 2027 年，美丽乡村整县建成比例达到 40%；到 2035 年，美丽乡村基本建成。

美丽乡村建设的主要任务大多涉及了乡村规划卫生：①在国土空间规划的指导下，编制完善县域城镇体系规划、乡镇总体规划、村庄建设规划，满足乡村建设发展要求；②加强乡村建设：加快配套建设村庄道路、桥梁、供水、排水、供电、通信、绿化、环卫、污水处理等基础设施；③保护生态环境：加强对农业、工业、生活等污染防治，保护森林、植被、河道等生态，搞好村庄环境综合整治；④搞好公共服务：完善乡村必要的公共教育、医疗卫生、文化体育、社会保障、公共安全、便民服务等设施，方便群众生产生活。

美丽乡村建设的主要内容包括：房屋建设（含住房、公共建筑、生产性建筑）、农村危房改造、基础设施建设（含道路、桥梁、供水、排水、供电、通信）、环境建设（含绿化、美化、环境卫生、污水处理）、防灾减灾（含防洪、防火、防风沙、防地震）等。美丽乡村建设发展前景广阔，须牢固树立和践行"绿水青山就是金山银山"的理念，推动乡村人居环境明显改善，以高品质生态环境支撑高质量发展，加快推进人与自然和谐共生的现代化。

二、乡村规划卫生的原则和内容

乡村是与城市相对应的区位概念，有其明显的自然、社会和经济特征。乡村规划卫生涵盖了美丽乡村建设、农村基础设施改善、垃圾与污水处理、水体保护、绿地与道路规划以及公共服务设施提升等多方面的内容，旨在通过环境卫生角度的总体部署和具体安排，打造宜居环境，维护乡村居民健康。因此，乡村规划卫生的原则和内容有其特色之处。

（一）乡村规划卫生的原则

乡村规划卫生应因地制宜，体现地方和乡村特色，做到全面规划、合理布局、节约用地，以确保乡村人居环境的安全、健康和可持续发展。根据《农村人居环境整治提升五年行动方案（2021—

2025年)》,人居环境整治提升的具体原则有:

1. **坚持因地制宜,突出分类施策** 同区域气候条件和地形地貌相匹配,同地方经济社会发展能力和水平相适应,同当地文化和风土人情相协调,实事求是、自下而上、分类确定治理标准和目标任务,坚持数量服从质量、进度服从实效,求好不求快,既尽力而为,又量力而行。

2. **坚持规划先行,突出统筹推进** 树立系统观念,先规划后建设,以县域为单位统筹推进农村人居环境整治提升各项重点任务,重点突破和综合整治、示范带动和整体推进相结合,合理安排建设时序,实现农村人居环境整治提升与公共基础设施改善、乡村产业发展、乡风文明进步等互促互进。

3. **坚持立足农村,突出乡土特色** 遵循乡村发展规律,体现乡村特点,注重乡土味道,保留乡村风貌,留住田园乡愁。坚持农业农村联动、生产生活生态融合,推进农村生活污水垃圾减量化、资源化、循环利用。

4. **坚持问需于民,突出农民主体** 充分体现乡村建设为农民而建,尊重村民意愿,激发内生动力,保障村民知情权、参与权、表达权、监督权。坚持地方为主,强化地方党委和政府责任,鼓励社会力量积极参与,构建政府、市场主体、村集体、村民等多方共建共管格局。

5. **坚持持续推进,突出健全机制** 注重与农村人居环境整治三年行动相衔接,持续发力、久久为功,积小胜为大成。建管用并重,着力构建系统化、规范化、长效化的政策制度和工作推进机制。

(二)乡村规划卫生的内容

乡村在进行新建、改建和扩建的建设规划时,需要参考乡村类型,对用地选择、功能分区布局、公用工程设施和环卫工程等提出相应卫生学要求。常用作乡村类型划分标准的因素包括:①自然因素,如地形地貌、自然气候、自然资源等。②人文因素,如人口规模、社会结构等。③经济因素,如区位、交通、产业结构、经济发展水平等。乡村的类型特征受多重因素影响,决定了乡村规划卫生要求具有多维特征。例如,我国《镇规划标准》(GB 50188—2007)按照常住人口的数量将镇区和村庄划分为特大、大、中、小型四级。有的地区进一步根据不同等级规划安排生产区、居住区、公共服务区等场所设施的卫生指标及布局,有助于保持清洁的环境卫生,可以有效隔离可能的疾病传播途径。

编制乡村规划具体内容时,应当考虑国家乡村振兴与发展战略,收集关于当地区域概况、自然资源条件及社会经济的资料。此外,乡村具有生产、生活、生态等多重功能,在收集资料时也应着重考虑如下内容:①从生产功能来看,乡村产业以传统农业为主,同时也存在现代农产品加工业、乡村旅游康养等新兴乡村产业,因此需要调查农业、工业、贸易、交通运输等经济发展计划及资料。②从生活功能来看,我国目前仍有近半数人口常年生活在乡村地区,需要收集当地居民对居民点分布和规划的要求,以合理规划村庄发展布局;收集涉及住宅、道路、供水、排水、供电、垃圾收集、畜禽养殖场所等农村生产、生活服务设施,公益事业等各项建设的用地布局及建设资料。③从生态功能来看,乡村产业具有影响生态环境的特点,需要收集资料,对耕地等自然资源保护、生态资源合理利用及和谐共生、防灾减灾等做出具体安排。

三、乡村生产生活环境与健康

(一)乡村用地

我国《村镇规划卫生规范》(GB 18055—2012)提出了村镇用地的基本卫生要求,如应避开地方病高发地区、自然疫源地和地质灾害易发区;应避开水源保护区;应避开被高压输电线路、铁路、重要公路穿越等。此外,我国多项法规及政策还对乡村工业用地、农业用地、公共建筑用地等提出了基本的卫生学要求。具体内容如下:

1.　**工业用地**　指各种工厂、农副产品加工和副业生产用地。工业用地的规划布置形式,应避免对居民生活区和农田造成污染,减少工业活动对居民健康的影响。生产过程无污染排放、用地面积小和生产的产品与乡村居民生活关系密切的工厂可以布置在村镇内。对环境影响较大、易燃易爆和生产原材料的工厂应设在远离乡村的独立地段,并位于当地主导风向的下风侧、河流的下游,与相邻用地间设置隔离带,其卫生防护距离应符合现行国家标准《村镇规划卫生规范》(GB 18055—2012)。

2.　**农业用地**　农业生产区包括耕地、园地、林地、牧草地、养捕水面、农田水利设施用地及农业生产性建筑用地等。规划时应合理设置与居住区的分隔距离,以避免对居住区、学校、医院等公共设施的干扰和环境污染,其卫生防护距离应符合现行国家标准《村镇规划卫生规范》(GB 18055—2012)。应合理使用化肥农药,妥善处理动物粪便和农业生产废弃物,避免造成的环境污染对居民健康产生危害。

3.　**居住用地**　居住区包括各户住宅基地、院落、公共建筑、绿地和各户间通道。根据《村镇规划卫生规范》(GB 18055—2012),住宅区用地的卫生要求包括:①应布置于大气污染源的常年最小风向频率的下风侧及水污染源的上游;②应与过境公路保持一定的距离,不应跨越公路布置住宅区;③地势较高并存在不小于0.5%的坡度、向阳且通风良好;④地下水位离室内地面距离不少于1.5m,地下水位较高时应采取防潮措施;⑤应选择土壤未受污染,放射性本底不高的地点,存在局部土壤污染时须采取换土去污的措施;⑥不得在旧坟场、死畜掩埋场、垃圾填埋场、工业有毒废渣堆置场等场地建设住宅。此外,住宅区应远离沼泽、不受洪水淹没和潮汐侵袭,有水质良好的水源等。

4.　**公共建筑用地**　公共建筑用地包括日常商业用地、学校和幼儿园教育用地、医疗卫生和福利院用地以及村级行政管理用地,应布置在位置适中、交通生活便利的地段,满足基本卫生及安全要求。例如,学校应位于居民点边缘比较安静的地段,远离河流、湖泊、池塘,并应有足够的运动场地。农村幼儿园和小学的建设应分别符合《中小学、幼儿园安全防范要求》(GB/T 29315—2022)和《农村普通中小学校建设标准》(建标109—2008)的要求,并符合国家的卫生标准和安全标准。

(二)乡村基础设施

乡村规划卫生应考虑道路交通安全、给水排水、粪便垃圾的无害化处理、必要的环卫工程等关系农村生存环境的基础设施。

1.　**道路交通**　在规划时应科学设计,保护居民的生命安全,减少交通相关大气和噪声污染对居民健康的影响。此外,应根据用地功能、交通流向和流量,结合自然条件和现状特点,确定内部道路系统,参照《道路交通标志和标线　第1部分:总则》(GB 5768.1—2009)和《道路交通标志和标线　第2部分:道路交通标志》(GB 5768.2—2022)的要求设置道路交通标志。货运道路不应穿越中心地段;大型公共建筑如文体娱乐、商业服务场所应设置人流、车辆集散场地。合理设置公共交通站点与公共停车场;乡村桥梁建设应设置安全设施和警示标志。

2.　**给供水安全**　生活饮用水应优先采用水质符合卫生标准、易于防护的地下水源,集中式供水并用管道到户,供水工程建设和管护须符合《村镇供水工程技术规范》(SL 310—2019)。地表水需经过净化处理和消毒。供水水量、水压需满足日常需求,水质符合《生活饮用水卫生标准》(GB 5749—2022)。靠近城市或集镇的聚居点优先选择配水管网延伸,远离城市则优先选择联村、联片或单村供水;无条件集中式供水时可选手动泵、引泉池或雨水收集等分散方式。

3.　**排水管网**　应建立和完善适宜的排水设施,工厂和农副业生产场所的污水要进行处理,符合国家有关标准后才能排放;乡镇卫生院的污水必须进行处理和消毒。

4.　**燃气及供电安全**　农村电网在建设与改造过程中,必须遵循《农村电力网规划设计导则》(DL/T 5118—2010)和《标准电压》(GB/T 156—2017)的要求,确保电线杆整齐、安全、美观,并杜绝乱拉乱接电线、电缆的现象。城乡液化石油气储配站选址必须符合《城镇燃气规划规范》(GB/T 51098—2015)和《城镇燃气设计规范(2020年版)》(GB 50028—2006)的要求,不应对乡村规划建设造成影响。

（三）环卫工程

1. 生活垃圾处理 生活垃圾处理应符合《农村生活垃圾处理导则》(GB/T 37066—2018)的规定,其中农户房前屋后、村内公共空间、村庄周边无明显散落垃圾和非正规垃圾堆放点。鼓励分类投放、收集、运输和处理,推进生活垃圾源头减量化和资源化利用。

2. 生活污水处理 因地制宜采用分散式、相对集中式、纳入城镇管网式等处理模式。生活污水应经处理达到国家和地方排放标准后方可排放,无乱排乱放、乱泼乱倒问题。鼓励生活污水依相应标准达标处理后再利用。

3. 农村厕所 要结合当地条件,建造便于清除粪便、防蝇、防臭、防渗漏的厕所。其中,公厕数量可根据需要按服务人口或服务半径设置,建设和管护应符合《农村公共厕所建设与管理规范》(GB/T 38353—2019)的要求,三格式户厕建设与运行维护应分别符合《农村三格式户厕建设技术规范》(GB/T 38836—2020)和《农村三格式户厕运行维护规范》(GB/T 38837—2020)的要求,集中下水道收集户厕建设应符合《农村集中下水道收集户厕建设技术规范》(GB/T 38838—2020)的要求。根据当地的用肥习惯,采用沼气池、高温堆肥等多种形式对粪便进行无害化处理,推进资源化利用,无害化处理的卫生要求应符合《粪便无害化卫生要求》(GB 7959—2012)的规定。

4. 室内空气质量 由于固体燃料(包括散煤、秸秆和薪柴等)使用等原因,乡村日常生活中的室内空气质量可能要低于室外。可以从改善室内通风、升级家庭能源结构等角度,使室内空气质量符合《室内空气质量标准》(GB/T 18883—2022)的要求。

（四）公共环境空间

1. 水系 开展坑塘水系治理,村域内河流、池塘等水体应清洁,水面无垃圾、无异味、无障碍物。村庄水系的管理与维护应符合《农村(村庄)河道管理与维护规范》(GB/T 38549—2020)的要求。

2. 绿化 村庄绿化包括公共绿地、生产绿地、防护绿地、各类用地中的附属绿地等纳入村庄建设用地的绿地。应根据地形地貌、现状绿地的特点和生态环境建设的要求,结合用地布局,统一安排上述绿色空间,形成绿地系统。

3. 公共空间 无违建危建、无残垣断壁、无污水溢流、无散落垃圾、无乱贴乱画等现象。房前屋后整洁,建材、农具等生产生活物料有序存放。村庄公共通道两侧应划定一定范围的公用空间红线,无违章占道和占用红线行为。建筑立面、宣传栏、广告牌等整洁有序、色彩协调。

4. 庭院环境 庭院设计布局合理、环境卫生清洁,开展庭院绿化和美化。

四、乡村生态环境建设与健康

（一）整体风貌

充分运用地形地貌、山川河湖等自然条件,以及历史形成的物质基础和人文特征,结合现有建设条件和居民审美需求,创造美丽、自然、和谐、具有地方特色和时代特征的乡村环境,体现其协调性和整体性。结合自然环境和传统风格,创造富有变化的空间布局,突出地方特色。同时,鼓励居民对传统风貌建筑进行保护性开发,以更好地符合人与自然和谐相处的理念,并实现传统风貌建筑价值的提升。

（二）自然风光

实施山水林田湖草沙一体化保护和系统治理。加快乡村自然风光建设，实施污染物治理行动，持续深入推进污染防治攻坚。统筹水资源、水环境、水生态治理，推进大江大河、重要湖泊和重点海域的保护与综合治理。开展土壤污染源头防控行动。保护生态环境，加强对农业、工业、生活等污染防治，保护森林、植被、河道等生态，搞好乡村自然环境的综合整治。

（三）田园景观

利用农村广阔的田野，以绿色村庄为基础，融入低碳环保和循环可持续的发展理念，整合破碎的农业地。景观设计采取疏密组合、高低错落的造景方式，注意植物群落的层次结构、季相景观变化及经济实用价值。此外，在保证农业种植区域主体的情况下，考虑种植具有良好观赏性的花卉与树木，并在其中增加相应的景观步道，以增强游客的体验感。利用和发挥地域特色，与生态系统相协调，坚持可持续发展，打造经济、实用、美观的田园景观。

（四）气候适应性

根据局部气候条件、地形地貌、当地景观和自然资源特征，通过集约布局用地、优化空间格局、设置气候缓冲区等手段，满足乡村区域内部对通风、防风、降温、保暖等需求，从而达到对聚落内部的太阳辐射程度、风环境、温度、湿度等小气候环境的调控，强化乡村功能区的整体气候舒适水平。

五、乡村卫生服务及防灾减灾体系

（一）医疗卫生服务体系

基层卫生服务机构是乡村医疗卫生体系的重要支撑，主要由乡镇卫生院和村卫生室组成，主要职责是提供预防、保健、健康教育、计划生育等基本公共卫生服务和常见病、多发病的诊疗服务以及部分疾病的康复、护理服务，向医院转诊超出自身服务能力的常见病、多发病及危急和疑难重症患者。乡村医疗卫生体系的规划须考虑以下几方面：

1. **优化乡村医疗卫生机构布局**　应根据乡村地区发展变化和人口迁移趋势的实际情况，合理配置乡村两级医疗卫生资源，提升单体规模和服务辐射能力。中心乡镇卫生院应发挥一定的辐射和带动作用，村卫生室须具备基本的卫生健康服务能力。

2. **强化和拓展县域医疗卫生体系服务功能**　健全以县级医院为龙头、乡镇卫生院为枢纽、村卫生室为基础的乡村医疗卫生服务体系，推进县域内医疗卫生服务全面整合。

3. **加强乡村公共卫生体系疾病预防控制能力建设**　严格执行传染病疫情报告责任，推进县域传染病防控救治体系和应急处置能力建设；加强慢性病、地方病综合防控，大力推进精神卫生、职业病和重大传染病防治；树立大卫生大健康理念，广泛开展健康教育活动，倡导科学、文明、健康的生活方式。

4. **加快推进县域内医疗卫生服务信息化**　完善区域全民健康信息标准化体系，包括完善区域全民健康信息基础设施标准化建设、数据库标准化建设、新兴信息技术应用标准化和网络安全标准化建设。

（二）防灾减灾体系

我国乡村防灾基础薄弱，配套设施建设滞后，缺乏可靠的技术支持，一旦发生灾害，会给乡村人民生命和财产带来巨大损失。因此，加强农村防灾减灾救灾能力、公共消防设施和防灾减灾工程建设，全面提高抵御各类灾害的综合防范能力。

1. **消防安全**　坚持预防为主、防消结合原则，建立健全乡镇专职消防队和乡镇志愿消防队，遵循《农村防火规范》(GB 50039—2010)的要求,规范农村消防规划,落实消防宣传教育和消防装备建设,确保消防设施、用水、通信、通道、火灾隐患整改等环节紧密相扣。

2. **防洪防灾** 以政府统筹引导及综合协调为基础,乡村自救为核心,根据当地易发频发自然灾害如洪水、地震和风沙等,结合"十四五"国家综合防灾减灾规划和国家标准如《防洪标准》(GB 50201—2014),部署乡村防灾减灾规划,组织开展防灾减灾宣传教育和应急演练,制订自然灾害救助应急预案,提高防灾减灾能力。

3. **公共服务设施** 根据不同自然灾害类型建立相应的防灾设施和避难场所,并按有关要求管理。位于蓄、滞洪区内的村庄,应根据防洪规划修建围村埝、安全台庄、避水台等避洪设施。村庄位于地震基本烈度在6度及以上的地区应加大抗震设施建设,如设立避难所、避难通道,加固建筑物。风灾严重地区应修建抵御堤坝,建设排水体系,建立预报信息网。健全治安管理制度,有条件的村庄可在人口集中居住区和重要地段安装社会治安动态视频监控系统。

(赵 琦)

第四节 城乡规划的环境卫生管理

城乡环境卫生设施的建设与城乡总体建设保持协调和平衡,是城乡发展规划与建设的基本要求。通过城乡环境卫生设施的科学规划和管理,建立全方位的城乡环境卫生管理体系,以推动城镇化进程中人口、经济、资源与环境的协调发展。合理的规划可以优化资源配置,提高公共服务设施的均等化水平,使城乡居民能够享受到同质的生活条件和生活环境,从而促进健康公平。同时,城乡卫生规划的科学实施还能有效减少资源浪费和环境污染,全面推动城乡一体化发展和乡村振兴战略的实施,实现经济社会可持续发展的目标。

一、城乡卫生规划的法律法规

(一)城乡卫生规划相关法律法规的分类

城乡规划作为社会系统的组成部分,是一项全局性、综合性、战略性很强的工作,必须遵守所涉及的有关法律法规,才能全面保证城乡规划行为和程序的合法性。与城乡规划相关的法律法规是城乡规划行为的依据和城乡规划实施的保障。城乡规划法律法规体系是按照国家立法程序所制定的关于城乡规划编制、审批、实施管理、监督检查、行业管理等的法律、行政法规、地方性法规、部门规章、地方政府规章等的总称。

与城乡规划相关的法律法规主要分为三类:第一类是城乡规划领域的核心法律,即《中华人民共和国城乡规划法》(简称《城乡规划法》);第二类是与城乡规划内容的组成要素直接相关的法律法规,如关于卫生健康、土地、房地产、环境保护、文物保护、风景名胜区以及市政工程、道路交通、园林绿化、防灾等相关的法律法规;第三类是与城乡规划实施相关的,如计划管理、土地管理、工程管理等的法律法规。凡是与城乡规划行为所涉及内容相关的法律法规,都可以归入此类法律法规之中。其中,《基本医疗卫生与健康促进法》《土地管理法》《环境保护法》《环境噪声污染防治法》与《城乡规划法》有着密切的关系。除上述三类外,一些中央和政府出台的政策文件、战略规划和部门规章等也与城乡规划密切相关,例如《乡村全面振兴规划(2024—2027年)》《国家新型城镇化规划(2021—2035年)》《"十四五"城镇化与城市发展科技创新专项规划》《"十四五"住房和城乡建设科技发展规划》等。

（二）中华人民共和国城乡规划法

自 2008 年 1 月 1 日起施行的《城乡规划法》是我国城乡规划法律法规体系中的基本法，对各级城乡规划法规与规章的制定具有不容违背的规范性和约束力。《城乡规划法》的根本目的在于依靠法律的手段，加强城乡规划管理，协调城乡空间布局，改善人居环境，促进城乡经济社会全面协调可持续发展。《城乡规划法》强调城乡统筹，在国家立法的层面上，明确将乡村规划纳入规划体系。作为国家法律，《城乡规划法》规定了我国城乡规划、建设和发展必须遵循的基本方针、原则和程序。为了确保全面准确地贯彻实施《城乡规划法》，要求国家和地方分别制定有关实施《城乡规划法》配套的行政法规、部门规章和地方性法规、规章以及技术规范、标准等，使《城乡规划法》所规定的基本原则和程序具体化。

（三）城乡卫生规划相关的技术规范

城乡卫生规划不仅是一项政策性、社会性的行为，还是一项运用性和实践性很强的行为，其本身包含极强的技术内容，必须有协调统一的技术规范从具体技术手段上来保证城乡卫生规划的合理性和可操作性。城乡卫生规划技术规范在技术上可直接操作，它用来协调处理与城乡中各类相关的建设技术标准（如交通、市政设施、文教体卫、环保和消防等）的相互关系，对城乡卫生规划的基本内容在技术上确定最基本的限度或合理范围，以保证城乡规划编制和实施的质量。现行城乡卫生规划相关的国家标准规范主要有：《城市居住区规划设计标准》（GB 50180—2018）、《城市排水工程规划规范》（GB 50318—2017）、《城市给水工程规划规范》（GB 50282—2016）、《村镇规划卫生规范》（GB 18055—2012）、《农村住宅卫生规范》（GB 9981—2012）、《城市用地分类与规划建设用地标准》（GB 50137—2011）、《城市道路交通设施设计规范》（GB 50688—2011）、《镇规划标准》（GB 50188—2007）、《村庄整治技术标准》（GB/T 50445—2019）、《城市综合交通体系规划标准》（GB/T 51328—2018）和《城市绿地分类标准》（GJJ/T 85—2017）等。

二、城乡卫生规划的实施与保障

城乡卫生规划的实施涉及多方面的组织和资源保障措施，这是保证规划有效性和可持续性的关键。首先，依法合规是城乡卫生规划实施的基础。严格遵守国家和地方制定的城乡卫生规划相关的法律法规和规章制度，保证规划行为和程序的合法性与规范性，是实施过程中不可或缺的一部分。其次，在城乡卫生规划实施过程中，必须确保设定的卫生目标和措施能够得到有效落实，包括卫生设施建设、环境治理等具体行动。再者，必须优化资源的配置和管理，这涵盖了资金、技术和人力资源等优质生产要素的合理配置，以支持规划方案的顺利推进和长效管理。建立完善的监测与评估机制也是保障规划实施的重要一环。通过定期监测和评估规划的实施效果，能够及时发现问题、调整策略，确保规划目标的顺利实现。最后，加强社会参与和有效沟通，能够促进公众对城乡卫生规划的理解和支持，推动规划实施的顺利进行。

（一）城乡卫生规划的组织实施

城乡卫生规划是由政府主导，各相关部门共同参与，涉及政府、市场、社会等多方利益的活动。其中，与城乡卫生规划实施相关的政府部门包括发展计划主管部门、城乡规划主管部门、土地主管部门、住房城乡建设主管部门、卫生健康主管部门、生态环境部门等。

城乡卫生规划的实施是政府的基本职责，各级政府如何通过引导和监管的方式保证各项建设能够符合城乡卫生规划的原则和要求，是城乡卫生规划能否有效实施的关键所在。在城乡卫生规划的实施过程中，国家行政部门负责城乡规划工作的指导、协调、规划以及解决城乡卫生规划发展中的重大问题；省级政府主要负责围绕国家提出的总目标，确定本地区城市发展的目标和任务；而市、区级政府则负责制订具体目标和工作方案，落实具体的实施步骤和各项保障措施。具体而言，各级政府及其相关部门的主要职责包括以下几方面：

1. 依据城乡的社会经济发展水平及公众健康需求，确定近期和年度的发展重点和地区，进行分类指导和监管，从而保证有计划、分步骤地实施城乡卫生规划。

2. 根据法律法规的规定，编制近期建设规划，保证城市总体规划的实施与具体卫生项目建设活动的开展紧密结合。

3. 通过下层次规划的编制落实和深化上层次规划的内容和要求，从而使下层次规划成为上层次规划实施的工具和途径。以规划推进城市的建设，发挥规划引导城市建设的作用。

4. 根据城乡卫生规划的要求，通过公共卫生设施和基础卫生设施的安排与建设，推动和带动地区建设的开展。

5. 针对城市建设状况，依据经法定程序批准的城乡卫生规划、针对重点领域和重点地区制定相应的政策，保证城乡卫生规划的有效实施。

（二）城乡卫生规划的协调合作机制

建立政府、市场、社会多方合作的协同工作机制，是城乡卫生规划实施的重要举措。在城乡卫生规划的实施中，政府作为实施主体，应当定期向同级人大常委会报告城乡卫生规划实施情况，还须定期向社会公开规划的编制、实施以及对违规建设的处理结果。城乡卫生规划具体项目的落实并不完全由政府及其部门来承担，相当数量的建设项目是由市场和社会各相关主体来负责的。市场通过供求关系和竞争机制的作用，能充分合理地利用城乡土地资源，取得最佳的经济效益。而社会和公众的参与可以充分平衡各方的利益，发挥社会监督的作用，确保城乡卫生规划方案的优化和实施，促进健康公平。因此，在城乡卫生规划的编制和实施中，应积极促进市场和公众参与的正向作用，促进利益相关方互动协商、达成共识，从而有利于规划的推进和实施。

（三）城乡卫生规划的保障

1. 法律保障　经依法批准的城乡卫生规划，是城乡建设和规划管理的依据与保障。主要包括城镇规划实施管理的"一书两证"，即《建设项目选址意见书》《建设用地规划许可证》《建设工程规划许可证》以及乡村规划实施管理的《乡村建设规划许可证》。法律规定，在城乡卫生规划的实施过程中，任何单位和个人都应当遵守经依法批准并公布的城乡卫生规划，服从规划管理，并有权就涉及其利害关系的建设活动是否符合规划的要求向城乡规划主管部门查询。此外，任何在规划区内进行的建设活动，都需要依法进行管理，建设活动包括：建筑物、构筑物、道路、管线和乡镇企业、乡村公共设施、公益事业及农村村民住宅建设等工程。

2. 制度保障　规划实施的评估制度和监督管理制度是城乡卫生规划科学可持续实施的保障。城乡卫生规划的时间跨度较长，多长达 20 年左右，所以定期对经依法批准的城乡卫生规划的实施情况进行总结和评估十分必要。规划实施的评估主要包括系统地回顾城乡卫生规划的编制背景和技术内容，研究城乡发展的阶段特征，把握好城乡发展的自身规律，全面总结现行城乡总体规划和卫生规划各项内容的执行情况，包括城乡发展方向和空间布局、人口与建设用地规模、综合交通、绿地、生态环境保护、自然与历史文化遗产保护、重要基础设施和公共卫生服务设施等规划目标的落实情况以及强制性内容的执行情况等。

除定期评估外，对规划实施的监督管理也至关重要。在城乡卫生规划实施过程中，一般须从以下几个主要方面进行监督管理：①城镇建设是否严格控制在规划确定的建设用地范围之内；②是否有计划地实施城乡卫生规划；③是否在严格保护自然资源、历史环境的前提下，开展城镇建设活动；④地下空间的开发和利用是否合适；⑤是否编制近期建设规划。

3. **人财物的保障**　人员、技术和财政的支持是保障城乡卫生规划顺利实施的基础。《城乡规划法》中明确规定了实施和从事城乡规划编制工作应当具备以下条件：①有法人资格；②有规定数量的经相关行业协会注册的规划师；③有规定数量的相关专业技术人员；④有相应的技术装备；⑤有健全的技术、质量、财务管理制度。

三、城乡卫生规划的方法与技术

城乡卫生规划的开展与实施依赖于科学的分析方法和先进的技术支持。城乡规划方法与技术是指规划编制过程中的调查、分析、研究以及表达方法与技术。历经多年积累，城乡卫生规划领域针对不同的研究方向已经形成了一些为业内所公认的有效研究方法。常用的城乡规划方法包括空间注记法、情景分析法、叠图分析法等；此外，地理信息系统（geographic information system, GIS）、遥感技术、计算机辅助设计（computer aided design, CAD）与图形、图像处理技术等现代信息化技术在城乡卫生规划中也发挥着重要作用。

（一）城乡卫生规划的经典方法

1. **空间注记法**　空间注记法是对城镇（乡村）空间中的各种感受进行记录的一种方法，融合了基地分析、序列景观、行为建筑学等环境分析技术的优点，适用于对"空间"环境中所有有关人的行为、空间、景观、建筑的数量和质量、客观实用性以及艺术感受进行综合性的评价，目前常用于城乡规划中对城市空间形态的研究。所谓空间注记，指的是在体验城市（乡村）空间时，把各种感受（包括人的活动、建筑细部等）使用记录手段付诸图画、照片和文字。

作为一种感性分析手段，空间注记法关注空间要素集合所产生的总体效果，将设计者自身对空间场所的直接感受转换为可视化或可读化的认知成果。除客观分析外，内化了规划设计者自身的思考、分析及判断，在城乡卫生规划中具有较高的参考价值。

2. **情景分析法**　情景分析是城乡卫生规划中普遍使用的一种方法，主要用于规划方案的不确定性分析、预测不同情景下的环境影响程度和环境目标的可达性，以及为推荐环境可行的规划方案提供依据。情景分析法主要指的是，通过对规划方案在不同时间和资源条件下的相关因素进行分析，设计出多种可能的情景，并评价每一情景下可能产生的对资源、环境、生态的影响。

情景分析法的应用主要包括两部分的内容，首先是不确定性因子的识别，城乡卫生规划是在大空间尺度下统筹安排长期的人类活动，存在着高度的不确定性，外界因素如政策、社会经济条件以及该区域所隶属大系统中的自然环境等，都会对规划方案产生影响，须对其加以识别。识别不确定性因子后，在把握历史和现状的基础上，利用类比分析等方法预测因子的发展路径，构建相关情景，最后对资源、环境等问题展开定量测量并做出预测与评价。

3. **叠图分析法**　叠图分析法是城乡规划领域的一种重要基础方法，叠图分析法指的是将自然环境条件（如水系等）、生态条件（如重点生态功能区等）、社会经济背景（如人口分布、产业布局）等一系列能够反映区域特征的专题图件叠放在一起，并将规划实施的范围、产生的环境影响预测结果等在图件上表示出来，进行多重信息整合分析的一种方法。在城乡规划中，叠图分析法通常适宜3种类型的研究分析，分别是土地适应性分析、公共服务设施服务程度分析以及针对既定空间范围的复合要素分析。近年来，叠图分析法与地理信息系统（GIS）和遥感卫星定位系统等新兴技术的融合，使得叠图分析法在城乡卫生规划中的使用范围更加广泛，GIS的显示、查询、空间分析等功能可以辅助叠图分析法对规划方案进行分析,更直观、形象、简明地分析规划实施的单个影响和复合影响的空间分布。

4. 其他　除上述 3 种应用范围较广的方法外,动线分析法、系统动力学法、空间句法、矩阵法、层次分析法、生态足迹分析以及传统的资料收集方法如文献法、调查法、实地研究法等也是城乡卫生规划中常用的方法。这些方法是城乡规划领域进行研究发现的重要工具,合理运用这些方法,可以帮助我们适应城乡卫生规划中复杂多变的现实状况,提高规划的效率。

(二)城乡卫生规划的数智化

随着数字化进程的发展,信息技术已逐渐成为城乡卫生规划中不可或缺的一环。数智化是一个综合了数字化和智能化的概念,它强调在数字化的基础上进一步利用人工智能、机器学习、大数据分析等新技术,实现从数据到洞察、从洞察到行动的智能化转变。数智化在城乡卫生规划中的核心价值在于通过对已数字化的信息进行深度挖掘和智能分析,提供决策支持,从而赋能城乡卫生规划的创新和优化,驱动整体效能升级。在新一代信息技术应用日益广泛的今天,信息技术应用水平的高低已经成为评估规划水平的重要依据。综合运用新一代信息技术,已经成为城乡卫生规划和监测等各项工作中必不可少的内容,城乡卫生规划的相关信息技术包括地理信息系统(GIS)、遥感技术、计算机辅助设计(CAD)与图形、图像处理技术等。

1. 基于 GIS 的空间数据分析　GIS 是一种以计算机为基础、处理地理空间信息的综合技术,它的应用为城乡卫生规划提供了强大的空间数据分析能力。GIS 由信息获取与数据输入、数据储存与管理、数据查询与分析、成果表达与输出等四部分组成。通过 GIS,可以可视化城乡空间数据,整合地形、交通、人口、经济等信息,进行空间分布、密度分布和地理关联分析,从而在卫生规划、管理和决策中发挥重要作用。例如,在选择公共卫生设施的布局时,GIS 可以帮助分析服务的半径范围、交通的时间和成本以及人口的分布情况等信息,确保资源的优质配置。

2. 遥感技术　遥感(remote sensing)通常是指通过某种传感器装置,在不与研究对象直接接触的情况下,获得其特征信息,并对这些信息进行提取、加工、表达和应用的一门科学技术。遥感信息在城乡卫生规划中的典型用途包括地形测绘、城市用地现状的调查与更新、绿化和植被的调查、大气污染、水体污染的分布情况或扩散状况分析、交通流量的估计、人口的大致分布估计等。遥感技术的应用,可以帮助城乡卫生规划工作更好地实现这些资料的整合和应用,大大提高了城乡卫生规划的效率和精确度。

3. CAD 与图形、图像处理技术　CAD 是指利用电子计算机系统具备的图形功能来帮助设计人员进行设计的一种技术。CAD 系统的功能主要包括:交互式图形输入与生成、CAD 数据储存与管理、图形计算与分析、可视化表现与景观仿真。CAD 目前已广泛应用于城乡卫生规划的日常业务,在利用 CAD 进行规划的过程中,常常需要和计算机图形、图像处理、数据库、人机交互等技术相互结合使用。

四、城乡卫生规划的监督与评价

城乡卫生规划是一项全面、综合、难度大、跨越时间长的活动,为保障城乡卫生规划的科学性和可持续性实施,须建立科学的监督管理和评价机制,以及时发现和总结规划中存在的问题,针对存在问题提出改进意见,提升规划的整体效能。

(一)城乡卫生规划的监督管理

为了向居民提供优良的人居环境,卫生部门应对城乡建设实行预防性卫生服务和监督,协同有关部门在城乡规划中贯彻环境卫生学的要求,为提供人类生存所需的最佳环境起到根本的作用。在对城乡规划进行卫生监督时,卫生部门应会同有关部门,通过现场勘查和调查研究,收集当地自然条件和社会经济的资料,了解城市形成历史和乡村聚居区的演化过程以及今后发展目标、人口变迁和分布、现有功能分区和各项基础设施、绿地系统和公共卫生服务设施的资料。卫生部门应重点掌握当地的环境质量、存在问题及其对居民健康的潜在影响,以及居民的健康状况和传染病、慢性病、地方病等疾病患病情况。城乡卫生规划涉及面广、综合性强,卫生技术人员应该熟悉国家有关政策法规、卫生标准和卫生要求,具备将环境卫生学主要理论知识和技能应用于卫生规划的实践能力。

城乡规划的预防性卫生监督主要是对规划部门编制的规划文件和图纸进行卫生审查。卫生部门应对城乡总体规划、详细规划和各专项规划从选址、设计到实施进行审查,并提出意见和建议。卫生部门应参与到城乡规划工作中,与有关部门一起研究、讨论和制订规划方案,提出城乡规划的有关卫生标准和卫生要求,并落实到规划方案中。

城乡规划的预防性卫生监督的主要内容如下:

1. 规划用地的选址是否符合卫生要求;规划的工业区和居住区用地以及今后发展的储备用地能否满足经济、社会的发展和预期人口规模的需要。

2. 城市功能分区和各区的相互配置是否考虑当地自然条件和卫生要求;是否充分利用有利自然因素和防止不良自然因素的作用;工业区与居住区之间是否设置卫生防护距离和绿化地带。

3. 居住区的规模是否合适;建筑密度、人口密度、绿地面积等是否能保证环境质量;居住区的建筑群布置、绿化、公共服务设施是否合理。

4. 饮用水源的选择及其卫生防护,给排水系统的发展规划;生活污水、工业废水、工业废渣、垃圾、粪便的收集、运输和处理设施的规划是否合理。

5. 绿地系统规划是否合理。

6. 道路交通规划能否满足需求并避免交通噪声对居住区的影响。

7. 城乡防灾减灾规划是否合理。

卫生部门在城乡建设过程中还应进行经常性卫生学调查,分析研究城乡规划和建设中存在的卫生问题及其对环境质量和人群健康的影响,积累资料,提出改进意见,供有关部门修订或调整城乡规划时参考。

（二）城乡卫生规划的评价

城乡卫生规划的评价是城乡卫生规划工作中的重要环节,通过对城乡卫生规划实施前后进行客观、全面的评估和分析,可以识别制约城乡卫生规划进一步发展的资源和环境条件,分析、预测规划实施可能对区域生态系统、环境和人群健康等产生的影响,还可论证规划方案的合理性,形成规划方案优化调整的建议,为进一步的规划和决策提供科学依据,提高城乡卫生规划的质量和效果。城乡卫生规划的评价主要包括环境影响评价和健康影响评价两方面。

1. 环境影响评价　为了兼顾产业、人口和环境的平衡,统筹城乡发展与区域环境资源之间的关系,城乡卫生规划的评价需要从环境影响评价入手,以识别制约规划实施的主要资源和环境要素,分析、预测和评价规划实施可能对区域生态系统产生的整体影响,论证规划方案的环境合理性和可持续发展的影响,为规划和环境管理提供决策依据。

环境影响评价的主要内容包括资料收集及现场勘查,区域环境质量现状调查及趋势分析,规划实施环境影响识别、分析与预测评价,环境资源承载力分析,环境监测与跟踪评价计划及其他环管理要求等。常用的评价方法包括情景分析、负荷分析（单位国内生产总值物耗、能耗和污染物排放量等）、弹性系数法、类比分析、对比分析、投入产出分析、叠图分析和生态学分析等方法。

2. 健康影响评价　城乡卫生规划能够通过塑造城市建成环境对人群健康产生潜在影响，因此，对城乡卫生规划决策和项目展开健康影响评估是城乡卫生规划促进公众健康的重要途径。

城乡卫生规划健康影响的评价方法可分为定量和定性两个层面。由于定量健康影响评估的输出结果是相对统一的疾病发病率、死亡率和伤残调整寿命年等指标，可横向对比城乡卫生规划方案和项目的健康效益，并计算公共卫生支出，因此应用需求和前景更为广泛。定量健康影响评估方法体系通常基于"建成环境-健康风险（空气污染、噪声和热暴露等）/健康行为（体力活动、睡眠等）-健康结果（疾病发病率、死亡率等）"的因果路径来构建，测量工具包括"综合运输和健康影响模型（ITHIM）""健康经济测量工具（HEAT）"和"环境风险影响计算工具（ICT）"等。

通过健康影响评价，可明确城乡卫生规划方案中潜在的健康效益或危害，帮助预测或减轻规划项目对健康造成的负面影响，促进健康城市和健康乡村的建设。

（董光辉）

案例

2019年，浙江省政府工作报告首次提出"未来社区"概念，旨在通过老旧小区配套改造、综合环境整治、特色小镇打造等方式，破解各类"民心工程问题"和"城市病"，提升市民的生活便捷度和幸福感。杭州市已累计开展未来社区创建项目300个，总面积超过1万公顷，受益居民达250万人以上。以杭州市南阳街道潮都社区为例，该社区位于萧山机场与大会展中心核心地块，目前有7个小区5508户，约1.15万人，是典型的混合型城市社区。在现有社区的基础上梳理社区微更新体系，以党群服务中心、滨河公园等空间为载体，形成"两轴两心两组团"的创建格局，以"公共交通为导向"（transit-oriented development, TOD）的交通设计理念，完善潮都社区5—10—15分级服务体系，调动专业力量、社会组织、社区居民等积极因素，以共商、共建、共治营造美好人居环境和幸福生活。社区聚焦"一老一小"服务场景，坚持"微改造、精提升"理念，打造了滨河公园、潮都未来健康馆、潮都农园、社区邻里食堂、廊下头社区邻里交往空间系统、未来健康中心（集社区卫生服务、智慧医养、健康管理、健康饮食、健康引导、老人日间照料、24小时智慧健康屋为一体）等多个场景，助推城乡社区现代化建设。

思考题

1. 该社区如何通过优化人居环境来促进居民健康水平的提升？
2. "未来社区"建设在破解"城市病"方面有哪些具体实践？
3. 该社区改进实施了哪些规划布局，请简述可能的健康影响。

第十一章
环境质量评价

环境质量是以人为中心的各种环境要素客观存在的一种本质属性,它是存在于大气、水、土壤等环境介质中的感官性状、物理、化学及生物学的质量。从环境与健康的观点出发,环境质量是以健康为准绳的各种环境要素的优劣程度,它直接关系到每个人的健康和福祉。在重点区域、流域和行业开展环境与健康调查,建立覆盖污染源、环境质量、人群暴露和健康效应的综合监测及风险评估体系,对于全面实施生态文明战略和建设健康中国、美丽中国意义重大。

第一节　环境质量评价概述

环境质量评价(environmental quality assessment)是从环境卫生学角度,按照一定的评价标准和方法对一定区域范围内的环境质量进行客观的定性和定量的调查、分析、描述、评价和预测。环境质量评价是对环境质量优劣的评定过程,包括环境识别、评价因子确定、环境监测、评价标准和评价方法,因此环境质量评价的正确性体现在这些环节的科学性和客观性。

一、环境质量评价的目的和种类

环境质量评价的目的主要包括:掌握和比较环境质量状况和变化趋势;寻找污染治理重点;为环境综合整治、城市规划和环境规划提供依据;研究环境质量与人群健康的关系;预测和评价规划或建设项目对周围环境可能产生的影响。

环境质量评价类型可按评价因素分为单因素环境质量评价和综合环境质量评价,前者反映大气、水、土壤和噪声等各单项环境因素的质量,如:大气质量评价、水质量评价、土壤质量评价和声环境质量评价等;后者反映由若干环境因素构成的该地区的"总环境质量"的综合评价。同时,单因素环境质量评价通常也考虑多个指标的综合影响。例如,在水质综合评价时,通常考虑高锰酸盐指数(COD_{Mn})、五日生化需氧量(BOD_5)、溶解氧和氨氮等指标的综合影响。

按评价时间可以分为回顾性评价、环境质量现状评价(简称"环境质量评价")和环境影响评价。回顾性评价是对评价区域内过去某阶段环境质量变化的评价,并预测其发展趋势;环境质量现状评价是对现时环境质量的评价,为当前的环境决策提供依据;环境影响评价是对拟议中的规划和建设项目实施后可能对环境产生的影响进行评价,体现了对源头污染的早期预防。

按评价范围可分为局地、区域、流域和全球环境质量评价等。这种评价既可以是地理区域的评价,如水系、城市区域、居住生活区、农田生态和海域等环境质量评价,也可以是行政区域的环境质量评价,如上海市环境质量评价等。

二、环境质量评价的内容和方法

环境质量评价的内容取决于评价种类和目的,一般应包括对污染源、环境质量和环境效应三部分的评价,并在此基础上做出环境质量综合评价,提出环境污染综合防治方案,为环境污染治理、环境规划制定和环境管理提供参考,以期逐步改善环境质量,达到环境卫生标准或环境质量标准的要求和保障人群健康的目的。下面以区域的环境质量评价为例加以阐述(图11-1)。

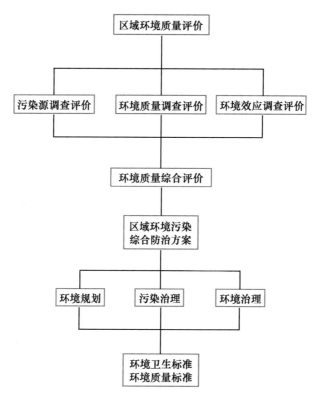

图 11-1　区域环境质量评价内容及其与环境污染综合防治的关系

污染源调查是为了查清区域污染源的类型、数量、分布,以及污染物种类和排放量。污染源类型一般有工业污染源、农业污染源、生活污染源和交通污染源等。污染源评价是基于调查和实地监测区域内各污染源所排放的各种污染物的浓度和绝对数量,通过数学模型计算做出科学、合理的评价,并确定该区域主要污染源和主要污染物。

环境质量调查评价是区域环境质量评价的核心内容,通过对区域内较重要的几项环境因素进行调查和监测,采用数理统计方法对监测数据作分析整理,然后依据环境卫生标准或环境质量标准,采用适当的方法进行评价。

环境效应调查评价包括环境质量对生物群落、人群健康和社会经济等方面的影响。其中,环境质量对人群健康影响尤为重要,是环境卫生学研究的核心问题。环境质量健康效应评价可采用环境流行病学调查和环境健康危险度评价的方法,对人群暴露状况、污染物的健康危害、污染水平与人群效应的相关性等做出评价。

区域环境质量综合评价是一项多学科、多部门参与的较为复杂的系统工程。它需要在污染源调查评价的基础上,对大气、地表水、地下水、土壤、生物和噪声等多项环境因素,以及人群健康效应和社会经济等做出评价,最后根据调查评价结果编制区域环境质量综合评价报告。

三、环境质量评价的作用和意义

环境质量评价是实现健康中国和美丽中国建设目标的重要工具与手段,其作用和意义主要体现在以下几方面:

1. 保护生态环境、保障人群健康　环境质量评价通过对环境状况的监测和评估,能够及时发现与预警可能对生态环境和公众健康造成影响的环境问题,评估健康风险,从而使得相关部门采取有效措施预防和减少环境污染与生态破坏,保障人民的健康权益。例如,我国实时发布主要城市环境空气质量指数,预报未来环境空气质量,提供居民健康防护建议,这对于减少空气污染对健康的不良影响,保护老人、儿童和呼吸道疾病患者等敏感人群的健康意义重大。

2. 提供决策支持、促进绿色发展　环境质量评价为政府和相关部门制定合理的环境政策、规划和管理措施,优化资源配置和产业结构提供科学依据和决策支持。例如,环境质量评价为"蓝天、碧水、净土保卫战"中的精准治污提供依据,并引导产业向更加环保、低碳、绿色、可持续的方向发展,推动能源和资源的高效利用,减少污染物排放,实现经济发展与环境保护的双赢。其中,典型案例包括北京市根据环境空气质量预警情况实施车辆限行和工地停工等应急措施。

3. 强化环境监测、健全健康管理　《"健康中国 2030"规划纲要》和《"十四五"环境健康工作规划》中均强调要逐步建立健全环境与健康管理制度,开展重点区域、流域、行业环境与健康调查,建立覆盖污染源监测、环境质量监测、人群暴露监测和健康效应监测的环境与健康综合监测网络及风险评估体系。例如,中国国家人体生物监测项目就是通过对人体组织和体液内环境化学物质及其代谢物的分析,获取个体及群体环境化学物质暴露的基本数据,为评估环境污染物暴露的健康风险、制定环境污染防控政策和干预措施提供科学依据。

4. 推动健康发展、提升环保意识　环境质量历来是我国卫生城市、健康城市和健康村镇等重要评价体系中的基础指标。环境质量评价的公开和透明,有助于提高公众对环境问题的关注度、增强环保意识,并积极参与环境保护和健康中国的建设。例如,环境质量评价中常用的"地级及以上城市空气质量优良天数比率"和"地表水质量达到或好于Ⅲ类水体比例"是健康中国建设的主要指标;空气质量、水质、垃圾废物处理等是《全国健康城市评价指标体系》和《清华城市健康环境指数》中的重要指标。

5. 促进科学研究、加强国际合作　环境质量评价过程中产生的数据和分析结果可以支持科学研究,推动环境监测和健康影响评估的技术进步。环境问题的跨国性决定了环境质量评价可以作为国际合作与交流的基础,促进不同国家和地区在环境保护方面的合作,共同应对全球性环境问题。

综上所述,环境质量评价是实现可持续发展战略的重要组成部分。通过持续的环境质量评价和改进,可以不断提升环境质量,为建设健康、美丽、和谐的社会提供坚实的基础。

(施小明　孟繁宇)

第二节　环境质量现状评价

一、污染源评价方法

污染源是指向环境排放或释放对环境和人体有害物质的场所、设备和装置。污染源评价的目的是筛选出主要污染源和主要污染物,以此作为该区域环境治理的重点,同时还可评价污染防治的措施和治理的效果。

污染源的评价建立在污染源调查的基础上。污染源调查是查清评价区域内污染源的数量、类型、分布以及污染物种类和排放量。污染物排放量可以采用实地调查监测或物料平衡推算两种方法获取。实地调查监测需要掌握污染源的规模、位置、管理和污染物治理等情况,掌握其排放污染物的种类、理化和生物学特征、排放方式和排放规律,并计算其排放量和排放强度。物料平衡推算则是根据生产过程中使用的燃料、物料和单位时间内消耗的量,以及产物和副产物中有关成分含量,推算出转化为污染物的量。这两种方法可同时采用,互为补充。

污染源评价是基于污染源调查数据,对污染源和污染物的潜在污染能力做出的评价。它可以是单一污染物的评价,也可以是综合性的评价。

（一）单一污染物评价

采用污染物排放的相对含量(排放浓度)、绝对含量(排放体积和质量)、超标率、超标倍数、检出率和标准差等评价污染物和污染源的强度。当实测浓度大于排放标准时,标准差可以反映污染源排放强度,其值越大,表示排放越严重。标准差的计算如式(11-1)所示。

$$\delta = \sqrt{\frac{\sum (\rho_i - \rho_{oi})^2}{(n-1)}} \qquad 式(11\text{-}1)$$

式中: δ 为实测值离排放标准的标准差;

ρ_i 为污染物排放实测浓度,mg/m^3 或 mg/L;

ρ_{oi} 为污染物排放浓度标准,mg/m^3 或 mg/L;

n 为某污染物排放浓度的监测次数。

（二）污染源综合评价

对污染源综合评价一般可采用等标污染负荷和排毒系数等方法。

1. 等标污染负荷　其物理概念是把 i 污染物的排放量稀释到其相应排放标准时所需的介质量,用于评价各污染源和各污染物的相对危害程度。其计算式为:

$$P_i = \frac{m_i}{C_i} \qquad 式(11\text{-}2)$$

式中: P_i 为 i 污染物的等标污染负荷;

m_i 为 i 污染物的排放量,kg/d;

C_i 为 i 污染物的浓度排放标准,mg/L 或 mg/m^3。

某工厂几种污染物的等标污染负荷之和即为该厂的总等标污染负荷。同理,若评价区域内有若干个污染源(工厂等),则该区域总等标污染负荷为所有污染源的等标污染负荷之和。

污染物等标污染负荷比是某污染物的等标污染负荷占该厂或该区域所有污染物总等标污染负荷的百分比[式(11-3)]。等标污染负荷比值最高的一种污染物,即为最主要的污染物。

污染物占工厂的等标污染负荷比 K:

$$K = P_i / \sum P_i = P_i / P_n \qquad 式(11\text{-}3)$$

式中: P_n 为某工厂 n 种污染物的总等标污染负荷。

同理,某工厂的总等标污染负荷占该区域所有工厂总等标污染负荷的百分比为该厂等标污染负荷比[见式(11-4)]。等标污染负荷比最高的工厂,即为该区域内最主要的污染源。

污染源占区域的等标污染负荷比 K_n:

$$K_n = P_n / \sum P_n = P_n / P_m \qquad 式(11\text{-}4)$$

式中: P_m 为某区域 m 个污染源的总等标污染负荷。

所谓最主要的污染物和污染源,意味着该污染物和该污染源对评价区域环境质量的相对危害程度最大,应列为环境治理的重点。按等标污染负荷比的大小顺序排列各污染源和各污染物,即可列出环境污染治理的优先顺序。

2."排毒系数"法 "排毒系数"是指某种污染物的排放量及其毒性对人群健康慢性危害程度的相对指标,计算式为:

$$F_i = \frac{m_i}{d_i}$$ 式(11-5)

式中:F_i 为 i 污染物的排毒系数;

m_i 为 i 污染物的排放量,kg/d;

d_i 为 i 污染物的评价标准。

很多污染物对人体健康的危害可呈现为慢性中毒,故计算排毒系数的评价标准可选用污染物慢性毒作用的阈剂量(或阈浓度):

对废水 $d_i=i$ 污染物的慢性毒作用阈剂量(mg/kg)× 成人平均体重(55kg)。

对废气 $d_i=i$ 污染物的慢性毒作用阈浓度(mg/m³)× 成人每日呼吸空气量(10m³/d)。

排毒系数计算时所用的评价标准与等标污染负荷评价标准不同。根据计算式,排毒系数可解释为:假设每日排放的 i 污染物数量长期全部被人们吸入或摄入时,可引起呈现慢性中毒效应的人数。由于污染源评价的目的仅在于比较各污染源和各种污染物的相对危害程度,故采用上述假设是允许的。采用排毒系数同样可以计算区域内各污染源或各污染物的排毒系数及其占全区域总排毒系数的分担率,其计算原理与等标污染负荷比的计算相似。通过分担率大小的排序也可以确定区域环境污染治理的重点对象。

二、环境质量评价方法

国内外目前常用的评价方法有数理统计法、环境质量指数法、模糊综合评判法、灰色聚类法和密切值法等。其中,最常用、最经典的是数理统计法和环境质量指数法。近年来,人工智能技术通过集成人工神经网络、系统动力学、支持向量机、遗传算法、模糊逻辑和机器学习等算法,可以对实时监测的环境质量数据、遥感数据进行自学习、自适应和自组织分析,结合地理信息系统和全球定位系统推动了环境质量评价的快速发展。

(一)环境质量评价方法的基本要素

环境质量评价方法一般需具备监测数据、评价参数、评价标准、评价权重和评价模型等。

1. 监测数据 是环境质量评价的基础。要取得准确、足够而有代表性的监测数据,必须通过周密的计划和布点,对环境要素中有代表性的监测指标进行监测。

2. 评价参数 即监测指标。环境要素是由监测指标来反映的。在环境质量综合评价中,应该根据评价目的选择最常见和最有代表性的常规监测指标作为评价参数。实际工作中除了考虑评价参数的代表性、全面性外,也要考虑监测技术、工作量及费用等问题。一般除了常规监测指标外,可针对评价区域的污染源和污染物排放的实际情况,增加某些评价参数。此外,还要考虑评价参数的可比性,譬如不同时间、不同地点所选用的评价参数和监测技术应该尽量一致。

3. 评价标准 是评判环境质量优劣程度的依据,也是评价环境质量对健康影响的依据。通常采用环境卫生标准或环境质量标准作为评价标准。

4. 评价权重 由于各评价参数或环境要素对人群健康、环境质量和社会反应产生的影响均不相同,因此在评价中需要对各评价参数或环境要素给予不同的权重,以体现其在环境质量中的重要程度。可以采用评价标准的倒数、权重系数、征询较多学者和公众意见、专家判断,或用更复杂的数学计算等方法确定权重。

5. 评价模型 可以分为指数模型、分级模型等。指数模型可以是对某一环境因子的监测指标计算得到,也可以由多个环境因子的监测指标综合算出。环境质量的分级模型是对观察和分析所得到的定量数值综合归类,明确其所赋予的环境质量等级,以此来反映该环境的健康效应或生态效应。

（二）数理统计法

数理统计方法是对环境监测数据进行统计分析,求出有代表性的统计值,然后对照卫生标准或环境质量标准,做出环境质量评价。其得到的统计值可以反映各污染物的平均水平及其离散程度、超标倍数和频率,以及浓度的时空变化等,也作为其他评价方法的基础资料。数理统计法是环境质量评价的最基本方法,通常其作用是不可取代的。

平均值表示一组监测数据的平均水平,是常用的统计值之一。当监测数据呈正态分布时,采用算术均数较合理;当监测数据呈对数正态分布,则宜用几何均数表示;当监测数据呈偏态分布,则宜用中位数表示。此外,还可计算算术标准差或几何标准差、百分位数,以及监测浓度超过卫生标准的频率（超标样品百分率）等统计指标。监测数据经统计整理后可绘制监测浓度频数分布直方图,各季、各月或一天中各小时浓度变化曲线,各城市（或各监测点）各时期（年、季、月、日）的监测数据统计值的比较图等。

例如,2021 年某市大气污染监测数据经统计处理后结果见表 11-1。

表 11-1 2021 年某市气象和大气污染指标监测结果

项目	均数	标准差	最小值	百分位数/%			最大值
				25	50	75	
气象指标							
气温/℃	5.5	15.4	−26.8	−6.6	8.4	18.9	28.9
气湿/%	69.8	14.2	28.5	61.5	70.5	81.1	99.1
气压/kPa	100.0	0.9	97.5	99.2	100.0	100.8	102.3
风速/(m·s^{-1})	2.7	1.1	0.1	1.9	2.5	3.3	6.6
大气污染指标							
PM_{10}/(μg·m^{-3})	56.6	35.6	12.2	34.0	48.4	72.1	281.2
$PM_{2.5}$/(μg·m^{-3})	36.5	33.2	5.1	14.4	24.2	50.3	199.0
SO_2/(μg·m^{-3})	16.4	8.0	6.9	11.3	13.1	20.0	50.1
NO_2/(μg·m^{-3})	30.5	11.7	10.4	22.1	28.8	38.2	82.4
O_3/(μg·m^{-3})	83.8	35.5	15.2	53.8	83.3	103.1	234.2

注: O_3 的浓度为 8 小时平均浓度,监测天数为 365 天。
引自:中国空气质量在线监测分析平台。

上述用数理统计法评价大气环境质量的方法,同样适用于评价水体、土壤等其他环境要素质量。数理统计方法只能对监测项目逐项分别进行评价,如要综合评价包含几种污染物的环境要素的质量,可应用环境质量指数法。

（三）环境质量指数法

环境质量指数（environmental quality index）的概念是将大量监测数据经统计处理后求得其代表

值,以环境卫生标准(或环境质量标准)作为评价标准,把它们代入专门设计的计算式,换算成定量和客观评价环境质量的无量纲数值,这种数量指标就叫环境质量指数,也称环境污染指数。

环境质量指数的设计原则是指数应与待评价的对象(因素)相关,具有可比性、通用性和可加性,不受纳入指标种类和个数的影响,应能反映环境中各污染物的超标情况。同时指数设计应计算简便、表达直观易行、便于推广使用。

环境质量指数可分为单要素的环境质量指数和总环境质量指数两大类。单要素的环境质量指数有空气质量指数(air quality index)、水质指数(water quality index)、土壤质量指数(soil quality index)等。若干个单要素环境质量指数按一定原理可以综合成"总环境质量指数"。

环境质量指数的计算有比值法和评分法。比值法是将 i 污染物平均监测浓度 C_i 除以 i 污染物的评价标准 S_i,这种无量纲的 C_i/S_i 比值,可称为 i 污染物的分指数,它是多种环境质量指数计算式的基本构成单元。评分法是将各参数按其监测值大小定出评分,应用时根据污染物实测的数据求得其评分。利用比值法和评分法得到的若干个分指数需要按其对人体健康或环境的危害程度进行加权,进而通过简单叠加、算术均数和加权平均等方法构成一个综合质量指数。

环境质量指数法的特点是能适应综合评价某个环境要素乃至几个环境要素的总环境质量的需要,提纲挈领地表达环境质量的总体水平,既综合概括,又简明扼要。环境质量指数可评价区域环境质量时间和空间的变化情况,比较环境治理前后环境质量的改变情况,即考核治理效果,也可通过各分指数(污染物指标)大小排序情况确定主要污染物,向管理部门和社会公众提供环境质量状况信息。

三、环境质量评价方法应用

(一) 大气质量评价

目前应用最多的评价方法是大气质量指数法,下面介绍几种大气质量指数。

1. 比值算术均数型大气质量指数 该指数是在比值简单叠加的基础上加以平均,其计算简便,消除了参数个数的影响,但可能会掩盖高浓度参数的影响。

某城区环境质量评价(1973 年)选用 SO_2、NO_2 和降尘 3 个参数($n=3$),设计比值算术均数型大气环境质量指数,计算式为:

$$Q_{\text{大气}} = \frac{1}{n} \sum_{i=1}^{n} \frac{C_i}{S_i} \qquad \text{式(11-6)}$$

在此基础上,依据各参数相对重要性赋以不同的权重形成加权算术均数型指数[式(11-7)]。该式存在重复计权,因为评价标准的倒数本身就是一种权重。

$$Q_{\text{大气}} = \frac{1}{n} \sum_{i=1}^{n} W_i \frac{C_i}{S_i} \qquad \text{式(11-7)}$$

式中:W_i 为第 i 项参数的权重。

2. 大气质量指数 I_1 该指数是兼顾最高分指数和平均分指数的环境质量指数。它由原上海医科大学姚志麒教授推导(1979 年),其计算式为:

$$I_1 = \sqrt{\left(\max \left| \frac{C_1}{S_1}, \frac{C_2}{S_2}, \cdots, \frac{C_n}{S_n} \right| \right) \left(\frac{1}{n} \sum_{i=1}^{n} \frac{C_i}{S_i} \right)} \qquad \text{式(11-8)}$$

根据 I_1 值，一般可将大气质量分为 5 级（表 11-2）。大气质量指数 I_1 曾被用于评价某城市历年大气质量变化的趋势。

表 11-2　按大气质量指数(I_1)划分的大气质量级别

大气质量指数(I_1)	大气质量分级	大气质量评语
≤0.49	Ⅰ	清洁
0.50～<1.00	Ⅱ	尚清洁
1.00～<1.50	Ⅲ	轻污染
1.50～<2.00	Ⅳ	中污染
≥2.00	Ⅴ	重污染

3. 大气污染超标指数 I_2　该指数仍由姚志麒教授设计（1979 年），反映了监测期内若干种污染物屡次出现超标高浓度的总状况。污染超标指数由若干个超标分指数综合而成。超标分指数是以历次超标浓度的总和除以相应卫生标准，并乘上修正系数（未完成监测的次数与计划完成次数的相对比例），计算式如下：

$$I_2 = \sqrt{E_1^2 + E_2^2 + \cdots + E_n^2} = \sqrt{\sum_{i=1}^{n} E_1^2} \qquad 式（11-9）$$

$$E_i = \alpha \frac{A_i}{S_i} \qquad 式（11-10）$$

式（11-9）和式（11-10）中：I_2 为污染超标指数；E_i 为 i 污染物的超标分指数；A_i 为 i 污染物全年监测数据中超过或等于 S_i 的历次高浓度的累计总和；S_i 为 i 污染物的卫生标准（日平均或 1 小时最高容许浓度）；α 为修正系数，由于全年实际取得的有效实测数据有可能不满足原定监测计划规定的次数要求，故引入修正系数 α，分为 $\alpha_1 = N_1/N_1'$，或 $\alpha_2 = N_2/N_2'$。其中，N_1、N_2 分别为按监测计划规定全年应有的日平均和 1 小时实测数据的个数；N_1' 和 N_2' 分别为全年实际取得的日平均和 1 小时实测有效数据的个数（$N_1' \leq N_1$；$N_2' \leq N_2$）。

城市中设有若干个监测点时，可用"大气质量玫瑰图"（图 11-2）将每个监测点的大气质量指数 I_1 和大气污染超标指数 I_2 及它们的各分指数标在全市各监测点位置上，一目了然地看出全市大气质量的分布和各点差异状况。

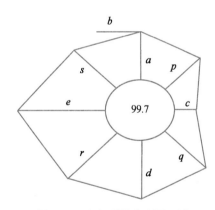

图 11-2　大气质量玫瑰图示例

说明：圆的直径表示大气质量指数 I_1；圆内数字表示大气污染超标指数 I_2；a、b、c、d、e 长度依次代表 SO_2（1 小时浓度）、SO_2（日平均浓度）、NO_2（1 小时浓度）、铅（日平均浓度）和总悬浮颗粒（日平均浓度）的超标分指数；p、q、r 和 s 长度依次代表 SO_2、NO_2、铅和总悬浮颗粒的 I_1 分指数。比例尺：1cm=1.0 单位 I_1 及其分指数；1cm=20.00 单位 I_2 及其分指数。

4. 分段线性函数型大气质量指数　这类指数的各分指数与其实测浓度呈分段线性函数关系，指数以各分指数分别表示或选择最高的分指数表示，并赋予其健康效应含义和应采取的措施。最早报道、最有代表性的是 1976 年美国的污染物标准指数（pollutant standard index，PSI）。我国曾经使用的空气污染指数（air pollution index，API）和正在使用的环境空气质量指数（air quality index，AQI）均是按照分段线性函数的原理建立的。由于 AQI 需要每天或每时向社会上报告，因此也被称为我国城市空气质量日报或时报。从 API 到 AQI 的转变提升了空气质量评估的科学性和准确性，推动了我国环境空气质量的持续改善。

AQI 所选用的参数为 PM_{10}、$PM_{2.5}$、SO_2、NO_2、CO 和 O_3，具体指数的分级及浓度限值见表 11-3。

表 11-3　空气质量指数对应的污染物浓度限值

空气质量分指数（IAQI）	污染物项目浓度限值/(mg·m⁻³)									
	二氧化硫（SO_2）24小时平均	二氧化硫（SO_2）1小时平均[1]	二氧化氮（NO_2）24小时平均	二氧化氮（NO_2）1小时平均[1]	颗粒物（粒径≤10μm）24小时平均	一氧化碳（CO）24小时平均	一氧化碳（CO）1小时平均[1]	臭氧（O_3）1小时平均	臭氧（O_3）8小时平均	颗粒物（粒径≤2.5μm）24小时平均
0	0	0	0	0	0	0	0	0	0	0
50	0.050	0.150	0.040	0.100	0.050	2	5	0.160	0.100	0.035
100	0.150	0.500	0.080	0.200	0.150	4	10	0.200	0.160	0.075
150	0.475	0.650	0.180	0.700	0.250	14	35	0.300	0.215	0.115
200	0.800	0.800	0.280	1.200	0.350	24	60	0.400	0.265	0.150
300	1.600	[2]	0.565	2.340	0.420	36	90	0.800	0.800	0.250
400	2.100	[2]	0.750	3.090	0.500	48	120	1.000	[3]	0.350
500	2.620	[2]	0.940	3.840	0.600	60	150	1.200	[3]	0.500

注：[1]二氧化硫（SO_2）、二氧化氮（NO_2）和一氧化碳（CO）的 1 小时平均浓度限值仅用于实时报，在日报中须使用相应污染物的 24 小时平均浓度限值。

[2]二氧化硫（SO_2）1 小时平均浓度值高于 0.800mg/m³ 的，不再进行其空气质量分指数计算，二氧化硫（SO_2）空气质量分指数按 24 小时平均浓度计算的分指数报告。

[3]臭氧（O_3）8 小时平均浓度值高于 0.800mg/m³ 的，不再进行其空气质量分指数计算，臭氧（O_3）空气质量分指数按 1 小时平均浓度计算的分指数报告。

污染物项目 P 的空气质量分指数（individual air quality index，IAQI）计算方法是：将污染物实测浓度的日均值或小时均值代入分段线性方程进行计算，见式（11-11）。IAQI 分段线性方程分为 6 段，每段间为一个折点，对应于每个折点均有各污染物相应的浓度限值，可查表 11-3 确定。

$$IAQI_P = \frac{IAQI_{Hi} - IAQI_{Lo}}{BP_{Hi} - BP_{Lo}} (C_P - BP_{Lo}) + IAQI_{Lo} \qquad 式（11-11）$$

式中：$IAQI_P$ 为污染物项目 P 的空气质量分指数；

C_P 为污染物项目 P 的质量浓度值；

BP_{Hi} 为表 11-3 中与 C_P 相近的污染物浓度限值的高位值；

BP_{Lo} 为表 11-3 中与 C_P 相近的污染物浓度限值的低位值；

$IAQI_{Hi}$ 为表 11-3 中与 BP_{Hi} 对应的空气质量分指数；

$IAQI_{Lo}$ 为表 11-3 中与 BP_{Lo} 对应的空气质量分指数。

某区域或城市空气质量指数 AQI 为所有空气质量分指数 IAQI 中最大者，按式（11-12）计算。

AQI 与 IAQI 的计算结果应全部进位取整数,不保留小数。

$$AQI=max\{IAQI_1, IAQI_2, IAQI_3, \cdots, IAQI_n\}$$
式(11-12)

式中:IAQI 为空气质量分指数;n 为污染物项目。

首要污染物及超标污染物的确定方法:当 AQI>50 时,IAQI 最大的污染物为首要污染物,若 IAQI 最大的污染物为两项或两项以上时,并列为首要污染物。IAQI>100 的污染物为超标污染物。污染物浓度评价结果符合《环境空气质量标准》(GB 3095—2012)和《环境空气质量评价技术规范(试行)》(HJ 663—2013)的规定,即为达标。其中,污染物年评价达标是指该污染物年平均浓度(CO 和 O_3 除外)和特定百分位数浓度(SO_2、NO_2 的 24 小时平均第 98 百分位数,CO、PM_{10}、$PM_{2.5}$ 的 24 小时平均第 95 百分位数,O_3 的日最大 8 小时滑动平均值的第 90 百分位数)同时达标。

空气质量指数级别及其可能对健康的影响和建议采取的措施见表11-4。

表 11-4 空气质量指数及相关信息

空气质量指数	空气质量指数级别	空气质量指数类别及表示颜色		对健康影响情况	建议采取的措施
0～50	一级	优	绿色	空气质量令人满意,基本无空气污染	各类人群可正常活动
51～100	二级	良	黄色	空气质量可接受,但某些污染物可能对极少数异常敏感人群健康有较弱影响	极少数异常敏感人群应减少户外活动
101～150	三级	轻度污染	橙色	易感人群症状有轻度加剧,健康人群出现刺激症状	儿童、老年人及心脏病、呼吸系统疾病患者应减少长时间、高强度的户外锻炼
151～200	四级	中度污染	红色	进一步加剧易感人群症状,可能对健康人群心脏、呼吸系统有影响	儿童、老年人及心脏病、呼吸系统疾病患者避免长时间、高强度的户外锻炼,一般人群适量减少户外运动
201～300	五级	重度污染	紫色	心脏病和肺病患者症状显著加剧,运动耐受力降低,健康人群普遍出现症状	儿童、老年人和心脏病、肺病患者应停留在室内,停止户外运动,一般人群减少户外运动
>300	六级	严重污染	褐红色	健康人群运动耐受力降低,有明显强烈症状,提前出现某些疾病	儿童、老年人和患者应当留在室内,避免体力消耗,一般人群应避免户外活动

空气质量监测点位日报和实时报的发布内容包括评价时段、监测点位置、各污染物的浓度及空气质量分指数、空气质量指数、首要污染物及空气质量级别,报告时说明监测指标和缺项指标。日报和实时报由地级以上(含地级)环境保护行政主管部门或其授权的环境监测站发布。

日报时间周期为 24 小时,时段为当日零点前 24 小时。日报的指标包括二氧化硫(SO_2)、二氧化氮(NO_2)、颗粒物(粒径≤10μm)、颗粒物(粒径≤2.5μm)、一氧化碳(CO)的 24 小时平均值,以及臭氧(O_3)的日最大 1 小时平均值、臭氧(O_3)的日最大 8 小时滑动平均值(指以一天中最大的连续 8 小时臭氧浓度均值作为评价这一天臭氧污染水平的标准),共计 7 个指标。

实时报时间周期为 1 小时,每一整点时刻后即可发布各监测点位的实时报,滞后时间不应超过 1 小时。实时报的指标包括二氧化硫(SO_2)、二氧化氮(NO_2)、臭氧(O_3)、一氧化碳(CO)、颗粒物(粒径≤10μm)和颗粒物(粒径≤2.5μm)的1小时平均值,以及臭氧(O₃)8小时滑动平均和颗粒物(粒径≤10μm)、颗粒物(粒径≤2.5μm)的24小时滑动平均值,共计9个指标。

实时报和日报数据仅为当天参考值,应在次月上旬将上个月数据根据完整的审核程序进行修订和确认。

从上述公式和表11-4中可以看出,AQI突出了当日单个污染物的作用,便于发现城市空气首要污染物及其污染程度和对健康的影响。同时该指数表述直观明了。从AQI的年变化可以反映城市空气质量的年变化趋势。

5. 空气质量预报 是对未来某一区域空气质量的预测,它是建立在区域内目前的环境空气质量状况和未来该区域的污染物排放状况、地形条件、气象因子以及周边地区有关影响区域内空气质量因素分析基础上的。根据《环境空气质量数值预报技术规范》(HJ 1130—2020),城市尺度的环境空气质量数值预报,时长应不少于5天,空间尺度范围应覆盖城市及其周边区域,空间范围通常为100万km²以下,空间分辨率不低于5km×5km。空气质量预报是一项以完善的大气质量模式作为理论基础的复杂系统工程。该模式应当较全面地考虑污染物在大气中的物理、化学和生态过程,反映污染物在大气中的演变规律。大气质量模式一般包括气象模式和化学物质浓度模式。对于前者来讲,需要建立一个能正确预报复杂下垫面条件下的风场、温度场、湿度场及其降水量的气象模式。对于后者,则需要掌握区域内及周围地区污染物排放量、主要污染物及其浓度,并全面整理分析历年监测资料,掌握其变化规律。

(二)水环境质量评价

1. 比值简单叠加型的水质指数 1981年某城市采用"有机污染综合评价值(A)"评价河流有机污染程度,计算式如下:

$$A = \frac{BOD_i}{BOD_0} + \frac{COD_i}{COD_0} + \frac{(NH_3-N)_i}{(NH_3-N)_0} + \frac{DO_s-DO_i}{DO_s-DO_{0i}}$$ 式(11-13)

式中:BOD、COD、NH₃-N和DO分别代表生化需氧量、化学需氧量、氨氮、溶解氧四项参数;下角i表示实测值,下角0代表评价标准。DO_s表示某温度时水中溶解氧饱和含量;四项参数均以mg/L为单位。

2. 算术均数型的水质指数

(1)水质综合污染指数:该指数选用高锰酸盐指数、BOD₅、COD、氨氮、石油类、挥发性酚、总磷和总汞8种指标为参数。

$$P = \frac{1}{n}\sum_{i=1}^{n}P_i$$ 式(11-14)

$$P_i = \frac{C_i}{S_i}$$ 式(11-15)

式中:P为水质综合污染指数,P_i为某污染物的分指数;C_i为污染物实测浓度的平均值;S_i为评价标准。根据水质综合指数来判别水体污染程度是相对的。$P \leqslant 0.8$为合格,表明水质指标基本上能达到相应的功能标准,个别超标(1倍以内);$0.8 < P \leqslant 1.0$为基本合格,有少数指标超过相应类别标准,但水体功能没有明显损害;$1.0 < P \leqslant 2.0$为污染,多数指标超过相应的标准,水体功能受到制约;$P > 2.0$为重污染,各项的总体均数已超过标准1倍以上,部分指标超过数倍,水体功能受到严重危害。

（2）污染断面的综合污染指数：评价指标一般选用 COD_{Mn}、BOD_5、NH_3-N（氨氮）、NO_2-N（亚硝酸盐氮）、NO_3-N（硝酸盐氮）、挥发性酚、总氰化物、As、Hg、Cd、Pb 和六价铬等 12 项水质指标。其计算式见式（11-16）、式（11-17）、式（11-18）。

$$P = \frac{1}{m} \sum_{j=1}^{m} P_j \qquad\qquad 式（11-16）$$

$$P_j = \frac{1}{n} \sum_{i=1}^{n} P_{ij} \qquad\qquad 式（11-17）$$

$$P_{ij} = \frac{C_{ij}}{C_{i0}} \qquad\qquad 式（11-18）$$

式中：P 为综合污染指数；P_j 为 j 断面水污染综合指数；P_{ij} 为 j 断面 i 项污染指标的污染指数；C_{ij} 为 j 断面 i 项污染指标的年平均浓度值；C_{i0} 为 j 断面 i 项污染指标的评价标准值；m 为河流参与评价的断面数；n 为所选的污染指标项数。

3. 水质类别判定　目前我国水质评价除了综合污染指数外，还采用原环境保护部颁发的《地表水环境质量评价办法（试行）》（环办〔2011〕22 号）。该办法依据《地表水环境质量标准》（GB 3838—2002）和有关技术规范，主要用于评价全国地表水环境质量状况，以及按功能区划分的地表水环境功能区达标评价。该方法按河流、流域（水系）、湖泊、水库以及全国及区域水质评价进行分类，采用实测值与国家环境水质标准相比较确定水质类别。其内涵是当水体中有一项污染指标的浓度超过水质标准值时，就表明不支持该水质类别的使用。最后，以水体中达到某一类别的监测指标占所有监测指标的百分比判定水质状况。

4. 评分加权征询法　其中比较典型是美国学者 R. M. Brown 建立的水质指数。他从 35 项水质参数中选定 9 项，咨询专家确定各参数的评分尺度。评分范围从 0 到 100 分，0 分代表最差水质，100 分代表最佳水质。然后收集所有专家的评分加以统计，整理成平均的评分曲线。例如溶解氧、粪大肠菌群数这 2 项水质参数的评分曲线（图 11-3，图 11-4）。图中实线代表全体专家的平均评分，

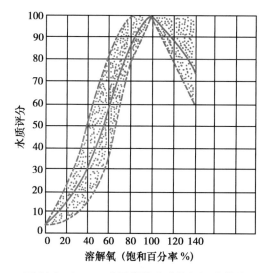

图 11-3　Brown 水质指数中溶解氧评分曲线
（溶解氧>140% 时，评分 $q=50$）

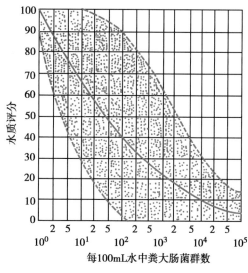

图 11-4　Brown 水质指数中粪大肠菌群评分曲线
（每 100mL 水中大肠菌群数>10^5 时，评分 $q=2$）

虚线包括的范围为 80% 的专家的评分范围。所有专家一致认为，当水中存在任何一种毒物（不属于表 11-5 中的 9 项参数）浓度超过饮水标准时，Brown 水质指数就等于 0。当水中各种农药浓度超过 0.1mg/L 时，此水质指数也等于 0。该指数较为客观地避免了由少数学者评定的主观性。

确定各参数的权重时，先由专家按个人对参数重要性的判断提出各参数的初步权重（按重要性由大到小，权重依次为 1～5），并加以整理，计算出各参数平均的初步权重，以最小初步权重（即溶解氧的平均初步权重 1.4）除以各参数的平均初步权重，得相对权重，再加以标化成最后权重（表 11-5）。

表 11-5 Brown 水质指数各项参数的权重

水质参数	初步权重	相对权重	最后权重
溶解氧	1.4	1.0	0.17
粪大肠菌群数	1.5	0.9	0.15
pH	2.1	0.7	0.12
BOD_5	2.3	0.6	0.10
硝酸盐	2.4	0.6	0.10
磷酸盐	2.4	0.6	0.10
温度	2.4	0.6	0.10
浑浊度	2.9	0.5	0.08
总固体	3.2	0.4	0.08
		$\Sigma = 5.9$	$\Sigma = 1.00$

实测值经查评分曲线得到质量评分，再乘以权重，叠加后得到 Brown 水质综合指数，计算式为：

$$WQI = \sum_{i=1}^{9} w_i q_i \qquad \text{式（11-19）}$$

式中：w_i 为 i 参数的权重（$\sum w_i = 1$）；q_i 为根据 i 参数的实测值从该参数评分曲线查得的水质评分。

5. 综合营养指数 《地表水环境质量评价办法（试行）》中对湖泊、水库富营养化评价方法及分级技术进行了规定。该方法综合了叶绿素、总氮、总磷、透明度和化学需氧量 5 种常见参数，采用修正的卡尔森指数方法得到综合营养状态指数，计算公式：

$$TLI(\Sigma) = \sum_{j=1}^{m} W_j \cdot TLI(j) \qquad \text{式（11-20）}$$

式中：$TLI(\Sigma)$ 为综合营养状态指数；W_j 为第 j 种参数营养状态指数的相关权重，其计算见式（11-21）；$TLI(j)$ 为第 j 种参数的营养状态指数，其计算见式（11-22）。

$$W_j = \frac{r_{ij}^2}{\sum_{j=1}^{m} r_{ij}^2} \qquad \text{式（11-21）}$$

式中：r_{ij} 为第 j 种参数与基准参数 Chl-a 的相关系数，中国湖泊（水库）的 r_{ij}^2 值见表 11-6；m 为评价参数的个数。

表 11-6　中国湖泊（水库）部分参数与 Chl-a 的相关关系 r_{ij}^2 值

参数	Chl-a	TP	TN	SD	COD$_{Mn}$
r_{ij}^2	1	0.705 6	0.672 4	0.688 9	0.688 9

$$TLI(\text{Chl-a})=10(2.5+1.086\ln\text{Chl-a})$$
$$TLI(\text{TP})=10(9.436+1.624\ln\text{TP})$$
$$TLI(\text{TN})=10(5.453+1.694\ln\text{TN}) \qquad 式（11-22）$$

$$TLI(\text{SD})=10(5.118-1.94\ln\text{SD})$$
$$TLI(\text{COD}_{Mn})=10(0.109+2.661\ln\text{COD}_{Mn})$$

式中：Chl-a 为叶绿素 a（mg/m³）；SD 为透明度（m）；TP、TN 和 COD$_{Mn}$ 分别为总磷、总氮和化学需氧量，其单位均为 mg/L。

采用 0～100 连续的 $TLI(\sum)$ 值对湖泊（水库）营养状态进行分级，见表 11-7。

表 11-7　水质富营养化分类评分

营养状态分类	评分值 $TLI(\sum)$	定性评价
贫营养	$0<TLI(\sum)\leq30$	优
中营养	$30<TLI(\sum)\leq50$	良好
轻度富营养	$50<TLI(\sum)\leq60$	轻度污染
中度富营养	$60<TLI(\sum)\leq70$	中度污染
重度富营养	$70<TLI(\sum)\leq100$	重度污染

6. 水体的生物学评价　生态环境部于 2023 年颁布《水生态监测技术指南　河流水生生物监测与评价（试行）》和《水生态监测技术指南　湖泊和水库水生生物监测与评价（试行）》，规定了河流（不包括河口）、湖泊和水库水生生物监测点位布设与监测频次、监测方法、质量保证和质量控制、评价方法等技术内容，其中水生生物评价方法包括香农 - 维纳多样性指数（H）和均匀度指数（J）等。

（1）香农 - 维纳多样性指数（H）：该方法利用水生生物定量监测数据，从物种多样性角度开展评价。其监测的生物类群包括：着生藻类、底栖动物、浮游植物、浮游动物、大型水生植物、鱼类。该方法适用于河流和所有类型湖库的生物学评价，计算公式见式（11-23）。

$$H=-\sum_{i=1}^{N_s}\frac{n_i}{N}\cdot\log_2\left(\frac{n_i}{N}\right) \qquad 式（11-23）$$

式中：H 为香农 - 维纳多样性指数；N_s 为物种数；i 为第 i 个物种；n_i 为物种 i 的个体数；N 为生物个体总数。

（2）均匀度指数（J）：基于香农 - 维纳多样性指数 H 与物种数 N_s 的多样性评价指数，除了反映种类数、个体总数和个体数外，还反映各种个体数的分布情况，能更准确地反映水体污染程度，计算公式见式（11-24）。

$$J=\frac{H}{\log_2 N_s} \qquad 式（11-24）$$

评价标准：J=0 代表很差，0<J≤0.3代表较差，0.3<J≤0.5代表中等，0.5<J≤0.8代表良好，0.8<J≤1代表优秀。

（三）居室和公共场所室内环境质量评价

当前，我国公共场所室内环境质量主要依据《公共场所卫生指标及限值要求》（GB 37488—2019）和《公共场所卫生检验方法》系列标准（GB/T 18204—2013）进行单因素评价。此外，卫生部2001年还批准了《公共场所卫生综合评价方法》（WS/T 199—2001），该方法虽已废止，但却完整介绍了室内环境质量综合评价的过程，即先按分段直线函数计算分指数，再兼顾平均分指数和指数标准差进行计算的综合指数，具体包括以下步骤：

1. 确定评价指标、建立分级标准、统一指标方向性 由于公共场所指标方向性复杂，有正向、逆向和双向指标，容易对分级指标上、下限理解发生混乱，因此需要统一指标方向性，使其均成为逆向指标。

$$C_i = |X_i - Z_i| \qquad 式（11-25）$$

式中：C_i 为方向统一后的 i 指标值；X_i 为 i 指标实测值；Z_i 为 i 指标优限值，其中逆向指标 $Z_i=0$，正向指标 $Z_i=$ 优限值，双向指标 $Z_i=$ 第一分级指标中间值。当 X_i 超出优限值时，按优限值计；X_i 超出劣限值时，按劣限值计。分级标准同理进行方向性统一。

2. 计算分指数 I_i

$$I_i = I_{j\min} + \frac{0.5(C_i - S_{ij(1)})}{S_{ij(2)} - S_{ij(1)}} \qquad 式（11-26）$$

式中：I_i 为 i 指标的分指数；$I_{j\min}$ 为 j 等级分指数最小值（$I_{1\min}=0.0$，$I_{2\min}=0.5$，$I_{3\min}=1.0$，$I_{4\min}=1.5$）。$S_{ij(1)}$、$S_{ij(2)}$ 分别为 i 指标 j 等级分级标准统一方向后的上、下限值。如：某文化娱乐场所评价分级标准参考值见表11-8。

表11-8 文化娱乐场所评价分级标准参考值

等级	温度/℃	湿度/%	风速/(m·s⁻¹)	噪声/dB(A)	CO₂/%	细菌总数/（个·皿⁻¹）
优限值	22～24	50	0.00	0	0.00	0
一级	≥20或≤26	45～60	≤0.15	≤80	≤0.01	≤35
二级	≥18或≤28	≥40或≤65	≤0.30	≤85	≤0.15	≤40
三级	≥16或≤30	≥35或≤70	≤0.35	≤90	≤0.18	≤70
四级	<16或>30	<35或>70	>0.35	>90	>0.18	>70
劣限值	12或34	30或75	0.40	95	0.20	145

3. 计算综合指数 P

$$P = \sqrt{I_{av}(I_{av} + kS)} \qquad 式（11-27）$$

式中：P 为综合指数；I_{av} 为分指数的平均数，加指标权重时，I_{av} 取加权平均值；S 为分指数的标准差；k 为常数，$k = 1.645\sqrt{(n-1)/n}$，其中 n 为评价指标的个数。

4. 质量判定标准 一级（很好）：0≤P<0.5；二级（较好）：0.5≤P<1.0；三级（较差）：1.0≤P<1.5；四级（很差）：P≥1.5。

（四）土壤环境质量评价

土壤环境质量评价因子一般包括重金属和类金属毒物（如汞、镉、铅、铜、铬、镍、砷等）和有机毒物（如氰、酚、DDT、六六六、苯并[a]芘和多氯联苯等），也可以根据评价目的选择评价因子。土壤环境质量评价方法主要有生物法、毒理法和污染指数法。生物法根据土壤中的生物反应评价土壤污染，如用植物叶片、长势和产品来判断土壤污染状况。毒理法根据土壤、作物及人体摄入量的关系来评价土壤污染，如当水田土壤的 HCl 浸提液中镉浓度为 3.08mg/kg，大米中镉为 1.09mg/kg，人体镉摄入量为 0.3mg/d 时为重污染区。在综合评价土壤环境质量时多采用土壤污染指数，大气和水质指数的思路都适用于评价土壤质量。

我国于 2005 年 4 月至 2013 年 12 月开展了首次全国土壤污染状况调查。调查范围为中华人民共和国境内（未含香港特别行政区、澳门特别行政区和台湾地区）的陆地国土，调查点位覆盖全部耕地，部分林地、草地、未利用地和建设用地，实际调查面积约 630 万平方公里。调查采用统一的方法和标准，基本掌握了全国土壤环境质量的总体状况。在调查结果公报中采用点位超标率和土壤污染程度分级来评价土壤污染现状。其中，点位超标率指土壤超标点位的数量占调查点位总数量的比例。土壤污染程度分级为：污染物含量未超过评价标准的，为无污染；超标倍数在 1 倍至 2 倍（含）之间的，为轻微污染；2 倍至 3 倍（含）之间的，为轻度污染；3 倍至 5 倍（含）之间的，为中度污染；5 倍以上的，为重度污染。此外，土壤环境质量评价还可以采用分级污染指数和内梅罗污染指数等评价方法。

1. 分级污染指数 是根据土壤中污染物浓度及作物污染程度的关系分级计算的污染指数。按照土壤污染程度不同将指数分成：

（1）土壤显著受污染起始值（X_a），指土壤中某污染物（C_i）评价标准值。

（2）土壤轻度污染起始值（X_c），指土壤污染物超过一定限度，使作物体内污染物相应增加，以致作物开始遭受污染（即作物中污染物的含量超过其背景值），此时土壤中污染物的含量。

（3）土壤重度污染起始值（X_p），指土壤污染物继续累积、作物受害加深，作物中污染物含量达到食品卫生标准，此时土壤中污染物的含量。

按 X_a、X_c、X_p 确定污染等级和污染指数范围：①非污染 $C_i \leq X_a$，$P_i \leq 1$；②轻污染 $X_a < C_i < X_c$，$1 < P_i < 2$；③中度污染 $X_c < C_i < X_p$，$2 < P_i < 3$；④重度污染 $C_i \geq X_p$，$P_i \geq 3$。

分级污染指数可按照上述指数范围，采用下列相应的公式计算：

$$P_i = \frac{C_i}{X_a} \quad C_i \leq X_a \tag{11-28}$$

$$P_i = 1 + \frac{C_i - X_a}{X_c - X_a} \quad X_a < C_i < X_c \tag{11-29}$$

$$P_i = 2 + \frac{C_i - X_c}{X_p - X_c} \quad X_c < C_i < X_p \tag{11-30}$$

$$P_i = 3 + \frac{C_i - X_p}{X_p - X_c} \quad C_i \geq X_p \tag{11-31}$$

2. 内梅罗污染指数 该指数由美国 N. L. Nemerow 提出，反映了各污染物对土壤的作用，突出了高浓度污染物对土壤环境质量的影响，计算公式：

$$P=\sqrt{\frac{\left(\frac{1}{n}\sum_{i=1}^{n}\frac{C_i}{S_i}\right)^2+\left(\max\left|\frac{C_1}{S_1},\frac{C_2}{S_2},\cdots,\frac{C_n}{S_n}\right|\right)^2}{2}} \quad 式（11-32）$$

式中：P 为土壤污染综合指数；C_i 为 i 污染物实际监测值，S_i 为 i 污染物的评价标准值；n 为污染物种类数目。

（五）生态环境质量评价

生态环境质量评价是对生态环境优劣度及动态变化状况进行的评价。我国环境保护部于 2015 年 3 月发布《生态环境状况评价技术规范》（HJ 192—2015），采用生态环境状况指数（ecological index，EI）来反映区域生态环境的整体状态，是一种典型的综合叠加型总环境质量指数。其指标体系包括生物丰度指数、植被覆盖指数、水网密度指数、土地胁迫指数、污染负荷指数 5 个分指数和 1 个环境限制指数，计算方法如下：

$$生态环境状况指数（EI）= 0.35×生物丰度指数+0.25×植被覆盖指数+$$
$$0.15×水网密度指数+0.15×（100-土地胁迫指数）+0.10× \quad 式（11-33）$$
$$（100-污染负荷指数）+环境限制指数$$

1. **生物丰度指数**　反映被评价区域内生物多样性的丰贫程度。

$$生物丰度指数=（BI+HQ）/2 \quad 式（11-34）$$

式中：BI 为生物多样性指数，评价方法执行《区域生物多样性评价标准》（HJ 623—2011）；HQ 为生境质量指数；当生物多样性指数没有动态更新数据时，生物丰度指数变化等于生境质量指数的变化。

$$生境质量指数=A_{bio}×（0.35×林地+0.21×草地+0.28×水域湿地+0.11× \quad 式（11-35）$$
$$耕地+0.04×建设用地+0.01×未利用地）/区域面积$$

式中：A_{bio} 为生境质量指数的归一化系数。

2. **植被覆盖指数**　反映被评价区域内植被覆盖的高低，通常采用遥感影像中的归一化植被指数（NDVI）进行计算。

$$植被覆盖指数=NDVI_{区域均值}=A_{veg}×\left(\frac{\sum_{i=1}^{n}P_i}{n}\right) \quad 式（11-36）$$

式中：P_i 为 5～9 月像元 NDVI 月最大值的均值，建议采用 MOD13 的 NDVI 数据，空间分辨率 250m，或者分辨率和光谱特征类似的遥感影像产品；n 为区域像元数；A_{veg} 为植被覆盖指数的归一化系数。

3. **水网密度指数**　反映被评价区域内水的丰富程度，包括被评价区域内河流总长度、水域面积和水资源量及其占被评价区域面积的比重等。

$$水网密度指数=[A_{riv}×河流长度/区域面积+A_{lak}×水域面积（湖泊、水库、 \quad 式（11-37）$$
$$河渠和近海）/区域面积+A_{res}×水资源量^*/区域面积]/3$$

式中：A_{riv} 为河流长度的归一化系数；A_{lak} 为水域面积的归一化系数；A_{res} 为水资源量的归一化系数。

$$水资源量^* = \begin{cases} 水资源量 & \dfrac{水资源量}{水资源量_{年平均值}} \leqslant 1.4 \\ 水资源量_{年平均值} \times \left(2.4 - \dfrac{水资源量}{水资源量_{年平均值}}\right) & 1.4 < \dfrac{水资源量}{水资源量_{年平均值}} \leqslant 2.4 \\ 0 & \dfrac{水资源量}{水资源量_{年平均值}} > 2.4 \end{cases}$$

4. 土地胁迫指数　反映被评价区域内土壤遭受的胁迫强度,如风蚀、水蚀、重力侵蚀、冻融侵蚀和工程侵蚀的面积及其占被评价区域面积的比重。

$$土地胁迫指数 = A_{ero} \times (0.4 \times 重度侵蚀面积 + 0.2 \times 中度侵蚀面积 + 0.2 \times \\ 建设用地面积 + 0.2 \times 其他土地胁迫)/区域面积 \qquad 式(11\text{-}38)$$

式中:A_{ero} 为土地胁迫指数的归一化系数。

5. 污染负荷指数　反映被评价区域内承载的污染物压力,如单位面积上担负的污染物的量等。

$$污染负荷指数 = 0.20 \times A_{COD} \times COD 排放量/区域年降水总量 + 0.20 \times A_{NH_3} \times \\ 氨氮排放量/区域年降水总量 + 0.20 \times A_{SO_2} \times SO_2 排放量/区域面积 + \\ 0.10 \times A_{YFC} \times 烟(粉)尘排放量/区域面积 + 0.20 \times A_{NO_x} \times \\ 氮氧化物排放量/区域面积 + 0.10 \times A_{SOL} \times 固体废物丢弃量/区域面积 \qquad 式(11\text{-}39)$$

式中:A_{COD} 为 COD 的归一化系数;A_{NH_3} 为氨氮的归一化系数;A_{SO_2} 为 SO$_2$ 的归一化系数;A_{YFC} 为烟(粉)尘的归一化系数;A_{NO_x} 为氮氧化物的归一化系数;A_{SOL} 为固体废物的归一化系数。

6. 环境限制指数　是生态环境状况的约束性指标,指根据区域内出现的严重影响人居生产生活安全的生态破坏和环境污染事项,如重大生态破坏、环境污染和突发环境事件等,对生态环境状况类型进行限制和调节,见表11-9。

表 11-9　环境限制指数约束内容

分类		判断依据	约束内容
突发环境事件	特大环境事件	按照《突发环境事件应急预案》,区域发生人为因素引发的特大、重大、较大或一般等级的突发环境事件,若评价区域发生一次以上突发环境事件,则以最严重等级为准	生态环境不能为"优"和"良",且生态环境质量级别降1级
	重大环境事件		
	较大环境事件		生态环境级别降1级
	一般环境事件		
生态破坏环境污染	环境污染	存在环境保护主管部门通报的或国家媒体报道的环境污染或生态破坏事件(包括公开的环境质量报告中的超标区域)	存在生态环境部通报的环境污染或生态破坏事件,生态环境不能为"优"和"良",且生态环境级别降1级;其他类型的环境污染或生态破坏事件,生态环境级别降1级
	生态破坏		
	生态环境违法案件	存在环境保护主管部门通报或挂牌督办的生态环境违法案件	生态环境级别降1级
	被纳入区域限批范围	被环境保护主管部门纳入区域限批的区域	生态环境级别降1级

7. 生态环境状况分级 根据生态环境状况指数,将生态环境分为5级,即优、良、一般、较差和差,具体见表11-10。

表11-10 生态环境状况分级

级别	优	良	一般	较差	差
指数	EI ≥ 75	55 ≤ EI < 75	35 ≤ EI < 55	20 ≤ EI < 35	EI < 20
描述	植被覆盖度高,生物多样性丰富,生态系统稳定	植被覆盖度较高,生物多样性较丰富,适合人类生活	植被覆盖度中等,生物多样性一般水平,较适合人类生活,但有不适合人类生活的制约性因子出现	植被覆盖较差,严重干旱少雨,物种较少,存在着明显限制人类生活的因素	条件较恶劣,人类生活受到限制

（施小明 孟繁宇）

第三节 环境影响评价

一、环境影响评价的概念和作用

环境影响(environmental impact)是指人类活动导致的环境变化以及由此引起的对人类社会的效应,包括人类活动对环境的作用和环境对人类的反作用两方面。环境影响按来源可分为直接影响、间接影响和累积影响;按效果分为有利影响和不利影响;按性质分为可恢复影响和不可恢复影响;按建设项目的不同阶段分为建设阶段的影响、运行阶段的影响和服务期满后的影响等。

环境影响评价(environmental impact assessment,EIA)是环境质量评价的一项重要内容,指对规划和建设项目实施后可能造成的环境影响进行分析、预测和评估,提出预防或者减轻不良环境影响的对策和措施,并进行跟踪监测的方法与制度。联合国《里约环境与发展宣言》的原则指出,环境影响评价是一种国家手段,国家主管当局应对拟议中可能对环境产生重大不利影响的活动进行环境影响评价并做出有关决定。我国卫生部门自20世纪50年代起,对新建、扩建和改建的工程项目,从选址到设计各方面进行预防性卫生监督。1989年颁布的《中华人民共和国环境保护法》规定企业在新建、扩建和改建工程时必须提供环境影响报告书,经有关部门审批后方可实施。2002年10月28日我国颁布《中华人民共和国环境影响评价法》,将环境影响评价作为一项专门的法律来执行。2016年7月对该法进行第一次修正,简化了项目环评、强化了规划环评、加强了监管执法。2018年12月对该法进行第二次修正,取消了建设项目环境影响评价资质行政许可事项,将环评文件的责任主体由环评单位调整为建设单位,对环评单位实施信用管理。

环境影响评价贯彻预防为主、防患于未然的方针,要求全过程客观、公开、公正,是正确认识经济发展、社会发展和环境发展之间相互关系的科学方法,是正确处理经济发展使之符合国家利益和长远利益、强化环境管理的有效手段,对确定经济发展方向和保护环境等一系列重大决策都有重要作用。具体表现为:①保证开发活动选址和布局的合理性;②指导环境保护设计,强化管理;③为区域的社会经济发展提供导向;④推进科学决策、民主决策进程;⑤促进相关环境科学技术的发展。

二、环境影响评价的内容和程序

(一)环境影响评价的内容
环境影响评价内容包括规划环境影响评价和建设项目环境影响评价。

1. 规划环境影响评价　《中华人民共和国环境影响评价法》明确要求应对土地利用的有关规划和区域、流域、海域的建设、开发利用规划，以及工业、农业、畜牧业、林业、能源、水利、交通、城市建设、旅游、自然资源开发的有关专项规划等进行环境影响评价，并向有关机关提出环境影响报告书。规划环境影响评价基本内容应包括：①规划分析；②环境现状调查、分析与评价；③环境影响识别与确定环境目标和评价指标；④环境影响预测与评价；⑤规划方案综合论证和优化调整建议；⑥环境影响减缓对策和措施；⑦评价结论等方面。

2. 建设项目环境影响评价　根据建设项目对环境的影响程度实行环境影响评价分类管理，其中对可能造成重大环境影响的，应当编制环境影响报告书，对产生的环境影响进行全面评价；对可能造成轻度环境影响的，应当编制环境影响报告表，对产生的环境影响进行分析或者专项评价；对环境影响很小的，应当填报环境影响登记表，不需要进行环境影响评价。建设项目的环境影响报告书应当包括：①建设项目概况；②建设项目周围环境现状；③建设项目对环境可能造成影响的分析、预测和评估；④建设项目环境保护措施及其技术、经济论证；⑤建设项目对环境影响的经济损益分析；⑥对建设项目实施环境监测的建议；⑦环境影响评价的结论。

建设单位或规划编制单位可以委托技术服务单位对其项目开展环境影响评价，编制环境影响报告书或报告表；具备环境影响评价技术能力的建设单位或规划编制单位也可以自行对其项目开展环境影响评价。

规划和建设项目对环境影响的性质和程度因项目的特点、规模、污染物排放量和选址地理环境等条件而异。环境影响评价可以根据评价对象和要求只作单一污染物的环境影响评价，也可以对大气、水、土壤、生物和噪声等环境要素分别或综合进行环境影响评价。有的建设项目还影响当地生态环境或需要移民安置，从而对人群健康带来新的问题。卫生部门关心的重点问题是拟建项目对周围环境质量引起的变化以及由此对人群健康可能产生的不良影响。

（二）环境影响评价的工作程序

环境影响评价程序指按一定的顺序或步骤指导完成环境影响评价工作的过程。《规划环境影响评价技术导则　总纲》（HJ 130—2019）和《建设项目环境影响评价技术导则　总纲》（HJ 2.1—2016）分别规定了规划环境影响评价和建设项目环境影响评价的一般流程与工作程序，具体如下：

1. 规划环境影响评价的工作程序　规划环境影响评价应在规划编制的早期阶段介入，并与规划编制、论证及审定等关键环节和过程充分互动，互动内容一般包括：

（1）在规划前期阶段，同步开展规划环评工作。通过对规划内容的分析，收集与规划相关的法律法规和环境政策等资料，收集上层位规划和所在区域的战略环评文件，以及生态保护红线、环境质量底线、资源利用上线和环境准入负面清单（以下称"三线一单"）成果，对规划区域及可能受影响的区域进行现场踏勘，收集相关基础数据资料，初步调查环境敏感区情况，识别规划实施的主要环境影响，分析提出规划实施的资源、生态、环境制约因素，反馈给规划编制机关。

（2）在规划方案编制阶段，完成现状调查与评价，提出环境影响评价指标体系，分析、预测和评价拟定规划方案实施后对资源、生态、环境的影响，并将评价结果和结论反馈给规划编制机关，作为方案比选和优化的参考及依据。

（3）在规划的审定阶段，进一步论证拟推荐规划方案的环境合理性，形成必要的优化调整建议，反馈给规划编制机关。针对推荐的规划方案提出不良环境影响减缓措施和环境影响跟踪评价计划，编制环境影响报告书。如果拟选定的规划方案在资源、生态、环境方面难以承载，或者可能造成重大不良生态环境影响且无法提出切实可行的预防或减缓对策和措施，或者根据现有的数据资料和专家知识对可能产生的不良生态环境影响的程度、范围等无法做出科学判断,应向规划编制机关提出对规划方案做出重大修改的建议并说明理由。

（4）规划环境影响报告书审查会后,应根据审查小组提出的修改意见和审查意见对报告书进行修改完善。

（5）在规划报送审批前,应将环境影响评价文件及其审查意见正式提交给规划编制机关。

2.建设项目环境影响评价的工作程序　建设项目环境影响评价一般分为三个阶段,即调查分析和工作方案制订阶段、分析论证和预测评价阶段以及环境影响报告书(表)编制阶段。

（1）调查分析和工作方案制订阶段:首先应分析判定建设项目选址选线、规模、性质和工艺路线等与国家和地方有关环境保护法律法规、标准、政策、规范、相关规划,以及规划环境影响评价结论及其审查意见的符合性,并与"三线一单"进行对照,作为开展环境影响评价工作的前提和基础。对于符合相关政策的项目,应依据相关规定确定环境影响评价文件类型、进行初步工程分析、开展初步的环境现状调查、环境影响识别和评价因子筛选、明确评价重点和环境保护目标、确定评价工作等级、评价范围、评价标准和制订工作方案。

（2）分析论证和预测评价阶段:重点开展环境现状调查监测与评价,建设项目工程分析,研究有重大影响的活动。建立环境变化预测模型,对各环境要素影响进行预测。预测结果应是定量的,至少要定性地说明影响程度,并根据预测结果判断影响的可接受性,给出评价结论。此外,还应进行各专题环境影响分析与评价。

（3）环境影响报告书(表)编制阶段:若评价结果表明该项目对环境影响较大,则需要提出减少或消除有害影响的环境保护措施、进行技术经济论证、给出污染物排放单、给出建设项目环境影响评价结论和编制环境影响报告书(表)。

三、环境影响评价方法

(一) 环境影响评价方法概要

科学预测是正确评价的基础。对拟建项目环境影响的预测方法应遵循的原理是在掌握拟建项目污染物排放状况和环境条件的基础上,运用适当的数学模式或采用类比方法来预测其建成后对环境的污染程度,综合现有的环境质量状况,推测其建成后的变化。预测方法的精确性取决于对拟建项目基础资料、环境参数、现有环境质量的掌握程度和预测模式的准确性。环境影响评价的方法要求可靠、经济、实用和简便。因此环境影响评价须做好以下几方面的工作:

1.规划与建设项目分析　规划分析应介绍规划不同阶段目标、发展规模、布局、结构、建设时序,以及规划包含的具体建设项目的建设计划等可能对生态环境造成影响的规划内容;给出规划与相关政策的符合性和协调性分析结论,重点明确其与相关规划之间的冲突与矛盾。具体分析方法包括:核查表、叠图分析、专家咨询、情景分析和类比分析等。

建设项目工程分析应包括建设项目概况、影响因素分析、污染源源强核算。具体包括项目名称、性质和建设目的;选址地理位置;建设规模;平面布置;产品和主要工艺;主要原料,燃料和水的耗用量及来源;废水、废气、废渣、粉尘、放射性废弃物等的种类、排放量和排放方式;废弃物综合利用和处理的设施及最终处置;职工人数和生活区布局,占地面积;卫生防护带设置;建设项目发展远景等。对于项目存在具有致癌、致畸、致突变的物质、POPs或重金属的,应明确其来源、转移途径和流向。在建设阶段和生产运行期间,可能发生突发性事件或事故,引起有毒有害、易燃易爆等物质泄漏,对环境及人身造成影响和损害的建设项目,应开展建设和生产运行过程的风险因素识别。

存在较大潜在人群健康风险的建设项目,应开展针对影响人群健康的潜在环境风险因素识别。

2. **环境现状的调查**　掌握环境质量现状和本底值,对准确预测和评价规划实施或者项目建成后环境质量的变化情况具有重要意义。环境现状的调查范围要大于评价范围。

调查内容应根据工程特征和当地的环境特征,并结合评价工作的等级来确定。一般应包括:①现有工业和生活污染源情况,当地的环境状况如地形、地质、水文和气象资料;②自然资源和自然保护区,如名胜古迹、风景旅游区、疗养区、现有工矿企业、生活居住区分布;③人群资料,如人口密度、地方病、自然疫源性疾病及居民健康状况;④大气、水、土壤等环境质量现状。对于规划环评还要开展资源利用和生态环境现状调查、环境影响回顾性分析,明确评价区域资源利用水平和生态功能、环境质量现状、污染物排放状况,分析主要生态环境问题及成因,梳理规划实施的资源、生态、环境制约因素。

环境现状的调查方法一般可采用:①收集资料法,该法的特点是省时、省力、省钱且收效快;②现场调查,该法的特点是能获得第一手资料,但工作量大;③遥感法,能整体地了解环境质量状况,但精确度较差,一般可作为辅助方法。此外,对于人群健康调查还可以采取问卷调查、访谈、座谈会等方式。

3. **环境影响预测与评价**　环境影响预测是要了解某区域环境在受到污染的过程中,有关环境质量参数在时间和空间上的变化量。目前最常用的预测方法为统计推断法和因果模式预测法。统计推断法是选用最恰当的公式去逼近已掌握的环境质量资料,再用该公式预测项目实施后的环境质量。该方法取决于原始资料的数量与质量和拟合的数学公式以及参数的确定。因果模式预测法是依据污染物在环境中的迁移、扩散、转化、富集规律的数学模式和项目对环境的影响(如排放状况等),以及当地环境实际状况等来计算项目实施后的环境质量。此外,还可以采用类比分析和专家系统法等方法来预测建设项目对环境的影响。得到预测结果后,再根据环境卫生标准或环境质量标准来评价当地的环境质量发展目标和环境允许污染负荷要求,进行环境影响评价,并提出环境保护措施。环境保护措施一般应针对厂址的合理布局、污染物排放的控制指标、污染防治措施、生产管理和环境管理、土地利用和绿化等。对存在较大潜在人群健康风险的建设项目,应分析人群主要暴露途径,进行环境影响健康评价。

对于规划项目需要设置多种预测情景,估算不同情景下规划实施对各类支撑性资源的需求量和主要污染物的产生量、排放量,以及主要生态因子的变化量。预测与评价不同情景下规划实施对生态系统结构和功能、环境质量、环境敏感区的影响范围与程度,明确规划实施后能否满足环境目标的要求。根据规划环境目标可达性论证规划的环境合理性。方法包括类比分析、对比分析、负荷分析等。

经过几十年的发展,我国环境影响评价及相关技术导则体系逐渐完善。围绕规划和建设项目分别形成了环境影响评价技术导则总纲;基于环境要素形成了包括大气环境、地下水环境、地表水环境、土壤环境、声环境、生态影响等方面的专项环境影响评价技术导则;基于不同建设项目形成了包括公路建设项目、民用机场建设工程、城市轨道交通、钢铁建设项目、卫星地球上行站等方面的行业建设项目环境影响评价技术导则;基于流域区域不同形成了包括流域综合规划、产业园区等规划环境影响评价技术导则;针对不同项目和行业类型形成了系列建设项目竣工环境保护验收技术规范。不断完善的环境影响评价技术体系为我国经济发展保驾护航的同时,也为预防和减轻环境污染、防止生态环境破坏、保护人民健康发挥了重要作用。

（二）工程项目环境影响评价方法案例

下面以建设项目建成投产后对大气环境的影响评价为例,介绍环境影响评价的步骤和方法。

在对拟建项目影响评价时,应通过审阅设计资料及向气象部门等了解以下情况及参数基础上,采用扩散模式对评价范围内大气污染物浓度做出预测和评价,并最终提出建议。

1. **拟建工程污染物排放情况**　了解排放污染物种类、浓度、排放量、治理设施及其效率、排放高度等数据,同时,还应计算各污染源和各污染物的分担率,掌握拟建项目给评价区带来的污染物增量,并作为预测周围地区大气污染浓度的依据。

2. **现有大气污染状况**　评价区内现有污染源及其排放污染物种类和数量,各污染源和各污染物的分担率,评价区域内大气质量现状。如现有资料缺乏,可通过实地监测来获取。一般可根据当地主导风向选择一定数量监测点,分别于冬、夏两季对该地主要污染物及拟建工程所要排放的主要污染物进行监测。

3. **污染物扩散状况的预测**　如污染物为点源排放,其评价区域范围一般取其烟囱或排毒塔等几何高度的30~40倍距离作为评价区半径。污染源下风侧大气中污染物浓度分布状况可采用大气扩散模式进行计算和预测,大气扩散模式是根据污染气象学研究大气运动对污染物的输送扩散作用后获得的。不同的气象、排放状况、地形等条件具有不同类型的扩散模式。

(1)气象条件:风向频率、风速、太阳辐射、大气稳定度、逆温出现频率和逆温层高度、混合层高度等。

(2)污染源及污染物参数:污染源有点源、线源、面源之分。污染物的形态是固体、气体还是液体。排放呈连续性或间歇性。浓度的平均时间,如短时间浓度、日平均和年平均浓度。

(3)污染源周围地形:如平原、丘陵、山地和海滨等。在复杂地形上作大气扩散的计算,由于湍流较强,采用各种经验公式确定扩散参数进行模拟计算不准确,因此应尽量采用实测或通过实验室模拟实验测定。

在大气影响评价中,常需按上述不同的参数分别计算和预测拟建项目对评价区内若干点上的大气污染浓度。除正常生产和最常见的气象条件外,有时还需结合最不利气象条件和一旦出现生产事故时的排放量进行预测。而且,由于拟建项目往往有多个污染源,排放的污染物又不止一种,计算工作极其复杂,必须借助模型解决。这些计算预测结果应按不同风向、风速和大气稳定度等条件,分别绘制成各种条件下各种污染物地面浓度分布的等值线地图。

4. **评价和建议**　通过上述步骤,获得拟建项目对周围大气环境可能产生的影响。把拟建项目对地面各点可能形成的污染浓度,与相应各点大气质量现状浓度叠加起来,便得到评价区域地面各点的大气污染复合浓度。对照大气卫生标准或大气环境质量标准,就可分析拟建项目建成投产后,周围地区大气污染是否超标,在何种条件下大气污染出现超标,超标的概率、范围和程度如何,是否影响附近的居住区、医院和学校等。也可根据各污染物复合浓度计算大气综合质量指数与现状进行对比分析。最后,针对拟建项目选址是否合理,排放的污染物数量和废气净化除尘设施能否保证周围地区大气质量符合标准等方面做出评价结论,并提出进一步控制大气污染的对策建议。

(施小明　孟繁宇)

第四节　环境对人群健康影响的评价

环境对人群健康影响评价是环境质量评价的一项重要内容,对阐明环境与人群健康影响有着非常重要的意义。人群健康评价是卫生工作者的重要职责,也是环境卫生学的主要研究内容。

在环境健康效应评价中,广泛应用环境流行病学调查方法研究环境质量与人群健康效应的关系。近年来,较多采用危险度评定的方法对环境污染的健康影响作定性及定量的评价。

人群效应评价首先应做好人群环境污染暴露评价工作。暴露评价的正确与否对阐明人群健康效应的量效关系正确性至关重要。关于暴露评价内容与方法详见本书其他章节相关内容,本节不再赘述。本节首先介绍人群健康效应评价的一般内容和方法;其次,分别阐述环境污染健康影响评价(环境污染已经发生情况下的人群健康影响)和环境健康影响评价(规划和建设项目实施后可能通过改变环境状况进而带来的人群健康影响)的基本内容和方法。

一、人群健康效应评价的一般内容与方法

人群健康效应指标应具有代表性、可比性和可靠性。为保证对人群健康效应评价的可靠性,应严格选定不同暴露水平的人群和对照人群,由于大多数环境因素对人群健康影响是低浓度和弱效应,因此采用敏感和高危险人群,如儿童、老人等作为调查人群容易观察到不良效应。在调查设计上应保证随机和数量足够。除暴露程度有差异外,暴露人群和对照人群经济条件、生活水平和生活习惯应尽量相似,考虑调查对象在当地的居住年限,排除吸烟和职业性暴露等混杂因素,防止统计分析中的偏差,并尽可能控制混杂及干扰因素。

人群健康效应指标可以是敏感的生理、生化及免疫指标,也可以采用疾病或死亡来反映环境污染的效应指标。前者可以采用各种特异性和非特异性生物学效应指标,以及疾病前期亚临床的健康效应指标。后者可以采用一般疾病以及与环境污染有关疾病的发病率、患病率、死亡率、疾病构成比、死因构成比等指标。人群健康效应评价上应注意观察人群的遗传背景、年龄、性别、营养状况、生理状况(妊娠或哺乳期)、一般健康状况,以及先前的暴露(如职业暴露等)情况等,这些情况可能影响环境因素的健康影响敏感性。此外,还要了解从暴露到产生健康效应之间的潜伏期。

在分析和评价环境污染的效应时,可以采用横断面调查、病例对照研究或队列研究的方法。一般应根据研究目的选择不同的研究类型及分析方法。比如在研究大气污染短时间暴露的健康效应时,可以采用时间序列分析的方法。而对污染物低浓度长期作用以及多种污染物联合作用的健康效应分析研究可以采用大规模人群队列研究或多元回归分析方法,也可以根据目前已有的文献资料进行荟萃分析。总之,应分析环境质量及人群的暴露与健康效应之间是否存在内在的联系,是否有剂量-效应关系。

此外,还可利用人群健康危险度评价方法来评价环境污染的健康效应。譬如,评价大气 $PM_{2.5}$ 污染对城市人群死亡率的影响,要在掌握城市大气 $PM_{2.5}$ 年均浓度以及人口死亡率和疾病死亡专率的基础上,结合大气污染物 $PM_{2.5}$ 每增加 1 个单位所产生的健康影响(如死亡率等)进行定量评估。具体将该地区大气 $PM_{2.5}$ 的年均浓度与 WHO 推荐值($PM_{2.5}$ 对健康不产生危害的年均浓度 $5\mu g/m^3$)进行比较,采用式(11-40)进行估算,得到由于大气 $PM_{2.5}$ 造成的超死亡人数和超病例数。

$$X = X_0 \times (1 + R_L \text{ 或 } R_U) \qquad \text{式(11-40)}$$

X 为一个社区中的实际死亡数或病例数; X_0 为该社区中没有 $PM_{2.5}$ 污染影响时的死亡数或病例数; R_L 或 R_U 为在一定 $PM_{2.5}$ 污染暴露水平下总死亡人数或某病死亡人数增加的下限或上限。

在时间段内的超死亡数或超病例数可按式(11-41)估算:

$$\text{超死亡数或超病例数} = X - X_0 = (\text{该时间段内的总死亡率或疾病死亡专率或患病率}) \times (\text{社区中暴露人口数}) - X_0 \qquad \text{式(11-41)}$$

另外,在评价环境污染造成的健康经济损失时,通常考虑两方面的损失,即医疗费用和由疾病与死亡所造成的工资损失。目前国内外对健康损失的估算通常采用人力资本法(human capital,HC)和支付意愿法(willingness to pay,WTP)。人力资本法是计算由于环境污染造成的死亡或疾病而产生的经济损失,包括工资损失与医疗费支出。支付意愿法测量的是人们对提高自己和其他人的安全(如环境质量改善而导致的个体死亡/发病风险降低)而愿意付出的货币数值。

二、环境污染健康影响评价

环境污染健康影响评价是对现有的环境污染,包括长时间污染物排放或突发性事故引起的环境污染对健康造成影响的评价。由于环境污染危及公众健康的事件时有发生,为了更好地开展评价工作,卫生部于2001年6月颁布了《环境污染健康影响评价规范(试行)》。这对于科学、正确、公正地评价环境污染对人群健康的损害,维护民众健康权益,解决排污单位和受污染人群的争议与纠纷有了统一的规范。该试行规范系统提出了环境污染健康影响评价的适用范围、工作程序、大纲编制与审核、报告书编制要求等,详细介绍了评价方法。

环境污染健康影响评价方法包括健康危害评价方法和健康危险度评价方法两种,这里仅对健康危害评价方法作简单介绍。

1. 现场初步调查 调查内容包括环境污染健康危害的事实经过、性质、起因和特点。高危人群的范围、暴露特征,患者的临床特征和分布特征。污染源、污染物、污染途径及暴露水平。做好人证和物证的收集取证。初步确定主要污染源和污染物。

2. 健康效应评价 包括健康危害确认,应做好人群调查,提出可疑环境因素,选择有代表性健康损害的指标(如生物标志物),严格选定对照人群,尽可能控制混杂和干扰因素。

3. 暴露评价 收集环境背景资料,详细描述污染发生的时间、地点、影响范围。污染物的排放量、排放方式和途径,其在环境中的稳定性,是否造成二次污染。暴露的测量方法可采取问卷调查、环境监测或个体采样、生物监测等方式,并描述和分析主要污染源、污染物、暴露水平、暴露时间、途径与严重程度等,做好综合暴露的评定。

4. 病因推断及因果关系判断 根据7项标准对病因做出综合评价:①关联的时间顺序;②关联的强度;③关联的剂量-反应关系;④暴露与疾病分布的一致性;⑤关联可重复性;⑥生物学合理性;⑦终止效应等。

病因判定要求研究结果在满足前四条中的任何三条及后三条中的任何一条时,可判定因果关系。因果取证对可疑污染物的环境污染健康影响作定性和定量的评价。

三、环境健康影响评价

(一)环境健康影响评价概述

环境健康影响评价(environment health impact assessment,EHIA)是预测、分析与评估由规划和建设项目实施后可能造成的环境质量变化而带来的人群健康影响及其安全性。环境健康影响评价是环境影响评价中的重要组成部分。虽然并非所有工业建设项目都需进行环境健康影响评价,但大型的规划、工业建设和水利工程等开发建设项目应当进行环境健康影响评价。WHO认为环境健康影响评价是一种可用于微调发展方案、改进项目设计、在必要时引入保障措施和缓解措施的重要工具,推荐各国开展环境健康影响评价,提出环境健康影响评价内容应包括恰当地评价发展政策、建设项目或产品对人健康的影响及安全性。为了使环境影响评价成为一项全面而协调的工作,卫生专业人员必须参加到多学科交叉的环境影响评价工作中去,加强合作,不断推动环境健康影响评价工作的发展。此外,环境健康问题还要有公共信息和公众参与。

环境健康影响评价的基本做法是首先筛选污染物和确定污染范围。对健康有特殊意义的影响参数(污染物等)应提供流行病学和毒理学有关证据,掌握其接触途径及可能的健康影响,可以采用环境流行病学调查,收集人口统计学资料、发病率和死亡率及暴露评价资料等。根据上述资料,结合建设项目对生活居住环境可能的影响计算和预测对人群健康的影响。评价有害环境因素的重要性和可接受性,提出防止或减少有害因素影响的手段,如改变发展计划或改变选址。

由于健康影响预测是依据历史的剂量-效应关系对未来的健康影响做出推断。因此,环境健康影响评价的难点在于:往往缺乏污染物危害的足够证据,尤其是定量的证据。环境中污染物浓度有时空变化及相互作用,导致健康效应可能具有间接性、多样性、非特异性,如 SO_2 除其本身的健康效应外还可形成酸雨危害健康。同时健康效应还存在生物学差异,这种差异受年龄、环境、膳食、营养和生活方式等多因素的综合影响。

目前我国环评体系仍缺少关于人体健康评价的详细规定。尽管如此,环境保护部 2016 年发布的《建设项目环境影响评价技术导则 总纲》(HJ 2.1—2016)和生态环境部 2019 年发布的《规划环境影响评价技术导则 总纲》(HJ 130—2019)中均多次提到需要识别和关注人群健康风险,因此不断完善并推动环境健康影响评价工作具有重要意义。

(二)环境健康影响评价方法

对于建设项目来说,应根据其规模、敏感程度等评估是否需对其进行全面的环境健康影响评价,WHO 建议石化厂、大型水库、发电厂、工业区、垃圾焚烧厂、主要交通基础设施、危险废物设施等均应开展评估工作。以下分别以工业建设项目和水利建设项目为例,描述其环境健康影响评价的流程和方法。

1. 工业建设项目的环境健康影响评价

(1)健康影响因素的识别:要对拟建工业的生产工艺、原材料、成品中的有害物质,包括耗用量、贮存、运输和流失情况进行调查。厘清拟排放的各种污染物种类和数量,包括正常生产期间连续和间歇排放、无组织排放以及生产事故中排放的污染物。对于这些物料和污染物,应尽量查明其理化状况,包括易燃性、易爆性、腐蚀性、放射性、急慢性毒作用、致癌、致畸、致突变等毒理学资料。

(2)健康影响的估计:要估算受影响的人群范围和影响的性质及程度。项目实施后人群的健康影响包括:①该项目未建前的人群健康状况基线资料,可基于统计资料或健康调查获取。②项目实施后对健康影响的增量,需要通过环境影响评价预测出拟建工业项目对周围地区的环境质量影响,如污染物浓度的增量,并估计预测范围内人群可能的暴露状况,在此基础上,运用环境流行病学、毒理学以及健康危险度评价资料,尤其是运用剂量-效应关系对拟建项目可能引起的健康影响做出估计,包括死亡率和发病率变化以及与该项目主要污染物有关的健康影响指标的变化。

WHO 出版的《环境卫生基准》丛书,污染物分册详尽报道世界各国对各种污染物的毒理学实验、流行病学调查和危险性评价的结果,这些资料对环境健康影响评价具有重要参考价值。环境健康影响预测的基本方法有①专家预测法:有关专家根据该项目对环境影响的规模,运用环境卫生学知识预测对人群健康的影响。②趋势外推法:用环境流行病学方法得到剂量-效应关系的延伸来预测该项目对人群健康的影响,可得到不同时间、空间的发病率曲线或等级图形,用于预测某种健康影响的发展。③类比法:如有与拟建项目类型相同的现有项目的环境流行病学资料,也可作为参考来推测拟建项目对周围人群健康的影响。应注意与类比项目一般特征的相似性,污染物排放相似性,环境特征的相似性。此外,国内外相关的环境污染与人群健康关系的调查资料,对环境健康影响评价也具有一定的参考意义。

通过对拟建项目投产前后的自身对比,即通过实施前的基线人群健康状况和实施后一段时间的人群健康状况进行比较,反馈用于推测其他地区拟建同类工业项目对人群健康的影响。

(3)预防措施的建议:在环境健康影响评价后,卫生部门应对建设项目提出预防或减轻健康影响的建议。其包括:改变选址或修改工艺设计,改用无毒害的原材料,改进有毒有害物料的运输和贮存,削减污染物排放量,杜绝跑、冒、滴、漏和减少无组织排放,强化生产管理、防止生产事故,建立卫生防护带并加以绿化,制订环境监测计划和突发性生产事故的应急救援方案等。在工业项目建成投产后,卫生部门应对周围环境质量进行监测和监督,也可对周围地区人群的健康状况进行调查,如发现问题,应对生产单位提出进一步做好环境保护和减轻不良影响的建议。

2. 水利建设项目的环境健康影响评价 水利建设项目是指为了开发水资源以满足防洪、灌溉、发电等需要的工程。水利建设涉及水文条件和生态环境的改变,由此可引起一系列人群健康问题,并造成多种疾病的流行。这些疾病主要是自然疫源性疾病、地方病、虫媒传染病和介水肠道传染病等。如某些自然疫源性疾病的疫区可能会因为病媒动物和居民的迁移而扩大。水库蓄水为钉螺的孳生和蔓延提供有利的环境,从而为血吸虫病传播创造了条件。此外,当鼠类原有栖息地被改建成水库后,鼠类活动和繁殖的场所迁至新居民点,可导致流行性出血热和钩端螺旋体病的发病增加或流行。水库区移民至新居民点,如饮用某些微量元素含量过多或过少的地下水,可引起生物地球化学性疾病。水利工程使水流变慢,蚊子密度增高,可导致疟疾和丝虫病。供作饮用水源的水库,若未彻底清理库区,或对沿岸排放污水不加控制,造成水质污染可引起介水肠道传染病或化学中毒。施工期大量工人集居,如放松工地的饮水消毒、粪便管理和工棚卫生等工作,也会造成各种传染病的流行。因此,对大中型水利工程施工期和运行期可能出现的环境健康影响必须做出详细评价,并拟订全面而周密的预防对策方案。

开展水利工程环境健康影响评价,首先应收集水利工程环境影响资料或通过现场调查掌握有关资料和参数。这些资料包括:①工程的基本概况,如工程的用途(发电、防洪、航运、灌溉)、工程的基本指标(正常需水位、总库容和装机容量等)。②地理、水文状况,如气象(气温、气湿、降雨量和蒸发量)、经纬度、地质、地貌、水文、植被等。③人口资料和健康资料,如年龄、性别、职业、人口动态、人口预测、死因构成、死亡率和平均期望寿命等一般健康状况资料,以及自然疫源性疾病、虫媒传染病和介水肠道传染病等的发病率、患病率、死亡率等资料。④环境卫生及其设施,如环境中主要污染物含量、供水系统资料(包括集中式和分散式给水)、自来水普及率、排水系统资料及粪便、垃圾、污物收集和处理资料。⑤病媒昆虫及动物资料,如病媒动物种群及其密度、分布和消长规律,以及孳生地等。

自然疫源地状况包括疫源地性质、范围及参与传播疾病的动物种群、数量、活动强度,自然环境因素如气象、地理等。水利工程对疫源地可能产生影响如病媒生物的生存和繁殖条件、迁移等。

在掌握大量基础资料后,根据预防医学有关学科的知识和自然疫源性疾病、虫媒传染病和介水肠道传染病等健康影响等的发生、发展和演变规律,预测和判断工程建成后这些健康危害的发展趋势及影响程度。预测的方法有专家预测法、趋势外推法、类比法等。最后,卫生部门应从防病灭病角度对钉螺、鼠和蚊等提出控制和消灭措施,并对移民方案、新居民点的选址和规划、库底的卫生清理、饮用水源的防护和施工期工地卫生等各方面提出卫生措施与建议。

(施小明 孟繁宇)

案例

　　某市某县有一石油化工厂,建厂二十余年,主要产业为石油炼化、乙烯深加工和丙烯深加工等。该厂区位于该县中东部地区,沿海而建。该工业区远离市中心,周边有零星5个村庄分布,位于工厂北部、西部和南部,距离各不相同,村庄中居民大部分在工厂工作,老年人和儿童常年在村庄居住。该工厂年生产量较大,有力支撑了当地的经济发展。该工厂积极投入环保相关设施且运行平稳,每年定期开展污染源调查和评价,并出具评价报告。该工厂已经顺利运行了二十余年,随着经济的不断发展,化工厂拟在现有基础上进行扩建,以提高当地就业和纳税。

思考题

1. 该工厂历年一直开展污染源调查与评价工作,请为其列出主要的调查内容和采用的评价方法。
2. 若该工厂拟进一步扩建,需开展环境影响评价和环境健康影响评价,请列出评价内容。

第十二章
突发环境污染事件及其应急处理

在社会生产和人民生活中必不可少地要使用到各种化学品，其中的有毒有害化学品、易燃易爆危险品、放射性物品等在生产、运输、贮存、使用过程中可能因各种原因而发生泄漏、爆炸，导致突发环境污染事件发生。为了最大程度减轻突发环境污染事件所造成的环境污染和人民群众健康危害，须采取各种措施对其进行应急准备和应急处理。

纵观国内外突发环境污染事件案例，大多由意外事故而引发。加强预防预警、消除事故隐患是应对突发环境污染事件的根本举措。首先应采取各种措施消除可能导致事故发生的危险因素，提高突发环境污染事件应对能力；其次应完善监测预警机制，做好应对事件的人力、物力和技术方面的准备，以便在事件发生时做到早发现、早处理等；事件发生后，应及时开展应急响应和应急处理，最大限度地降低事件造成的人群健康损害和环境污染。

我国为了健全突发环境污染事件应对工作机制，科学有序高效应对突发环境污染事件，依据《中华人民共和国环境保护法》《中华人民共和国突发事件应对法》《中华人民共和国放射性污染防治法》《国家突发公共事件总体应急预案》以及水、大气、土壤、固体废物污染环境防治等相关法律法规，制定了《国家突发环境事件应急预案》和《突发环境事件应急监测技术规范》，为包括突发环境污染事件在内的各类突发环境事件的应急准备和应急处理提供指导，以保障人民群众生命财产安全和环境安全，促进社会全面、协调、可持续发展。

第一节　突发环境污染事件概述

一、突发环境污染事件的定义

突发环境污染事件（abrupt environmental pollution accidents）是指在社会生产和人民生活中所使用的化学品、易燃易爆危险品、放射性物品，在生产、运输、贮存、使用和处置等环节中，由于操作不当、交通肇事或人为破坏而造成的爆炸、泄漏，从而造成环境污染和人民群众健康危害的恶性事件。

为了准确理解突发环境污染事件的定义，首先应准确界定另一个易混淆的概念，即突发环境事件。在我国《突发环境事件应急管理办法》中明确指出：突发环境事件是指由于污染物排放或者自然灾害、生产安全事故等因素，导致污染物或者放射性物质等有毒有害物质进入大气、水体、土壤等环境介质，突然造成或者可能造成环境质量下降，危及公众身体健康和财产安全，或者造成生态环境破坏，或者造成重大社会影响，需要采取紧急措施予以应对的事件。《国家突发环境事件应急预案》明确指出，突发环境污染事件属于突发环境事件。

同时，也应明确突发环境污染事件与突发事件以及突发公共卫生事件的关系。《中华人民共和国突发事件应对法》指出：突发事件是指突然发生，造成或者可能造成严重社会危害，需要采取应急处置措施予以应对的自然灾害、事故灾难、公共卫生事件和社会安全事件。《突发公共卫生事件应急条例》也明确了突发公共卫生事件的定义，即突然发生，造成或者可能造成社会公众健康严重损害的重大传染病疫情、群体性不明原因疾病、重大食物和职业中毒以及其他严重影响公众健康的事件。

通过对以上概念的解读,可知突发环境污染事件往往突然发生,造成不同程度的环境污染和人民群众健康危害,甚至产生重大社会影响或危害公共安全,是突发环境事件中的一类,也属于突发公共卫生事件的范畴,均须采取各种措施进行应急处理。

二、突发环境污染事件的基本特征

(一)发生时间的突然性

突发环境污染事件有别于一般意义上的环境污染,其发生非常突然,多在瞬间发生,常常出乎预料。由于突然而至、来势迅猛,人们对此始料未及,缺乏防御,往往造成现场人员及周围群众重大伤亡。由于有毒有害物质迅速扩散,其污染空间很快向下风侧(或河流下游)扩散,使人群伤亡和生态环境破坏范围迅速扩大。

(二)污染范围的不确定性

由于引起突发环境污染事件的原因、规模及污染物种类具有很大未知性,故造成大气、水域、土壤、森林、绿地、农田等的污染范围具有很大的不确定性。例如,一个小型化工厂有毒气体贮存罐突然爆炸,可能仅造成工厂周围的几平方公里内厂区、居民区空气污染。但如果是海上油轮泄漏或爆炸事故,其污染面积将波及广泛,甚至污染整个海域。

(三)负面影响的多重性

不论是发达国家还是发展中国家,突发环境污染事件一旦发生,将对社会安定、经济发展、生态环境、人群健康产生诸多影响,且事件级别越高,危害越严重,恢复重建越困难。

(四)健康危害的复杂性

突发环境污染事件可对现场及周围居民产生严重的健康危害,其表现形式与事故的原因、规模、发生形式、污染物种类及理化性质有关。事故发生后的瞬间,可迅速造成人群急性中毒、急性刺激作用,易导致群死群伤。有些污染物在环境中降解消除很慢,则可对人群产生慢性危害和远期潜在效应。

2011年3月,日本福岛核电站反应堆泄漏,辐射性物质向日本各地、中国、俄罗斯地区扩散,致使我国30个省(区、市)环境中检测到极微量放射性物质。WHO《以初步剂量估算为基础对2011年东日本大地震和海啸后的核事故进行健康风险评估》报告显示,居住在辐射污染最严重区域的人面临更高的癌症风险。福岛核电站反应堆爆炸后储存了大量的核污水,日本于2021年公布核污染水排海计划并于2023年8月24日起陆续组织排放。福岛核污染水中含有60多种放射性核素,很多核素尚无有效处理技术,部分长寿命核素可能随洋流扩散,可能影响周边国家海洋环境和海域生态平衡;这些核素也可能随海洋生物迁徙和食物链对人类健康带来巨大风险。

三、突发环境污染事件的分类

(一)按造成突发环境污染事件的物质分类

1. 易燃易爆危险品泄漏、爆炸事件。

2. 有毒化学品泄漏、扩散事件。

3. 溢油或油气井喷事件。

4. 非正常大量废水排放事件。

5. 放射性物品丢失、泄漏事件。

(二)按造成突发环境污染事件的原因分类

1. 生产过程中意外事故引发的泄漏、爆炸事件。

2. 运输过程中意外事故引发的泄漏、爆炸事件。

3. 贮存或处置过程中意外事故引发的泄漏、爆炸事件。

4. 人为破坏引发的泄漏、爆炸事件。

（三）按突发环境污染事件所涉及的地域空间（或介质）分类

1. 重点流域、敏感水域水污染事件。

2. 重点城市大气污染事件。

3. 有毒化学品、放射性物品污染农田事件。

4. 陆地或海上油田井喷和天然气喷发事件。

5. 海上油轮溢油或有毒化学品泄漏事件。

四、突发环境污染事件的分级

按照我国《国家突发环境事件应急预案》的分级标准，依据事件紧急程度以及对生态环境、人群健康的危害，可将突发环境污染事件分为特别重大、重大、较大和一般四个级别。下述分级标准有关数量的表述，"以上"含本数，"以下"不含本数。

（一）特别重大突发环境污染事件

凡符合下列情况之一者，可定为特别重大突发环境污染事件：

1. 因环境污染直接导致 30 人以上死亡或 100 人以上中毒或重伤的。

2. 因环境污染疏散、转移人员 5 万人以上的。

3. 因环境污染造成直接经济损失 1 亿元以上的。

4. 因环境污染造成区域生态功能丧失或该区域国家重点保护物种灭绝的。

5. 因环境污染造成设区的市级以上城市集中式饮用水水源地取水中断的。

6. Ⅰ、Ⅱ类放射源丢失、被盗、失控并造成大范围严重辐射污染后果的；放射性同位素和射线装置失控导致 3 人以上急性死亡的；放射性物质泄漏，造成大范围辐射污染后果的。

7. 造成重大跨国境影响的境内突发环境事件。

（二）重大突发环境污染事件

凡符合下列情形之一者，可定为重大突发环境污染事件：

1. 因环境污染直接导致 10 人以上 30 人以下死亡，或 50 人以上 100 人以下中毒或重伤的。

2. 因环境污染疏散、转移人员 1 万人以上 5 万人以下的。

3. 因环境污染造成直接经济损失 2 000 万元以上 1 亿元以下的。

4. 因环境污染造成区域生态功能部分丧失或该区域国家重点保护野生动植物种群大批死亡的。

5. 因环境污染造成县级城市集中式饮用水水源地取水中断的。

6. Ⅰ、Ⅱ类放射源丢失、被盗的；放射性同位素和射线装置失控导致 3 人以下急性死亡或者 10 人以上急性重度放射病、局部器官残疾的；放射性物质泄漏，造成较大范围辐射污染后果的。

7. 造成跨省级行政区域影响的突发环境事件。

（三）较大突发环境污染事件

凡符合下列情形之一者，可定为较大突发环境污染事件：

1. 因环境污染直接导致 3 人以上 10 人以下死亡，或 10 人以上 50 人以下中毒或重伤的。

2. 因环境污染疏散、转移人员 5 000 人以上 1 万人以下的。

3. 因环境污染造成直接经济损失 500 万元以上 2 000 万元以下的。

4. 因环境污染造成国家重点保护的动植物物种受到破坏的。

5. 因环境污染造成乡镇集中式饮用水水源地取水中断的。

6. Ⅲ类放射源丢失、被盗的；放射性同位素和射线装置失控导致 10 人以下急性重度放射病、局部器官残疾的；放射性物质泄漏，造成小范围辐射污染后果的。

7. 造成跨设区的市级行政区域影响的突发环境事件。

（四）一般突发环境污染事件

凡符合下列情形之一者，可定为一般突发环境污染事件：

1. 因环境污染直接导致 3 人以下死亡，或 10 人以下中毒或重伤的。

2. 因环境污染疏散、转移人员 5 000 人以下的。

3. 因环境污染造成直接经济损失 500 万元以下的。

4. 因环境污染造成跨县级行政区域纠纷，引起一般性群体影响的。

5. Ⅳ、Ⅴ类放射源丢失、被盗的；放射性同位素和射线装置失控导致人员受到超过年剂量限值的照射的；放射性物质泄漏，造成厂区内或设施内局部辐射污染后果的；铀矿冶、伴生矿超标排放，造成环境辐射污染后果的。

6. 对环境造成一定影响，尚未达到较大突发环境事件级别的。

（施小明）

第二节　突发环境污染事件的危害

突发环境污染事件是一类性质独特的危及公众安全事件，由于突然而至、来势迅猛、始料未及、防御困难，事件原因、规模、污染物种类和污染范围具有很大的不确定性，往往造成多重负面影响和健康危害。目前全球范围内生产安全事故总量仍然偏大，道路交通、煤矿等矿产开采、危险化学品等重点行业领域重大事故频发，部分城市建筑、地下管网等基础设施随着使用年限增长，事故隐患逐步显现，由于生产安全事故、污染物排放或者自然灾害等因素导致的突发环境污染事件多发。突发环境污染事件一旦发生，可危及公众生命、健康和财产安全，威胁生态环境，造成重大社会影响。突发环境污染事件可造成现场人员及周围群众出现重大伤亡，导致群死群伤，影响心理健康；同时，突发环境污染事件在一定范围内和一定程度上，可对当地自然生态环境和居民生活条件造成影响和破坏，或导致环境治理和生态修复困难；还可造成社会动荡和经济损失。

一、突发环境污染事件对人群健康的危害

（一）急性刺激作用

突发环境污染事件如系刺激性气体（例如 SO_2、SO_3、氯气、光气、硫酸二甲酯、氟化氢、氨气、氮氧化物）泄漏所致，可对事故现场人员和周围人群的眼、呼吸道黏膜和皮肤产生较强的急性刺激作用。

1. **皮肤黏膜、眼睛急性炎症反应**　刺激性气体直接接触皮肤黏膜或溅入眼内，可引起皮肤黏膜接触部位、眼睛局灶性急性炎症，轻者表现为急性眼结膜充血红肿、流泪、畏光，严重者可出现眼角膜腐蚀脱落、皮肤化学性灼伤等。

2. **呼吸道刺激反应**　刺激性气体和挥发性液体物质吸入后可引起化学性支气管炎，诱发剧烈

咳嗽、咳痰、胸闷、气促等症状,严重者可因喉头痉挛而窒息。某些水溶性较小的刺激性气体,对上呼吸道刺激作用相对较轻,但对毛细支气管、肺泡有较强的刺激、腐蚀作用,从而引起急性中毒性肺水肿。

突发环境污染事件发生后,空气中的刺激性气体浓度瞬间剧增,暴露人群表现出不同程度的呼吸道刺激症状。当疏散、脱离事故现场后,呼吸道刺激症状虽减轻,但有可能进入肺水肿潜伏期,此期在防止和减轻肺水肿发生以及病情转归上具有重要意义。潜伏期之后,可能出现急性肺水肿的典型临床表现,即咳嗽加剧,咯大量粉红色泡沫痰,呼吸急促,口唇发绀。患者因缺氧而烦躁不安、恶心呕吐、神志恍惚。听诊可闻及两肺广泛性湿啰音;X线检查可见两肺纹理增多、增粗、紊乱,两肺散在边缘模糊的斑片状阴影,或出现面积大小不等的云絮状阴影。肺水肿期若控制不佳,患者在创伤、感染、休克等协同因素作用下,多死于急性呼吸窘迫综合征(acute respiratory distress syndrome,ARDS)。

(二)急性中毒和死亡

突发环境污染事件若为窒息性气体或其他有毒化学品泄漏所致,例如高浓度一氧化碳、氰化氢、硫化氢、异氰酸甲酯、苯类化合物、酚类、醛类等泄漏引起的突发环境污染事件,可造成现场工作人员或近距离暴露居民发生群体性急性中毒、死亡。

窒息性气体吸入机体后,可使血液对氧的运送、释放或组织利用氧的能力发生障碍,引起组织细胞缺氧窒息;还可抑制呼吸中枢,导致呼吸衰竭。缺氧是窒息性气体的共同致病环节,也是窒息性气体中毒的共同表现。脑对缺氧极为敏感,脑水肿是缺氧引起的最严重后果,也是窒息性气体中毒死亡的最主要原因。高浓度或大剂量吸入氰化氢可致呼吸衰竭和心脏停搏,发生“电击样”死亡。高浓度硫化氢气体吸入,可直接作用于延髓,抑制呼吸,使暴露人群出现意识不清、昏迷、抽搐、死亡。

高浓度有毒化学品通过皮肤接触或呼吸道吸收进入机体后,可造成暴露人群的急性中毒和死亡。1984年12月,在印度博帕尔镇美国联合碳化物公司生产农药西维因的车间发生异氰酸甲酯泄漏事故,在事故发生的几天时间内,2 500人因急性中毒死亡。

(三)外照射急性放射损伤

由于放射源丢失、失控、意外事故或人为破坏所造成的突发环境污染事件,可使人群受到高强度外照射。当人体吸收剂量>1.0Gy时,可引起外照射急性放射病(acute radiation sickness from external exposure)。

外照射急性放射病依据身体吸收剂量,分为骨髓型、肠型、脑型3种。

1. **骨髓型急性放射病**　又称造血型急性放射病。当吸收剂量在1.0~10.0Gy时,暴露者会出现不同程度骨髓型急性放射病表现,其严重程度与受照剂量密切相关。轻度骨髓型急性放射病的临床表现主要有乏力、不适、食欲减退等;中度表现为头晕、乏力、食欲减退、恶心、呕吐,白细胞数短暂上升后下降;重度表现为受照1小时后多次呕吐,可有腹泻、腮腺肿大、白细胞数明显下降;极重度表现为受照1小时后反复呕吐和腹泻、休克、腮腺肿大、白细胞数急剧下降。重度或极重度骨髓型患者,由于高热、感染、水电解质紊乱,很快使体能衰竭而死亡。

2. **肠型急性放射病**　当吸收剂量达10.0~50.0Gy时,或全身受到不均匀照射,且以腹部受到严重照射时,暴露人群多发生肠型急性放射病。肠型急性放射病以胃肠道损伤为基本病变。主要症状有顽固性呕吐、腹泻,外周血淋巴细胞减少,其绝对值<0.3×10⁹/L。病情较短,多在10天左右死亡。

3. **脑型急性放射病**　当吸收剂量达 50.0Gy 以上时，或全身受到不均匀照射，且头部受到特大剂量照射时，暴露人群可发生脑型急性放射病。脑型急性放射病以脑组织损伤为基本病变，以意识障碍、定向力丧失、共济失调、肌张力增强、抽搐、震颤等中枢神经系统症状为特征临床表现。患者多死于脑水肿、脑疝所致的呼吸、循环衰竭。外周血淋巴细胞急剧减少，其绝对值可小于 $0.3 \times 10^9/L$。脑型放射病病情凶险，多在数小时内死亡；病情相对较长者，也仅为 1～2 天。

（四）慢性、潜在性健康危害

在突发环境污染事件得到妥善的应急处理后，某些有毒有害危险化学品、放射性物品，由于污染范围较大、缺少有效的后期处置和净化手段，可能长期以较低剂量存在于环境中。此类物质多属于具有较强蓄积作用的持久性污染物，在环境中被彻底降解往往需要几年、几十年甚至更长时间，因此可对接触人群产生慢性健康危害。

重金属汞、镉、铊、铅、砷和某些放射性核素如镭、钴、铀、铯等，由于在环境中难以被降解或被彻底降解需要很长时间，且易发生生物富集和生物放大作用，最终通过食物链进入人体，造成人体长期低剂量暴露，对暴露人群产生慢性健康危害。若存在致癌性因素，还可能引发癌症。苏联切尔诺贝利核电站爆炸事件发生以后，由于放射性物质衰减破坏较慢，对居民健康的危害一直持续至今。

（五）对人群心理的影响

突发环境污染事件不仅能够造成居民中毒、死亡、残障等躯体伤害，同时也可对污染区及周边地区居民的心理造成不同程度的影响。灾难的突然降临，使亲人死难、家庭破碎，均严重刺激着人们的心灵。许多灾难事故发生以后，受灾人员可产生焦虑、抑郁、神经衰弱等神经精神症状，被诊断为"创伤后应激障碍"。创伤后应激障碍（post traumatic stress disorder, PTSD）是指突发性、威胁性或灾难性事件导致个体延迟出现或长期持续存在的精神障碍。

在突发环境污染事件应急处理过程中，参与抢救的工作人员也可出现心理卫生问题，如自主神经敏感性增高、幻听、幻视、失眠、焦虑、惊恐等，被诊断为急性压力综合征中的亚综合征，严重者可发展为 PTSD。

此外，突发环境污染事件造成的心理刺激，可使人群中原本患有的某些心身疾病加重或恶化，如使原发性高血压、冠心病、糖尿病、甲状腺功能亢进、消化性溃疡、抑郁症、精神病等加重或恶化。

二、突发环境污染事件对生态环境的影响

突发环境污染事件发生时，有毒有害物质可进入空气、水体、土壤等环境介质，对生态环境造成破坏，主要包括引发空气污染、水体污染、土壤污染和危害生物圈。

（一）突发环境污染事件引发空气污染

突发环境污染事件发生时，往往短时间造成大量的有毒有害气体和气溶胶扩散进入到空气中，造成空气污染。表 12-1 列举了近年来国内外发生的相关事件。突发环境污染事件造成的空气污染一旦发生，往往可造成人群急性中毒，后果通常十分严重，因此要坚持源头治理、严密监管、全防全控。

（二）突发环境污染事件引发水体污染

近年来，全国各类突发环境污染事件中，突发水污染事件占一半以上。随着风险防控和应急管理力度逐年加大，突发水污染事件的总体数量呈明显下降趋势，但频次仍然很高。四川、陕西、黑龙江等地接连发生多起突发水环境事件，其中一些事件造成了跨区域污染。暴雨洪涝、泥石流等自然

表12-1 突发环境污染事件引发的空气污染

时间	事件	空气污染情况
1984年12月	印度博帕尔毒气泄漏事件	美国联合碳化物公司博帕尔农药厂的一个储料罐进水,罐中的化学原料发生剧烈的化学反应,储料罐爆炸,41吨异氰酸甲酯泄漏。毒气泄漏时,微风自东北吹向西南,白色的烟雾顺着风向弥漫在博帕尔市区狭长地带的上空。烟雾2小时后才逐渐消散
1986年4月	苏联切尔诺贝利核电站爆炸事件	苏联切尔诺贝利核电站发生爆炸,反应堆放出的核裂变产物主要有^{131}I、^{103}Ru、^{137}Cs以及少量的^{60}Co。周围环境中的放射剂量达51.6mC/(kg·h),为人体允许剂量的2万倍。这些放射性污染物随着当时的东南风飘向北欧上空,污染北欧各国大气
2011年3月	日本福岛核事故	日本东北海域发生9.0级强烈地震,导致福岛县两座核电站反应堆发生故障后造成泄漏,高浓度放射性物质泄漏到外部。据测定,距离福岛核电站30km处的辐射值都超过正常范围的300倍
2015年8月	天津港"8·12"爆炸事件	天津港某公司危险品仓库起火引发爆炸,至少有129种化学物质发生爆炸燃烧或泄漏扩散。本次事故对事故中心区大气环境造成严重污染,大气环境特征污染物为氰化氢、硫化氢、氨气和三氯甲烷、甲苯等挥发性有机物,最远的污染物超标点出现在距爆炸中心5km处

灾害次生的突发环境事件还可能造成水源水污染,引发饮用水水源地突发环境污染事件。饮用水水源地突发环境事件指由于污染物排放或自然灾害、生产安全事故、交通运输事故等因素,导致水源地风险物质进入水源保护区或其上游的连接水体,突然造成或可能造成水源地水质恶化,影响或可能影响饮用水供水单位正常取水,危及公众身体健康和财产安全,需要采取紧急措施予以应对的事件。

1. 突发水污染事件的特点

(1)突发水污染事件处置难度高、造成生态环境损害的概率大:突发水污染事件处置经常面临地势险峻、水文条件复杂等状况,污染物进入水体后难以控制,围堵拦截、投药降污等措施难以按照预期发挥作用,可溶性污染物最终大多依靠稀释达标,油类等不可溶污染物回收效率不足20%,水污染事件应急处置面临极大挑战。由于污染物难以控制和清除,水污染事件极易造成生态环境损害。

(2)突发水污染事件多跨界、易引起纠纷:突发水污染事件由于污染物迁移扩散速度快、围堵拦截困难,经常造成跨界污染。同时由于未建立上下游协商、赔偿机制,极易引起纠纷。

2. 我国发生的突发水污染事件案例

(1)黑龙江省伊春市某矿业尾矿库泄漏事件:2020年3月28日13时,黑龙江省伊春市某矿业公司尾矿库发生泄漏,造成铁力市第一水厂停止取水,伊春市、绥化市境内部分河段、农田及林地污染。3月29日18时至4月6日5时,依吉密河入呼兰河交汇口下游10km处(距离事发点125km)出现钼浓度超标,其间最高超标约9倍。4月10日10时至11日3时,距离事发点340km处兰西老桥出现钼浓度超标。经调查认定,此事件是一起因工程质量不合格造成尾矿库排水井损毁,进而导致尾矿大量泄漏次生的重大突发环境污染事件。

(2)甘肃省某锑业公司"11·23"尾矿库泄漏次生突发环境事件:2015年11月23日,位于甘肃省陇南市西和县的某锑业公司尾矿库排水井拱板破损脱落,导致尾矿及尾矿水泄漏进入太石河,造成太石河、西汉水、嘉陵江约346km河段锑浓度超标,造成跨甘肃、陕西、四川三省的突发水污染事件,对沿线部分群众生产生活用水造成了一定影响,并直接威胁到四川省广元市西湾水厂供水安全。经核算,尾矿库泄漏约 2.5 万 m³ 的含锑尾矿及尾矿水。事件造成甘肃省西和县境内太石河至四川省广元市境内嘉陵江与白龙江(嘉陵江支流)交汇处共计约 346km 河道、甘肃省西和县境内部分区域地下水井锑浓度超标。甘肃、陕西、四川三省部分区域乡镇集中饮水水源、地下井水因超标或因可能影响饮水安全而停用,受影响人数约 10.8 万人。甘肃省西和县太石河沿岸约 257 亩农田因被污染水直接淹没受到污染,农田土壤(0~40cm)超标率为 20%(参考 WHO 基于保护人体健康目的制定的土壤中最大容许浓度 36mg/kg)。经调查认定,此次事件是一起因企业尾矿库泄漏责任事故次生的重大突发环境污染事件。

(3)湖北省恩施自治州某矿业公司致重庆市巫山县千丈岩水库污染事件:2014 年 8 月 13 日上午,重庆市千丈岩水库水色出现异常,经联合排查认定,该企业 60 万吨/年硫铁矿选矿项目擅自试生产,产生的废浆水未经处理直接排放至厂房下方的自然洼地。由于当地属喀斯特地貌,废浆水沿洼地底部裂隙渗漏至地下,经地下水水系进入巫山县千丈岩水库,造成巫山县和奉节县 4 个乡镇约 5 万人饮用水受到影响。经调查认定,这是一起企业违法试生产、违法排污引发的跨省界重大环境水污染责任事件。

(三)突发环境污染事件造成土壤污染

突发环境污染事件造成的化学品泄漏会对土壤环境造成危害。由于土壤环境的组成、结构、功能以及在自然生态系统中的特殊地位和作用,虽然土壤污染范围不及大气污染、水体污染范围,但污染状况更复杂,在进行应急处理中难度也较大。

2020 年 7 月 14 日 6 时 6 分许,贵州省遵义市某输油管道柴油发生泄漏,造成跨贵州、重庆两省(市)影响的重大突发环境污染事件。经核算,此次事件中柴油泄漏量约为 289.91 吨。其中,回收约252.21 吨,吸附约 3.67 吨,入土壤约 20.58 吨,入河约 13.45 吨。事故点周边 4.5 亩农田被污染,受污染土壤约 461.9 吨。

2020 年 3 月 28 日 13 时,黑龙江伊春市某矿业尾矿库泄漏事件中,伊春市受影响农田约 4 312亩、林地约 6 721 亩,绥化市受影响林地约 2 068 亩。

(四)突发环境污染事件对生物圈的危害

突发环境污染事件造成的化学品泄漏,会对泄漏点影响范围内的生物造成健康损害,甚至危及生命。2021 年 10 月 2 日在太平洋沿岸靠近美国加利福尼亚海岸发生了大规模漏油事故,约有3 000 桶原油从距离加利福尼亚海岸近 5km 的海上钻井平台溢出。海面上形成近 35km² 的污染带,原油泄漏量 47.7 万升,给当地生态环境造成严重威胁。据报道,漏油事故导致死亡的鸟类和海洋生物尸体 3 日上午已被冲到岸边,泄漏的原油已经渗透到当地的湿地,对当地野生动物的栖息环境造成了严重破坏。此类事件的影响主要是远期的和潜在的,但往往更宏远、更复杂,是人类力量无法替代的,也难以用经济损失加以衡量。

三、突发环境污染事件对社会安定和经济发展的影响

(一)突发环境污染事件对社会安定的影响

突发环境污染事件发生在任何国家和地区后,可不同程度地影响社会和谐稳定。亲人的伤亡、房屋及生活用品的损毁,会对家庭结构和功能产生巨大影响;加大了医疗救助、人身保险、社会保障等行业部门的工作量。由于大量人群的紧急疏散,导致交通拥堵,易造成交通肇事频发。另外,人们在对突发环境污染事件的原因、严重性、波及范围不了解的情况下,可能会听信某些不实传言,从而加重恐慌,甚至酿成过激行为。商店、医院、学校、旅店、餐饮等公共服务设施功能的丧失,可

加重居民生活困难。混乱之际,少数不法之徒乘机作案,如偷盗、抢劫、纵火、故意伤害等,可使治安类刑事案件增多。这种现象在突发环境污染事件的早期最为严重。苏联切尔诺贝利核电事故后,中心地区 10% 的人员自发逃离,一时间造成了交通拥堵和社会秩序混乱,而且还严重影响周围地区及国家,发生抢购食品、盲目使用碘制剂等乱象,造成生产和生活的不安定。

突发环境污染事件可引发整个社会环境在一段时间内处于混乱、无序和动荡状态。此种状态持续时间的长短,取决于突发环境污染事件的破坏程度、波及范围、紧急应对能力以及灾后重建和恢复的速度。

(二)突发环境污染事件对经济发展的影响

突发环境污染事件不论规模大小,势必对家庭、单位和地区经济发展造成不同程度影响;较大的突发环境污染事件甚至可影响整个国家及周边地区的经济可持续发展。突发环境污染事件直接经济损失主要包含事件造成的人身损害和财产损害、生态环境损害数额、应急处置费用以及其他可以确定的直接经济损失,为保护人体健康、财产以及生态环境所发生的必要的合理防护费用也属于直接经济损失。大量建筑物及公共设施和建筑物的损毁后重建须投入巨额资金;人员群死群伤的救治,可消耗大量的医疗卫生经费;伤亡人数的增加、劳动力的减少,将直接影响着生产力发展和经济复苏;森林、绿地、农田、水域的严重污染,可使农业、林业、渔业、畜牧业减产。

除上述直接经济损失外,事故发生后的相当一段时间内,当地的贸易、旅游、餐饮、旅店、娱乐、运输等行业将受到不同程度的影响,严重者可引发经济危机。当地生态环境的恶化,需在相当长一段时间后才能恢复,间接地加大了经济损失。发生在 20 世纪 80 年代的苏联切尔诺贝利核电站爆炸事件,其直接、间接损失高达 120 亿美元。2015 年 8 月 12 日,发生在天津滨海新区集装箱码头的危险品仓库特别重大火灾爆炸案,粗略计算直接经济损失高达 68.66 亿元。

随着我国突发事件应急体系的日益完善,突发环境污染事件呈下降趋势,但重大突发环境污染事件仍时有发生。2010 年以来,国内突发环境污染事件部分案例见表 12-2。

表 12-2　2010 年以来国内 10 起突发环境污染事件造成的危害

时间	地点	事件造成的危害
2010 年 7 月	福建省上杭县	某金铜矿污水突然泄漏,造成汀江养殖鱼类大量死亡,直接损失近 2 亿元,当地生态环境遭到严重破坏
2011 年 4 月	云南省曲靖市	某公司 140 余车工业铬渣被非法倾倒,致使当地水库六价铬超标 2 000 倍,对当地养殖业、渔业造成极大经济损失
2012 年 1 月	广西河池市	某立德粉材料厂违法排放含镉工业污水,龙江河水中镉含量约 20 吨,污染段长达约 300km,300 多万市民饮用水污染,133 万尾鱼苗、4 万 kg 成鱼死亡
2014 年 8 月	湖北省建始县	某矿业公司 60 万吨/年硫铁矿选矿项目产生的废浆水未经处理、直接排放至厂房下方的自然洼地,污染物渗漏至地下水,并经地下水水系进入重庆市巫山县千丈岩水库。造成重庆市巫山县、奉节县共 4 个乡镇约 5 万人饮用水受到影响,直接经济损失 334.32 万元
2015 年 8 月	天津市滨海新区	某公司危险品仓库特别重大火灾爆炸事故,两次爆炸强度分别相当于 3 吨、21 吨 TNT,共造成 165 人死亡、8 人失联、798 人住院,直接经济损失 68.66 亿元
2015 年 11 月	甘肃省西和县	某锑业公司选矿厂尾矿库溢流井破裂,泄漏约 2.5 万 m³ 的含锑尾矿及尾矿水,太石河 23km、西汉水 125km、嘉陵江约 196km 河段锑浓度严重超标。饮水安全受影响而停用,受影响人数约 10.8 万人;257 亩农田受到污染;共造成直接经济损失 6 120.79 万元

续表

时间	地点	事件造成的危害
2018年4月	甘肃省平凉市	甘肃省平凉市泾川县"4.9"交通事故致柴油罐车泄漏,泄漏至汭河河堤后清理转运11.6吨,泄漏入河12.4吨。造成汭河、泾河下游182km河段水体受到不同程度污染;共造成直接经济损失601.27万元,其中甘肃省364万元,陕西省237.27万元
2020年3月	黑龙江省伊春市	某矿业尾矿库泄漏,造成依吉密河至呼兰河约340km河道钼浓度超标,约6.8万人用水因减压供水等受到一定影响,伊春市受影响农田约4 312亩、林地约6 721亩,绥化市受影响林地约2 068亩,共造成直接经济损失4 420.45万元
2020年7月	贵州省遵义市	某成品油管道柴油泄漏事故,柴油泄漏量约为289.91吨。其中,入土壤约20.58吨,入河约13.45吨。事故点下游共计119km河道石油类超标,周边4.5亩农田被污染,受污染土壤约461.9吨;共造成直接经济损失148.73万元,其中,贵州省直接经济损失89.54万元,重庆市直接经济损失59.19万元
2021年11月	贵州省盘州市	某公司洗脱苯工段二段贫油冷却器破裂,导致洗油泄漏并通过地下溶沟、溶槽滞留于岩溶裂隙、包气带。事件泄漏洗油总量约96.15吨,共约123km河道水质受到影响,共造成直接经济损失4 445.6万元

（周丽婷）

第三节　突发环境污染事件的应急准备

我国突发环境污染事件应急管理工作坚持预防为主、预防与应急相结合的原则,共分四个阶段,即突发环境事件风险控制、应急准备、应急处置、事后恢复。同时,还要做好信息公开,按照有关规定统一、准确、及时发布有关突发事件事态发展和应急处置工作的信息。应急准备(emergency preparedness)是指一个国家和地区针对突发性事件的预防、预警、紧急处置所制订的一系列工作计划,主要内容包括建立预案体系、指挥决策体系、风险排查、队伍建设(含专家队伍和处置队伍)、培训演练、物资保障等。

20世纪80年代以来,全球突发环境污染事件频发,如何应对以最大限度地减少事件损失已成为政府和社会公众共同关注的话题。1988年,联合国环境规划署制定并发布了"地区级紧急事故意识和准备"(awareness and preparedness for emergencies at local level, APELL)计划,旨在提高人们对突发环境污染事件的认识,告诫人们随时做好充分应急准备。近三十年来,该计划在执行过程中不断得到完善,根据联合国《2015—2030年仙台减轻灾害风险框架》的规划,2015年联合国环境规划署更新并发布了第2版《地方一级应急意识和准备方案指南手册》,旨在通过对灾害危险进行充分准备以及提高社区意识,更好地帮助社区减少灾害所带来的健康危害、环境破坏和经济损失。

2003年以来,我国逐步构建并完善了突发性环境污染事件的应急准备体系,其精髓可概括为"一案三制"。"一案"即应急预案,"三制"即应急管理的体制、机制和法制。在体制上,建立分类管理、分级负责、属地管理为主的应急管理体制。在机制上,建立健全社会预警体系,形成统一指挥、功能齐全、反应灵敏、运转高效的应急机制。在法制上,完善以《中华人民共和国突发事件应对法》为标志的一系列法律法规在内的法律制度。

一、健全预警系统

在对突发环境污染事件的应急预防工作中,监测(surveillance)和预警(early warning)占有重要地位。监测是指连续、系统地收集和分析事件发生的相关影响因素,并用于指导应对行动的过程。预警是指对即将发生或正在发生的事件进行紧急警示的行为,是在灾害或突发事件发生之前或发生的早期,通过综合分析评估监测资料及其他相关信息,对事件风险、发展趋势、可能危害的范围和程度做出判断,并及时向国务院授权的权威部门发布,以避免因不知情或准备不足而造成应对不当。

监测和预警都有赖于系统的、连续的、长期的基础资料收集和整理,各相关部门对辖区内所有企事业单位进行有毒有害危险品、辐射性物品普查、登记,将其名称、理化性状、毒性、中毒表现及处理、处置手段等资料输入计算机,建立数据库,以备紧急情况下查阅。同时,利用现代信息技术,将辖区内厂矿企事业单位的具体位置、交通路径、联系方式等信息绘制成地理信息图,以备紧急情况下查阅,在最短时间判断事故地点、最佳避险路线,也有利于初步判断突发环境污染事件的泄漏物质和发生原因等。这种高效、完善的网络管理系统可以实现信息快速传递,使国家政府和应急指挥中心在最短时间内形成决策和协调指挥。

在监测基础上进行预警可以提高对突发环境污染事件的应对能力,以监测为基础的预警工作由三个步骤组成。第一步是收集、整理和分析信息,并将结果进行量化;第二步是将量化的指标与设定的预警界值进行比较,做出事件是否将要发生的预测和判断,尽可能对事件发生的时间、规模、方式和发展趋势进行预测;第三步是根据预测结果做出是否发出警报,以及警报发送的方式。根据国内外应对突发环境污染事件的经验,参照我国《国家突发公共事件总体应急预案》和《国家突发环境事件应急预案》,一个完整的预警系统应由环境安全预警系统、突发环境污染事件应急资料库和应急指挥平台系统等组成。

1. **环境安全预警系统**　针对国家和地区内重点污染源排放状况,建立适时监控信息系统、突发事件预警系统、区域环境安全评价预警系统、辐射事件预警信息系统。另外,针对海洋突发环境污染事件,还应建立海洋环境监测、重大船舶污染事件应急设备库、海陆空一体化船舶污染快速反应系统。

2. **突发环境污染事件应急资料库**　主要包括突发环境污染事件应急处理处置数据库系统、生态安全数据库系统、突发环境污染事件专家决策系统、环境恢复周期监测反馈评估系统、辐射污染突发事件数据库系统。

3. **应急指挥技术平台系统**　根据实际需要建立有关类别(系统、部门)突发环境污染事件指挥协调中心及通信技术保障系统。

二、组建指挥体系

在突发环境污染事件的应急准备中,组建机构健全、层次分明、反应敏捷的高效指挥协调系统至关重要。该系统在应急响应中统揽全局,指挥各子系统有条不紊地展开紧急救援、应急监测、快速处置,而且能在最短时间内调动应急处理所需的人力、物资、信息等。

（一）最高领导机构

在我国突发环境污染事件应急指挥协调组织体系中,国务院是最高领导机构。国家层面主要是负责应对特别重大、重大突发环境事件,跨省级行政区域突发环境事件和省级人民政府提出请求的突发环境事件。国家层面应对工作分为生态环境部、国务院工作组和国家环境应急指挥部3个层级。

（二）综合协调机构

生态环境部牵头协调特别重大、重大环境污染事件的调查处理,指导协调地方政府应对特别重大、重大突发生态环境事件的应急、预警工作,参与核事故应急处理,负责辐射环境事故应急处理工作。特别重大突发环境事件和一些敏感的重大环境事件,国务院成立应急指挥部,统一领导、组织和指挥应急处置工作。

（三）有关成员单位组成的国家环境应急指挥部

国家环境应急指挥部主要由生态环境部、公安部、民政部、卫生健康委、住房和城乡建设部、交通运输部、水利部等部门和单位组成,根据应对工作需要,增加有关地方人民政府和其他有关部门。国家环境应急指挥部设立相应工作组,分别由不同部门牵头组成各组并承担相应职责:污染处置组、应急监测组、医学救援组、应急保障组、新闻宣传组、社会稳定组、涉外事务组,工作组设置、组成和职责可根据工作需要做适当调整。

为充分发挥专家在突发环境事件应急处置和环境应急管理咨询等工作中的作用,生态环境部负责组建来自高等院校、科研院所、专业协会、企事业单位等机构的生态环境应急专家组,主要开展如下工作:协助处理突发环境事件,指导和制订应急处置方案,必要时参加现场应急处置工作,提供决策建议;参与特别重大或重大突发环境事件的环境污染损害评估;参与环境应急管理重大课题研究,参与环境应急相关法律法规制定,为环境应急管理提供依据;参与环境应急管理教育培训工作及相关学术交流与合作;承担其他与环境应急有关的工作。

（四）地方各级人民政府突发环境污染事件应急指挥协调机构

突发环境事件应对,应当在县级以上地方人民政府的统一领导下,建立分类管理、分级负责、属地管理为主的应急管理体制。县级以上环境保护主管部门应当在本级人民政府的统一领导下,对突发环境事件应急管理日常工作实施监督管理,指导、协助、督促下级有关部门做好突发环境事件应对工作。县级以上地方环境保护主管部门应当按照本级人民政府的要求,会同有关部门建立健全突发环境事件应急联动机制,加强突发环境事件应急管理。相邻区域地方环境保护主管部门应当开展跨行政区域的突发环境事件应急合作,共同防范、互通信息,协力应对突发环境事件。

（五）企业事业单位履行突发环境污染事件风险评估与防控措施等义务

企业事业单位应当按照相关法律法规和标准规范的要求,开展突发环境事件风险评估,完善突发环境事件风险防控措施,排查治理环境安全隐患,制订突发环境事件应急预案并备案、演练,加强环境应急能力保障建设。发生或者可能发生突发环境事件时,企业事业单位应当依法进行处理,并对所造成的损害承担责任。同时,环境保护主管部门和企业事业单位应当加强突发环境事件应急管理的宣传和教育,鼓励公众参与,增强公众防范和应对突发环境事件的知识与意识。

三、制订应急预案

制订应急预案是提高应对突发环境污染事件水平的重要内容。应急预案(emergency plan)是针对可能发生的突发事件,在风险分析与评估的基础上预先制订的应急计划与行动方案。2006年,《国家突发环境事件应急预案》颁布;2013年,国务院办公厅制定《突发事件应急预案管理办法》,在推动建立健全全国突发事件应急预案体系、规范加强应急预案管理方面发挥了重要作用。2014年,国务院办公厅正式印发了修订后的《国家突发环境事件应急预案》,总结了近年来突发环境事件应对工作的实践经验,从我国国情和现实发展阶段出发,重点在突发环境事件的定义和预案适用范围、应急指挥体系、监测预警和信息报告机制、事件分级及其响应机制、应急响应措施等方面进行调整完善。强调"坚持统一领导、分级负责,属地为主、协调联动,快速反应、科学处置,资源共享、保障有力的原则"。明确突发环境事件应对工作的责任主体是县级以上地方人民政府。突发环境事件发生后,地方人民政府和有关部门立即自动按照职责分工和相关预案开展应急处置工作。同时对部门工作组的响应分级、响应方式、响应程序、工作内容进行了系统规定。

应急预案的制订和落实是衡量一个国家对突发环境污染事件紧急应对是否科学化、规范化管理的标志。应急预案的编制是为了健全突发环境事件应对工作机制,科学有序高效应对突发环境事件,保障人民群众生命财产安全和环境安全,促进社会全面协调、可持续发展。

依据我国《突发环境污染事件应急预案》要求,预案实施后,生态环境部要会同有关部门组织预案宣传、培训和演练,并根据实际情况适时组织评估和修订。地方各级人民政府要结合当地实际制订或修订突发环境事件应急预案并组织培训和演练。通过演练,锻炼应急救援队伍,提高对突发环境污染事件的快速反应能力,同时检验应急预案的合理性。

四、做好应急保障

在突发环境污染事件的应急处理中,应急保障情况事关应急处理的成败。根据我国《国家突发环境事件应急预案》,并参照国内外突发环境污染事件的应急处理经验,应在以下四方面切实做好应急保障。

(一)队伍保障

国家环境应急监测队伍、公安消防部队、大型国有骨干企业应急救援队伍及其他相关方面应急救援队伍等力量,要积极参加突发环境事件应急监测、应急处置与救援、调查处理等工作任务。发挥国家环境应急专家组作用,为特别重大、重大突发环境事件应急处置预案制订,污染损害评估和调查处理工作提供决策建议。县级以上地方人民政府要强化环境应急救援队伍能力建设,加强环境应急专家队伍管理,提高突发环境事件快速响应及应急处置能力。

(二)物资保障

国务院有关部门按照职责分工,组织做好环境应急救援物资紧急生产、储备调拨和紧急配送工作,保障支援突发环境事件应急处置和环境恢复治理工作的需要。县级以上地方人民政府及其有关部门要加强应急物资储备,鼓励支持社会化应急物资储备,确保应急物资、生活必需品的生产和供给。环境保护主管部门要加强对当地环境应急物资储备信息的动态管理。

突发环境污染事件应急处置所需经费首先由事件责任单位承担。县级以上地方人民政府对突发环境污染事件应急处置工作提供资金保障。

(三)通信、交通与运输保障

地方各级人民政府及其通信主管部门要建立健全突发环境事件应急通信保障体系,确保满足应急期间通信联络和信息传递需要。交通运输部门要健全公路、铁路、航空、水运紧急运输保障体系,保障应急响应所需人员、物资、装备、器材等的运输。公安部门加强应急交通管理,保障运送伤病员、应急救援人员、物资、装备、器材车辆的优先通行。

(四)技术保障

国家支持突发环境事件应急处置和监测先进技术、装备的研发。建立环境应急专家、危险化学品数据、应急物资、典型案例处置等信息库,并在成员单位间实现信息共享;依托环境应急指挥技术平台,实现信息综合集成、分析处理、污染损害评估的智能化和数字化。

五、加强应急技术科学研究

联合国环境规划署和世界卫生组织等国际组织、部分发达国家投入大量人力、物力和财力开展突发公共事件应急管理研究,研究主题贯穿灾害和危机产生、发展、消亡全过程。应急管理和应急研究在我国起步较晚,应急管理基础相对薄弱。2021年国家出台《"十四五"国家应急体系规划》,指出要加强应急管理学科专业体系建设、加强应急管理科学研究、加强专业人才培养、积极推进应急管理体系和能力现代化。

（一）深化应用基础研究

聚焦灾害事故防控基础问题,强化多学科交叉理论研究。整合利用中央和地方政府、企业以及其他优势科技资源,加强自主创新和"卡脖子"技术攻关。实施重大灾害事故防治、重大基础设施防灾风险评估等国家科技计划项目,制定国家重大应急关键技术攻关指南,加快主动预防型安全技术研究。强化突发环境污染事件应急处置法律法规调查研究和更新,开展区域突发环境污染事件风险与应急对策研究。

（二）研制先进适用装备

加快研制适用于高海拔、特殊地形、原始林区等极端恶劣环境的智能化、实用化、轻量化专用救援装备。鼓励和支持先进安全技术装备在应急各专业领域的推广应用,着力推动一批关键技术装备的统型统配、认证认可、成果转化和示范应用。加快航天、航空、船舶、兵器等军工技术装备向应急领域转移转化。

（三）搭建科技创新平台

以国家级实验室建设为引领,加快健全主动保障型安全技术支撑体系,完善应急管理科技配套支撑链条。搭建突发环境污染事件应急技术体系平台,开展应急监测及污染修复研究和应急处置环境损害评估以及健康危险度评价方法探索。

（四）增进国际交流合作

加强与联合国减少灾害风险办公室等国际组织的合作,推动构建国际区域减轻灾害风险网络。有序推动"一带一路"自然灾害防治和应急管理国际合作机制建设,创办国际合作部长论坛。推进中国-东盟应急管理合作。积极参与国际大科学装置、科研基地（中心）建设。

（施小明）

第四节　突发环境污染事件的应急处理

在突发环境污染事件即将发生或已经发生的紧急状态下,采取的某些超出正常工作程序的行动,以避免事件的发生或减轻事件后果的超常规工作程序称为应急处理(emergency handling)。突发环境污染事件的应急处理涉及多个层面和步骤,包括突发环境污染事件的监测预警和指挥调度、突发事件的应急监测、现场应急处置和抢险救援、应急终止及恢复等,以确保公众健康和环境安全。

一、监测预警与信息发布

（一）紧急启动预警系统

对可以预警的突发环境污染事件,按照事件发生的可能性大小、紧急程度和可能造成的危害程度,将预警分为四级:一级、二级、三级和四级,分别用红色、橙色、黄色和蓝色标示,一级为最高级别。预警级别的具体划分标准由生态环境部制定。预警系统启动后,根据事态的发展情况和采取措施的效果,预警级别可以升级、降级或解除。

当收集到的有关信息证明突发环境污染事件已经发生,或者即将发生的可能性增大时,应迅速

启动预警系统。当地县级以上人民政府和政府有关部门应采取以下措施:

1. 立即紧急启动突发环境污染事件相关应急预案。

2. 发布预警公告。蓝色预警由县级人民政府负责发布,黄色预警由市(地)级人民政府负责发布,橙色预警由省级人民政府负责发布,红色预警由事件发生地省级人民政府根据国务院授权负责发布。

3. 紧急转移、撤离或者疏散可能受到危害的人员,并进行妥善安排。

4. 指令各环境应急救援队伍进入应急状态;环境监测部门立即开展应急监测,随时掌握并报告事态进展情况。

5. 针对突发环境污染事件可能造成的危害,封闭、隔离或者限制使用有关场所,终止可能导致危害扩大的行为或活动。

6. 调集环境应急所需要的物资和设备,确保应急保障工作及时到位。

(二)信息发布

突发环境污染事件发生后,履行统一领导职责或者组织处置突发事件的人民政府,应当按照有关规定统一、准确、及时发布有关突发事件事态发展和应急处置工作的信息。通过政府授权发布、发新闻稿、接受记者采访、举行新闻发布会、组织专家解读等方式,借助电视、广播、报纸、互联网等多种途径,主动、及时、准确、客观地向社会发布突发环境污染事件事态发展和应对工作信息,回应社会关切,澄清不实信息,正确引导社会舆论。信息发布内容包括事件原因、污染程度、影响范围、应对措施、需要公众配合采取的措施、公众防范常识和事件调查处理进展情况等。

二、应急响应与应急处置

(一)快速执行应急响应

当预警系统紧急启动后,地方各级人民政府及有关单位针对突发环境污染事件采取的所有应对措施称为应急响应(emergency response),具体内容包括信息上报、应急监测、医疗救助、紧急疏散、应急处置和应急保障等。

1. **应急响应的分级** 突发环境污染事件的应急响应,应坚持"分级响应,属地为主"的原则。地方各级人民政府按照有关规定负责突发环境事件的应急处理,生态环境部及国务院相关部门根据情况给予协调支援。

根据突发环境事件的严重程度和发展态势,将应急响应设定为Ⅰ级、Ⅱ级、Ⅲ级和Ⅳ级四个等级。初判发生特别重大、重大突发环境事件,分别启动Ⅰ级、Ⅱ级应急响应,由事发地省级人民政府负责应对工作;初判发生较大突发环境事件,启动Ⅲ级应急响应,由事发地设区的市级人民政府负责应对工作;初判发生一般突发环境事件,启动Ⅳ级应急响应,由事发地县级人民政府负责应对工作。

突发环境事件发生在易造成重大影响的地区或重要时段时,可适当提高响应级别。应急响应启动后,可视事件损失情况及其发展趋势调整响应级别,避免响应不足或响应过度。

超出本级应急处理能力时,应及时请求上一级应急救援指挥协调机构启动上一级应急预案。Ⅰ级应急响应由生态环境部和国务院有关部门组织实施。

2. **应急响应的程序** 以Ⅰ级响应为例,介绍应急响应的程序和内容。

(1)开通与突发环境污染事件所在地"省级应急指挥机构、现场应急指挥部、相关专业应急指挥机构"的通信联系,随时掌握事件进展情况。

（2）立即向生态环境部领导报告，必要时成立国家环境应急指挥部。

（3）及时向国务院报告突发环境污染事件的基本情况和应急救援进展情况。

（4）通知有关专家组成专家组，分析情况并提出建议。

（5）根据专家的建议，通知相关应急救援力量随时待命，为地方或相关专业应急指挥机构提供技术支持。

（6）派出相关应急救援力量和专家赶赴现场，参加、指导现场应急救援，必要时调集事发地"周边地区专业应急力量"实施增援。

省级地方人民政府突发环境污染事件的应急响应，可以参照上述I级响应程序，结合本地区实际，自行确定应急响应行动。若需有关应急力量支援，及时向生态环境部及国务院有关部门提出请求。各地（市）级人民政府应在接到"省级应急指挥协调机构"指令后立即响应，启动本地区应急预案，并组织人力、物资在最短时间内赶赴事故现场，开展应急监测、应急处置、疏散群众及抢救中毒和受伤人员等。

3. 应急响应的信息报告与处理

（1）报告时限和程序：突发环境事件发生地市级或县级人民政府生态环境部门在发现或者得知突发环境事件信息后，应当立即进行核实，对突发环境事件的性质和类别做出初步认定。对初步认定为一般（IV级）或者较大（III级）突发环境事件的，事件发生地市级或县级人民政府生态环境部门应在4小时内向本级人民政府和上一级人民政府生态环境部门报告。对初步认定为重大（II级）或特别重大（I级）突发环境事件的，事件发生地市级或者县级人民政府生态环境部门应当在2小时内向本级人民政府和省级人民政府生态环境部门报告。省级人民政府生态环境部门接到报告后，应当进行核实并在1小时内报告生态环境部。

突发环境事件处置过程中事件级别发生变化的，应当按照变化后的级别报告信息。

（2）报告方式和内容：突发环境事件的报告分为初报、续报和处理结果报告三类。初报应在发现事件后尽快上报；续报在查清有关基本情况后随时上报；处理结果报告在事件处理完毕后立即上报。

初报可用电话形式进行，主要内容包括：事件的类型、发生时间、地点、污染源、主要污染物质、人员受害情况、污染范围及程度、事件潜在危害及程度等初步情况。续报可通过网络或书面报告，主要内容包括：有关确切数据、事件发生的原因、过程、进展情况以及采取的应急措施等基本情况。处理结果报告采用书面形式，报告处理事件的措施、过程和结果、事件潜在或间接危害、社会影响、遗留问题、参加处理工作的有关部门和工作内容、出具有关危害与损失的证明文件等详细情况。

4. 应急响应的指挥和协调

（1）指挥和协调机制：根据需要，国务院有关部门应成立环境应急指挥部，负责指挥、协调突发环境污染事件的应对工作。环境应急指挥部根据突发环境污染事件的情况，通知有关部门及其应急救援队伍和事件所在地"毗邻省（市、县）"人民政府应急救援指挥机构。各应急机构接到事件信息通报后，应立即派出有关人员和队伍赶赴事发现场；在现场救援指挥部统一指挥下，按照各自的预案和处置规程，相互协作、密切配合，共同实施环境应急和紧急处置行动。在指挥部成立之前，各应急救援专业队伍必须在当地政府和事发单位的协调指挥下，迅速实施先期处置，果断控制或切断污染源，全力控制事件势态，严防二次污染和次生、衍生事件发生。

应急状态时，专家组有关专家应迅速对突发环境污染事件信息进行分析、评估，提出应急处理、处置方案和建议，供指挥部领导决策参考。根据事件进展情况，提出相应的对策和意见；对突发环境污染事件的危害范围、发展趋势做出科学预测,为环境应急领导机构的决策和指挥提供科学依据;参与污染程度、危害范围、事件等级的判定,对污染区域的隔离与解禁、人员撤离与返回等重大防护措施的决策提供技术依据;指导各应急队伍进行应急处理与处置;指导突发环境污染事件的中长期环境影响评估。

　　发生突发环境污染事件的有关部门、单位,要及时、主动地向环境应急指挥部提供应急救援有关的基础资料;环保、海洋、交通、水利等有关部门提供事件发生前的有关监管检查资料,供环境应急指挥部研究确定救援和处置方案时参考。

　　(2)应急响应中指挥协调内容:①提出现场应急行动原则要求;②派出有关专家和人员参与现场应急救援指挥部的应急指挥工作;③协调各级、各专业应急力量实施应急支援行动;④协调受威胁的周边地区危险源的监控工作;⑤协调建立现场警戒区和交通管制区域,确定重点防护区域;⑥根据现场监测结果,确定被转移、被疏散群众的返回时间;⑦及时向国务院报告应急行动的进展情况。

　　(二)立即实施应急监测

　　突发环境污染事件发生后至应急响应终止前,对污染物、污染物浓度、污染范围及其变化趋势进行监测,称为应急监测(emergency monitoring)。应急监测是做好突发环境污染事件处置、处理的关键和前提。应急监测包括污染态势初步判别(preliminary discrimination of pollution situation)和跟踪监测(track monitoring)两个阶段。通过应急监测,可以确定造成环境污染的主要污染物种类、性状、污染程度、波及范围以及消减情况。

　　1. 应急监测的特点　突发性环境污染事件具有应急监测时间短,监测具有不可重复性,监测效率要求更高等特点。一旦错过事故发生时段,后期监测数据无法代表受污染时的环境质量,需要生态环境监测部门反应迅速,提前做好应急准备,在事件发生后最短时间内组织监测。应急监测的各种数据可为相关部门分析环境污染危害和环境污染恢复难易程度等提供依据。

　　2. 应急监测的原则　鉴于突发性环境污染事件应急监测的紧迫性、真实性、效率性等要求,顺利完成应急监测需要坚持①有备无患:根据应急监测预案,在装备、物资、技术及人才储备等方面做足各项准备工作,一旦发生突发环境污染事件能够在第一时间开展环境监测工作,做到有备无患;②防治结合:要针对区域突发环境污染事件的风险点制订相应预案,并做好应急演练,提高反应速度和效率,积极做好后期修复评估等指导性意见建议;③就近监测:突发性环境污染事件来势凶猛,应就近监测,由事件发生地生态环境监测部门开展应急监测。

　　3. 应急监测采样点的布设原则和方法　应急监测采样点设置以污染事件的发生地为中心,向四周扩展,以便了解污染物扩散范围;应考虑人群生活环境,如村庄、居民小区、饮用水源地等;要设置控制点、消减点和对照点;根据事故发生现场的具体情况进行布点。

　　(1)大气污染应急监测:以突发环境污染事件发生地为中心设点,在下风侧按一定间隔距离扇形或四周圆形布点;同时在上风侧适当位置布设对照点;采样过程中应依据风向调整采样点位置;在可能受到污染的居民区或人群活动区等必须设置采样点。

　　(2)水环境污染应急监测:对江河水系进行应急监测时,应在突发环境污染事件发生断面处设置控制断面,同时应在事故发生断面的上游、下游分别布设对照断面和消减断面。对水库、湖泊应急监测,应以突发环境污染事件发生地为中心,按水流方向在一定间隔水域以扇形或同心圆形布点,并采集不同深度、底质样品,同时在上游适当位置布设对照断面。值得强调的是,应在水库、湖泊出水口和饮用水取水口处设置采样点。对地下水污染事故应急监测,应以突发事件发生地点为中心,根据本地区地下水流向,采用网格法或辐射法布设监测采样井,进行垂直采样监测;同时在地下水主要补给来源的上游方向布设对照采样井,进行垂直采样监测。

(3)土壤环境污染应急监测:以突发环境污染事件发生地或污染物堆放地为中心,按一定间隔空间圆形布点采样,并根据污染物的特性在不同深度采集样品。应在另一无污染农田设置对照点,必要时,采集污染农田、对照农田和附近农田农作物样品,测定其污染物含量。

(4)采样频次:应急监测在事发、事中和事后不同阶段都应开展,但各阶段的监测采样频次不同。采样主要依照突发环境污染事件发生地的实际情况进行,按以下原则确定采样频次:①以最低的采样频次,求得最有代表性的样品;②既能确切反映污染程度、范围、消减情况,又切实可行;③在事故刚发生时可适当加密采样频次,待摸清污染物变化规律后,可减少采样频次。

(5)采样前的准备:按照应急预案要求,突发环境污染事件的应急监测采样应做到及时快速,确保每次采样准确、有效。同时,要制订采样计划、确定采样人员、校验采样器材、准备交通工具。

4. 现场监测分析 在突发环境污染事件的应急监测中,有许多项目应在现场测定分析,仅有一少部分样品送达实验室,在最短时间进行检测并出具报告。因此,现场监测分析应有以下几点原则和要求。

(1)现场监测仪器设备的选择、确定原则:在突发环境污染事件的应急监测中应以尽快鉴定、鉴别污染物的种类,并能做出定性或半定量结果为原则。因此,应选择能够直接读数、操作便捷、易于携带、对样品前处理要求简单的仪器。

(2)现场监测仪器设备的准备:各级环境监测部门可根据应急预案要求,配置常用的现场监测仪器设备,如检测试剂、试纸、快速检测管、便携式(直读)测定仪等快速应急监测仪器设备,并定期检查、校验,以保持其功能状态完好。

(3)现场监测的平行双样:凡具备快速测定条件的检测项目,应尽量进行现场测定。现场要采平行双样,一份在现场快速测定,另一份(必要时)送实验室分析测定,以便进一步确认现场定性、半定量分析结果的准确性。

(4)现场监测记录:现场监测记录是应急监测结果的重要依据,应按正规格式规范记录,以确保信息完整。内容包括:采样地点、样品名称、分析项目、分析方法、分析日期、仪器名称、仪器型号、仪器编号、测定结果、监测断面(点位)示意图、样品数量、空白及平行样等。另外,应同时记录气象条件,如系水质监测,还应记录水流方向、流速等水文信息。现场采样记录须如实记录并在现场完成,采样人员和校核人员签名确认。

5. 现场采样、监测人员的安全防护 监测人员在进入突发环境污染事件现场采样时必须注意自身安全防护,对不熟悉事故现场、不能确认现场是否安全或不按规定佩戴防护设备时,一律不得进入现场;未经现场指挥、警戒人员许可,亦不得进入现场进行采样或监测。

(1)现场采样和监测人员必要的安全防护设备:根据《突发环境事件应急监测技术规范》(HJ 589—2021)要求,应配备以下必要的安全防护设备。

1)测爆仪、防爆应急灯、醒目安全帽、带明显标志的应急马甲(色彩鲜艳且有荧光反射物)、救生衣、防护安全带(绳)、呼吸器等。

2)一氧化碳、硫化氢、氯化氢、氯气、氨气等气态物质现场测定仪。

3)防护服、防护手套、防护靴等防酸碱、防有机物渗透的各类防护用品。

4)各类防毒面具、防毒呼吸器(带氧气呼吸器)等。

(2)现场采样、监测安全防护注意事项

1）应急监测至少2人同行。

2）进入事故现场采样、监测，应经现场指挥、警戒人员许可，在确认安全的情况下，按规定佩戴必要的防护设备（如防护服、防毒呼吸器）方可进入。

3）进入易燃、易爆事故现场的应急监测车辆，应有防火、防爆安全装置，应使用具有防爆功能的现场应急监测仪器设备（包括附件电源等）。

4）在确认安全的情况下，使用现场应急监测仪器设备，进行现场监测。

5）进入水体或登高采样，应穿戴救生衣或佩戴防护安全带（绳）。

6. **未知污染物种类的初步判断和应急检测程序** 突发环境污染事件由于发生突然，大多情况下污染物种类未知，给应急检测和进一步处置带来极大困难。可按照以下步骤进行初步判断和检测。

（1）从污染征候判断：由于各种化学毒物理化性质存在较大差异，故发生泄漏后产生的征候各有差别。气态毒物泄漏后空气中异味明显；苯、有机磷农药等一些油状液体毒物泄漏后常漂浮在水面或流淌到低洼处。因此，可根据这些典型污染特征判断泄漏的是气态还是液态毒物。

（2）从气味判断：有的化学毒物具有特殊气味，泄漏事故发生后，在泄漏地域或下风向可嗅到毒物散发出的独特气味。例如，氢氰酸呈现苦杏仁味，可嗅质量浓度为 1.0μg/L；光气散发出烂干草味，可嗅质量浓度为 4.4μg/L；氯化氢有强烈刺激性，可嗅质量浓度为 2.5μg/L；硫化氢气体则具有独特的"臭鸡蛋味"。

（3）从人员或动物中毒症状判断：由于毒物所产生的毒性作用不同，可根据人员或动物中毒后表现的特殊症状，大致判断出毒物的种类。例如，人群出现流泪、打喷嚏、流鼻涕等眼和呼吸道刺激症状，可初步判断为刺激性毒物；若出现瞳孔缩小、出汗、流涎和抽搐等症状，可能与有机磷农药中毒有关。

（4）用 pH 试纸初步判断：借助 pH 试纸检测污染空气或水中毒物酸碱度，可大致判断出待测物属于酸性还是碱性。

（5）从危险品数据库查明毒物种类：在事故发生地，可紧急查阅辖区内企事业单位有毒有害危险品、辐射性物品普查登记数据库或者企业提供的化学品安全说明书（material safety data sheet，MSDS），以便准确判定毒物名称、理化形状、毒性、中毒表现、处理和处置手段。

（6）正确选择检测点：在检测有毒气体时，一是要迎风检测；二是选择毒物漂移云团经过的路径；三是对掩体、低洼地等位置实施检测。在检测地面毒物时，要找到存在明显毒物的地域。

（7）灵活选用检测器材和检测方法：如事故危险区无明显的有毒液体，则要重点检测气态毒物；如发现有明显的有毒液体，则可实施多手段同时检测。尽可能使用便携式检测仪器，现场判断污染物种类。

（8）综合分析得出结论：将判断过程中得到的各种迹象和现场检测结果，结合平时积累的经验加以系统分析，尽快得出正确的结论。

（三）迅速进行事故抢险

在突发环境污染事件的应急处理过程中，有毒有害、易燃易爆危险品的泄漏处置是一项技术性强、难度较大、极具危险的工作。泄漏物品因种类不同，其理化性质、毒性、易燃易爆程度差异很大，比如有的泄漏物急性毒性强，在环境中空气浓度达到某种危险水平时可致命或永久损害健康，或使人立即丧失逃生能力，称为直接致害浓度（immediately dangerous to life or health concentration，IDLH）。因此，参与事故现场处置的工作人员，必须具备坚实的专业知识和精湛的处置技术。一旦经监测证实了泄漏物品的种类,应即刻采取针对性强、有效、安全的处置手段。现将在突发环境污染事件中常见的几类化学物质的处置原则概要介绍如下。

1. 易泄漏化学物质的分类

（1）无机化学物质:常见的易泄漏无机化学物质包括氨、氢氧化钠、硫酸、硝酸、盐酸等强酸强碱类物质,以及硫化氢、氰化氢、氟化氢、砷化氢、氟、氯、汞、砷和重铬酸钾等。此类物质刺激性、腐蚀性、毒性较强,许多物质具易燃易爆特点。

（2）有机化学物质:常见的易泄漏有机化学物质包括苯、甲苯、二甲苯、苯胺、苯酚、硝基苯、甲醇、甲醛、丁醛、光气、氯乙烯、三氯甲烷和四氯化碳等。此类物质多在石油化工工业中生产、使用,易在贮存、运输过程中发生泄漏,或由爆炸事故而引发突发环境污染事件。

（3）农药类有毒物质:目前针对突发环境泄漏事件,建立有效处理、处置手段的农药品种有倍硫磷、对硫磷、甲基对硫磷、乐果、敌敌畏、六六六、五氯酚和莠去津等。

（4）消毒剂:消毒剂因自身氧化性、腐蚀性较强,故在贮存、运输过程中易发生容器破损,从而引发泄漏。例如,过氧化氢、过氧乙酸、二氧化氯、次氯酸钠、臭氧、乙醇、环氧乙烷、戊二醛、苯扎溴铵和甲基苯酚等十几个品种。

2. 泄漏化学物质的处置原则

（1）隔离与警示:当界定突发环境污染事件现场后,应迅速将现场及周围人员紧急转移、疏散至安全地带,并禁止无关人员进入污染区;同时应在事故现场周围设立明显警示标志。

（2）监测处置人员安全进入现场:当认定自身防护措施(防毒面具、自给式呼吸器、防护服装、防酸碱胶靴、防护手套等)确实安全、有效后,采样监测与应急处置人员方可进入事故现场。防护装备按照《个体防护装备配备规范》(GB 39800)系列标准和《呼吸防护用品的选择、使用与维护》(GB/T 18664—2002)进行选择。

（3）小规模气态化学物泄漏的处置:对压力容器(如钢瓶)内气态物质泄漏,应立即在确保安全的情况下关闭阀门;如阀门损坏可将装满气态化学物的钢瓶倒置在水中;如钢瓶表面温度较高,应采用细水流喷淋降温,以防爆炸。

（4）较大爆炸事故所致泄漏的处置:工厂大型贮存罐、管道等设施爆炸所引发的气态化学物泄漏,由于泄漏量较大、扩散范围较广,暂时缺少有效处置手段。首先应该关闭、切断气源;同时紧急转移、疏散人群,抢救中毒伤亡人员;加强现场监测、跟踪监测,以便尽快了解污染物浓度及扩散、消减情况。

（5）对逸散于空气中气态化学物的处置:气态化学物若泄漏于室内空气,可加强通风、排气措施;如泄漏于室外且气象条件不利于扩散,可采用多台鼓风机强力吹风,以促使其尽快扩散、消减。如果该气态化学物水溶性强,可采用大面积喷雾,以促使其转化、降解。

（6）对液态化学物散落于地面的处置:少量液态化学物若散落于地面,可立即采用沙土、干石灰混合覆盖,以便吸附和减少挥发。事后依据情况,可对覆盖物做进一步处理。若大量液态化学物散落于地面,可立即采用包围、堵流措施,然后用防爆泵抽吸、回收至另外容器;对地面残留化学物,仍可采用覆盖、吸附和减少挥发等方法做进一步处理。

（7）化学物泄漏于地表水体的处置:大量固态、液态化学物泄漏于地表水体后,应尽快堵塞污染源,以阻止泄漏继续。化学物泄漏于地表水体的量不论大小,均应加大上游来水量,以便尽快稀释降低浓度。若系小支流污染,可采取截流、围堵措施,以防止污染泄漏于干流江河;如无截流、围堵条件,亦可加大上游来水量,或引来其他水源水,以便充分混合稀释,达到自净目的。

（8）固态化学物散落于地面的处置：对于散落于地表（如公路）的固态颗粒或结晶状化学物，应尽快小心扫拢，能收集者尽可能回收。清扫时动作要轻、避免扬尘，尤其是毒性较大的物质。

（9）易燃易爆危险化学物品的处置：对于此类化学物品的处置应格外小心，要求事故处理现场绝对禁火。所有人员服装不能产生静电；所有监测仪器须配备防火防爆装置；现场外围一定距离处应设置禁火标志。

（10）辐射突发环境污染事件的处置：此类突发事件的处置措施与事件规模、原因有关。如系辐射源丢失，应即刻使用高灵敏探测仪在丢失地点及可能去向展开探测，发现辐射源后装入铅罐密封运回。如果发生较大规模辐射污染如核电站爆炸，首先应加强应急监测，以了解环境辐射强度；做好警戒区划分与标志设立，对暴露人群紧急转移、疏散，并测定辐射吸收剂量。暂时封存污染区所有食品、水源，并密切注意现场周围人群有无急性放射病发生。

（四）开展紧急医疗救助

在突发环境污染事件发生后的最短时间内，对事故现场中毒、伤亡人员实施紧急医疗救助，以及紧急疏散、妥善安置周围群众是应急处理的核心内容之一。

1. 现场紧急医疗救助 在突发环境污染事件发生后的最初几小时内，最紧迫的任务是实施现场紧急医疗救助。面对大量的伤亡人员，医务人员和营救人员应首先根据伤亡人员伤势轻重、受伤类型及可能的预后进行初步分类，并分别在死亡、重伤、中度伤、轻伤人员的手臂上围黑色、红色、黄色和绿色纱布，以便醒目辨认和分类处理。

在事故发生后的最短时间内，营救队员和医务人员要完成搜寻、营救及急救治疗三个阶段的紧急救助工作。如果这些工作任务量太大，可请求跨地区增援，必要时可请求国际红十字会等机构共同协助。

首先应在现场周围或附近医疗机构建立现场急救站，进行就地治疗；对于伤亡人员的基本处理原则是：抢救危重；防止继发损伤；简单处置；尽快转移。根据伤亡人员具体状况，可分别进行以下处理、处置。

（1）抢救生命垂危患者：对于由中毒、外伤所致的心跳、呼吸骤停或即将停止的患者，应紧急实施现场心肺复苏。

（2）处理多发性复合伤患者：对于多发性复合损伤患者，医务人员应对其进行仔细检查，避免错过不易发现的损伤。

（3）紧急抢救中毒患者：不论何种毒物中毒，均应将患者迅速抬离事故现场，并立即脱去受污染的衣服；对于毛发、指甲等处残留毒物应予以彻底清洗。根据毒物化学性质，有选择性地使用清洗液。例如，强酸烧灼伤，可用 5% 饱和碳酸氢钠溶液冲洗；强碱烧灼伤，可用 2% 醋酸溶液（或 2% 硼酸溶液）冲洗。另外，对已知毒物可尽快使用特效解毒剂。

（4）紧急处理眼部损伤：对于眼部化学性烧灼伤患者，应立即脱离当前环境，用大量清水冲洗眼睛，持续至少 15～20 分钟，以清除或稀释局部残留的化学物质，然后紧急转入有条件的医院进一步处理。应有选择性地使用洗眼液，碱类物质烧灼伤可用 2% 硼酸溶液冲洗；酸类物质烧灼伤可用 3% 碳酸氢钠溶液冲洗。冲洗时水流不要直对眼球，也不要用纱布擦拭眼睛，避免眼损伤加重。

（5）迅速处理开放性损伤：对于开放性损伤患者，应紧急行清创术；如有骨折、出血，可在现场进行简单固定和止血，然后转至附近具备手术条件的医院进一步治疗。

2. 安全疏散周围群众 在突发环境污染事件中，有毒有害化学品的迅速扩散，可使周围村镇、居民区群众受到污染威胁。在应急处理过程中，快速有效地组织安全疏散，减少人员伤亡。在突发环境污染事件发生后,应由现场救援指挥部具体负责做好以下工作。

（1）根据突发环境污染事件的性质、特点、危害,明确告知群众,并协助采取必要的安全防护措施。

（2）根据事故发生时的气象、地理地形、人员居住状况等因素,确定安全疏散和转移的方向、地点和距离。

（3）快速召集群众向安全地点疏散、转移,动用一切可利用的交通工具,争分夺秒地快速疏散和转移。

（4）在事故发生地安全边界以外,妥善安置疏散、转移群众,必要时可利用救灾帐篷、临时简易房等建立紧急避难所。

（5）为疏散、转移人员提供必要的基本生活保障,如食品、饮用水、衣服、被褥、药品、应急照明等物品。

三、应急终止与后期工作

当突发环境污染事件条件已经排除、污染物质已降至规定限值以内、所造成的危害基本消除时,由启动响应的部门终止应急响应。应急终止(emergency termination)是突发环境污染事件应急处理的最后一个环节,在此环节后尚有一些后期处置和总结评价工作,以结束整个应急处理过程。

1. 应急终止的条件　凡符合下列条件之一时,便可确认达到应急终止的条件:

（1）事件现场得到控制,事故条件已经消除。

（2）污染源的泄漏或释放已降至规定限量值以内。

（3）事件造成的危害被彻底清除,无继发可能。

（4）事件现场的各种专业应急处置行动已无继续的必要。

（5）采取了必要的防护措施以保护公众免受再次危害。

（6）事件可能引起的中长期影响趋于合理,且处于最低水平。

2. 应急终止的程序

（1）现场救援指挥部确认终止时机,或事件责任单位提出,经现场救援指挥部批准。

（2）现场救援指挥部向所属各专业应急救援队伍下达应急终止命令。

（3）应急状态终止后,相关类别专业应急指挥部应根据有关指示和实际情况,继续进行环境监测和评价工作,直至其他补救措施无须继续进行为止。

3. 应急终止后的处置

（1）省级人民政府和应急指挥部责令有关部门及突发环境污染事件的肇事单位,认真查找事件原因,防止类似问题再次出现。

（2）有关类别的专业主管部门负责编制特别重大、重大环境污染事件的总结报告,并于应急终止后上报。

（3）生态环境部组织有关专家,会同事件发生地省级人民政府实施应急过程评价。

（4）根据本次突发环境污染事件的应急实践经验,有关专业主管部门牵头对先前制订的应急预案进行评估、修订。

（5）对应急处理中使用的仪器、设备进行维护检修,使之保持完好的技术状态,以备不时之需。

（6）地方各级人民政府做好受灾人员的安置工作。

（7）对受灾范围进行科学评估,提出对基础设施和生态环境重建、恢复的建议。

（8）督促行业部门及个人参加保险，并对以前加入保险的单位和个人支付保险费。

（9）对应急处理过程中有功人员进行表彰和奖励。

（10）对突发环境污染事件的肇事单位和个人，以及应急处理过程中行动不力、蓄意破坏或散布谣言者实施责任追究和处罚。

应急终止后的工作主要是确保在应急响应结束后，有效总结经验教训，防止类似问题再次发生，并通过对应急预案的评估和修订，提高应急预案的针对性和可操作性。

（杨巧媛）

案例

2013年11月22日凌晨2时40分，某省某市两路口交汇处，某石化管道公司输油管线输油管道与排水暗渠交汇处管道腐蚀变薄、管道破裂，造成大量原油泄漏。3时15分，相关油库关闭输油管线并向110报警。此时原油已进入雨水管线，并沿着雨水管线进入沿海港池。7时30分，该公司在入海口处设置了两道围油栏，但此时海面已发现大面积溢油。8时30分，市环境保护局接报，赶到入海口现场救援。为处理泄漏的管道，现场决定打开暗渠盖板，动用挖掘机，采用液压破碎锤进行打孔破碎作业，导致形成密闭空间的暗渠内油气积聚遇火花，10时30分发生爆炸。爆炸波及该市另一化工厂部分设施，路面因爆炸损毁严重。10时40分，距爆炸点约1km外的雨水管道末端入海口处，发生原油燃烧起火。

事故发生后，该省委书记、省长迅速率领有关部门负责同志赶赴事故现场，指导事故现场处置工作；该市立即成立应急指挥部，组织抢险救援；该集团公司董事长立即率工作组赶赴现场，该公司调集专业力量、集团公司调集该省境内相关企业抢险救援力量赶赴现场。国家相关领导部门指示成立了以省政府主要领导同志为总指挥的现场指挥部，下设8个工作组，开展人员搜救、抢险救援、医疗救治及善后处理等工作。当地驻军也投入力量积极参与抢险救援。现场指挥部组织2 000余名武警及消防队员、专业救援人员，调集100余台（套）大型设备和生命探测仪及搜救犬，紧急开展人员搜救等工作。该市对事故区域受灾居民进行妥善安置，调集有关力量，全力修复市政公共设施，恢复供水、供电、供暖、供气，清理陆上和海上油污。当地社会秩序稳定。本次事件造成62人遇难、136人受伤，直接经济损失75 172万元。依据事故调查结果，对有关责任单位和责任人进行了处理。

思考题

1. 此事件的危害主要有哪些？

2. 事故处理过程中，政府及相关部门采取了哪些应急措施？

3. 此类事件应急处理时，应如何开展环境污染应急监测？

第十三章
自然灾害环境卫生

我国陆海兼备、幅员辽阔,地跨寒带、温带、亚热带和热带,地理气候条件复杂,是世界上自然灾害发生最频繁和最严重的国家之一。我国几乎每年均在不同地带发生自然灾害,主要有洪涝灾害、旱灾、地震及地质灾害、台风、雨雪冰冻灾害、农作物病虫害以及森林灾害等,具有种类多、频率高、强度大、季节性强、分布地域广等特点,严重危及人民群众健康及生命安全,常常造成重大的人员伤亡和财产损失。从1998年长江、松花江流域的洪水,2003年严重急性呼吸综合征(severe acute respiratory syndrome,SARS)疫情,2008年四川汶川地震,2010年青海玉树地震和甘肃舟曲特大泥石流,到2020年我国南方遭遇自1998年以来最严重的汛情、近几年频发的高温极端气候等,特别是2008年的汶川地震和2020年全球流行的新型冠状病毒感染,都造成了巨大的人民生命和财产损失。自2020年以来区区数年间,仅气象灾害和地质灾害就直接造成我国超过2 500人死亡或失踪、近300万间房屋损害或倒塌,近3亿受灾人次,加上庞大的农作物受灾面积,对人民生命、生活和生产造成了不可估量的损失。

第一节　自然灾害的定义与特征

一、自然灾害的概念

自然灾害(natural disaster)是指由自然因素造成人类生命、财产、社会功能和生态环境等损害的事件和现象。本质上,自然灾害通常源于某种自然现象,如洪涝干旱、地震、海啸,也包括类似SARS和新型冠状病毒感染暴发这种由生物性因素引起的突然出现的疫情现象等,因其常对人类和环境造成难以抗拒的巨大破坏,故称之为灾害。在自然灾害的三个要素中,致灾因子(hazard factor),指自然或人为环境中,造成人类生命、财产、社会和经济损失、环境破坏或退化的,具有破坏性的物理事件、现象或人类活动。承灾体(hazard bearing body),指承受灾害的对象,即直接受到灾害影响和损害的人类及其活动所在的社会与各种资源的集合,包括人类本身和由城市供水、供电、粮油、排水、燃料、热力、通信、交通等构成的生命线系统,以及包含土地、矿产、水、生物、生态等在内的各类资源与环境。孕灾环境(hazard inducing environment),指大气圈、水圈、岩石圈、生物圈和人类社会圈所构成的综合地球表层环境。致灾因子的作用对象是承灾体,而孕灾环境则决定致灾因子的时空分布,此三者共同决定了自然灾害的灾情和大小。

自然灾害的主要特征有:发生突然性、难预测性、人力不可抗性、发展不可控性、危害严重性、易继发次生灾害等特征。比如,对地震的提前预报至今仍然是重大的科学难题,对可能造成洪涝灾害的强降雨等气象的预测准确性和提前量虽然比数十年前有了极大的提高,但却难以干预或阻止其发生。尤其是自然灾害具有的突发性与次生性等特征,对人类社会和生命财产破坏最为严重,影响深远。

(一)突发灾害与缓发灾害

1. **突发灾害**　有些自然灾害往往是突然发生的、剧烈的、人类无法控制的。当致灾因子变化超过一定强度时,在几天、几小时甚至几分钟、几秒内即猝然发生并产生灾害后果,如地震、火山、洪水、泥石流、飓风、风暴潮、冰雹等,都是常见的典型突发灾害。近 20 年来全球发生的一些大地震如 2005 年克什米尔地震、2008 年我国汶川地震、2010 年海地地震、2011 年日本关东大地震、2015 年尼泊尔地震等,均体现出突然发生的特点,极短时间内即造成数以万计、十万计的重大人员伤亡和财产损失。

2. 缓发灾害 有些自然灾害是在致灾因子长期作用下,需要几年或更长时间逐渐成灾的,如地面沉降、土地沙漠化、水土流失、海岸线变化等,因其危害是在较长时间中逐渐显现出来,故称为缓发灾害。

（二）原生灾害与次生灾害

1. 原生灾害 原生灾害（original disaster）指致灾因子直接造成某类承灾体的破坏与伤亡的灾害。

2. 次生灾害 由原生灾害所诱导出来的灾害,称为次生灾害（secondary disaster）,也称灾害链（disaster chain）。灾害链可分串发性灾害链与并发性灾害链,即多种灾害可以先后发生,也可同时发生。灾害的重叠可产生更大的破坏作用,如地震灾害引发的海啸灾害、造成的有毒化学品或放射源泄漏、火灾;暴雨灾害引发当地泥石流、滑坡灾害等。2011 年 3 月日本关东大地震除引发海啸灾害,还造成福岛核电站的损坏,而日本政府从 2023 年 8 月开始将为防止堆芯熔化而产生的冷却废水直接排入太平洋,引起国际上对造成放射性海洋污染灾害的担忧。2022 年汤加地震不仅形成影响整个太平洋沿岸的越洋海啸,造成的火山喷发甚至可能通过海气相互作用影响拉尼娜状态的发展,火山灰扩散还导致受影响区域的大气对流发展及次生暴雨等极端天气。

二、自然灾害的类型

自然灾害的类型,指根据造成灾害的主要因素即致灾因子进行的分类。而常见的一些称呼虽不能表示灾害类型,但可体现灾害的某种特征,如突发灾害与缓发灾害体现成灾速度,原生灾害与次生灾害强调灾害是否延伸,个体灾害、局部灾害、区域灾害和全域灾害是指灾害影响范围,突发（暂时）性灾害与持续性灾害突出灾害存续时长,季节性灾害、周期性灾害和偶然性灾害则表明灾害发生节律等。同时采用特征与类型能更明确扼要地描述自然灾害,如突发地震灾害、次生海洋灾害、局部洪涝灾害、持续性旱灾、季节性森林虫灾等。

（一）自然灾害分类

我国《自然灾害分类与代码》（GB/T 28921—2012）国家标准把自然灾害分为五个灾类,即气象水文灾害、地质地震灾害、海洋灾害、生物灾害和生态环境灾害,并细分为 39 个灾种。在 2024 年国务院印发的《国家自然灾害救助应急预案》和《突发事件应急预案管理办法》等规范性文件中,按灾害因素列出了七类自然灾害:水旱灾害、气象灾害、地震灾害、地质灾害、海洋灾害、森林草原火灾和重大生物灾害,均包含在《自然灾害分类与代码》中的五个灾类中。

1. 水旱灾害 水旱灾害（flood and drought disaster）包括降雨、融雪、冰凌、溃坝（堤）、风暴潮等引发江河洪水、山洪、泛滥以及渍涝等洪涝灾害;以及降水少、河川径流及其他水资源短缺造成的干旱灾害。水旱灾害多数属于国家标准五个灾类中"气象水文灾害"中的水文灾害（hydrological disaster）。

2. 气象灾害 气象灾害（meteorological disaster）是由于气象要素的数量或强度、时空分布及要素组合异常造成的自然灾害,包括台风、暴雨（雪）、大风、沙尘暴、低温（寒潮、凝冻）、高温（热浪）、雷电、冰雹、大雾（灰霾）、酸雨等。实际上有些气象灾害应该叫气候灾害（climatic disaster）,如与季节相关的低温、高温灾害等。气象灾害与包括水旱灾害在内的水文灾害一起,属于国家标准五个灾类中的"气象水文灾害"。

3. **地震灾害** 地震灾害(earthquake disaster)是由地壳快速释放能量过程中造成强烈地面震动及伴生的地面裂缝和变形造成,如构造地震、陷落地震、矿山地震、水库地震等。

4. **地质灾害** 地质灾害(geologic disaster)因长期积累的地质变化引起,如滑坡、泥石流、地裂缝、地面沉降、地面塌陷、山崩、岩石膨胀、沙土液化、土地冻融、火山等。地震灾害和地质灾害一起,对应国家标准五个灾类中的"地质地震灾害"。

5. **海洋灾害** 海洋灾害(marine disaster)是海洋自然环境发生异常或激烈变化,在海上或海岸发生的灾害,如风暴潮、海啸、海浪、海冰、赤潮、海岸侵蚀、海平面上升、海水倒灌、厄尔尼诺、拉尼娜的危害等,即国家标准五个灾类中的"海洋灾害"。

6. **森林草原火灾** 森林草原火灾(forest and grassland fire)多为雷电、自然或人为因素导致,森林或草原发生的大面积火灾,属于国家标准五个灾类中的"生态环境灾害"。

7. **生物灾害** 生物灾害(biological disaster)是自然条件下,各种生物活动或有害生物引起的,或者造成对农作物、林木、养殖动物等生物大规模损害的灾害,如植物病虫害、草害、蝗灾和鼠害等;而像SARS、新型冠状病毒感染、埃博拉出血热等突然发生或人类新认识到的由生物性病原体导致的大规模暴发,一方面属于突发疫情,另一方面也可视为是一种生物灾害。国家标准中五个灾类之一就是"生物灾害"。

另外,生态环境灾害本质上是指自然或人为因素导致的生态系统结构破坏或失衡,虽然不一定立即或直接构成人员生命健康威胁,但对生态环境却产生巨大破坏,对人与自然和谐发展和人类生存环境带来不良后果,是不容忽视的一大类自然灾害。如水土流失、风蚀沙化、盐渍化、石漠化等缓发性生态环境灾害,常是气候气象、地质地理、人类活动等多种因素长期作用和积累而逐渐产生的后果。如森林草原火灾、鼠害、虫害等,既有生物性损害而属于生物灾害,又有生态环境破坏而属于生态环境灾害。

(二)自然灾害的等级

通过灾害等级划分对灾害造成的危害大小有一个恰当的度量,无论是灾前防范、灾害应对还是灾后恢复都十分必要。面对自然灾害,最关心的一是灾害可能的破坏性大小或强度,二是灾害发生后实际产生后果的严重程度。这两种不同分级的划定都以人员伤亡和财产损失为主要参考指标。

1. **灾害强度分级** 从灾害可能的破坏性大小考虑,从我国《国家突发公共事件总体应急预案(2006)》到新修订的《国家自然灾害救助应急预案》(2024)、《中华人民共和国突发事件应对法》(2024修订版)等一系列法律法规中,均将包括自然灾害在内的各类突发公共事件按照其性质、社会危害程度、可控性和影响范围等因素分为四级,即特别重大(Ⅰ级)、重大(Ⅱ级)、较大(Ⅲ级)和一般(Ⅳ级)。而特定类型自然灾害的具体分级标准,则分别由相关法律、行政法规或国务院的相关规定予以明确。例如,国务院《特别重大、重大突发公共事件分级标准》中就明确了七种自然灾害的特别重大灾害和重大灾害的分级依据,表13-1节选列出了其中部分灾害的具体规定。

2. **灾害后果分级** 目前国际上尚无统一的灾害分级及定量评价模型,为便于表示自然灾害造成的损失大小和影响程度,早在20世纪90年代,我国学者就根据我国国情,采用"灾度"(degree of disaster)作为评估自然灾害本身造成的社会损失的度量指标,用来表述灾害导致的损失程度或等级。原国家科学技术委员会全国重大自然灾害综合研究组根据灾度分级时考虑的两个主要因素,即人员死亡数量和社会经济损失的折算金额,建议分为"巨、大、中、小、微"五个灾度等级

（表 13-2）。我国学者及国家防灾减灾救灾委员会、2019 年成立的国家自然灾害防治研究院等相关机构，在持续对相关问题进行研究。

表 13-1　部分自然灾害等级及划分依据（节选）

灾害分级	特别重大（Ⅰ级）	重大（Ⅱ级）
气象灾害	①影响重要城市和 50km² 以上较大区域，造成 30 人以上死亡，或 5 000 万元以上经济损失的气象灾害；②1 个或多个省（区、市）范围内将出现极端天气气候事件或极强灾害性天气过程，并会造成特大人员伤亡和巨大经济损失；③其他国家和地区发生的可能对我国经济社会产生重大影响的极端天气气候事件	①暴雨、冰雹、龙卷风、大雪、寒潮、沙尘暴、大风和台风等造成 10 人以上、30 人以下死亡，或 1 000 万元以上、5 000 万元以下经济损失；②对社会、经济及群众生产、生活等造成严重影响；③因各种气象原因，造成机场、港口、国家高速公路网线连续封闭 12 小时以上
地震灾害	①造成 300 人以上死亡，直接经济损失占该省（区、市）上年国内生产总值 1% 以上的地震；②发生在人口较密集地区 7.0 级以上地震	①造成 50 人以上、300 人以下死亡，或造成一定经济损失；②发生在首都圈、长江和珠江三角洲等人口密集地区 4.0 级以上地震；③发生在国内其他地区（含港澳台）5.0 级以上地震；④发生在周边国家 6.5 级以上、其他国家 7.0 级以上地震（无人地区和海域除外）；⑤国内震级未达上述标准但造成重大经济损失和人员伤亡损失或严重影响的地震

表 13-2　自然灾害等级及划分依据

灾度	死亡人数/人	直接经济损失（人民币/亿元）
巨灾	>10 000	>100
大灾	>1 000～10 000	>10～100
中灾	>100～1 000	>1～10
小灾	>10～100	>0.1～1
微灾	≤10	≤0.1

三、自然灾害对环境和人群健康的危害特点

自然灾害主要通过两个途径影响环境和人类健康。一是直接途径，指自然灾害直接对人类生命财产及安全、生产生活设施、生态环境等造成的毁灭性破坏与打击；二是间接途径，指因破坏或改变生态环境和人类社会系统等，使人类生活生产环境质量明显恶化、社会运行秩序紊乱、公共卫生和医疗服务可及性和有效性变差，导致人群面临的新的健康风险或风险加大。灾害源性疾病的发生、因生态环境的影响而产生新的自然疫源地等，都是间接影响的表现。

（一）自然灾害人群健康危害特点

由于自然灾害具有发生突然性、难预测性、易继发次生灾害等特点，对灾情波及范围内的人群健康危害也相应地有以下一些特点：

1. **广泛性**　指凡是处于灾情波及范围内的人群均处于风险之下。

2. **差异性**　指不同类型的自然灾害对人群健康的主要危害有所不同。如地震、海啸等持续时间不长但破坏性巨大的地质地震灾害和海洋灾害，早期即发生大量人员迅速死亡或受伤是灾害最主要的危害；而洪涝灾害、生物灾害等，主要的健康风险则要重点考虑继发性大规模疫病流行。

3. **多样性**　灾害引起的人群健康危害有多种形式。如与灾害相关的感染性疾病疫情,常因灾害类型、季节气候、处置及时性以及受累人群和波及区域内的病原体和病媒生物等条件的不同,而面临多种疫情类型和风险差异。

4. **异步性**　指灾害的发生和持续与人群健康损害有因果顺序,但在时间上并不一定同步。除直接导致的人员即时伤亡外,灾害相关疫情、心理创伤等健康损害可能在灾情结束或完全控制之后仍长期持续。

（二）自然灾害对环境的危害特点

自然灾害常直接导致不同类型和程度的环境与生态破坏,进而在更大范围和更长时间上对人群健康发挥着间接影响。灾害对环境危害的特点主要表现为:

1. **环境破坏明显**　灾害往往导致环境的剧烈变化甚至永久改变。如大地震、山体滑坡或塌陷等,可能大幅度改变地形地貌;历史上黄河因泛滥而多次"夺淮入海"甚至改变了黄河走向,使局部和区域的环境发生了永久性改变。

2. **生态后果严重**　灾害可能造成受灾区域生态系统的重大破坏或变化。如 2020 年以来,在巴西、澳大利亚等发生的大规模森林火灾,严重破坏了森林的生态系统;国际上非常关注的日本政府从 2023 年开始将核反应堆冷却水直接排入太平洋,对海洋生物和海洋生态的影响尚难以预料。

3. **社会影响巨大**　社会基础设施的破坏严重影响日常生活和社会运行。特别是地震、海啸、洪水等灾害,可能彻底摧毁受灾城市、乡镇等的房屋、道路、管网等基础设施,对日常生活、社会运行、生产维持等的破坏不仅大而且长期持续,如 2008 年的汶川地震导致整个北川县城易址重建,国家和群众都付出了巨大的代价;近年来的新型冠状病毒感染大流行,对全球的公共卫生和医疗服务体系及运行都产生了深远的影响。

（周紫垣）

第二节　自然灾害的环境破坏与健康风险

一、自然灾害的主要健康风险

自然灾害由于对环境和生态的破坏、对正常社会秩序和日常生活的干扰以及对个体心理行为的影响,都会或短期或长期地形成健康风险。

1. **人群整体的疫病发生风险可能增高**　主要因社会基础设施的破坏、人群集中安置、环境病原生物和媒介生物的控制水平降低等,导致介水传染病、动物疫源性疾病等相关疫病在灾害条件下发生的可能性远高于正常情况。

2. **个体的疾病易感性可能增加**　主要因在灾害影响下,正常的饮食饮水条件变差、睡眠不足、劳累等综合影响,使抵抗力下降,易感性比平时增加。

3. **人群整体可能比平常增加额外的健康损失**　主要因灾害发生可能使医疗救护系统运行中断或不畅、突然剧增的卫生资源需求无法满足等,导致群体水平上的救治能力和及时性受累,出现次生性健康保障和救治能力降低而产生病程额外延长、超额死亡增加甚至平均预期寿命减少等人群健康损失。

4. **可能产生新的易感人群**　主要因灾害可能使病媒生物种类和活动范围发生改变,而新接触到这些病媒生物的人群可能成为相关疾病的易感人群。

5. **环境健康风险因素增加**　主要因灾害直接或继发的破坏,导致新的或更严重的环境污染,如因工厂、仓库等的泄漏导致的土壤、水体污染等,可能导致环境中新的或暴露水平更高的健康危害因素。

二、疫病发生的原因和流行条件

自然灾害对人群生存环境产生巨大破坏,尤其对公共卫生工程系统、设施、管网的损坏,直接威胁人群健康,造成安全饮用水短缺、垃圾粪便收集困难、污水任意排放,加上食物安全难以保障、居住条件恶化、灾民与病媒生物的接触机会增多、人群抵抗力降低、人口流动性加大、公共卫生服务能力受损、卫生服务可及性降低等原因,极易发生传染病的大规模流行。

(一)疫病流行的原因

1. **供水与排水系统破坏** 饮用水供应系统和排水系统是重要的生命线系统。许多自然灾害都可能造成两个系统的破坏,灾情严重时,供水和排水系统甚至可能完全摧毁,而灾后供水系统和排水系统的恢复往往需要一个过程,因此饮用水卫生问题在一段时间内将持续存在。

如地震、水灾、海啸、风灾等发生时,因供排水管网损毁、水源淹没、管线涵道淤塞或地质结构改变,导致原有水源不能正常使用以及水处理设施、排污系统等的破坏,一方面导致安全生活饮用水的来源和供给发生困难,另一方面因公共卫生设施如排水系统、化粪池、污水处理系统等的破坏,导致局部或整体的污水漫延蓄积。同时,被迫利用被人畜尸体,工厂、医院、仓库等泄漏的污染物,人畜排泄物等所污染的地表水或地下水作为饮用水源;在低洼内涝地区人群接触和暴露于积水与污水中病原微生物的机会增加等,均可能导致灾害相关介水传染病的暴发流行风险剧增。

2. **食物短缺与食品卫生问题** 自然灾害发生之后,食品卫生问题往往是最急切、最关键、最敏感的问题之一。食物问题主要表现为两方面。

(1)食物匮乏:当灾害发生规模较大、涉及地域较广时,大量灾民需要依靠外部的食物供应,常会发生食物严重短缺、饮食结构不合理等情况,灾民将面临饥饿和死亡的威胁。

(2)食品卫生问题严重:自然灾害造成生态环境、食品资源和基本生活条件同时遭到破坏,因被迫在恶劣条件下储存食品,食品易遭受污染及霉变、腐败变质等,引发食物中毒及食源性肠道传染病的发生流行。而缺乏清洗餐具、生熟用具分开等条件等,也是造成食物中毒和消化道疾病流行的重要原因。

3. **生活环境恶化与受灾人群体质下降** 自然灾害发生时,人们正常的生活居住环境遭到严重破坏,短时间内生活环境迅速恶化。

(1)生活环境恶化:人员集中、居住拥挤、露宿或简易棚屋、缺乏必要的卫生居住条件等,人们容易失去对媒介生物的防护屏障,虫媒传染病的发病率会显著增加。临时生活区附近的人畜尸体腐败恶臭,生活垃圾、人畜粪便等的污染使生活环境的卫生状况进一步恶化。这些综合因素使一些通过人与人之间密切接触的传染病(呼吸道传染病、肠道传染病、急性结膜炎等)易于发生和流行。

(2)受灾人群体质下降:由于饮水、食物短缺和卫生质量问题,受灾人群容易发生营养不良、身体疲劳、体质下降。另外,灾区居民的持续精神紧张和焦虑等,都有可能造成人群抵抗力的持续下降,导致抵御传染病侵袭的能力下降,疾病易于发生和流行。

(二)促成疫病流行的条件

1. **生态环境改变与媒介传染病增加** 自然灾害破坏了人类、宿主动物、生物媒介、疾病病原体之间原有的生态平衡,并将在新的基础上建立新的生态平衡。新的生态平衡很可能不利于人体健康。如由于灾害影响,人群居住地改变和限制,环境卫生状况恶化,使一些媒介生物易于孳生,鼠类等啮齿动物向受灾人群居住的地方集中、密度增大,这些因素都可能造成通过生物媒介传播的疾病发病率大幅度上升。

（1）蝇类：蝇类是肠道传染病的重要传播媒介。粪便和生活废弃物无法及时清理，人畜尸体及其他有机物质的腐败，为蝇类提供了繁殖条件，常会在短时间内出现大量成蝇。在灾后重建的最初阶段，消灭蝇类将是传染病控制工作中的重要任务。

（2）蚊类：蚊类是重要的传播疾病的吸血节肢动物。在常见灾害条件下，城市给排水管道损坏使地表有大量污水滞留，有利于蚊类大量孳生、密度升高，加之临时居住条件缺乏抵御蚊类侵袭的有效手段，常造成蚊类传播疾病的发病率显著升高。

（3）鼠类：家栖和野生鼠类是重要的疾病宿主，其分布与密度受自然灾害的明显影响。例如，洪水期间，大批鼠类逃上大堤或高地与人争地；洪水退后，鼠类利用村庄和农田中遗留下的丰富食物，密度可迅速回升；干旱使一些湖沼地区干涸而成为适合鼠类繁殖的野草低地；地震使原来鼠类不易侵入的房屋被损坏，废墟中遗留的食物也使家栖鼠类获得了大量繁殖条件。灾时居民临时居住及灾后陆续迁回原住房时，鼠患可能成为重大问题，鼠类传播疾病的风险会上升。

（4）其他吸血节肢动物：在灾害条件下，人群非正常居住环境停留时间延长，尤其在野草较多、腐殖质丰富、大量鸟类栖息的地方露宿或与牲畜共处时，受吸血节肢动物（如恙螨、革螨、蜱虫）侵袭机会增加，使吸血节肢动物传播疾病风险增高。

（5）寄生虫：灾害条件下人感染寄生虫的风险可能增加，如自然水体中含有的隐孢子虫、蓝氏贾第鞭毛虫、阿米巴原虫、血吸虫等。以血吸虫为例，我国现存的血吸虫病主要分布在四川、江苏、江西、湖南、湖北、安徽、云南等省份的 110 个县，多处于一些易受洪涝影响的区域。在平时，其宿主钉螺分布随水流冲刷与浅滩形成而不断变化。洪水条件下，则可能将钉螺带离原孳生地区，并在新的适宜环境中定居。因而，洪涝灾害常常会使血吸虫病的分布区域明显扩大。

（6）家畜：家畜是许多传染病的重要宿主，如猪和狗是钩端螺旋体病的宿主，猪和马是乙型脑炎的宿主，牛是血吸虫病的宿主。当灾害迫使居民和家畜同处于狭小的地区时，与家畜异常密切接触，使人畜共患传染病更易于传播。

2. 医疗卫生资源匮乏

（1）医疗卫生设施损毁严重：自然灾害常造成卫生设施严重破坏，灾区临时卫生设施往往极其简陋，在医院和救护中心受破坏、医务人员数量减少、医疗设备受损时，会严重影响医疗救助能力，是导致灾后急救困难和幸存者死亡的重要原因。2010 年和 2021 年海地两次发生大地震、2015 年尼泊尔大地震，都导致了震中区几乎所有医疗卫生机构不同程度的破坏，大量医院无法正常开展工作，极大妨碍了伤员救治的能力和速度。此外，灾区专业卫生防疫人员不足，无法及时展开社会和自然地理环境的流行病学调查，缺少卫生检验、消毒、杀虫、灭鼠和防疫等预防措施，而自然灾害造成的供水供电中断、交通中断导致洗消车、侦检车、防疫车等应急装备无法及时展开等，都是灾区医疗防疫工作困难的重要原因。

（2）疾病监测报告系统失效：自然灾害可能对疾病监测报告系统产生严重破坏。由于一些大的自然灾害如地震等对设备的破坏和对专业人员造成损伤，导致原有基本的传染病报告体系运转不灵、疾病报告和监测效率低下甚至不能完成，致使难以在第一时间获得疫情发生的全面准确信息，可能错失灾后疫情防控的最佳时机。因此，迅速重建、完善和有效运行疾病报告与预警系统，是早期发现和控制疫情流行乃至暴发的重要基础性工作。

（3）防控决策滞后、执行不力：获知疾病流行征兆后必须迅速评估疫情风险，及时采取有效、简便、易推广的防控应对措施。在特定的经济与社会背景下，尤其在其经受大的自然灾害重创之后，决策机关需在疫情早期尽快论证、当机立断、采取多种防控措施,如有效管理患者、隔离传播源、切断传播途径、供应清洁饮用水、使用有效疫苗保护易感者等,以有效阻断或控制疫情,决策滞后和执行不力常使疫情流行难以迅速控制。

3. **能源短缺与基本生活条件恶化** 自然灾害常造成煤、电、油、气等能源供应链的破坏,给居民的日常生活造成困难。例如洪灾发生时,常因燃料短缺而只能喝生水,吃生冷食物,造成肠道感染病的发生与蔓延。此外,能源供应链破坏可造成城市医院消毒设备不能工作,火葬能力减弱或中断使土葬数量增加,取暖降温无法保证等,都直接或间接地影响居民的身体健康、生活质量和医疗卫生服务质量。

三、自然灾害发生后的常见疾病

由自然灾害引发的一系列疾病被称为灾害源性疾病(disaster-induced diseases)。按照灾害源性疾病的病因、特点等,可将其分为灾害创伤性疾病、灾害感染性疾病和灾害应激性疾病三类。

(一) 灾害创伤性疾病

由外界物理因素如气流、水流、灰尘、泥沙、辐射、垮塌等对人体造成的包括死亡在内的各种创伤及创伤性疾病,如颅脑损伤(如颅脑硬膜外血肿、脑疝、脑挫裂伤、脑震荡等)、脏器损伤(如心脏挤压伤、肺挫裂伤、肝破裂、脾破裂、肾挫裂伤、胃肠挫裂伤、膀胱挫裂伤等)、创伤出血性休克、骨折(如肋骨骨折、脊柱骨折、骨盆骨折、四肢骨折等)、胸部损伤(如血胸、气胸、血气胸等)、软组织损伤(如冻伤、烧伤、挫裂伤、切割伤、挤压伤等)、挤压综合征等。

(二) 灾害感染性疾病

灾害感染性疾病按照发生原因可分为原发性感染和继发性感染两类。原发感染性疾病,主要指由生物病原体引起的传染病暴发与流行,如鼠疫、霍乱、伤寒、炭疽、血吸虫、钩端螺旋体等。继发感染性疾病,主要指继发于非生物灾害,如地震、洪涝、泥石流等造成各类创伤后,发生如创伤性感染、脓毒血症、败血症等,或由于灾时的饮水、摄食难以达到卫生要求而发生的肠道感染性疾病。由于自然灾害对传染病发病机制的影响,在灾害之后传染病的发病可能呈现一种阶段性的特点。

1. **消化道传染病及食物中毒** 由于清洁饮用水的短缺、生活饮用水的污染、食品来源遭到破坏,蝇类的大量孳生,环境条件的破坏,使得经消化道传播的传染病传播并流行的可能性大幅增加。灾后早期的肠道传染病主要包括急慢性细菌性痢疾、急慢性细菌性肠炎(大肠埃希菌、沙门菌)、霍乱、伤寒副伤寒、病毒性腹泻等。而甲型和戊型病毒性肝炎由于潜伏期相对长,一般在后期出现。由于灾后食物易被污染,发生食物中毒的风险可能增加。水源污染和食物中毒往往累及大量人口,应是灾后早期疾病控制的重点。

2. **呼吸道传染病** 由于人员集中避难或安置,局部人口密度大,居住条件简陋恶劣、拥挤密集,接触密切,需关注呼吸道传染病的问题。例如,急性上呼吸道感染、麻疹、风疹、流行性腮腺炎、流行性脑膜炎等一旦发生,极易在人群中大规模流行。此外,一些可通过密切接触传播的传染病如急性结膜炎等发病率也会上升。如果灾害影响人口规模较大、需在简易条件下生活较长时间,当寒冷季节来临时,呼吸道传染病的发病率也将随之上升。

3. **虫媒传染病** 洪涝、泥石流等灾害常使吸血节肢动物密度升高,灾区居民受吸血节肢动物侵袭的机会增加。其中蚊类传播的流行性乙型脑炎和疟疾对灾区居民的威胁最为严重。要关注既往感染者,因灾害导致人体抵抗力下降,既往感染者有可能发病,还要关注来自非疫区的易感人群。由于节肢动物的数量和传染源数量需要有一个积累过程,因此虫媒传染病的发生通常略晚,并可能是一个渐进的过程。

4. **人畜共患病** 由于灾害导致的人员和病媒动物居栖环境、人畜接触条件等的变化，人畜共患病的发生风险明显增加。例如，啮齿动物的密度增加且更易于接触人类并污染物品或食物，使得发生肾病综合征出血热、鼠疫局部流行等的可能性增加。

（三）灾害应激性疾病

因灾害给人们造成的恶劣影响及恐怖情景而导致生理心理失衡而诱发的疾病称为灾害应激性疾病，包括心理应激性疾病、生理应激性疾病和心理生理双重应激性疾病三类。心理应激性疾病主要如心理障碍、神情错乱、恐惧症、焦虑症、绝望症、精神分裂症等；生理应激性疾病主要如中暑、冻伤、营养不良、脏器功能不良与衰竭等；心理生理双重应激性疾病主要如急、慢性创伤后应激性疾病、消化性溃疡、心血管疾病、糖尿病等。

创伤后应激障碍（post traumatic stress disorder, PTSD）是指突发性、威胁性或灾难性生活事件导致个体延迟出现和长期持续存在的精神障碍。其临床表现以再度体验创伤为特征，并伴有情绪的易激惹和回避行为，是一种创伤后心理失衡状态。PTSD患者通常会经历诸如做噩梦和头脑中不时记忆闪回，并有睡眠困难，感觉与人分离和疏远。这些症状若足够严重并持续时间足够久，将会严重损害个人的日常生活。

四、自然灾害发生后的疫情控制与预防

严重自然灾害后往往存在一个可能持续数年甚至更长时间的生态平衡重建过程，人与动物共患的传染病，媒介生物传播的传染病，都可能呈现出与正常时间不同的发病特征，并可能具有较高的发病率。这种灾害的"后效应"是灾害条件下的疫病控制与其他抗灾工作不同的一个重要特征。自然灾害发生后，对人的救助从来都是我国从中央到地方最优先进行的头等大事，也是对党的十八大以来中央提出人民健康至上理念的实际体现。灾后疫情的控制和预防是保护人群健康极重要的一环，需要抓住几个重要环节：

一是迅速做好疫情发生风险的判断。主要是根据受灾地域和人群的基本情况如自然疫源地、人畜共患病等的流行监测情况，结合灾害类型、影响范围、严重程度、病原生物和病媒生物的检测等因素，及时做好疫情种类、发生风险、流行条件等判断分析，并及时调整和采取相应措施。

二是尽快恢复正常的日常生活和社会运行。这是减少人群疫情风险因素、增加疫情应对能力的重要保障。

三是针对性强化公众卫生知识。人们通过增加疫情防范的基本常识，并主动采取防范性的行为，对降低疫情风险会有明显的帮助。

四是采取有效的环境卫生管理措施。对控制和减少病媒生物的孳生和活动、降低疫情风险有重要作用。

五是用好各类应急预案。我国政府和各部门都高度重视包括灾害救助、疫情应对在内的各种应急预案的制订，从《全国自然灾害卫生应急预案》（卫生部，2009年）、《自然灾害环境卫生应急技术指南》（国家卫生健康委疾病预防控制局，2019年）、《全国自然灾害卫生应急工作指南》（中国疾病预防控制中心，2020年），到2024年国务院新修订的《国家自然灾害救助应急预案》《突发事件应急预案管理办法》等，明确了我国自然灾害突发事件应急预案体系，分为政府及其部门应急预案、单位和基层组织应急预案两大类，其中政府及其部门应急预案包括总体应急预案、专项应急预案、部门应急预案等。结合实际情况用好各种预案，对疫情控制和预防是有力指导。

（周紫垣）

第三节 自然灾害的卫生应急

一、自然灾害时的卫生应急对策

1. 制订切实可行的应急预案 我国地域广阔,部分地区易受自然灾害侵袭。为有效应对,需积累详尽的基础资料,如人口、健康、传染病与地方病分布及动物宿主与媒介分布等,以科学规划防灾重点,制订疾病预防与控制预案。针对地震多发区、大江大河下游低洼地带及分洪区等高风险区,需设立紧急处置预案,含传染病控制预案,依据区域特点明确各阶段防病重点。预案还需规划机动队伍配置,确保防病物资与器材储备充足、调配有序。鉴于自然灾害突发难测,应针对典型地区制订详细预案,以供示范推广,全面提升我国自然灾害应对能力。

国务院于 2006 年发布《自然灾害类突发公共事件专项应急预案》,后对其内容进行多次局部调整改版,新修订版本包括《国家自然灾害救助应急预案》(2024 年版)、《国家防汛抗旱应急预案》(2022 年版)、《国家地震应急预案》(2012 年版)、《国家突发地质灾害应急预案》(2006 年版)和《国家森林草原火灾应急预案》(2020 年版)等五部预案。应急预案包括了应急组织体系及职责、预测预警、信息报告、应急响应、应急处置、应急保障、调查评估等机制,形成包含事前准备、事发应对、事中处置、事后恢复等全方位的工作运行机制。

2. 强化政府职能,加强灾后医疗及防疫工作 自然灾害条件下开展疾病防治工作是一项复杂的系统工程,它主要由卫生部门负责,但仅凭卫生系统之力难以完成,还有赖于政府的重视以及全社会的多方位参与和合作,因此在灾区必须坚持全面动员、全体参与、科学指导的原则,进行抗灾防病工作。同时,应建立应急的抗灾防病组织,做好防病物资与器械的贮备,使人力、物力、财力都处于常备状态。

要实现"大灾之后无大疫"控制目标,需要各级卫生部门、疾病预防控制机构、医疗卫生机构和国家有关部门在预防控制计划、应急处置预案修订完善、应急资源配置、健康教育、技术培训、监测报告和现场应急处置等方面,齐抓共管,密切协作,防止疫情扩散,最大限度地减少疫情危害。

3. 加强机动防疫队伍的建设 自然灾害常致灾区卫生防疫和医疗资源匮乏,防疫队伍易陷入混乱。因此,重大灾害后需派遣机动防疫队支援。针对易受灾区,应定期培训机动队伍,使其熟知卫生疫情及灾区问题,确保队伍成员熟悉主要机动方向。人员变动时,应及时调整补充,保持队伍应对突发事件的准备状态,以有效支援灾区疾病预防控制工作,保障灾区公共卫生安全。

4. 建立监测系统,做好灾后评价 建立有效的监测系统是灾后管理的核心,能实时捕捉灾害动态,为决策提供科学依据。该系统融合地理信息系统(GIS)、遥感、无人机监控等现代科技,结合现场调查与历史数据,快速评估灾害影响,制订应急响应与恢复计划。通过综合分析,明确灾害对基础设施、生态环境和社会经济的破坏程度,为灾后重建奠定坚实基础。科学的灾后评价则全面考量损失、风险和社会心理影响,量化直接与间接损害,评估重建需求与优先级,助力制订合理重建方案,有效降低二次灾害风险,确保重建工作有序高效推进。

5. 控制传染病流行的关键环节,改善灾区生活生产环境 自然灾害对灾民健康构成多方面威胁。为有效防控传染病,需遵循其自然规律,把握三大环节:控制传染源、切断传播途径、保护易感人群。首要任务是及时发现并隔离患者和染疫动物,以降低发病率。其次,改善灾区环境,强化饮水和食品卫生监管,消除病媒昆虫、鼠类等危害,切断传播途径,是防控关键。最后,加强对流动及特殊人群的检诊与免疫,特别是灾后人群,将疫情控制于萌芽状态。这些措施共同构成传染病预防控制的有效体系。

6. **加强健康教育,强化预防接种**　加强健康教育和计划免疫工作,是灾区防病工作的重要措施,对于保障灾区群众健康具有重要意义。在抵抗自然灾害的过程中,抓好防病知识健康教育至关重要。教育内容需针对灾区人群特点,注重提高自我保健意识和能力,以维护个体和群体健康。教育形式应多样化,旨在增强灾民信心,掌握疾病防治知识,并自觉参与防病。同时,鼓励灾区群众积极参与消除灾害、克服困难,共同抵御自然灾害。卫生防疫人员需按计划免疫程序,为灾区群众接种生物免疫制品。除针对性疫苗接种外,还应根据当地疫情选择接种百白破、狂犬病、流感等多种疫苗。只有严格按照程序实施接种,才能充分发挥疫苗效果,逐渐建立完善的免疫屏障,有效控制传染病流行。

7. **加强卫生监督,改善灾后环境**　加强食品卫生监管,改善居住环境,是灾后防疫的关键。自然灾害期间,卫生条件受限,食物易腐,防疫人员需严把检验关,妥善保存食品,及时处理变质食品。食品加工制作需严格监管,确保厨房卫生,严禁食用不明菌类、野菜野果。饮用水应规范消毒,确保煮沸后饮用,以防水媒传染病。灾区群众安定后,应改善居住环境,进行室内卫生清理,通风换气,重点消毒。室外须排积水、清垃圾,防蚊蝇鼠蛇。同时,清理疏通厕所、排水渠,订立卫生公约,维护环境卫生。

二、灾区环境卫生管理

(一)灾区环境媒介生物和病原生物控制

自然疫源性疾病主要通过媒介生物传播,因此媒介生物控制在疾病防控过程中至关重要。例如,疟疾作为一种虫媒传染病受到广泛关注,苍蝇在腹泻类疾病的传染过程中起着重要的作用。虫媒传染病的控制要注意各方面共同努力,包括医疗服务、居住地选择及规划和卫生工作。

1. 开展区域环境内的灭蚊灭蝇工作

(1)蚊类控制标准:①居民住宅、单位内外环境各种存水容器和积水中,蚊幼及蛹的阳性率不超过3%;②用500mL收集勺采集城区内大中型水体中的蚊幼及蛹阳性率不超过3%,阳性勺内幼虫及蛹的平均数不超过5只;③特殊场所白天人诱蚊30分钟,平均每人次诱获成蚊数不超过1只。

(2)蝇类控制标准:①重点单位有蝇房间不超过1%,其他单位不超过3%,平均每阳性房间不超过3只;重点单位防蝇设施不合格房间不超过5%;加工、销售直接入口食品的场所不得有蝇;②蝇类孳生地得到有效治理,幼虫和蛹的检出率不超过3%。

(3)其他吸血节肢动物标准:①蜚蠊控制标准:室内有蜚蠊成虫或若虫阳性房间不超过3%,平均每间房大蠊不超过5只,小蠊不超过10只。有活蜚蠊卵鞘的房间不超过2%,平均每间房不超过4只。有蜚蠊粪便、蜕皮等蜚蠊迹的房间不超过5%。②虱控制标准:随机抽查卧具100件不得检出虱子;随机抽查内衣100件不得检出虱子。③臭虫控制标准:抽查床铺100只,阳性房间不超过2%。检查房屋100间,其墙壁、床铺、卧具有臭虫血迹的房间不超过2%。

2. 杀灭蚊蝇等的方法

(1)外环境灭蚊蝇:使用有机磷类药物或有机磷类药物与菊酯类药物混合进行喷洒。对阴阳沟渠、农贸市场、垃圾站、垃圾填埋场、公厕等重点部位每周消杀3次;对旱厕喷洒有机磷药物灭杀幼蝇。例如可采用5%氯氰菊酯稀释10倍,超低容量喷雾,有效剂量0.5~1mg/m²;或用80%敌敌畏稀释2倍,超低容量喷雾,有效量20~50mg/m²。杀灭粪坑内蝇蛆的方法,可以参考WHO推荐用于杀灭蝇蛆的常用药物及其剂型、用量、用法。如马拉硫磷0.2%乳剂500mL/m²，12小时内可杀死全部蝇幼。确有必要时，使用植保无人机喷洒。

（2）内环境灭蚊蝇：可采用粘蝇纸、粘蝇条、诱蝇笼、蚊蝇诱灭器、电蚊拍、苍蝇拍等物理方法，或使用滞留时间较长的菊酯类药物进行喷洒，重点对蚊蝇栖息地、墙面、天花板、门窗等地喷洒药物。例如，可采用5%高效氯氰菊酯加0.5%胺菊酯混合后稀释10倍，超低容量喷雾，0.05~0.1g/m²；或用80%敌敌畏稀释10倍，超低容量喷雾。

3. 注重个人防护　尽可能设置对蚊蝇等的防护设施，加强个人防护，努力实现对人群的持续保护。如在灾区帐篷、简易房或其他临时住所装置纱门、纱窗等简单的防蚊蝇设施，尽量使用蚊帐、药物浸泡蚊帐或长效药物蚊帐。药物喷洒或浸泡处理蚊帐常用药物及剂量为：溴氰菊酯喷洒蚊帐，9~12mg/m²，浸泡蚊帐15~25mg/m²；顺式氯氰菊酯浸泡蚊帐，25~40mg/m²。其持效可达3~6个月，甚至更长。对门帘、纱窗等可做类似的处理。

在帐篷、简易房、临时房等住所内，使用盘式蚊香或电热蚊香。在临时居住帐篷或住所内与周围5~10m范围外环境，使用5%顺式氯氰菊酯可湿性粉剂100倍稀释或10%顺式氯氰菊酯悬浮剂200倍稀释，或具有滞留效果的其他拟除虫菊酯类杀虫剂，进行滞留喷洒，防止蚊、蝇、蜱、螨、蚤等侵害。注意室内环境着重在墙面、床下等部位施药，用药后室内尽量减少清洗；外环境地面施药，雨后应补喷。傍晚、清晨尽量穿长袖衣裤，减少蚊虫叮咬。使用市售蚊不叮、防蚊灵等含有避蚊胺有效成分的驱避剂，按照产品说明上的使用剂量、使用频次涂抹于皮肤外露的部位，或在衣服上喷洒。也可使用花露水、风油精等。

4. 开展区域环境内的灭鼠工作　鼠类是多种自然疫源性疾病病原体的宿主。尤其在地震发生后，大多数灾民和救灾人员均居住密集，居住建筑简易，对其相关疾病的防控要采用灭鼠方式防止传染病流行。例如，2023年甘肃临夏回族自治州积石山县发生6.2级地震后，救援防疫人员加强了灭鼠工作，实现了对该病的预防和控制。

（1）鼠类控制标准

1）夹夜法：以生花生米等为诱饵，室外沿一定地势放置鼠夹，夹距5~10m，行距20~50m。室内沿墙基放置，鼠夹和墙基垂直，踏板端靠墙。小于5m²房间放置1夹，15m²房间放置2夹，大于15m²的房间按每15m²为1间折算标准间数，放夹数量依此类推。

2）粉迹法：将滑石粉装入纱布袋，选择平整、干燥的地面，支子紧贴墙基。在支子上方约50mm处轻轻抖动纱布袋，布撒一层薄滑石粉，粉块厚度约0.5mm。小于等于15m²房间布放2块，大于15m²的房间按每15m²折算1间布放，间距不小于5m。

3）不同类型的外环境累计2000m，鼠迹不超过5处。

（2）鼠的控制方法以及注意事项：鼠害控制通常依赖物理器械，如鼠笼、鼠夹和粘鼠板等。在鼠密度极高或鼠源性疾病威胁严重时，应在周密组织和广泛宣传的基础上，实施毒饵灭鼠。可选用的毒饵包括0.3%~0.5%磷化锌、敌鼠钠盐或慢性抗凝血杀鼠剂如溴敌隆、大隆等，采用多次饱和投饵法全方位投放，确保室内外无遗漏。投饵时，每间房放置2~3堆，室外则按5m距离投放，每堆15~20g。建议使用国家批准的、高效且安全的抗凝血灭鼠剂，紧急情况下可选磷化锌。同时，为防鼠死后病媒生物如蚤、蜱、螨等叮咬人，建议在死鼠高峰期前在居住区喷洒杀虫，但需避免与灭鼠毒饵接触，以免影响毒饵的适口性。

施药前要做好宣传工作，防止人畜中毒，并注意安全操作，避开儿童，尽量不在中午高温时段施药。同时，卫生杀虫灭鼠药剂应专人专库管理，相关人员应做好个人防护，工作期间禁止吸烟、饮水、进食。结束后应进行个人和器械清洗,药剂入库,废弃物无害化处理。医疗机构应储备解毒剂,发现中毒立即救治。

（二）灾区临时安置点卫生

1. **大力开展卫生运动**　改善灾后临时住地的卫生条件是减少疾病发生的重要环节。因此,当居民基本上脱离险境,到达安全地点后,就应组织居民尽可能改善住地的卫生条件,消除垃圾污物,定期喷洒杀虫剂以降低蚊、蝇密度,必要时进行灭鼠工作。在灾害过后开始重建时,也应在回迁之前首先改善原住地的卫生条件。

2. **重建群众性疾病监测系统**　卫生管理部门及机动防疫队伍所要进行的第一项工作,应是对疾病监测和报告系统进行整顿,并根据灾民聚居的情况重新建立疫情报告系统,以便及时发现疫情并予以正确处理。监测的内容不仅应包括法定报告的传染病,还应包括人口的暂时居住和流动情况、主要疾病的发生情况、居民临时住所及其附近的啮齿动物和媒介生物的数量和分布范围。另外,在灾后重建时期内,应当对血吸虫病、钩端螺旋体病、流行性出血热等人畜共患传染病的分布重新进行调查,并采取相应的预防措施,以防止其在重建过程中暴发流行。

3. **重建安全饮水系统**　供水饮水系统的破坏对人群构成的威胁最为严重,应采取一切可能的措施,优先恢复并保障安全的饮用水供应。

4. **防止吸血昆虫的侵袭**　在居民被迫露宿的条件下,通常难以将吸血昆虫的密度降至安全水平。因此,预防虫媒传染病的主要手段是防止昆虫叮咬。使用一切可能的办法,保护人群少受蚊虫等吸血昆虫的叮咬。例如,利用具有天然驱虫效果的植物熏杀驱除蚊虫,并应尽可能地向灾区调入蚊帐和驱蚊剂等物资。

5. **及时发现并处理传染源**　在重大自然灾害的条件下,人口居住拥挤,人畜混杂等现象往往难以在短期内得到改善。因此,及时发现患者并采取正确的隔离与处理是降低传染病的基本手段。有些疾病如肝炎、疟疾等,人类是唯一的传染源。因此,在灾区居民中应尽早发现这类患者,并及时转送到具有隔离条件的医疗单位进行治疗。另外,一些属于人畜共患病,应注意对灾区的猪、牛、马、羊、鸡、鸭等家畜家禽和犬、猫等家养动物进行检查,及时发现钩端螺旋体病、血吸虫病、弓形虫病和乙型脑炎等疾病的感染情况,并对成为传染源的动物及时处理。

6. **加强对流动人群的检诊**　自然灾害后,大量灾民因务工或探亲离开灾区,周边地区需强化对其检诊,以预警传染病。地方病多发区应对此类人群免疫预防,防止地方性传染病暴发。同时,对回乡灾民亦需加强检诊与免疫,以防出现第二发病高峰。鉴于流动人口计划免疫难以实施,常存免疫空白,故及时对回乡人群追加免疫,是控制疾病发病率上升的重要举措。

（三）灾区饮用水卫生

灾后自来水等供应中断,必须加强饮用水管理,尤其对水源和出水口的卫生管理,严格防止污染。饮水必须消毒,饮用地下水、消防用水等驻留水时,应注意确保饮用水安全,尽可能饮用开水。如有条件,灾后至指定地点取水煮沸后饮用;或以饮用瓶装水为优先考虑。应努力做到生活用水和饮用水分开。

1. **保护饮用水源**

（1）尽可能减少污染源,将卫生防护带内有毒有害物质迁移到安全地带。

（2）迁移水源防护带的沿岸粪缸牲畜圈,清除垃圾堆。

（3）增设厕所、垃圾堆放固定,专人管理、及时清理,防止污染水源。

（4）打捞垃圾、动物尸体及水面的漂浮物。

2. 重点保护已有的集中式供水水源

（1）保护自来水厂建筑物。

（2）防止洪水淹没深井水，保护地下水源。

（3）清洗消毒受淹的饮水蓄水池和水箱。根据水质变化，调整净水剂和消毒剂的投放量，保证自来水水质卫生。

（4）抢修净水设备和管道。

3. 做好饮用水的消毒工作

（1）对集中式供水，严格按自来水水厂标准消毒。

（2）对分散式饮水井水需用漂白粉澄清液消毒，特别是肠道传染病流行季节更应如此。一般每日 2 次，分别在早晨用水前和午后。如用水量大或需控制肠道传染病流行时，消毒次数应增加。为延长消毒持续时间，一些地区采用竹筒、塑料袋和广口瓶等，以绳悬吊于水中，容器内的消毒剂借水的振荡由小孔中漏出，可持续消毒 10～20 天，这样既节省人力，又能保证持续消毒的效果。如井水、山溪水等比较浑浊，则先将每 50kg 水加明矾 2.5～4.0g 作用 10 分钟，使水澄清，然后消毒处理。常用消毒方法有 3 种。①按含有效氯 50% 计算：每 50kg 水加漂白粉 0.5g，作用 30 分钟。②按每片含有效氯 0.2g 计算：每 50kg 水加 1 片漂白粉精片，作用 30 分钟。③每 50kg 水加 40% 二氯异氰尿酸钠 0.6g，作用 30 分钟。

（四）灾区垃圾、粪便的卫生处置

自然灾害发生后，垃圾、人和动物的粪便及排泄物均应进行无害化处理。按照要求管好人畜粪便，尤其在霍乱等传染病流行季节一定要严格管理、消毒。

1. **垃圾的卫生处理** 临时灾民居住点的垃圾应设在清运方便、利于管理的地方。垃圾收集有混合收集和分类收集。分类收集是按垃圾中不同组分分别收集于不同的容器中，便于后续分类处理。卫生填埋是自然灾害发生后最常用的处理方法，但必须符合我国对垃圾填埋的卫生要求。对带有污染性危害的垃圾必须进行焚烧等处理。例如，动物尸体、医疗机构用过的敷料棉签、送检标本容器和某些传染性的垃圾等，应由专门机构使用专门运输工具，如用黄色塑料袋及时收集、清运，在专门的地方进行焚烧或消毒处理。

2. **厕所的卫生管理** 自然灾害期间需要搭建临时厕所，尽量选择地势较高的地方，要求远离水源至少 30m 以上，有条件的地方可选择塑料缸、桶、陶瓷缸来代替粪池，无条件情况下可挖厕坑，厕坑应做到不渗不漏，粪坑满时应及时清除，减少蚊蝇孳生。

（1）在灾民聚集点，选择合适地点，就地取材搭建临时厕所。对厕所和粪便，应包段、包户由专人负责管理。

（2）尽量利用现有储粪设施来储存粪便，如无储粪设施，可将粪便与泥土混合后泥封堆存，或用塑料覆盖，四周挖排水沟以防雨水浸泡、冲刷。

（3）在特殊困难情况下，为保护饮用水源，可采用较大容量的塑料桶、木桶等容器收集粪便，装满后加盖，送到指定地点暂存，待水灾过后运出处理。

3. **粪便的卫生处理** 自然灾害发生期间的人畜粪便和其他废弃物都要及时清理。对粪便应进行卫生处理，最好采用高温堆肥法。通常将清除的垃圾粪便及其他废弃物进行堆积，堆好后用塑料薄膜覆盖。通过发酵，堆内温度可达到 50～60℃，维持 5～7 天及以上，达到无害化的卫生要求。集中治疗的传染病患者的粪便必须用专用容器收集，然后作特殊消毒处理。散居患者的粪便，按粪便与漂白粉 5∶1 的比例充分搅和后集中掩埋，或粪便内加入等量的石灰粉，搅拌后再集中掩埋。

（五）灾区尸体处理

1. 尸臭处理　尸臭消除是灾后环境卫生的重要问题，尤其在夏季高温时，尸体迅速分解产生恶臭气体和液体，不仅令人厌恶，还可能引发中毒。尸臭消除方法可分为感官、物理和化学除臭法。感官除臭剂利用芳香化合物或植物精油掩盖臭味；物理除臭剂利用活性炭、滑石粉等吸附臭气或用表面活性剂吸收；化学除臭剂则利用化学反应将臭气转化为低挥发性或无臭化合物，如用无机酸、有机酸中和氨及胺类，用强氧化剂处理硫化氢。综合采用感官、物理和化学除臭方法，可取得更好的除臭效果。因此在灾后处理中应综合考虑多种除臭方法，以确保环境卫生和人体健康。

2. 尸体处理　特大自然灾害后，可能会遗留大量的人员和动物尸体。火葬是符合卫生要求的处理方法，应由专门机构负责，可修建简易焚烧炉，确保通风和燃料充足，煤油、汽油、干树枝等均可作燃料。若无火葬条件则进行土葬，须远离生活区和水源地，同时考虑土壤结构、通气性、地下水位和土壤生物学有效层深度等因素，选择适宜地点掩埋，以不影响环境卫生和加速尸体无害化为原则。

三、灾害发生时的个人应急措施

在灾害发生时，采取正确的个人应急措施至关重要，以下是一些关键步骤和建议：

1. 保持冷静　灾害发生时，保持冷静是做出正确判断的前提。不要恐慌，迅速分析情况并采取适当的行动。

2. 判断灾害类型和程度　根据灾害的类型（如地震、洪水等）和程度，判断是否需要立即撤离或寻找安全的避难场所。

3. 寻找安全的避难场所　如地震时，应迅速趴下，尽量靠近桌、床铺等坚固家具下方或内侧，用双手牢牢抓住支撑物，以防被倒塌的物体砸伤。避免躲在门框、烟囱或梁柱附近，因为这些地方在地震中容易受损断裂。洪水发生时，应迅速就近向山坡、高地、楼房高层等高处转移。

4. 利用救生器材逃生　在洪水发生时，应尽快转移以尽量避免被洪水围困，情况紧急时，可充分利用救生器材或迅速找门板、桌椅、大块泡沫塑料等漂浮物等帮助逃生。

5. 避免危险区域　远离玻璃窗、镜子、悬挂物品、书架以及可能倾倒的大型家具，以防这些物品坠落伤人。

6. 环境规避与应急准备　在山区遇到大雨时避免渡河，以防被山洪冲走，还要注意山体滑坡、滚石、泥石流的伤害。

7. 自我保护　在室内避震时，应蹲下或坐下，脸朝下，额头枕在两臂上；或抓住桌腿等身边牢固的物体，以免震时摔倒或因身体失控移位而受伤。保护头颈部，低头、用手护住头部或后颈；保护眼睛，低头、闭眼，以防异物伤害；保护口、鼻，有可能时可用湿毛巾捂住口、鼻，以防吸入灰土、毒气。

8. 寻求帮助　如果有通信条件，应立即利用手机、哨子或其他方式发出求救信号，节约体力，等待专业救援。

9. 注意灾后卫生和安全　灾害过后要注意服用预防流行病的药物，做好卫生防疫工作，避免发生传染病。

总之，在灾害发生时，个人应迅速冷静下来，准确判断灾害类型和程度，积极寻找安全避难所，规避危险区域，并采取有效措施自我保护。同时，应充分利用通信工具寻求救援，并注重灾后卫生与安全，以最大限度地降低灾害带来的伤害与损失。

（沈学锋）

案例

来自中华人民共和国应急管理部的数据显示，2023 年我国自然灾害以洪涝、台风、地震和地质灾害为主，低温冷冻和雪灾、沙尘暴和森林草原火灾等也有不同程度发生。这些自然灾害对人群健康影响巨大、危害形式多样。据估计，全年自然灾害造成房屋倒塌 20.9 万间，严重损坏 62.3 万间，一般损坏 144.1 万间；农作物受灾面积 10 539.3 千公顷；直接经济损失 3 454.5 亿元。各种自然灾害共造成 9 544.4 万人次不同程度受灾，因灾死亡失踪 691 人，紧急转移安置 334.4 万人次。由此可见，自然灾害不仅对基础设施、环境破坏严重，还对人群健康造成巨大威胁。自然灾害对健康的危害有何不同？为什么灾后卫生应急中尤其要注意传染病的暴发和流行？如何预防？

以 2024 年 9 月台风"摩羯"为例，其对海南省尤其是海口、文昌等城市基础设施破坏严重。台风过后，海南全省有 1/3 的用电用户受到影响、电网受到极大破坏，不仅影响了居民的正常生活，还阻碍了救援工作的顺利进行；大量通信基站受损，海南省内有 1.7 万个基站退服，退服率达到 35.4%。其中，文昌市有 2015 个基站退服，退服率为 66.8%；海口市有 7 369 个基站退服，退服率为 57%；海南全省国省干线公路受损 26 条，其他公路 103 条，总长达 400 多公里，港口、水路客运场站也受损严重，道路运输损失巨大，海口美兰机场也遭受了不小的损失；台风带来的强风导致大量树木被刮倒，植被受到严重破坏；暴雨将垃圾、土壤中的有害物质冲入生活区和河流中，导致水质污染；多个市县的供排水管道都受到了不同程度的损坏及垃圾堵塞；多处医疗卫生设施受损，卫生监测与医疗保障受到影响。台风不仅直接造成人员伤亡，还影响了人们的生存环境，造成巨大健康损害。除紧急救援工作外，针对灾区环境卫生问题突出、疫情隐患巨大，海南省组织各界力量，大力治理垃圾堆积、修复供排水系统、及时进行消杀工作，结合健康教育有力地控制了疫情暴发。

思考题

1. 自然灾害对健康的危害影响有什么特点？
2. 为何自然灾害会使大规模疫病一并发生和流行的风险急剧增加？
3. 制订灾后卫生应急方案时，主要考虑哪些方面的问题，为什么？

推荐阅读

［1］ 邬堂春. 环境与精准预防. 上海：上海交通大学出版社，2020.

［2］ 江桂斌，宋茂勇. 环境暴露与健康效应. 北京：科学出版社，2020.

［3］ 邓芙蓉. 空气颗粒物与健康. 武汉：湖北科学技术出版社，2019.

［4］ 郭新彪，杨旭. 空气污染与健康. 武汉：湖北科学技术出版社，2015.

［5］ 郭新彪. 环境健康学教程. 北京：北京大学医学出版社，2021.

［6］ 杨克敌. 环境卫生学. 8 版. 北京：人民卫生出版社，2017.

［7］ 杨克敌，鲁文清. 现代环境卫生学. 3 版. 北京：人民卫生出版社，2019.

［8］ 舒为群. 蓝藻毒素污染与健康. 武汉：湖北科学技术出版社，2020.

［9］ 牛静萍，唐焕文. 环境卫生学. 2 版. 北京：科学出版社，2016.

［10］ 施小明. 大气污染的急性健康风险研究. 北京：科学出版社，2024.

［11］ 张博，王明连. 公共场所卫生学. 北京：中国环境科学出版社，2010.

［12］ 姚孝元，程义斌. 公共场所卫生系列标准实施指南. 北京：人民卫生出版社，2022.

［13］ 鲁文清. 水污染与健康. 武汉：湖北科学技术出版社，2015.

［14］ 吴良镛. 人居环境科学导论. 北京：中国建筑工业出版社，2001.

［15］ 宫鹏，杨军. 健康城市建设方法与实践案例. 北京：清华大学出版社，2022.

［16］ 杰森·科尔本. 迈向健康城市. 王兰，译. 上海：同济大学出版社，2019.

［17］ 谢忠睿. 环境质量评价. 北京：中国林业出版社，2021.

［18］ 汪诚文. 环境影响评价. 北京：高等教育出版社，2017.

［19］ 黄国伟，姜凡晓. 突发公共卫生事件应对与处置. 北京：北京大学医学出版社，2016.

［20］ 郭新彪，刘君卓. 突发公共卫生事件应急指引. 3 版. 北京：化学工业出版社，2022.

［21］ 刘中民. 灾难医学. 2 版. 北京：人民卫生出版社，2021.

［22］ ARNOLD ABOUBACAR, MARGUERITA HOYLE. Encyclopedia of Public Health. New York：Nova Publishers，2022.

［23］ BHARGAVA R N, RAJARAM V. Ecology and Environment. 2nd ed. Boca Raton：CRC Press，2024.

［24］ MANOJ KUMAR, RAJNARAYAN R TIWARI. Recent Trends and Advances in Environmental Health. New York：Nova Science Publishers，2019.

［25］ JEROME NRIAGU. Encyclopedia of Environmental Health. 2nd ed. Amsterdam：Elsevier Science，2019.

［26］ YINPING ZHANG, PHILIP K HOPKE, CORINNE MANDIN. Handbook of Indoor Air Quality. Singapore：Springer Nature Singapore Pte Ltd.，2022.

［27］ COSTA M. Environmental Carcinogenesis. Amsterdam：Elsevier，2023.

［28］ CHAO CHEN, SUSAN ANDREWS, YUEFENG XIE. Disinfection By-Products in Water. Cham：Springer，2024.

［29］ GREGORY R. CIOTTONE. Ciottone's Disaster Medicine. 3rd ed. Amsterdam：Elsevier，2024.

［30］ HENRI F JULIEN. Disaster Medicine Pocket Guide：50 Essential Questions. Cham：Springer，2022.

中英文名词对照索引